Perspektiven kritischer Sozialer Arbeit

Band 24

Herausgegeben von
R. Anhorn, Darmstadt
F. Bettinger, Bremen
J. Stehr, Darmstadt
H. Schmidt-Semisch, Bremen

In der Reihe erscheinen Beiträge, deren Anliegen es ist, eine Perspektive kritischer Sozialer Arbeit zu entwickeln bzw. einzunehmen. „Kritische Soziale Arbeit" ist als ein Projekt zu verstehen, in dem es darum geht, den Gegenstand und die Aufgaben Sozialer Arbeit eigenständig zu benennen und Soziale Arbeit in den gesellschaftspolitischen Kontext von sozialer Ungleichheit und sozialer Ausschließung zu stellen. In der theoretischen Ausrichtung wie auch im praktischen Handeln steht eine kritische Soziale Arbeit vor der Aufgabe, sich selbst in diesem Kontext zu begreifen und die eigenen Macht-, Herrschafts- und Ausschließungsanteile zu reflektieren. Die Beiträge in dieser Reihe orientieren sich an der Analyse und Kritik ordnungstheoretischer Entwürfe und ordnungspolitischer Problemlösungen – mit der Zielsetzung, unterdrückende, ausschließende und verdinglichende Diskurse und Praktiken gegen eine reflexive Soziale Arbeit auszutauschen, die sich der Widersprüche ihrer Praxis bewusst ist, diese benennt und nach Wegen sucht, innerhalb dieser Widersprüche das eigene Handeln auf die Ermöglichung einer autonomen Lebenspraxis der Subjekte zu orientieren.

Herausgegeben von

Roland Anhorn
Evangelische Hochschule Darmstadt

Frank Bettinger
Hochschule Bremen

Johannes Stehr
Evangelische Hochschule Darmstadt

Henning Schmidt-Semisch
Universität Bremen

Friedrich Schorb

Die Adipositas-Epidemie als politisches Problem

Gesellschaftliche Wahrnehmung und staatliche Intervention

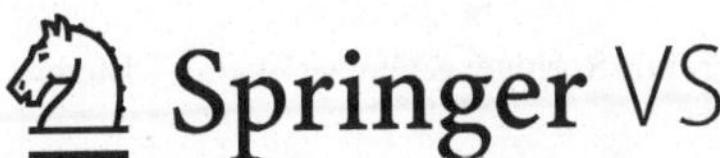

Friedrich Schorb
Universität Bremen, Deutschland

Dissertation Universität Bremen, 2014

ISBN 978-3-658-06613-0 ISBN 978-3-658-06614-7 (eBook)
DOI 10.1007/978-3-658-06614-7

Die Deutsche Nationalbibliothek verzeichnet diese Publikation in der Deutschen Nationalbibliografie; detaillierte bibliografische Daten sind im Internet über http://dnb.d-nb.de abrufbar.

Springer VS

Lektorat: Stefanie Laux, Monika Kabas

Gedruckt auf säurefreiem und chlorfrei gebleichtem Papier

Springer Fachmedien Wiesbaden ist Teil der Fachverlagsgruppe Springer Science+Business Media
(www.springer.com)

Danksagung

Die vorliegende Monographie ist die leicht überarbeitete Fassung meiner Dissertationsschrift, die dem Promotionsausschuss Dr. phil der Universität Bremen im September 2013 vorlag. An dieser Stelle möchte ich allen danken, die zum Gelingen dieser Arbeit beigetragen haben. Ganz herzlich möchte ich mich beim ersten Gutachter und Betreuter dieser Arbeit, Prof. Dr. Henning Schmidt-Semisch, bedanken, der mir immer mit konstruktiver Kritik und guten Ideen zur Seite stand, mir aber auch die Freiheit ließ, meine Vorstellungen eigenständig zu verfolgen. Bei der zweiten Gutachterin, Prof. Dr. Lotte Rose, bedanke ich mich ganz herzlich für ihre spontane Unterstützung und den regen inhaltlichen Austausch.

Bedanken möchte ich mich außerdem bei Maria Haun für die vielen inhaltlichen Anregungen. Des Weiteren möchte ich mich bei meinen Gesprächspartner/innen in den USA, Abigail Saguy, Katherine Flegal, Julie Guthman, Marcia Millman, Marilyn Wann, Craig Reinarman und Esther Rothblum bedanken. Mein besonderer Dank gilt Esther Rothblum dafür, dass sie mich mit Fat Studies vertraut gemacht hat.

Vielen Dank an alle Teilnehmer/innen der Forschungswerkstatt und Kollegen/innen aus der Abteilung, die mich mit Aufmunterungen, Anmerkungen und konkreten Verbesserungsvorschlägen unterstützt haben. Danke an Annika Hoffmann, Tim Ellermann, Dennis Wernstedt, Nadine Ochmann, Mona Urban, Viktoria Przytulla, Katja Thane, Thomas Hehlmann und Martina Wachtlin.

Danken möchte ich nicht zuletzt meinen Freund/innen, mit denen ich mich immer wieder über mein Thema ausgetauscht habe. Danke an Denise Zeyer, Moritz Zeiler, Kathrin Ottovay, Christian Jakob und Manuel Eigmann.

Ganz herzlich bedanke ich mich bei meiner Familie, bei Bernd Schorb, Helga Theunert, Annette Schorb und Roman Gihr, für die moralische und praktische Unterstützung bei der Erstellung meiner Arbeit.

Mein innigster Dank gilt meiner eigenen kleinen Familie: meiner lieben Frau Sogand, die stets mit viel Zuneigung und Geduld an meiner Seite stand und mich in vielerlei Hinsicht unterstützt hat und meinem Sohn Atash, der mich nach langen Tagen im Büro mit seinem herzlichen Lachen aufgemuntert hat.

Bremen, im Juli 2014
Friedrich Schorb

Inhaltsverzeichnis

„Die Erinnerung daran, dass die Ärzte des 19. Jahrhunderts so viele Dummheiten über die Sexualität gesagt haben, ist politisch bedeutungslos. Von Bedeutung ist allein die Bestimmung des Systems der Veridiktion, das ihnen ermöglicht hat, eine Reihe von Dingen als wahr zu behaupten, von denen man nun zufällig weiß, dass sie es vielleicht nicht waren. Es ist nicht die Geschichte des Wahren und nicht die Geschichte des Falschen, sondern die Geschichte der Veridiktion, die politische Bedeutung hat."

(Foucault 2010, S. 131)

Einleitung 1

Im Herbst 2011, ein Jahr vor der letzten Präsidentschaftswahl in den USA, zeigte sich die mediale Öffentlichkeit unzufrieden mit dem republikanischen Kandidatenfeld. Zu kauzig, zu spröde, zu religiös, zu radikal, zu abgehoben, zu weltfremd, zu alt: so wurden die Kandidaten und Kandidatinnen für die parteiinternen Vorwahlen wahrgenommen. Ein Hoffnungsträger der Grand Old Party aber wurde in den Medien immer wieder genannt: Chris Christie. Der damals 49-jährige, betont hemdsärmelige Gouverneur des Bundesstaates New Jersey brachte alles mit, was dem Spitzenpersonal fehlte. Jugend, Pragmatismus, Kompromissbereitschaft, mehrheitsfähige Positionen zu gesellschaftlich relevanten Themen: vor allem aber verkörperte der schlagfertige Christie mit seiner bodenständigen Art genau jenen volksnahen Politikertypus, nach dem sich Wahlvolk und Medien so sehr sehnten.

Obwohl Christie stets abstritt, kandidieren zu wollen, diskutierten die Medien ausgiebig seine Eignung für das höchste politische Amt des Landes. Alles schien für ihn zu sprechen, alles bis auf eins: sein Gewicht. Christie ist dick, so dick, dass er im medizinischen Fachjargon als morbid adipös bezeichnet wird.

Ein ästhetisches Problem wollte darin niemand sehen. Einige Kommentare stellten aber durchaus in Abrede, dass ein Politiker, der nicht einmal seinen eigenen Appetit kontrollieren könne, in der Lage sei, den immer noch mächtigsten Staat der Welt zu führen. Außerdem gebe er ein schlechtes Vorbild als Präsident einer Nation ab, die sowieso schon zu den dicksten der Erde zähle (Kinsley 2011; Robinson 2011). Andere verschanzten sich hinter epidemiologischen Statistiken. Ein Mensch mit derartigem Übergewicht laufe Gefahr, während seiner Amtszeit schwer zu erkranken oder gar zu sterben. Christie als Präsident, das sei ein Sicherheitsrisiko, äußerte sich beispielsweise noch im Februar 2013 öffentlich eine Ärztin, die unter Bill Clinton selbst im Weißen Haus gearbeitet hatte (Dopp und Young 2013).

Da nutzte es wenig, dass Christie immer wieder betonte, er sei vollkommen gesund und habe nie Probleme damit gehabt, hart zu arbeiten, was er im Übrigen auch in Folge der Verwüstungen durch Hurricane Sandy im Winter 2012 bewiesen habe (Dopp und Young 2013). Auch dass andere Kommentatorinnen und Kommentatoren darauf hinwiesen, dass das statistische Risiko, dass Christie während einer hypothetischen Amtszeit schwer erkranken oder vorzeitig sterben könne zwar etwas höher läge als bei einer Person selben Alters und niedrigeren Gewichts, aber eben auch viel niedriger als bei einer Person mit deutlich geringerem Gewicht und deutlich höherem Lebensalter (Campos 2013), vermochte die Öffentlichkeit nicht zu überzeugen. Immerhin hatten die Republikaner noch bei der Präsidentschaftswahl 2008 den damals 72-jährigen Senator John McCain als Spitzenkandidat ins Rennen geschickt.

Im Mai 2013 kam heraus, dass sich Christie von der Öffentlichkeit zunächst unbemerkt ein Magenband einpflanzen ließ. Bei dieser Maßnahme wird ein Silikonband operativ in den Körper eingeführt und um den Magen geschnürt. Auf diese Weise sinkt das Magenvolumen und damit auch der Appetit, das Körpergewicht fällt in aller Regel deutlich ab. Allerdings führt die Operation häufig zu schwerwiegenden Komplikationen, oft muss das Band nachträglich wieder entfernt werden (vgl. u. a. Himpens et al. 2011). Die Medien berichteten ausführlich über Christies Operation und über erste Anzeichen einer Gewichtsabnahme. Vor allem aber werteten die Medien Christies Magenband als eindeutiges Zeichen dafür, dass er bei der kommenden Präsidentschaftswahl im Jahr 2016 antreten werde (Zernike und Santora 2013).

Als zwischen 1982 und 1998 in Deutschland ein Kanzler regierte, dessen BMI ähnlich hoch wie der Christies gewesen sein dürfte, da wurde zwar viel über seinen Leibesumfang gespottet, ihm aber aufgrund seines Gewichts die Fähigkeit abzusprechen, das Land führen zu können, auf diese Idee wäre wohl niemand gekommen. Umgekehrt wäre unter Helmut Kohl ein offen schwul lebender Außenminister ebenso undenkbar gewesen wie ein schwuler CDU-Bürgermeister. Offen gelebte Homosexualität, das war zwar in den 1980er Jahren keine Straftat mehr, gesellschaftlich sanktioniert wurde es allemal noch.

Wenige Jahrzehnte zuvor wurden Homosexuelle oder sonst wie sexuell „Auffällige" gezwungen, sich gefährlichen Operationen an funktionsfähigen und gesunden Organen zu unterziehen. Noch in den 1950er Jahren wurden Homosexuellen in den Niederlanden operativ die Hoden entfernt (Schwantje 2012). Zwischen 1950 und 1970 wurden „psychisch Kranke", wozu damals auch Homo- und Bisexuelle gezählt wurden, Nervenbahnen im Gehirn durchgetrennt. Und bis in die 1980er Jahre wurden Homosexuellen heterosexuelle Pornofilme gezeigt, „um das Gehirn zu stimulieren."

> „Dazwischen erschienen homosexuelle Szenen auf den Leinwänden, die vom Patienten ‚weggezappt' werden mussten. Tat er dies nicht, erfolgte ein Stromschlag. Der Erfolg der Therapie wurde mit einem Messgerät zur Größenerfassung des Penis gemessen." (Mildenberger 2002, o.S.)

Grundsätzlich nicht viel anders fielen die Methoden der Aversionstherapie aus, die zur gleichen Zeit zur „Heilung" von Dickleibigkeit praktiziert wurden:

> „Die Aversionstherapie wendet das Lernprinzip des klassischen Konditionierens an, in dem begehrte, aber hochkalorische Nahrungsmittel mit leichten Stromschlägen, dem Rauch von Zigaretten, oder unangenehmen Gerüchen gekoppelt werden." (Pudel 1982, S. 164)

Seit 1973 wird Homosexualität durch die American Psychological Association APA nicht mehr als Störung definiert. Fast zwanzig Jahre später, im Jahr 1992, strich auch die WHO Homosexualität aus ihrer Liste klassifizierter Krankheiten ICD. Und 1994 wurde schließlich der Paragraph 175 des Strafgesetzbuches, der homosexuelle Handlungen unter Strafe stellt, in Deutschland endgültig abgeschafft.

Die Pathologisierung und Kriminalisierung von abweichenden Formen der Sexualität zwischen Erwachsenen ist, jedenfalls in den westlichen Staaten, eindeutig auf dem Rückzug. Das ermöglicht vielen Menschen ihre Sexualität sehr viel freier auszuleben, als sie das noch vor wenigen Jahrzehnten tun konnten.

Beim Umgang mit gesellschaftlich unerwünschten Körperformen ist das genaue Gegenteil zu beobachten. Hier stehen alle Zeichen auf Pathologisierung. Die Grenzwerte, innerhalb derer ein Gewicht noch als gesundheitlich tolerabel gilt, sind seit dem 19. Jahrhundert wiederholt abgesenkt worden. Heute liegen sie so niedrig, dass in fast allen Industrieländern mehr als die Hälfte der Bevölkerung als zu dick gilt. In immer mehr Ländern wird Adipositas durch die höchsten medizinischen Autoritäten zur Krankheit erklärt – zuletzt im Juni 2013 durch die American Medical Association AMA (Pollack 2013).

Die WHO hat Adipositas schon 1948 in ihre Liste der klassifizierten Krankheiten und psychischen Störungen ICD aufgenommen. Seit 1997 spricht die WHO von Adipositas als einer Epidemie. Um die Jahrtausendwende hat ein rhetorisches Wettrüsten begonnen, bei dem Akteure aus Medizin, Public Health und Politik die globale Verbreitung eines erhöhten Körpergewichts mit immer neuen Vergleichen und Superlativen belegen. Der frühere Surgeon General[1] der USA,

---

1 Ein direkt dem Präsidenten unterstellter oberster Gesundheitsberichterstatter der Nation.

Richard Carmona, bezeichnete Dickleibigkeit als den „terror within“ [2], der das Land stärker bedrohe als terroristische Anschläge. Der frühere britische Premierminister Gordon Brown verglich Adipositas mit dem Klimawandel (Brown 2008). US-Amerikanische Epidemiologinnen und Epidemiologen bezeichneten Adipositas wiederholt als das größte vermeidbare Gesundheitsrisiko der Gegenwart. Der US-Amerikanische Ernährungsexperte Barry Popkin schließlich stellte die These auf, dass die „Adipositas-Epidemie“ größere Konsequenzen für die globale Gesundheit und Lebensqualität habe als der Welthunger (Popkin 2008).

1.1 Forschungsziel und Fragestellung

Vor diesem Hintergrund sollen Antworten auf die Frage gefunden werden, wie aus dem gehäuften Auftreten eines Körpergewichts, das „über“ dem liegt, was als „normal“ gelten soll, eine global beachtete Epidemie werden konnte und mit welchen Mitteln und Methoden diese Epidemie staatlicherseits bekämpft wird. Es geht erstens darum, herauszufinden, warum die diskursive Pathologisierung dicker Körper so erfolgreich war und wer daran mit welchen Motiven beteiligt war. Und es geht zweitens darum, zu analysieren, wie diese im Diskurs einmal etablierte „Adipositas-Epidemie“ heute politisch bearbeitet wird.

Die Arbeit will die Problematisierung gesellschaftlich als zu dick definierter Körper problematisieren. Die Wahrheit über „die große Lüge vom Übergewicht“ aufzudecken, ist dagegen nicht das Ziel der vorliegenden Arbeit. Denn es ist, mit Foucault gesprochen, „nicht die Geschichte des Wahren und nicht die Geschichte des Falschen, sondern die Geschichte der Veridiktion, die politische Bedeutung hat“ (Foucault 2010, S. 131).

Im Verlauf der Untersuchung der Erfolgsbedingungen der Problemkarriere der „Adipositas-Epidemie“ und ihrer politischen Bearbeitung, sollen die folgenden Fragen beantwortet werden:

2 “Obesity is the terror within. Unless we do something about it, the magnitude of the dilemma will dwarf 9-11 or any other terrorist attempt.“ (Carmona 2004 zit. nach http://www.cbsnews.com/2100-204_162-1361849.html - Letzter Zugriff 18.07.2014)

- Wie konnte die „Adipositas-Epidemie" zu einem *„gesellschaftlich fraglos anerkannten sozialen Problem"*[3] (Schetsche 2008, S. 55) werden, was waren ihre Erfolgsbedingungen und wer war mit welchen Strategien und Motiven an der Problemkarriere beteiligt?
- Welche diskursiven Alternativen zur Problemwahrnehmung „Adipositas-Epidemie" existieren und wie ist ihr jeweiliger Stand in der öffentlichen Debatte?
- Welche staatlichen Maßnahmen gegen die „Adipositas-Epidemie" sind in den Nationalen Aktionsplänen vorgesehen?
- In welchem Verhältnis steht die im Fachdiskurs dominierende Problemwahrnehmung zu den in den Nationalen Aktionsplänen vorgeschlagenen Maßnahmen?
- Mit welchen Methoden versucht die Regierung das Verhalten der Bürgerinnen und Bürger auf einem Feld von Möglichkeiten dahingehend zu beeinflussen, dass sie die gesundheitspolitischen Imperative mit Bezug auf Essverhalten, Bewegungsverhalten und Körpergewicht erfüllen können und wollen?
- Wie verhalten sich die Vorschläge in den Nationalen Aktionsplänen zu den realpolitisch umgesetzten Interventionen?

1.2 Zur Untersuchung sozialer Problemkarrieren – Theoretische Grundannahmen der Arbeit

Zunächst sollen die theoretischen Grundannahmen der vorliegenden Arbeit erörtert werden. Ich beziehe mich bei der Untersuchung der Problemkarriere der „Adipositas-Epidemie" auf den Vorschlag zur „empirischen Analyse sozialer Probleme" von Michael Schetsche (1996, 2008). Schetsche bezeichnet seine Herangehensweise an eine Soziologie sozialer Probleme selbst als „sozialkonstruktivistische Problemsoziologie". Um diese Positionierung zu verdeutlichen, sollen nun im Folgenden die Charakteristika einer „sozialkonstruktivistischen Problemsoziologie" in Abgrenzung von anderen wissenssoziologischen Ansätzen vorgestellt werden.

Idealtypisch kann sich die Soziologie auf zwei Arten der Analyse sozialer Probleme annehmen. Sie kann soziale Probleme aus einer objektivistischen oder aus einer konstruktivistischen Warte analysieren. Im ersten Fall wird davon ausgegangen, dass die Soziologie diejenige Wissenschaft ist, die qua Definition für die Beantwortung der Frage, was ein soziales Problem ist und wie damit umgegangen werden sollte,

3 Hervorhebung aus dem Original übernommen. Gilt im Folgenden immer, falls es nicht explizit anders angegeben wird.

zuständig ist. Entscheidend für die Beantwortung dieser Frage ist demnach, ob ein Sachverhalt aus Sicht der relevanten soziologischen Expertinnen und Experten von der gesellschaftlichen Werteordnung abweicht. Aus konstruktivistischer Sicht sind hingegen nicht objektiv messbare Abweichungen von der gesellschaftlichen Werteordnung kennzeichnend für die Existenz eines sozialen Problems, sondern der diskursive Erfolg einer spezifischen Problemwahrnehmung. Allerdings lassen sich die verschiedenen Positionen nicht immer in allen Punkten eindeutig einem der beiden „Lager" zuordnen. Schetsche spricht deshalb von einem „objektivistisch-konstruktivistischem Kontinuum" innerhalb der Soziologie sozialer Probleme.

Als Beispiel für eine objektivistische Positionierung dienen Schetsche insbesondere die Arbeiten Robert Mertons (1961, 1975). Darin werden soziale Probleme als eine messbare Abweichung von der gesellschaftlichen Werteordnung analysiert. Während diese durch moralische Übereinkünfte und Konventionen ebenso definiert sein kann, wie durch Gesetze und Verordnungen, wird die Abweichung davon mit Hilfe statistischer Erhebungen festgestellt. Die Soziologie ist schließlich die Instanz, die aufgrund ihres methodischen Instrumentariums in der Lage ist, zu bestimmten, ob eine Abweichung von der gesellschaftlichen Werteordnung vorliegt und wie schwerwiegend diese ist. Auf diese Weise kann die Soziologie auch Aussagen über das Vorkommen „latenter Probleme" treffen. Latente Probleme sind als Probleme definiert, die von der Öffentlichkeit noch nicht als solche wahrgenommen wurden, die aber objektiv betrachtet von der gesellschaftlichen Werteordnung abweichen. Als eine maßgebliche Aufgabe der Soziologie versteht es Merton, latente Probleme in manifeste Probleme zu überführen (Merton 1975; vgl. auch Schetsche 2008, S. 15ff.).

Merton verweist darauf, dass soziale Probleme nur in Gesellschaften wahrgenommen bzw. bearbeitet werden können, die an die grundsätzliche Veränderbarkeit sozialer Realitäten glauben (Merton 1975, S. 125f.). Damit schränkt Merton ein, dass sein Modell nur für solche Gesellschaften zutrifft, die soziale Probleme und Lebenslagen nicht von vorneherein als Schicksal oder als Folge einer göttlichen Fügung interpretieren. Merton räumt zudem ein, dass häufig kein gesellschaftlicher Konsens über das Vorliegen und die Definition sozialer Probleme besteht. Letztlich entscheiden Merton zufolge bestimmte Personengruppen qua ihrer Position im gesellschaftlichen Machtgefüge über das Vorliegen eines sozialen Problems.

> „Mit der sozialen Definition sozialer Probleme verhält es sich wie mit anderen Problemen in der Gesellschaft: Die Inhaber strategischer Autoritäts- und Machtpositionen haben bei sozialpolitischen Entscheidungen natürlich größeren Einfluß (…) auf die Identifikation dessen, was als signifikante Abweichung von den sozialen Standards zu gelten hat." (Merton 1975, S. 119)

An dieser Stelle wird der kategorische Unterschied zwischen objektivistischen und konstruktivistischen Positionen scheinbar wieder obsolet. Denn es entscheiden – auch aus Sicht Mertons – keinesfalls allein objektive Kriterien darüber, welche Phänomene als besonders dringlich und bedrohlich eingeschätzt werden sollten und wie sie zu behandeln seien, sondern es handelt sich dabei um das Ergebnis eines diskursiven Wettstreits gesellschaftlich relevanter Akteure. Allerdings glaubt Merton sehr wohl, dass die Soziologie grundsätzlich objektiv entscheiden könne, was ein soziales Problem sei und was nicht.

Aus konstruktivistischer Sicht stellt sich dies grundlegend anders dar. Zwar geht es auch hier um die Frage, warum ein Gegenstand in spezifischer Weise gesellschaftlich problematisiert wird und welche Akteure dafür verantwortlich sind: allerdings wird hier nicht davon ausgegangen, dass die Soziologie unabhängig von diesem diskursiven Wettstreit entscheiden könne, welcher Gegenstand legitimerweise und auf die fachlich zutreffende Art und Weise thematisiert wurde und bei welchem Gegenstand dies nicht der Fall war.

Kritik an Mertons objektivistischen Ansatz wurde zuerst vom US-Amerikanischen Soziologen Herbert Blumer formuliert (vgl. Peters 2002; Schetsche 1996, 2008). Blumer zufolge kann die Soziologie soziale Probleme nämlich immer erst dann als solche identifizieren, wenn sie gesellschaftlich („by and in society") bereits thematisiert wurden (Blumer 1971, S. 299).

> "Sociologists treat a social problem as if it's being consisted of a series of objective items, such as rates of incidence, the kind of people involved in the problem, their number, their types, their social characteristics, and the relation of their condition to various selected societal factors. It is assumed that the reduction of a social problem into such objective elements catches the problem in its central character and constitutes its scientific analysis. In my judgment this assumption is erroneous. As I will show much clearer later, a social problem exists primarily in terms of how it is defined and conceived in a society instead of being an objective condition with a definitive objective makeup. The societal definition, and not the objective makeup of a given social condition, determines whether the condition exists as a social problem." (Blumer 1971, S. 300).

Malcom Spector und John Kitsuse ziehen wenige Jahre später aus dieser Kritik praktische Konsequenzen für eine Soziologie sozialer Probleme (Kitsuse und Spector 1973; Spector und Kitsuse 1977). Sie definieren soziale Probleme als das Ergebnis eines Prozesses, in dem die Aktivitäten von Individuen und kollektiven Akteuren gleichermaßen dazu führen, dass ein spezifisches Verhalten, ein spezifischer Sachverhalt zu einem sozialen Problem erklärt werden kann.

"Our definition of social problems focuses on the process by which members of society define a putative condition as a social problem. Thus we define social problems as *the activities of individuals or groups making assertions of grievances and claims with respect to some putative conditions.*" (Spector und Kitsuse 1987, S. 75)[4]

Spector und Kitsuse setzen auf ein Stufenmodell zur Erklärung der Entwicklung sozialer Problemkarrieren, wie es auch viele spätere Vorschläge zur Analyse sozialer Problemkarrieren – einschließlich Michael Schetsches Vorschlag zur „empirischen Analyse sozialer Probleme" – im Grundsatz teilen.

„Im Mittelpunkt der Arbeiten steht der Versuch, das Spezifische an sozialen Problemen dadurch zum Ausdruck zu bringen, daß man den Prozess der Formulierung von sozialen Problemen und ihrer Bearbeitung in eine systematische Abfolge derart bringt, daß man verschiedene Phasen, Stufen und Stadien der Entwicklung von Ansprüchen und deren Karriere voneinander unterscheidet." (Sack 1981, S. 225).

Kritik an dieser Vorgehensweise wurde erstmals in dem wegweisenden Aufsatz „Ontological Gerrymandering[5]: The Anatomy of Social Problems Explanations" von Steve Woolgar und Dorothy Pawluch formuliert (Woolgar und Pawluch 1985). Darin bemängeln die Autoren, dass die konstruktivistischen Studien zur Untersuchung sozialer Problemkarrieren pauschal davon ausgehen, dass den Problemkarrieren konstante Sachverhalte zugrunde liegen, die sich im Verlauf der Problematisierung selbst nicht verändern.[6] Woolgar und Pawluch sind

---

4 Erstmalig ist der Aufsatz „Constructing Social Problems" von Malcom Spector und John Kitsuse, aus dem hier zitiert wird, 1977 erschienen.

5 Der Begriff „Gerrymandering" bezieht sich auf die heute immer noch angewandte Praktik in Ländern mit Mehrheitswahlrecht, Wahlkreise so zuzuschneiden, dass die jeweils regierende Gruppierung mit hoher Wahrscheinlichkeit dort wieder eine Mehrheit erhält.

6 Eine andere Form der Kritik an sozialkonstruktivistischen Untersuchungen bezieht sich auf den Vorwurf des Werterelativismus, „wenn etwas das Problem der Pornographie neben das des Krieges (…) als soziale Probleme ein und derselben Arbeit behandelt werden" (Sack 1981, S. 222). Diese Problematik wird grundsätzlich auch von Anhängern einer konstruktivistischen Soziologie sozialer Probleme gesehen. Als Lösungsversuch wurde hierfür das Konzept des „Kontextualen Konstruktivismus" vorgeschlagen (Schetsche 2008, S. 28). Demnach könnten und sollten soziale Bedingungen manifester sozialer Probleme durchaus untersucht werden, wenn auch nicht mit objektivistischen Kriterien, sondern mit Bezug auf die Motivation der ge-

hingegen der Ansicht, dass sich ein Sachverhalt analytisch nicht von seiner gesellschaftlichen Thematisierung unterscheiden lässt. Würden nun diese nur vermeintlich konstanten Sachverhalte in den betreffenden Untersuchungen als objektive Kontrollvariablen gegenüber der zu untersuchenden gesellschaftlichen Problematisierung eingesetzt, ergäben sich daraus erkenntnistheoretische Probleme.

Wenn man diese radikalkonstruktivistische Position konsequent zu Ende denkt, dann sind Untersuchungen, die sich mit konkreten sozialen Problemkarrieren beschäftigten, letztlich nicht mehr durchführbar. Denn wenn davon ausgegangen wird, dass nicht nur die gesellschaftliche Thematisierung eines Sachverhalts konstruiert ist, sondern auch der Sachverhalt, der dieser Thematisierung ursprünglich einmal zu Grunde lag, selbst nicht mehr objektiv bestimmbar ist, dann fehlt diesen Untersuchungen schlicht der Gegenstand. Sie können dann keine Aussage mehr darüber treffen, ob das Phänomen, über das da gesellschaftlich verhandelt wird, überhaupt real ist.

Schetsche teilt diese Annahme grundsätzlich. Er hat dafür den Begriff des „Wahrnehmungskonkon" geprägt (Schetsche 1998, S. 12ff.; Schetsche 2008, S. 48ff.). Schetsche meint damit, dass sich ein Sachverhalt, sobald er erst einmal genügend lange problematisiert wurde, nicht mehr getrennt von der gesellschaftlichen Problematisierung analysieren lässt. Ist eine Problemkarriere hinreichend erfolgreich verlaufen, kann die Entwicklung eines Sachverhalts zu einem sozialen Problem nicht mehr chronologisch nachvollzogen werden, weil der Sachverhalt selbst bereits in den Wahrnehmungskonkon eingewoben ist. Schetsche formuliert allerdings auch einen Ausweg aus diesem erkenntnistheoretischen Dilemma. Er schlägt vor, nicht länger nach objektiven Bedingungen Ausschau zu halten, die einer Problemwahrnehmung vermeintlich zugrunde lägen, sondern stattdessen nach konsensualen Sachverhalten zu fahnden, auf die sich alle am Diskurs beteiligten Akteure, unabhängig von ihrer jeweiligen Deutung des Sachverhalts, grundsätzlich einigen können. Schetsche ersetzt also „Aussagen über ‚objektive Sachverhalte' durch *Aussagen über diese Aussagen*" (Schetsche 2008, S. 49). Die Frage lautet demnach nicht mehr, ob der Sachverhalt, auf dem die jeweiligen Thematisierungen aufbauen, tatsächlich existiert und was ihn objektiv auszeichnet, sondern es wird gefragt, ob sich alle am Diskurs beteiligten Akteure – bei allen Unterschieden in der Deutung – auf die Existenz des jeweiligen Phänomens

sellschaftlichen Akteure. Sie sollten danach befragt werden, warum sie sich für die Deutung eines Phänomens als sozialem Problem einsetzen. Schetsche hingegen lehnt diesen Lösungsvorschlag ab, und weist seine Protagonisten dem objektivistischen Lager zu (Schetsche 2008, S. 29).

einigen können. Denn nur wenn diese konsensualen Sachverhalte vorliegen, sind, Schetsche zufolge, soziale Probleme auch tatsächlich real.

> „Wenn kollektive Akteure erfolgreich die Existenz eines sozialen Problems behaupten und diese durch gesellschaftliche Praxen im Alltag anerkannt und reproduziert wird, existiert das Problem auch – und zwar unabhängig von der Frage, was es mit den sozialen Sachverhalten auf sich hat, auf die es sich (vermeintlich) bezieht." (Schetsche 2008, S. 30)

Diese Art der „Realität" darf aber nicht mit einer „universellen Wahrheit" verwechselt werden. Denn es handelt sich dabei immer nur um zeitlich und örtlich begrenzte Wahrheiten; die dann aber zum jeweiligen Zeitpunkt und am jeweiligen Ort tatsächlich real sind: und zwar deshalb, weil sie von (fast) allen Gesellschaftsmitgliedern geteilt werden.

Ein Beispiel hierfür wäre die Existenz von Hexen. In Gesellschaften, in denen alle relevanten Akteursgruppen davon ausgehen, dass es Hexen gibt, sind Hexen real – und zwar insofern, dass die hegemoniale Vorstellung von Hexen und Hexerei reale Konsequenzen für alle Gesellschaftsmitglieder hat. Sie hat gleichermaßen reale Folgen für diejenigen, die der Hexerei beschuldigt werden, wie für diejenigen, die Angst haben, der Hexerei beschuldigt werden zu können. Sie hat sowohl Konsequenzen für diejenigen, die andere der Hexerei beschuldigen als auch für diejenigen, die Angst davor haben, verhext zu werden. Hexen und Hexerei sind in einer solchen Gesellschaft Realität, weil sie für ihre Mitglieder Realität schaffen. Nur unter dieser Prämisse lässt sich, Schetsche zufolge, von realen Sachverhalten sprechen, die dann wiederum die Grundlage für die Konstruktion sozialer Problemkarrieren bilden.

Realität ist in diese Lesart also immer das, was zu einem gegebenen Zeitpunkt an einem gegebenen Ort von der überwiegenden Mehrheit der Bevölkerung und vor allem der Mehrheit der relevanten Akteure als Realität akzeptiert wird und dann auch entsprechende Folgen zeitigt. Von Interesse für die sozialkonstruktivistische Untersuchung von Problemkarrieren ist es daher vor allem, den Prozess der Veridiktion nachzuvollziehen. Wie und warum konnte sich eine bestimmte Realität bzw. eine bestimmte Problemwahrnehmung durchsetzen? Wer war daran mit welchen Strategien beteiligt und warum waren diese Strategien letztlich erfolgreich bzw. warum waren sie es gegebenenfalls nicht?

1.3 Aufbau der Arbeit

Die vorliegende Arbeit hat zwei zentrale Ziele: erstens, die Erfolgsbedingungen für die Problemkarriere der „Adipositas-Epidemie“ nachzuvollziehen und zweitens, die Maßnahmen, die von staatlicher Seite gegen das steigende Körpergewicht der Bevölkerung unternommen werden, in ihrem gesellschaftspolitischen Kontext zu analysieren. Für den ersten Teil meiner Fragestellung ist Schetsches Vorschlag zur „empirischen Analyse sozialer Probleme“ geeignet. Schetsches Ansatz stellt für mich einen Werkzeugkasten zur Analyse sozialer Problemkarrieren dar, der mir die Möglichkeit gibt, auch die Etablierung alternativer und konträrer Deutungsmuster des konsensualen Sachverhaltes in die Analyse miteinzubeziehen.

Schetsche äußert sich allerdings nur wenig zur staatlichen Bearbeitung sozialer Problemkarrieren – dem zweiten Teil meiner Fragestellung. Im Grunde beschränkt sich Schetsche hier auf die Feststellung, dass etablierte soziale Probleme staatlicherseits bearbeitet werden, weil der Wohlfahrtsstaat sich ganz grundsätzlich qua Selbstverständnis für ihre Bearbeitung zuständig fühlt (Schetsche 2008, S. 156ff.). Aus diesem Grund bette ich die Analyse der staatlichen Bearbeitung der „Adipositas-Epidemie“ in die Metadiskussionen um die gegenwärtige Ausrichtung und das gegenwärtige Selbstverständnis von Public Health einerseits und des Sozialstaates andererseits ein.

Um sich der Beantwortung meiner beiden Fragestellungen zu nähern, soll wie folgt vorgegangen werden: Zunächst wird im 2. Kapitel die historische Entstehung der gesellschaftlichen Wissensbestände um Adipositas nachgezeichnet. Grundlage hierfür sind ein Überblick über die Geschichte der gesellschaftlichen Ächtung dicker Körper in der westlichen Welt seit Mitte des 19. Jahrhunderts (2.1), die Konstruktion der gegenwärtigen Definition von Übergewicht und Adipositas (2.2) sowie die Ätiologie- und Therapiemodelle der Disziplinen, die sich an der Pathologisierung eines hohen Körpergewichts beteiligt haben. Diese sind zunächst die Medizin und die Psychologie (2.3), später auch die Sozialwissenschaften (2.4). Diesem Vorgehen liegt die Überlegung zugrunde, dass die Problemkarriere der „Adipositas-Epidemie“ nur vor den bereits etablierten Wissensbeständen um Adipositas nachvollziehbar ist.[7]

7 „Der Formulierung von Problemdeutungen sind durch gesellschaftlich bereits anerkannte Wissensbestände Grenzen gesetzt – erst sie verknüpfen Lebenslagen und Problematisierung miteinander und bestimmen, welches von Akteuren behauptete Problem gesellschaftliche Anerkennung erlangen kann und welches nicht.“ (Schetsche 2008, S. 27)

Im Anschluss daran wird im 3. Kapitel die Karriere der Problemwahrnehmung der „Adipositas-Epidemie" nachvollzogen. Schetsche geht in seinem Vorschlag zur „empirischen Analyse sozialer Probleme" davon aus, dass soziale Probleme nicht aus der empirisch messbaren Diskrepanz zwischen gesellschaftlicher Erwartungshaltung und gesellschaftlicher Realität erklärt werden können. Die Soziologie könne daher auch kein Unwerturteil über die beobachteten sozialen Sachverhalte aussprechen. Allerdings gesteht Schetsche der Soziologie die Kompetenz zu, zwischen realen und virtuellen Problemen zu unterscheiden. Unter realen Problemen versteht Schetsche Phänomene, über deren zugrunde liegenden sozialen Sachverhalt sich alle am Diskurs beteiligten Akteure, bei allen Unterschieden in der Interpretation des Sachverhalts, grundsätzlich einig sind (Schetsche 2008, S. 81ff.). Bei der „Adipositas-Epidemie" handelt es sich nach dieser Definition um ein reales Problem, weil keiner der am gesellschaftlichen Diskurs beteiligten Akteure grundsätzlich daran zweifelt, dass es unterschiedlich schwere Menschen gibt, und dass das Durchschnittsgewicht der Bevölkerung in vielen Industrie- und Schwellenländern in den vergangenen Jahrzehnten angestiegen ist.

Die von Schetsche vorgeschlagene Perspektive einer Problematisierung der Problematisierung ermöglicht es, das Handeln der Akteure der jeweiligen Problemwahrnehmungen einschließlich ihrer Argumentationsmuster, Motive und Allianzen zu analysieren, ohne sich selbst in die diskursiven Auseinandersetzungen um den Wahrheitsgehalt der jeweiligen Problemdeutung zu begeben. Denn erst dann, wenn die Forscherinnen und Forscher selbst kein Unwerturteil über die problematisierten sozialen Sachverhalte mehr treffen, können sie Erkenntnisse darüber gewinnen, wie gesellschaftliche Metadiskurse und Machtverhältnisse die Auseinandersetzung um gesellschaftliche Ressourcen unterschiedlicher Akteure im Kontext der Konstruktion sozialer Probleme beeinflussen und prägen (Schetsche 2008, S. 11f.).

Dem Vorschlag zur Analyse sozialer Problemkarrieren von Michael Schetsche folgend, beginne ich meine Untersuchung mit der ersten Erwähnung des Problemnamens und verfolge im Anschluss daran seine Etablierung im öffentlichen Diskurs (3.1). Für dieses Vorgehen ist die grundsätzliche Offenheit des Datenkorpus eine unabdingbare Voraussetzung.

Bezugspunkt meiner Analyse sind zunächst die Verlautbarungen der primären Akteure, die sich vor sich allem zu Beginn der Problemkarriere überwiegend aus den genannten Fachdisziplinen speisen. Analysiert werden dabei vorrangig die Dokumente der internationalen Adipositasfachgesellschaften und ihrer prominentesten Vertreterinnen und Vertreter. Die Untersuchung beginnt bei der ersten Erwähnung des Problemnamens und setzt sich mit der Etablierung des Problemmusters durch die primären Akteure fort. Die genannten Akteure beginnen sich mit dem fortschreitenden Erfolg der Problemwahrnehmung vereinzelt auch in populärwissenschaftlichen Veröffentlichungen zur Thematik zu äußern und machen auf diese Weise ihre Problemwahrnehmung erstmalig einem größeren Publikum zugänglich. Diese Dokumente nehmen daher eine besondere Berücksichtigung bei der Darstellung der Problemkarriere ein. Mit der diskursiven Etablierung der Problemwahrnehmung werden diese Äußerungen schließlich durch Stimmen ergänzt, die sich ursprünglich nicht professionell mit der zugrundeliegenden Thematik beschäftigt haben, die sich aber durch den Bezug auf das „Adipositas-Epidemie“-Narrativ zusätzliche Aufmerksamkeit für ihre jeweiligen Themen versprechen. Diese Autoren und Autorinnen bezeichne ich mit Schetsche als Problemnutzer. Durch ihre Beiträge wird die Problemwahrnehmung der „Adipositas-Epidemie“ in der öffentlichen Wahrnehmung einerseits noch populärer. Andererseits verschiebt sich der inhaltliche Fokus der Problemwahrnehmung in Abhängigkeit von der jeweiligen politischen Agenda der Autorin bzw. des Autors. Sie stehen damit für die inhaltliche Ausdifferenzierung des „Adipositas-Epidemie“-Narrativs, die im Kapitel 3.1 ausführlich dargestellt wird. Während die Fachorganisationen und ihre Akteure international organisiert sind, auch wenn sie meist im englischsprachigen Raum angesiedelt sind und auf Englisch publizieren, sind die populärwissenschaftlichen Beiträge größtenteils auf die USA beschränkt. Allerdings erfahren sie globale Aufmerksamkeit, da die Situation in den USA in Europa und darüber hinaus als Abbild der eigenen (möglichen) Zukunft gesehen wird und die Beiträge dementsprechend rezipiert werden.

Neben der im Diskurs dominierenden Problemdeutung von Adipositas als einer Epidemie werden auch die wichtigsten Alternativdeutungen und Gegendeutungen analysiert. Alternativdeutungen (3.2.) teilen grundsätzlich die hegemoniale Problemwahrnehmung, sehen aber andere Ursachen als vorrangig an. Zwei Alternativdeutungen sind im Diskurs ausfindig zu machen. Einmal die Wahrnehmung der „Adipositas-Epidemie“ als Folge falscher Ernährungsempfehlungen, insbesondere in Bezug auf die Bedeutung des Fettkonsums für den Gewichtsanstieg. Und zweitens die Wahrnehmung der „Adipositas-Epidemie“ als Folge einer Suchterkrankung nach bestimmten Lebensmittelbestandteilen. Gegendeutungen (3.3) teilen die Wahrnehmung als Problem grundsätzlich nicht, und zwar entweder deshalb nicht, weil sie die gesellschaftliche Verantwortung für das Problem negieren und die Verantwortung dafür allein den Individuen zuweisen möchten oder weil sie die Problemwahrnehmung insgesamt ablehnen und den vorliegenden Sachverhalt als Teil der gesellschaftlichen Normalität akzeptiert sehen wollen. Dies ist zum einen die Wahrnehmung von Adipositas als individuellem Problem, die davon ausgeht, dass keine gesellschaftliche Verantwortung für das Problem vorliegt. Und zum anderen die Ansicht der Anti-Diät-Bewegung, nicht Dickleibigkeit sondern Körperbildstörungen und daraus resultierende Essstörungen seien das eigentliche Gesundheitsproblem. Darüber hinaus fordert die Fat-Acceptance-Bewegung ganz grundsätzlich die Anerkennung von Dickleibigkeit als Teil der gesellschaftlichen Vielfalt, unabhängig von der Frage nach möglichen Ursachen und Folgen von Dickleibigkeit.

Bei der Analyse der staatlichen Maßnahmen gegen die „Adipositas-Epidemie" im 4. Kapitel steht zunächst die Frage im Vordergrund, welche Argumente der hegemonialen Problemdeutung in den staatlichen Aktionsplänen und Regierungserklärungen zu finden sind; und wie und in welcher Form die in den Aktionsplänen aufgegriffenen Bestandteile des „Adipositas-Epidemie"-Diskurses behandelt werden (4.1). Bezuggenommen wird auf Parlamentsberichte, Regierungserklärungen und Nationale Aktionspläne aus Großbritannien, Deutschland, den USA sowie der Europäischen Union. Im Anschluss daran wird die Verortung der dort durchexerzierten Problemwahrnehmung in der Theorie und Praxis von Public Health (4.2) und des Aktivierenden Sozialstaats analysiert (4.3), weil ich davon ausgehe, dass nur so ein Verständnis für die Methoden, mit deren Hilfe die Aktionspläne auf das Verhalten der Adressatinnen und Adressaten einwirken sollen, erreicht werden kann. Am Ende der Untersuchung (4.4) steht die Frage, wie sich die realpolitische Problembearbeitung von den in den Nationalen Aktionsplänen und Regierungserklärungen vorgeschlagenen Maßnahmen unterscheidet und wie sich ermöglichende und punitive Maßnahmen sowohl in den Nationalen Aktionsplänen als auch in der realpolitischen Problembearbeitung zueinander verhalten.

Gesellschaftliche Wissensbestände um Adipositas

2

2.1 Vom Embonpoint zur Epidemie – Adipositas als gesellschaftliches Problem

Der gegenwärtige Diskurs um die „Adipositas-Epidemie" ist ohne das Wissen um seine historische Entstehung nicht nachvollziehbar. Die Wahrnehmung von Adipositas als einem sozialen Problem ist sehr viel älter als die aktuelle Problematisierung als Epidemie. Unbestritten aber hat die mediale Aufmerksamkeit für Adipositas durch die Thematisierung als Epidemie einen gewaltigen Schub erhalten (Saguy und Riley 2005). Durch die internationale Festlegung von Grenzwerten wurde nicht nur eine einmalige Vergleichbarkeit der Prävalenzen weltweit ermöglicht, sondern auch der Eindruck vermittelt, dass die Bevölkerungsmehrheit in fast allen westlichen Industriestaaten unter dem Problem leidet.

Meine These lautet, dass die Thematisierung unter dem Epidemie-Label nicht nur zu einer bis dahin ungekannten Zuspitzung, sondern erstmals auch zu einer politischen Bearbeitung des Phänomens geführt hat. Dennoch ist die Wahrnehmung eines erhöhten Körpergewichts in früheren Problematisierungen für meine Fragestellung relevant. Können doch mit Hilfe der Problemgeschichte, „bestimmte Besonderheiten einer aktuellen Problemwahrnehmung vor dem Hintergrund früherer Thematisierungen des gleichen Sachverhalts untersucht und so, etwa in einem ideengeschichtlichen Kontext, besser verstanden werden" (Schetsche 2008, S. 65). Zudem liefern „gerade Sachverhalte, die im Laufe der Zeit in unterschiedlicher Weise diskursiv als Problem konturiert worden sind, (…) vielfältige Aufschlüsse über das Zustandekommen von Problemdeutungen, die Rolle der beteiligten Akteure und auch die sich historisch wandelnden ideellen bzw. ideologischen Rahmenbedingungen einer Problematisierung“ (Schetsche 2008, S. 64f.).

Im Fall der „Adipositas-Epidemie“ sind diese Rahmenbedingungen die Traditionen der unterschiedlichen Fachdiskurse. Zum einen der Medizin, genauer gesagt der modernen Schulmedizin, die sich spätestens seit Mitte des 18. Jahrhunderts der Behandlung von Adipositas unter naturwissenschaftlichen Prämissen annimmt. Zum anderen der Psychologie, die sich seit der zweiten Hälfte des 20. Jahrhunderts verstärkt den Ursachen sowie der Behandlung von Adipositas widmet. Parallel dazu – manchmal auch zeitlich versetzt – verlief die gesellschaftliche Ächtung dicker Körper, die dazu führte, dass der bis dahin angesehene Embonpoint als erste nichtinfektiöse „Krankheit“ überhaupt von der Weltgesundheitsorganisation zur Epidemie erklärt wurde.

2.1.1 Der Wandel des Schönheitsideals im 19. Jahrhundert

Sabine Merta gliedert in ihrer detaillierten Doktorarbeit „Wege und Irrwege zum modernen Schlankheitskult“ die Entstehung und hegemoniale Durchsetzung des schlanken Körperideals in drei historische Phasen (Merta 2003). Demnach ist „Fettleibigkeit“ mit Beginn der Aufklärung verstärkt als Gesundheitsproblem verstanden worden,[8] im Anschluss hatten sich Schlankheit und Sportlichkeit zum Schönheitsideal der Aristokratie weiterentwickelt. Ab dem 19. Jahrhundert ist Schlankheit zunehmend positiv bewertet worden; mit einem schlanken Körper sind bürgerliche Tugenden wie Mäßigung, Bescheidenheit und Einfachheit in Zusammenhang gebracht worden. Und seit Mitte des 19. Jahrhunderts hat sich der Schlankheitskult mit anderen populären Bewegungen verbunden.

> „Es entstand das Ideal des athletisch-schlanken, sonnengebräunten Körpers als Vorboten der modernen Leistungs- und Wohlstandsgesellschaft.“ (Merta 2003, S. 535)

Zur allgemeinen Modeerscheinung wurde das schlanke Schönheitsideal in Europa in der zweiten Hälfte des 19. Jahrhunderts. Zu Zehntausenden pilgerten abnehmwillige Adelige, Großbürger und Neureiche im späten 19. und frühen 20. Jahrhundert in die bekanntesten Kurbäder der Epoche. Ihren größten Zulauf verzeichneten die Kurorte in den Jahren vor dem ersten Weltkrieg – allein der Kurort

8 Im Unterschied zum Mittelalter, in dem die mutmaßlich auf Völlerei zurückgehende „Fettleibigkeit“ vor allem als Zeichen sündigen Verhaltens wahrgenommen wurde (Klotter 1990).

Marienbad zählte in den Jahren um 1910 jährlich über 30.000 Kurgäste (Merta 2003, S. 285). Und die meisten Kurgäste kamen, um Gewicht zu verlieren.

Historisch gesehen blieb der schlanke Körper jedoch noch lange Zeit ein Ideal der Mittel- und Oberschicht. Vor dem Hintergrund des Pauperismus der Industriearbeiterschaft schienen Sorgen um überflüssige Pfunde abwegig. Hunger, Mangelernährung und Infektionskrankheiten, denen gegenüber Wohlgenährte weitaus weniger anfällig sind, waren in der Arbeiterklasse die Regel, Korpulenz und chronische Krankheiten die Ausnahme. Das änderte sich erst mit der zunehmenden Mechanisierung in der Arbeitswelt, der Verlagerung arbeitsintensiver Produktionsabläufe in Schwellen- und Entwicklungsländer sowie dem relativen Preisverfall kalorienreicher Nahrungsmittel in den westlichen Industrienationen. Das schlanke Schönheitsideal hat sich in den unteren Sozialschichten daher entsprechend später und weniger nachhaltig dem bourgeoisen Vorbild angepasst.

Neben der aristokratisch und großbürgerlich geprägten Schlankheitswelle gab es in Deutschland mit der Lebensreformbewegung noch eine weitere treibende Kraft, die die Weichen in Richtung schlankes Schönheitsideal stellte. Die kleinbürgerlich geprägte Lebensreformbewegung setzte der zunehmenden Urbanisierung und Industrialisierung ein moralisch unterfüttertes „Zurück zur Natur" entgegen. Zu ihren Praktiken gehörten die Gründung von Landkommunen, die Anwendung von Naturheilkundeverfahren und die Umstellung auf eine weitgehend vegetarische Ernährung mit einem möglichst hohen Anteil an Vollkorn- und Rohkostprodukten (Barlösius 1997).[9] Neben den Lebensreformern organisierten sich um die Jahrhundertwende auch Vegetarierinnen und Anhänger der Freikörperkultur, um nur einige der Gegenbewegungen zur Industrialisierung zu nennen. Sie alle trugen ihren Teil zur hegemonialen Durchsetzung des Schlankheitsideals im Zwischenkriegs-Deutschland bei.

In den USA setzte das moderne Schlankheitsideal später ein als in der Alten Welt. Der Historiker Hillel Schwartz vertritt die Ansicht, dass sich die Schlankheitsnormen ab 1880 verschärften (Schwartz 1986, S. 5). Sein Kollege Peter Stearns datiert den grundlegenden Wandel von der kulturellen Wertschätzung üppiger Körper zu ihrer Ausgrenzung und Diskriminierung auf die Jahre nach 1890. Einig sind sich Schwartz und Stearns darin, dass spätestens 1910 das schlanke Schönheitsideal zwischen Atlantik und Pazifik hegemonial geworden sei.

In den 1920er Jahren setzt sich auch in Europa ein sehr schlankes Schönheitsideal durch. Betroffen waren diesmal vorwiegend Frauen. Bubikopffrisuren wurden Mode, Frauenkörper androgyner. Damit hielt nach dem Ersten Welt-

9 Auch die Reformhäuser sind aus der Lebensreformbewegung hervorgegangen und haben ihr ihren Namen zu verdanken.

krieg ein Schönheitsideal Einzug, das dem heutigen in vielerlei Hinsicht zum Verwechseln ähnlich ist. Der Historiker Uwe Spiekermann bemerkt für Deutschland allerdings einschränkend, dass sich „die gängige Darstellung eines umfassenden Umschwungs hin zu einem schlanken, tendenziell gertenschlanken Körper (…) weder vor, noch unmittelbar nach dem Ersten Weltkrieg" (Spiekermann 2008, S. 50) durchgesetzt habe. Stattdessen fand sich seiner Einschätzung zufolge in der Lebensreform-, Sport-, Tanz- und der Nacktkulturbewegung noch ein Bezug auf den realen Durchschnittsmenschen.

2.1.2 Erklärungen für den Wandel des Schönheitsideals

Warum kam Körper(-fett) im 20. Jahrhundert so in Verruf? Was war der Auslöser für eine Entwicklung, die den einst so geschätzten Embonpoint in der gesellschaftlichen Wahrnehmung zunächst zum sozialen Stigma und am Ende des Jahrhunderts sogar zur Epidemie werden ließ?

Merta zufolge haben ab dem späten 18. Jahrhundert Umwälzungen in der Arbeitswelt und in der politischen Sphäre die Disziplinierung und Moralisierung des privaten Lebens vorangetrieben und dabei gesellschaftliche Wertvorstellungen wie Enthaltsamkeit, Einfachheit und Mäßigung verbreitet. Triebzivilisierung hatte im wilhelminischen Bürgertum ebenso an Bedeutung gewonnen wie die Wertschätzung von Gesundheit. Zunehmender Wohlstand hatte dem dicken Bauch zudem den Distinktionsgewinn streitig gemacht (Merta 2003, S. 514).

Für die USA vermutet Stearns die Ursachen für die Durchsetzung des Schlankheitsideals im Abschied vom viktorianischen Mutterideal. Das Frauenbild veränderte sich, die Geburtenrate ging zurück. Frauen aus der Mittelschicht wurden, wenn auch zaghaft, in die Arbeitswelt integriert. Die Rolle der Religion im Alltag der US-Amerikanischen Bevölkerung verlor an Bedeutung. Die Sexualität wurde freier, damit stieg aber zugleich auch der Druck auf Frauen wie Männer ihre Körper in der Öffentlichkeit zu präsentieren. Selbstkasteiung und Selbstbeschränkung fanden von nun an weniger im Bereich der Sexualität als der Ernährung und Körpermodulierung statt (Stearns 1997, S. 48ff.). Der ideale Frauenkörper wurde schlanker, mädchenhafter, puppenartiger. Der ideale Männerkörper wurde muskulöser.

Während Schwartz Geschäftsinteressen hinter dieser Entwicklung vermutet, hält Stearns diese Erklärung für unbefriedigend. Er sieht den Einfluss von Geschäftsinteressen im großen Stil erst ab den 1920er Jahren bzw. nach dem Zweiten Weltkrieg (Stearns 1997, S. 50f.). Anstelle von wirtschaftlichen Motiven vermutet Stearns einen generellen Normwandel in den USA. Insbesondere die rigiden Anforderungen an den weiblichen Körper sieht Stearns als eine Reaktion auf die Frauenemanzipation. Dadurch, dass Frauen als schlank, zierlich, zerbrechlich und kindlich idealisiert wurden, konnte die andernorts angegriffene männliche Dominanz wiederhergestellt werden, glaubt Stearns. Die Feministin Naomi Wolf argumentiert ähnlich. Sie glaubt, dass die exzessive Beschäftigung mit ihrem Körpergewicht Frauen daran hindere ihre eigenen Interessen wahrzunehmen. Insofern sei der Schlankheitskult eine internalisierte Form der Geschlechterunterdrückung (Wolf 1992).

Merta weist diese Darstellung dagegen entschieden zurück: Die Norm des schlanken Körpers lasse sich nicht einfach als Ersatzmachtinstrument der Männer zur erneuten Unterdrückung der kämpferisch errungenen Freiheiten der emanzipierten Frau interpretieren (Merta 2003, S. 535). Sie sieht ihrerseits in der ablehnenden Reaktion einiger Männer auf das aus deren Sicht übertrieben schlanke Schönheitsideal den Beweis für die emanzipatorischen Züge des auch als Garconette bezeichneten androgynen und explizit nichtmütterlichen Frauentyps der 1920er Jahre (Merta 2003, S. 532).

2.1.3 Das neue Schönheitsideal und die Rolle der Medizin

Die medizinische Beschäftigung mit Adipositas reicht historisch wesentlich weiter zurück als die Ursprünge des modernen Schlankheitsideals (Klotter 1990). Und auch die moderne schulmedizinische Behandlung von Adipositas lässt sich bis ins 18. Jahrhundert zurückverfolgen. Als eines der ersten medizinischen Werke, das sich mit der Entstehung und Behandlung der Adipositas als einer Krankheit und nicht als einer Charakterschwäche oder als sündigem Verhalten befasst, gilt Malcom Flemyng's: „Abhandlung von der Natur, Ursache und Heilung der übermäßigen Fettigkeit des Körpers“ aus dem Jahr 1769 (Klotter 1990, S. 75).

Dieser Tradition zum Trotz war die Medizin nicht die treibende Kraft bei der Diskreditierung und Pathologisierung dicker Körper. Im Gegenteil: die Mehrzahl der Ärzte hielt das Körpergewicht lange Zeit für eine vernachlässigbare Größe. Der massenhafte Einsatz von Waagen in Arztpraxen folgte der Etablierung öffentlicher Waagen an Bahnhöfen und zentralen Plätzen, nicht umgekehrt. Ärztliche Vorstellungen davon, ab welchem Gewicht respektive Bauchumfang es zulässig sei, von einer gesundheitlichen Gefährdung zu sprechen, waren aus heutiger Sicht überaus tolerant. Der Mediziner Hutchinson erklärte noch 1910 – zu einer Zeit also als Übergewicht in den USA bereits sozial geächtet war – den Lesern des Cosmopolitan, dass das meiste Körperfett völlig harmlos sei und ohnehin zu 90 Prozent vererbt. Ein wenig körperliche Betätigung reiche vollkommen aus, um gesund zu bleiben, weitergehende Sorgen um das Gewicht seien überwiegend mentaler Art. Ein Mann mit einem Körpergewicht unterhalb von 250 amerikanischen Pfund (113 Kilogramm) bzw. eine Frau mit einem Gewicht, das 185 amerikanische Pfund (84 Kilogramm) nicht übersteigt, bräuchte sich nicht weiter um ihre Gesundheit zu sorgen. Die meisten Übergewichtigen seien glückliche und gesunde Menschen, die ein erfülltes Leben führten (Stearns 1997, S. 31 f.).[10]

Hutchinson war keine Ausnahme. Der Mediziner Kelch schrieb in seinem Buch „Weg zur Schönheit. Anleitung zur möglichst vollkommenen Ausgestaltung des menschlichen Körpers" 1898 folgendes über den gesundheitlich gerade noch akzeptablen Bauchumfang:

> „Das sogenannte Embonpoint kann, da der durchschnittliche Leibesumfang ungefähr der halben Körperlänge gleich kommt, schon allen denen zuerkannt werden, deren Rumpf bei einer Körperhöhe von 1,68 Meter 1,15 Meter mißt. Es kommen aber Fälle vor, wo der Leibesumfang die Körperhöhe erreicht, ja übertrifft. Von diesen Bedauernswerthen hat natürlich die Schönheit Abschied genommen. Jede Spur harmonischer Gliederung ist verschwunden." (Kelch 1898 zit. nach Merta 2003, S. 314)

Kelch legte aus heutiger Sicht ein überaus großzügiges Schönheits-Maß an. Denn wenn man sich etwa nach der International Diabetes Federation (IDF) richtet, hat die Schönheit bzw. die Gesundheit bei europäischen Frauen heute schon bei einem Leibesumfang von 80 Zentimetern und bei Männern ab einem Bauchumfang von 94 Zentimetern Abschied genommen. Das ist für Frauen in Deutschland, die im Durchschnitt 1,68 Meter groß sind, sogar weniger als eine halbe Körperlänge.

Auch Enoch Heinrich Kisch, einer der bekanntesten deutschen Balneologen und Adipositas-Experten zur Zeit der Jahrhundertwende, verwehrte sich gegen den seiner Ansicht nach übertriebenen Schlankheitswahn. So bemerkte er 1912 in der alljährlich von ihm verfassten Marienbadchronik:

> „Es ist unseren mit der Mode fortschreitenden Damen in letzter Zeit eine wahre Manie entstanden, recht mager zu werden. Wie mir weibliche Sachverständige versichern, erheben die jetzigen Kleiderzuschnitte die höchsten Anforderungen an die Schlankheit des zarten Geschlechts. Wie dem auch sei, ich bin oft geradezu entsetzt, wie häufig jetzt Mädchen und Frauen, die aber keine Spur von Fettüberfluss zeigen, das Verlangen stellen, mager gemacht zu werden." (Kisch 1912 zit. nach Merta 2003, S. 290)

---

10 Bedenkt man, dass Männer wie Frauen vor 100 Jahren durchschnittlich etwa 10 cm kleiner waren als heute, so liegt der BMI, den Hutchinson hier für unbedenklich hält, bei Männern bei einem Wert von 39 und damit an der Schwelle dessen, was von der WHO als morbide Adipositas (BMI 40) bezeichnet wird. Für Frauen liegt der entsprechende Wert bei einem BMI von 34 und damit nur geringfügig unterhalb dessen, was von der WHO heute als extreme Adipositas (BMI 35) bezeichnet wird.

Dennoch hat sich die Medizin mehrheitlich noch in der ersten Hälfte des 20. Jahrhunderts erfolgreich an der Pathologisierung von Dickleibigkeit beteiligt. Aus ökonomischer wie professionsethischer Sorge um die vielen Laien, die sich auf dem wachsenden Diätmarkt tummelten, fühlten sich viele Mediziner berufen, die Ursachen eines erhöhten Körpergewichts zu erforschen und auch Menschen mit einem maßvollen Embonpoint Therapien anzubieten.

Dabei setzte die Ärzteschaft von Beginn an auf die zwei Säulen Ernährung und Bewegung, die heute noch die Grundlage aller Abnehmbemühungen darstellen. Da die Maßeinheit der Kalorie, obgleich in der Physik längst etabliert, zunächst noch nicht auf die Ernährungslehre übertragen wurde, basierten die frühen Diäten auf Annahmen über den menschlichen Stoffwechsel, die aus heutiger Sicht als überholt gelten. Dennoch leben viele der damaligen Diättipps bis heute fort: wenn auch unter anderen Namen. Und damals wie heute waren es weniger die nüchternen Ratschläge von Medizinerinnen und Medizinern als die enthusiastischen Erfolgsgeschichten persönlich Betroffener, die die Massen an Abnehmwilligen begeisterten. Die wahren Helden der frühen Diätkultur waren Laien.

Einer dieser gefeierten Diäthelden war William Banting. Der Londoner Bestattungsunternehmer hielt sich mit bemerkenswerter Konsequenz an den Rat seines Arztes William Harvey, der sich selbst wiederum auf den französischen Physiologen Claude Bernard berief. Bernard empfahl Abnehmwilligen weitgehend auf Kohlehydrate zu verzichten und insbesondere Zucker und Stärke zu meiden. Banting eignete sich diese kohlenhydratarme Diät mit großem Erfolg an, wobei er dem ebenfalls kohlehydrathaltigen Alkohol keinesfalls absprach, lediglich auf Bier und Wein verzichtete, aber weiterhin reichlich Sherry, Gin und Whiskey zu sich nahm. Banting nahm ab, hielt sein Gewicht und erfreute sich bis an sein Lebensende – er starb im Jahr 1878 im Alter von 79 Jahren – bester Gesundheit. Seiner Diätfibel „Letter on Corpulence", 1863 mit einer Startauflage von 2500 Exemplaren erstmals erschienen, folgten innerhalb eines Jahres fünf Neuauflagen. Bis zu seinem Tod verkaufte sich das Buch mehr als 58.000-mal und wurde in zahlreiche Sprachen übersetzt. Bis heute ist „Letter on Corpulence" in seiner englischen Originalversion lieferbar. Bantings Diät wurde so populär, das „to bant" zum Synonym für Diäthalten wurde, und das nicht nur im Englischen. Auf Schwedisch bedeutet „banting" bis heute Diäthalten (Schwartz 1986, S. 100ff.).

Auch die USA hatten einen populären Laien, der als früher Held der Diätkultur gefeiert wurde. Der Ernährungsreformer Horace Fletcher reduzierte sein Gewicht in den 1890er Jahren erfolgreich und nachhaltig durch besonders gründliches Kauen der Nahrung. In 30 Minuten schaffte Fletcher bis zu 2500 Kaubewegungen (Schwartz 1986, S. 225). Durch das gründliche Zermahlen der

Nahrung in Kleinstteile gelang es ihm, nur wenige Kalorien zu sich zu nehmen und dennoch ein Sättigungsgefühl zu verspüren. Unterstützung erhielt Fletcher unter anderem von dem Industriellen John D. Rockefeller (Stearns 1997, S. 33). Auch der Schriftsteller, politisch aktive Sozialist und überzeugte Temperenzler, Upton Sinclair, praktizierte und propagierte die Fletchersche Kaulehre.

Fletchers Kaulehre und Bantings Low Carb-Diät zum Trotz dominierte das Kalorienzählen spätestens ab den 1920er Jahren die zeitgenössischen Diätlehren. Seit der Jahrhundertwende wurden die Erkenntnisse des Begründers der modernen Chemie, Antoine Laurent de Lavoisier, der bereits im 18. Jahrhundert die Stoffwechselvorgänge als Verbrennungsvorgänge definiert hatte, auf die Ernährungslehre übertragen. War man bis dahin davon ausgegangen, dass sich nur bestimmte Lebensmittelbestandteile in Körperfett umwandelten, wurde mit der Etablierung der Kalorie in der Ernährungslehre die Nahrung allein nach ihrem jeweiligen Energiegehalt bewertet.

> „Die Einführung der Kalorie als Maßeinheit revidierte damit beinahe alle vorherigen Dogmen der modernen Ernährungslehre und leitete eine neue Phase des Ernährungsdenkens ein, in der der Wert der Nahrung nicht mehr wie im ursprünglichen Sinne als „Lebens"-Mittel, als Medium zur Daseinsgestaltung begriffen, sondern lediglich nach rational messbaren Daten beurteilt wurde." (Merta 2003, S. 260)

Selbiges galt für die zweite Säule jedes naturwissenschaftlich untermauerten Versuchs der Gewichtsreduktion, die Bewegungsleistung. Denn ebenso wie sich mit Hilfe der Kalorie als Maßeinheit der Nährstoffgehalt der Nahrung genauestens messen lässt, kann mit ihr der Energieverbrauch im Grundumsatz sowie bei jeder nur denkbaren körperlichen Tätigkeit exakt bestimmt werden. Mit der Verwissenschaftlichung der Diätlehre eroberte sich die Medizin verlorenes Terrain zurück. Allerdings verschwand die Magie, die von den Diäten alten Typus mit ihren abenteuerlichen Nährstoffzusammensetzungen ausging, sehr zum Verdruss der Medizin, nie völlig von der Bildfläche. Das bekannteste Beispiel ist der anhaltende Erfolg kohlenhydratreduzierter Diäten, die häufig mit dem Namen Atkins in Zusammenhang gebracht werden. Ihr „Erfinder" Robert Atkins radikalisierte lediglich die altbewährte Banting-Diät, indem er den kohlehydrathaltigen Alkohol rigoros verbannte und auch sonst den Anteil der Kohlehydrate noch weiter senkte als dies Banting bzw. Harvey und Bernard vor ihm getan hatten. Trotz der entschiedenen Opposition des Mainstreams innerhalb der Medizin, die vor den gesundheitlichen Langzeitfolgen seiner Diät warnten, verdiente Atkins in den 1980er Jahren damit ein Vermögen und verhalf der Lebensmittelindustrie in den USA ganz nebenbei zu einer völlig neuen Produktsparte: den Low-Carb-Produkten (Kolata 2007).

2.1.4 Das Schlankheitsparadoxon in der westlichen Welt

Übereinstimmend zeigen Peter Stearns (1997) und Hillel Schwartz (1986) für die USA sowie Sabine Merta (2003) und Christoph Klotter (1990) für Deutschland die Entstehung und Zuspitzung des schlanken Schönheitsideals im späten 19. sowie im frühen 20. Jahrhundert. Dabei ging die erste Phase der Ächtung übergewichtiger Körper noch nicht mit einem dem heutigen Körperideal vergleichbaren Schlankheitsniveau einher.

> „Ein gesunder, schlanker Körper war das neue Leitbild des auf Rationalität und Leistung fixierten Menschen. Gesundheitsbewahrung beinhaltete nun u.a. auch den Willen, sich die normale Gestalt zu bewahren. Dabei muß berücksichtigt werden, daß zur Jahrhundertwende die Vorstellungen von ‚Schlankheit' noch eine ganz andere war, so daß die ersten in Schönheitsratgebern gemachten diätetischen Kostvorschläge kaum auf eine starke Gewichtsreduktion ausgerichtet, sondern zum Teil sogar noch Rezepte für die Gewichtszunahme zur Erhöhung der erotischen Reize enthielten." (Merta 2003, S. 530f.)

Doch diese Phase relativer Toleranz gegenüber den dicken Bäuchen gehörte in Westeuropa wie den USA ab den 1920er Jahren endgültig der Vergangenheit an. Spätestens jetzt wurden Diäten Alltagsphänomene, Waagen erhielten zunächst Einzug in den öffentlichen Raum, bis sie bald darauf zum festen Bestandteil der Badezimmerausstattung wurden. Die Kalorienlehre drang ebenfalls in den privaten Bereich vor und hielt Einzug in die Kochbücher. Die Einführung von Konfektionsgrößen und die Veränderung des Kleidungsstils hin zu legereren und knapperen Kostümen, Röcken, Blusen, Jacken, Hosen und Badeanzügen verschärften die Anforderungen an die Körper zusätzlich.

Der gesellschaftliche Trend zur Schlankheit hat in der westlichen Welt seit der Jahrhundertwende immer größere Teile der Bevölkerung eingeschlossen. Er wurde jeweils nur kurzfristig unterbrochen bzw. abgemildert: in Europa durch den Ersten und Zweiten Weltkrieg und die von Nahrungsmittelknappheit geprägten Nachkriegsjahre, in Europa und den USA durch den konservativen Rollback der 1950er Jahre mit seiner zeitweisen Rehabilitierung des Mutterideals.

Ab den 1960er Jahren radikalisierte sich das schlanke Körperideal erneut: eine Entwicklung, die bis in die Gegenwart hinein anhält. Die Folgen waren und sind besonders bei Frauen, zunehmend aber auch bei Männern, eine massenhafte Unzufriedenheit mit dem eigenen (Körper-)Gewicht und das weitgehend unabhängig davon, ob es von den jeweiligen medizinischen Normen gerade als ideal-, normal-, oder übergewichtig definiert wird. Fühlten sich zum Beispiel 1951 „erst“ 21 Prozent aller US-Amerikanischen Männer und 44 Prozent aller US-amerikanischen Frauen zu dick, waren es 1973 bereits 39 respektive 55 Prozent. 1950 hielten „nur“ sieben Prozent der Männer und 14 Prozent der US-Amerikanischen Frauen Diät. 1973 waren es bereits 34 bzw. 49 Prozent (Stearns 1997, S. 125) – und das obwohl sich das Durchschnittsgewicht der US-Amerikanerinnen und -Amerikaner zwischen 1950 und 1970 nicht wesentlich verändert hatte.

Die gestiegenen Anforderungen an den Idealkörper zeigen sich auch an der körperlichen Entwicklung der Schönheitsköniginnen. Die erste „Miss America“ des Jahres 1921 war 1,55 Meter groß, hatte einen Taillenumfang von 64 Zentimetern und wog 49 Kilo. Sechzig Jahre später waren ihre Nachfolgerinnen mindestens 13 Zentimeter größer geworden, ihre Hüften aber durchschnittlich acht Zentimeter schmaler und ihr Gewicht stagnierte (Stearns 1997, S. 72). Die Miss Schweden des Jahres 1951 wog bei einer Körpergröße von 1,71 Meter immerhin noch 68 Kilo und hatte damit einen BMI von 23,3. Claudia Schiffer, eines der bekanntesten Modelle der 1990er Jahre, brachte bei einer Körpergröße von 1,80 Metern nur noch 58 Kilo auf die Waage, ihr BMI lag mit einem Wert von 17,9 bereits im Bereich dessen, was die WHO als Untergewicht definiert (Bruhns 1997).

Parallel zum abnehmenden Gewicht der Modells und Modeikonen stieg das Durchschnittsgewicht der Bevölkerung. Entsprechend weit klaffen heute Modeideale und Realität auseinander. „Noch vor dreißig Jahren wog ein Modell nur acht Prozent weniger als eine durchschnittliche amerikanische Frau, heute wiegt ein Modell 23 Prozent weniger“, konstatierte Anfang der 1990 Jahre die US-Amerikanische Feministin Virginia Wolf (1992, S. 260). Ein Trend, der bis heute unvermindert anhält.

Paradoxerweise ging mit dem immer restriktiver werdenden Schönheitsideal, den wachsenden Anstrengungen diesem Ideal Folge zu leisten und den ebenfalls repressiver werdenden medizinischen Anforderungen an einen idealen Körper in westlichen Gesellschaften eine deutliche Gewichtszunahme einher. Als Grund für diese widersprüchliche Entwicklung gilt, dass die Voraussetzungen für Schlankheit in Industrieländern und zunehmend auch in Schwellenländern so ungünstig sind wie nie zuvor. Einem Überangebot an preiswerten und hochkalorischen Nahrungsmitteln steht ein Rückgang der Bewegungsleistung im Alltag gegenüber. Nicht nur die Notwendigkeit für körperliche Bewegung bei Lohn- und Hausarbeit ist rückläufig, es gibt auch immer mehr attraktive und preiswerte Freizeitangebote – Fernsehen, Kino, Internet, Computerspiele – die (fast) völlig ohne Bewegung auskommen. Diese Gemengelage gilt als Hauptursache für das Schlankheitsparadoxon in der westlichen Welt.

Als Folge dieser Entwicklung ist die Neigung zu einem überdurchschnittlichen Körpergewicht heute genauso wie im 19. Jahrhundert sozial geschichtet, allerdings mit umgekehrten Vorzeichen wie zu Beginn des Siegeszuges des schlanken Körperideals. Heute sind in westlichen Ländern die Wohlhabenden im Durchschnitt schlanker als die weniger Begüteten. Waren von der neuen Faustregel „umso reicher, umso schlanker" bis in die 1970er Jahre vor allem Frauen betroffen, gilt dieser Zusammenhang spätestens seit den 1980er Jahren auch für Männer. Allerdings ist das schlanke Schönheitsideal auch in der westlichen Welt längst (noch) nicht in allen Gesellschaftsschichten hegemonial.

2.2 Definition der Adipositas

Der Begriff Adipositas leitet sich vom lateinischen Wort für Fett (adeps) ab. Im Gegensatz dazu weist der ebenfalls dem Latein entlehnte, im deutschsprachigen Raum aber selten gebrauchte Begriff Obesität auf die vermeintliche Ursache für die als krankhaft definierte Ansammlung von Körperfett hin. Obesität leitet sich von den lateinischen Wörtern „ob" (wegen) und „edere" (Essen) ab, und lässt sich ins Deutsche frei mit „gegessen haben" übersetzen (Haun 2012, S. 259). Während im deutschsprachigen Raum in der medizinisch-psychologischen Fachliteratur fast immer von Adipositas und so gut wie nie von Obesität die Rede ist, wird umgekehrt im angelsächsischen Sprachraum der Begriff „adiposity" eher selten verwendet. Stattdessen ist hier fast ausschließlich von „obesity" die Rede, wenn es um die medizinisch als krankhaft definierte Ansammlung von Körperfett geht. Auch in vielen romanischen Sprachen werden überwiegend Begrifflichkeiten verwendet, die sich von „ob" und „edere" ableiten lassen. So ist etwa im Spanischen der Begriff „obesidad" wesentlich gebräulicher als „adiposidad" und auch im Französischen wird „obesité" dem Begriff „adiposité" in aller Regel vorgezogen.

Unabhängig von der etymologischen Herkunft der verwendeten Fachbegriffe unterliegt die Frage, welches Gewicht bzw. welcher Prozentsatz Fett an der Körpermasse als pathologisch angesehen wird historischen Schwankungen (Klotter 1990; Merta 2003). Seit Mitte des zwanzigsten Jahrhundert setzten sich zunehmend numerische Grenzwerte für die Bestimmung des (nach oben) abweichenden Körpergewichts durch.

In den medizinischen Standardwerken ist Adipositas als ein kritisch erhöhter Fettanteil an der Gesamtkörpermasse definiert. Es gibt verschiedene Verfahren, um den Fettanteil an der Gesamtkörpermasse zu bestimmen. Eine sehr genaue Methode ist das Unterwasserwiegen, bei der sich anhand der verdrängten Wassermenge der Körperfettanteil exakt berechnen lässt. Eine andere ebenfalls sehr zuverlässige Methode sind Impedanzmessungen. Dabei wird elektrischer Strom durch den Körper geleitet. Abhängig davon, wie lange es dauert, bis der Strom aus dem Körper wieder austritt, kann mit hoher Präzision auf den Körperfettanteil geschlossen werden. Darüber hinaus lässt sich der Fettanteil auch durch die Messung der Hautfaltendicke bestimmen. Diese Methode hat den Vorteil, dass sie auf die Verteilung des Körperfetts eingehen kann. Die abdominale Fettverteilung, bei der sich das Körperfett am Bauch konzentriert, gilt als gesundheitsgefährdender als die gluteale Fettverteilung, bei der sich das Fett auch an Schenkeln, Gesäß und Armen sammelt. Von der abdominalen Fettverteilung sind zu ca. 80 Prozent Männer betroffen, von der glutealen zu etwa 85 Prozent Frauen (Wirth 1997, S. 12).

Ein relativ einfach zu handhabendes Maß zur Bestimmung der Fettverteilung ist der Waist-Hip-Ratio, also das Verhältnis von Hüftumfang zum Taillenumfang. Liegt das Verhältnis Taille/Hüfte bei Frauen bei 0,85:1 oder niedriger, gilt die Betroffene nicht als gefährdet. Bei Männern darf die Taille nicht ausladender ausfallen als die Hüfte (Wirth 1997, S. 7). Ein weiteres Maß zur Bestimmung von Adipositas, das ebenfalls die Fettverteilung mitberücksichtigt, ist der Bauchumfang. Er gilt vielen als ein zuverlässigerer Indikator für die Bestimmung einer Gesundheitsgefährdung durch Fettleibigkeit als der BMI. Global wird seine Verwendung vor allem durch die International Diabetes Federation (IDF) empfohlen.

Abgesehen vom Bauchumfang, dessen stärkere Berücksichtigung beispielsweise auch im Nationalen Aktionsplan IN FORM gefordert wird (BMELV und BG 2008, S. 12), haben die anderen Messverfahren in der epidemiologischen Praxis faktisch keine Bedeutung. Das im Alltag wie für epidemiologische Studien gleichermaßen wichtigste Maß zur Einteilung von verschiedenen Gewichtsklassen ist und bleibt, aller Kritik zum Trotz, der Body Mass Index (BMI).

Nach der bis heute angewandten Definition der WHO von 1995 gelten BMI-Werte unterhalb von 18,5 als Untergewicht, ein BMI von 18,5-25 als Normalgewicht, ein BMI von 25-30 als Übergewicht (Präadipositas) und ein BMI größer 30 als Adipositas. Innerhalb der Adipositas- Kategorie werden BMI-Werte ab 40 durch die WHO als morbide Adipositas bezeichnet (WHO 1995, S. 329). In der Definition der WHO aus dem Jahr 2000 wurde zusätzlich die Bezeichnung extreme bzw. Grad II-Adipositas für den Bereich zwischen BMI 35 und 40 eingeführt, die BMI-Werte über 40 werden seither auch als Grad III-Adipositas, die BMI-Werte 30-35 auch als Grad I-Adipositas bzw. als moderate Adipositas bezeichnet (WHO 2000, S. 9).

Die Verwendung des BMIs wird mit seiner hohen Korrelation ($0{,}7 < r < 0{,}8$) mit dem Fettanteil an der Gesamtkörpermasse begründet (Helmert und Schorb 2007, S. 2). Trotz dieser relativ hohen Korrelation ist insbesondere die Kategorisierung der BMI-Werte von 25 bis 30 als Übergewicht bzw. Präadipositas in der Fachwelt umstritten. Nicht nur, weil vor allem muskulöse Menschen häufig einen erhöhten BMI aber keinesfalls erhöhte Körperfettwerte aufweisen, sondern auch, weil immer wieder Studien veröffentlicht werden, die für Menschen mit BMI-Werten über 25 eine gegenüber dem sogenannten Normalgewicht erhöhte Lebenserwartung nahe legen (Bender et al. 1999; Flegal et al. 2005; Flegal et al. 2013; Lenz et al. 2009).

2.2.1 Zur historischen Entstehung der heutigen Grenzwerte

Historisch war es nicht die Medizin, die sich für rigide Grenzwerte stark machte. Im Gegenteil: Ärzte und Ärztinnen weigerten sich lange Zeit fixe Grenzwerte zu definieren und formulierten allenfalls vage Richtlinien, die aus heutiger Sicht überaus lax anmuten. Maßgeblich für die Durchsetzung rigider numerischer Gewichtsnormen waren die US-Amerikanischen Lebensversicherer. Sie errechneten aus den Angaben ihrer Versicherten Größe/Gewichts-Tabellen (Height/Weight Charts), die das Gewicht mit der höchsten Lebenserwartung definieren sollten, das auch als Idealgewicht bezeichnet wurde. An zentraler Stelle verantwortlich für die Etablierung dieser Größe/Gewichts Tabellen war der US-Amerikanische Versicherungsmathematiker Louis Dublin.

Dublin arbeitete in den 1940er Jahren für die Metropolitan Life Insurance und setzte größte Mühen daran, im Interesse seines Arbeitgebers den idealen Versicherungsnehmer mit bester Gesundheit und längster Lebenserwartung zu definieren. Besonderes Augenmerk richtete Dublin dabei auf das relative Körpergewicht. In mehr als 600 Artikeln und Vorträgen verbreitete er seine These, dass das Übergewicht eine der wichtigsten Ursachen für chronische Krankheiten und eine verringerte Lebenserwartung sei (Basham et al. 2006, S. 36ff.; Campos 2005). Allerdings unterliefen Dublin und seinen Kollegen bei der „MetLife" mehrere entscheidende Fehler, die dafür verantwortlich waren, dass das Gewicht mit der angeblich höchsten Lebenserwartung jahrzehntelang extrem niedrig eingeschätzt wurde (Campos 2005; Kuczmarski und Flegal 2000).[11]

11 Zwar wurde die Mehrheit der Versicherten gewogen und gemessen, jedoch ohne einheitliche Maßstäbe. Teilweise wurden die Personen mit Kleidern gewogen und mit Schuhen gemessen. Ein Teil der Versicherten wurde zudem am Telefon befragt. Mittlerweile weiß man aus zahlreichen Erhebungen, dass das Gewicht bei Befragungen generell unterschätzt und gleichzeitig die Körpergröße überschätzt wird. Lebensversicherungen werden meist in relativ jungen Jahren abgeschlossen, und nur bei Abschluss der Versicherungspolice wurden die Anwärterinnen und Anwärter nach Gewicht und Größe befragt. Die Tatsache, dass das Gewicht mit zunehmendem Alter ansteigt, ohne dass dies negative Auswirkungen auf die Lebenserwartung hat,

Das von Dublin ermittelte Idealgewicht lag vor allem bei Frauen erheblich unter dem damaligen Durchschnittsgewicht. Dennoch wurden die aus den Daten der Metropolitan abgeleiteten Tabellen zur Bestimmung des Idealgewichts weltweit zum Vorbild für die Definition von Übergewicht und Adipositas. Erst 1983 wurden die Größe/Gewichtstabellen, diesmal auf Basis der Daten von insgesamt 26 nordamerikanischen Lebensversicherern, nach oben korrigiert.

In Deutschland und anderen europäischen Ländern orientierte man sich ebenfalls an den Dublinschen Gewichtsnormen (Kuczmarski und Flegal 2000). In Europa setzte man dabei auf die Broca-Formel. Dafür wurde die Körpergröße in Zentimetern minus 100 als Normalgewicht definiert. In Anlehnung an die Größe/Gewichtstabellen aus den USA wurden davon noch einmal zehn Prozent bei den Männer und fünfzehn Prozent bei den Frauen abgezogen. Dieses extrem niedrige Gewicht, das sich bei kleineren Frauen nahe der Schwelle zur gegenwärtigen Definition des Untergewichts befindet, wurde lange Zeit nicht nur in den USA, sondern auch in den meisten europäischen Ländern sowohl von der Mehrzahl der Medizinerinnen und Mediziner als auch, für die hegemoniale Durchsetzung der Normen im Alltag wahrscheinlich noch entscheidender, von Mode- und Frauenzeitschriften als Idealgewicht propagiert.

Auch was die Definition von Übergewicht und Adipositas anging, orientierte man sich in Europa an den US-Amerikanischen Vorgaben. Zehn Prozent über Idealgewicht definierte Dublin als Übergewicht. Ab Werten von mehr als zwanzig Prozent über dem Idealgewicht sprach er von einer „krankhaften Fettleibigkeit". In Deutschland ging man etwas weniger rigide vor. Hier wurden zur Bestimmung von Übergewicht und Adipositas zehn bzw. zwanzig Prozent zum Broca-Normalgewicht, das ja bereits selbst schon deutlich höher als das Dublinsche Idealgewicht lag, addiert (DGE 1976).

Seit den 1970er Jahren hat sich in den USA der Body Mass Index (BMI) zur Definition von Untergewicht, Normalgewicht, Übergewicht und Adipositas durchgesetzt. Die Idee des BMI geht auf den belgischen Mathematiker, Astronomen und Statistiker Adolphe Quetelet zurück. 1796 im damals noch französischen Gent geboren entwickelte Quetelet, der sich ursprünglich mit Astronomie und Meteorologie beschäftigte, bald großes Interesse an Fragen der Wahrscheinlich-

bleibt so unberücksichtigt. Außerdem waren unter den Antragstellerinnen und Antragstellern Angehörige aus der Mittel- und Oberschicht sowie Menschen mit nord- und mitteleuropäischen Wurzeln deutlich überrepräsentiert. Da in der damals ganz überwiegend weißen und protestantischen Mittel- und Oberschicht Dickleibigkeit – insbesondere bei Frauen – sozial geächtet war, lag der Anteil der Dicken besonders niedrig, ohne dass man deshalb zwangsläufig auf einen Zusammenhang zur Lebenserwartung hätte schließen müssen (Schorb 2009, S. 29f.).

keitsrechnung. 1846 führte er die erste Volkszählung des neuen Staates Belgien durch (Schorb 2009, S. 32f.).

Quetelet beobachtete, dass sich das Körpergewicht bei ausgewachsenen Personen von verschiedener Größe ungefähr wie die Quadrate der Körpergröße zueinander verhalten (Quetelet 1969). Das relative Körpergewicht entspricht demnach dem Körpergewicht in Kilogramm geteilt durch die Körpergröße in Metern zum Quadrat genommen (BMI = kg/m^2). Damit hatte Quetelet eine Formel gefunden, die das Körpergewicht unabhängig von der Körpergröße beschreibt. Doch die Formel geriet bald in Vergessenheit. In den USA arbeitete man mit den Tabellen der Metropolitan Life Insurance und in Europa verließ man sich auf die Broca-Formel. Erst 1972 wurde der Quetelet-Index durch US-Amerikanische Wissenschaftler wieder entdeckt und zum Body-Mass-Index umgetauft (Keys et al. 1972).

Trotz der offensichtlichen Überlegenheit des BMI dauerte es in Europa bis in die 1990er Jahre, bis der Broca-Index endgültig aus der Literatur verschwunden war. In den USA hingegen wurden bereits 1985 neue, auf dem BMI basierende Grenzwerte eingeführt. Zur Bestimmung dieser Grenzwerte berief man sich auf die Ergebnisse des vierjährlich vom staatlichen Center for Disease Control and Prevention (CDC) durchgeführten National Health and Nutrition Examination Survey (NHANES). Der NHANES kann im Gegensatz zu den Größe/Gewichtstabellen der Lebensversicherungen Repräsentativität für sich in Anspruch nehmen. Auf Grundlage der Ergebnisse des NHANES von 1980 definierte man alle Werte über dem 85. Perzentil[12] als Übergewicht. Allerdings wurde dafür allein die Altersgruppe der 20-29-jährigen berücksichtigt. Das Consensus Development Panel der National Institutes of Health (NIH), das die Grenzwerte festgelegt hatte, begründete sein Vorgehen damit, dass die meisten Menschen in dieser Altersgruppe vergleichsweise schlank seien, und der Gewichtsanstieg im höheren Lebensalter überwiegend auf die Ansammlung potentiell gesundheitsschädlichen Körperfetts zurückzuführen sei. Insofern sei es aus epidemiologischer Sicht sinnvoll, nur das Gewicht der jüngeren Erwachsenen zum Referenzgewicht für alle Altersklassen zu erklären (Kuczmarski und Flegal 2000, S. 1077).

Doch diese Argumentation ist fragwürdig, denn obwohl es zutrifft, dass sowohl der Fettanteil an der Gesamtkörpermasse als auch der BMI mit zunehmendem Lebensalter ansteigen, können daraus keine automatischen Rückschlüsse auf eine erhöhte gesundheitliche Gefährdung gezogen werden (Flegal et al. 2005).

12 Perzentile (Lateinisch für. Hundertstelwerte) teilen die Grundgesamtheit in 100 gleich große Teile. Das 85. Perzentil ist der Wert, den 85 Prozent der Grundgesamtheit unterschreiten und 15 Prozent überschreiten.

Insofern wäre es konsequenter gewesen, für alle Altersgruppen entsprechende Perzentile zu errechnen und die Grenzwerte für Übergewicht nach dem Alter zu differenzieren. Genau dieser Ansatz wurde durch das staatliche Committee on Diet and Health ab Ende der 1980er Jahre verfolgt. Das Committee entwickelte 1989 nach Geschlechtern getrennte wünschenswerte Gewichtsbereiche für verschiedene Altersstufen (Kuczmarski und Flegal 2000, S. 1077). Die entsprechenden Tabellen wurden von der Deutschen Gesellschaft für Ernährung (DGE) mit dem Ernährungsbericht von 1992 übernommen (DGE 1992). Diese Gewichtsbereiche orientierten sich allerdings nicht an Perzentilverläufen und damit an einer statistischen Normalverteilung wie in der Definition des CDC von 1985, sondern an den Ergebnissen epidemiologischer Studien und somit an einem gesundheitlichen Ideal.

Die Staffelung des wünschenswerten Gewichts (desirable weight) nach Lebensalter trug den epidemiologischen Forschungsergebnissen Rechnung, die einen moderaten Anstieg des Körperfetts im Alter nicht nur für unproblematisch, sondern sogar für lebensverlängernd erachteten. Dennoch konnten sich die nach Lebensalter differenzierenden Tabellen zur Bestimmung eines gesunden Körpergewichts nicht nachhaltig durchsetzen. Stattdessen wurden die Grenzwerte mit der Vereinheitlichung durch die WHO im Jahr 1995 weiter verschärft (WHO 1995, S. 329). Seitdem gilt weltweit offiziell für alle erwachsenen Personen unabhängig von Geschlecht, Alter oder ethnischer Herkunft ein BMI von 25 als Grenzwert für Übergewicht und ein BMI von 30 als Grenzwert für Adipositas. In den USA, wo die Umstellung auf die neuen Grenzwerte 1998 ebenfalls offiziell vollzogen wurde, hatte dies zur Folge, dass die Zahl der übergewichtigen US-Amerikanerinnen und -Amerikaner über Nacht von 61,7 auf 97,1 Millionen anstieg (Kuczmarski und Flegal 2000, S. 1078).

Mit der Vereinheitlichung bzw. der faktischen Absenkung der Grenzwerte für Übergewicht und Adipositas in den USA hatte man einen erneuten Paradigmenwechsel vorgenommen. Hatte sich die Gewichtsklassifikation per BMI bis dahin an einer statistischen Normalverteilung orientiert, so richtete man sie von nun an wieder wie zu Dublins Zeiten an einem medizinischen Ideal aus. Einem Ideal freilich, das weder nach Alter, noch nach Geschlecht, noch nach der Körperfettverteilung zu differenzieren im Stande ist.

2.2.2 Zur Diskussion um ethnische Grenzwerte für Übergewicht und Adipositas

Sowohl in epidemiologischen Fachartikeln als auch in Publikumszeitschriften ist es eine beliebte Praktik, die Betroffenheit von Übergewicht und Adipositas in Länderrankings darzustellen. Dabei scheint es einen regelrechten Konkurrenzkampf um die eigentlich ja als unattraktiv geltenden ersten Plätze zu geben (Rothblum und Solovay 2009a, S. 1). Doch in der Auseinandersetzung um gesellschaftliche Aufmerksamkeit ist eine hohe Platzierung in dieser Liste offensichtlich unverzichtbar; anders ist etwa die Aufregung, die in Deutschland 2007 um die Frage entbrannt ist, welche europäische Nation die dickste sei, schwer zu erklären (Helmert 2008).[13]

Doch nicht nur zwischen Kontinenten und Nationen, sondern auch zwischen verschiedenen Regionen innerhalb eines Landes wird nach dem Bevölkerungsanteil, der die gängigen Grenzwerte für Übergewicht und Adipositas überschreitet, unterschieden. Das Center for Disease Control and Prevention CDC erhebt jährlich mit Hilfe eines Telefonsurveys Daten über das relative Körpergewicht der US-Bevölkerung. Die Daten werden nach Bundesstaaten aufgeschlüsselt. Dargestellt werden sie mit Hilfe von Powerpoint-Folien, die sich auf der Website des CDC kostenfrei herunterladen lassen. Um den prozentualen Anteil der Bevölkerung mit einem BMI größer 30 optisch darzustellen, wurden die US-Amerikanischen Bundesstaaten auf den Folien entsprechend ihrer Prävalenzen eingefärbt. Das CDC stellt die Graphiken aber nicht nur für das aktuelle Jahr zur Verfügung, sondern bietet eine grafische Übersicht über die Entwicklung in den USA seit Beginn der Erhebung im Jahr 1985 an. Auf den Folien ist in einer Slideshow im Zeitraffer zusehen, wie sich die US-Bundesstaaten seitdem von Grau (keine Daten)

13 Auf Basis einer Studie der International Association for the Study of Obesity IASO hieß es damals in Presseberichten, dass drei Viertel der Deutschen übergewichtig seien – ein europaweiter Rekord (Lobstein et al. 2005). Doch schon nach einigen Tagen wurden die ersten kritischen Stimmen laut. Das Robert-Koch-Institut hielt den Vergleich für fragwürdig, da die IASO alte und neue Datensätze miteinander verglichen hatte. So datierten die Vergleichszahlen aus Dänemark aus dem Jahr 1992, die aus Malta waren sogar von 1984, die deutschen Daten dagegen waren erst 2002 erhoben worden. Zudem waren die Erhebungsmethoden nicht abgeglichen, so wurden u.a. Befragungs- mit Messdaten vermischt. Manche der Studien, so auch die deutsche, hatten nur Menschen im Alter von 25-69 Jahren berücksichtigt. In anderen Studien wurde die Gruppe der 18- bis 24- Jährigen, bei der Übergewicht am seltensten auftritt, mitberücksichtigt. Der Sprecher der IASO, Neville Rigby, wehrte sich gegen den Vorwurf, Falschmeldungen zu verbreiten, mit dem Argument, man habe sehr wohl darauf hingewiesen, dass die Daten nur bedingt miteinander vergleichbar seien. Es sei seiner Organisation gar nicht darum gegangen, eine Rangliste der dicksten Nationen in Europa zu erstellen (Kotynek 2007). Ihr Ziel hatte die IASO aber so oder so erreicht: die deutsche Öffentlichkeit und die Bundesregierung zu alarmieren und zu entschiedenen Handeln zu animieren. Nur zwei Wochen nach der Veröffentlichung der Zahlen in Deutschland rief die Bundesregierung einen Eckpunkteplan für einen Nationalen Aktionsplan zur Bekämpfung von Übergewicht ins Leben (Schorb 2009, S. 27f.).

und Blau (niedrige Adipositas-Raten), zu Gelb (mittlere Raten) und (Dunkel-)rot (hohe Raten) eingefärbt haben (CDC o.J.). Diese tausendfach zur Illustration in Artikeln und Vorträgen verwendeten Folien haben aufgrund ihrer dramatischen Darstellungsweise – durch schnelle Klicks verwandelt sich das ganze Land in ein Meer aus Gelb und Rot – großen Einfluss auf die Wahrnehmung von Adipositas als einer Epidemie gehabt. Obwohl die Befragungsdaten, die der grafischen Darstellung zugrunde liegen, insgesamt niedriger ausfallen als die repräsentativen Messdaten des NHANES, hat diese grafische Darstellung maßgeblich dazu beigetragen, die Vorstellung einer „Adipositas-Epidemie" in den USA populär werden zu lassen (Oliver 2006, S. 38 ff.).

In den globalen Adipositasrankings stehen pazifischen Inselstaaten wie Nauru, Samoa oder Tonga ganz oben. Erst dann folgen, neben einigen Staaten der arabischen Halbinsel, die USA, Australien, Kanada, Großbritannien, Deutschland sowie weitere west- und südeuropäische Industrienationen. Trotz ihrer fortgeschrittenen technologischen Entwicklung und ihrem hohen Prokopfeinkommen stehen die ostasiatischen Industriestaaten Japan und Südkorea in der Liste der dicksten Nationen auf den hinteren Plätzen (IOTF o.J.).

Relativiert wird das niedrige Durchschnittsgewicht in weiten Teilen Ost- und Südasiens allerdings durch die Diskussion darum, ob bei der asiatischen Bevölkerung bereits bei einem BMI von unter 25 nicht nur ein signifikant höherer Fettanteil an der Körpermasse vorliegt als bei der europäischen Bevölkerung, sondern auch ein erheblich erhöhtes Krankheitsrisiko. Diese, vor allem durch die beiden großen Lobbyorganisationen International Obesity Task Force (IOTF) und International Association for the Study of Obesity (IASO) befeuerte Diskussion, hat bislang jedoch noch nicht dazu geführt, dass die Grenzwerte für Übergewicht und Adipositas für die asiatische Bevölkerung durch die WHO abgesenkt wurden. Stattdessen hat sich eine hochrangige WHO-Expertenkommission im Jahr 2004 gegen eine Absenkung ausgesprochen. Als Argument gegen eine Änderung der Grenzwerte wurde die uneinheitliche Datenlage aufgrund der morphologischen Unterschiede innerhalb der asiatischen Bevölkerung angeführt (WHO 2004).

Eine andere einflussreiche medizinische Fachgesellschaft, die International Diabetes Federation (IDF), trägt der vermuteten ethnisch bedingten Unterschiedlichkeit von gewichtsabhängigen Gesundheitsrisiken dagegen längst Rechnung (IDF 2006, S. 2). Anders als WHO und IASO orientiert sich die IDF allerdings nicht am BMI, sondern am Bauchumfang. Bei diesem unterscheidet sie zwischen insgesamt vier verschiedenen ethnischen Gruppen, wobei die Grenzwerte für die ost- und südasiatische Bevölkerung besonders niedrig liegen. Die Einführung dieser niedrigeren Grenzwerte hat dazu geführt, dass in Japan in der Altersgruppe der über 45-jährigen mehr als die Hälfte der Männer und ein Drittel der Frauen, jedenfalls dann, wenn es nach den Kriterien der IDF geht, als übergewichtig gelten (Onishi 2008).

In der medizinischen und epidemiologischen Praxis wird der Bauchumfang derzeit vor allem zur Diagnose des metabolischen Syndroms herangezogen. Das metabolische Syndrom beschreibt kein Krankheitsbild im engeren Sinn. Vielmehr handelt es sich beim metabolischen Syndrom um eine Kombination von Risikofaktoren, die vor allem die Gefahr für das Eintreten kardiovaskulärer Erkrankungen sowie für Typ-2-Diabetes erhöhen sollen.

Zur Diagnose des metabolischen Syndroms empfiehlt die IDF die Übernahme der von ihr festgelegten Grenzwerte für den aus ihrer Sicht maximal zulässigen Bauchumfang für Europäer auch für die USA. Die von der IDF festgelegten Grenzwerte für Europa definieren für Männer einen Bauchumfang ab 94cm und für Frauen einen Bauchumfang ab 80cm als Übergewicht. In den USA gelten nach der Definition des US Department of Health and Human Services bislang noch 102cm für Männer und 88cm für Frauen (Grundy et al. 2004, S. 435) als Grenzwerte für Übergewicht. Eine erfolgreiche Absenkung der Grenzwerte durch die IDF würde dafür sorgen, dass die Bevölkerungsmehrheit in den USA dann auch bei der Verwendung dieses Parameters als krankhaft dickleibig gelten würde.

Neben dem Bauchumfang müssen nach der Definition der IDF mindestens zwei von insgesamt vier weiteren Grenzwerten (Cholesterin, Blutdruck, Triglyceride und Blutzucker) überschritten werden, um das metabolische Syndrom diagnostizieren zu können. In diesem Zusammenhang senkte die IDF auch den Grenzwert für den maximal zulässigen Blutzucker von 110mg/dL, der Wert, den das US Department of Health and Human Services und die WHO festgelegt hatten, auf 100mg/dL ab. Abgesehen von der Absenkung der Grenzwerte für Blutzucker und den Bauchumfang wurde noch eine weitere Neuerung bei der Definition des metabolischen Syndroms durch die IDF eingeführt. Anders als bei der Definition des metabolischen Syndroms durch das US Department of Health and Human Services und der WHO, bei der drei der insgesamt fünf Grenzwerte überschritten werden müssen, damit das metabolische Syndrom diagnostiziert werden kann, ist das Überschreiten des zulässigen Bauchumfangs für die IDF die zentrale Voraussetzung, um eine Diagnose über das Vorliegen eines metabolischen Syndrom überhaupt erst erstellen zu können. Erst wenn der zulässige Bauchumfang überschritten wird, werden weitere Untersuchungen eingeleitet. Bleibt der Bauchumfang unterhalb des festgelegten Grenzwertes, kann per Definition auch kein metabolisches Syndrom vorliegen: selbst dann nicht, wenn die Werte für Blutzucker, Blutdruck, Cholesterin und Trygliceride allesamt deutlich überschritten werden sollten.

Auf diese Weise hat die IDF verbindlich festgelegt, dass die anderen vier Risikofaktoren bei schlanken Menschen grundsätzlich nicht auftreten, und das obwohl systematische Metastudien eine deutlich andere Sprache sprechen.[14] Die ohnehin schon latent vorhandene Tendenz zur Nichtuntersuchung Schlanker auf medizinische Risikofaktoren wird so durch das Zutun einer einflussreichen medizinischen Fachgesellschaft untermauert und erhärtet. Eine Entwicklung, mit aus gesundheitswissenschaftlicher Sicht potentiell hochproblematischen Folgen.

Während auf der einen Seite durch medizinische Fachgesellschaften wie die IASO oder die IOTF diskutiert wird, ob die BMI-Grenzwerte für die asiatische Bevölkerung abgesenkt werden sollen, weil sie mit einem relativ niedrigen BMI bereits einen erhöhten Körperfettanteil aufweisen würden, gibt es umgekehrt keine derartigen Diskussionen bei Bevölkerungsgruppen, denen ein geringeres körpergewichtsbezogenes Gesundheitsrisiko unterstellt wird. Dabei gibt es durchaus Untersuchungen, die Hinweise dafür liefern, dass die gesundheitlichen Risiken, die mit höheren BMI-Werten einhergehen, für Schwarze geringer sein könnten als für Weiße.[15] Allerdings zieht aus dieser Beobachtung bislang keine der großen Fachorganisationen die Konsequenz, parallel zu den niedrigeren Grenzwerten für die asiatische Bevölkerung höhere Grenzwerte für Menschen mit afrikanischer Herkunft zu fordern. Eine quantitative Anpassung von Risikofaktoren findet ganz offensichtlich immer nur nach unten statt: Grenzwerte werden gesenkt, keinesfalls aber angehoben.

Die Schwierigkeiten, Grenzwerte nach ethnischen Gruppen zu differenzieren, gehen über rein statistisch-epidemiologische Fragestellungen hinaus. Tatsächlich deutet sich hier ein ganz grundsätzliches Problem an. Denn das zugrunde liegende Prinzip hinter der ethnischen Differenzierung in den Statistiken sind überholte Rassetheorien. Darauf weisen Kategorien wie der in den USA für Menschen aus Europa und dem Orient verwendete Begriff Kaukasier (caucasians) ebenso hin wie der von der IDF parallel verwendete Begriff der Europiden (europids). Die klassische Rassenlehre spielt auf eine biologische Andersartigkeit an, die für bestimmte Ethnien typische Eigenschaften hervorbringen soll, die unabhängig von der individuellen Sozialisation sowie den allgemeinen Lebensumständen auftreten sollen. Eine solche biologisch begründete Unterschiedlich-

14 Für kardiovaskuläre Risiken vgl. Wildman et al. 2008, für Typ II-Diabetes vgl. Fonarow et al. 2012.

15 "The degree of adiposity associated with a given level of BMI varies by age, sex, and racial and ethnic group. Relative to white men and women at the same BMI level, black men and women tend to have higher lean mass and lower fat mass. The relative, although not absolute, health risks associated with a given BMI level may be lower for blacks than for whites." (Flegal et al. 2010, S. 240; vgl. auch Brewis 2011).

keit von Menschen wurde seit der Aufklärung durch führende Anthropologen behauptet und durch verschiedene Verfahren wie zum Beispiel die Schädelvermessung (Kraniometrie) scheinbar empirisch belegt (Geiss 1988). Die Ergebnisse dieser Forschung waren aber insofern vorhersehbar, als hier europäische Männer nach Belegen für ihre Überlegenheit gegenüber „Wilden und Weibern" gesucht haben und entsprechend fündig wurden.

Heute gilt die Behauptung einer biologisch begründeten Überlegenheit von Männern über Frauen oder von bestimmten Ethnien und „Rassen" über andere in der Wissenschaft eigentlich als undenkbar. Allerdings gab es immer wieder durchaus erfolgreiche Versuche an diesem Tabu zu rütteln. Jüngere Beispiele sind die Diskussion in den USA um das Buch „The Bell Curve", das mit statistischen Methoden eine angebliche Minderintelligenz von Afroamerikanerinnen und Afroamerikanern nachzuweisen suchte (Herrnstein und Murray 1994). Und in Deutschland hat die Veröffentlichung von Thilo Sarrazins Buch „Deutschland schafft sich ab" im Jahr 2010 die Diskussion um die Frage der Vererbbarkeit von Intelligenz sowie um Intelligenzunterschiede zwischen verschiedenen Ethnien neu entfacht.[16]

Eine prinzipielle Unterschiedlichkeit aufgrund von ethnischen oder rassischen Kriterien, gleich ob es sich um die Frage nach der Intelligenz oder um die Frage nach dem häufigeren Auftreten gesundheitlicher Risikofaktoren handelt, ist aber nicht nur ethisch fragwürdig, sondern auch wissenschaftlich unhaltbar. Neuere Erkenntnisse der Genforschung zeigen, dass Menschen unabhängig von ihrer ethnischen Herkunft den überwiegenden Teil ihrer Gensequenz teilen (Jorde und Wooding 2004).

Hinzu kommt, dass die Kategorien, die der Idee des Vorhandenseins unterschiedlicher „Rassen" zugrunde liegen, notwendigerweise immer artifizielle Konstrukte sind. Die Übergänge zwischen den verschiedenen „Rassen" sind fließend und die Frage, wer in welche Kategorie eingeteilt wird, ist weniger eine biologische als eine politische und kulturelle. Während zum Beispiel in den USA Jeder und Jede mit nur einem Tropfen „afrikanischen Blutes" in den Adern als schwarz bzw. afroamerikanisch gilt, wird in der Karibik und Lateinamerika zwischen den unterschiedlichen Hauttönen genauestens differenziert. Andererseits werden in den USA alle Menschen, bei denen mindestens ein Elternteil aus Lateinamerika oder Spanien stammt, als Hispanics bezeichnet, und das völlig

16 Sarrazin hatte in seinem Buch „Deutschland schafft sich ab" sowie in zahlreiche Interviews unter anderem behauptet, osteuropäische Jüdinnen und Juden seien aufgrund ihrer genetischen Veranlagung überdurchschnittlich intelligent und daher als Einwanderer Menschen aus dem Orient bzw. aus Afrika vorzuziehen (Sarrazin 2010).

unabhängig von der Frage, ob ihre Vorfahren afrikanische Sklaven, europäische Siedlerinnen oder indigene Ureinwohner waren.

Im Zusammenhang mit Fragen gesundheitlicher Gefährdungen scheinen die Unterschiede zwischen Menschen verschiedener Herkunft und daraus ableitbare Empfehlungen auf den ersten Blick weniger problematisch zu sein, resultiert daraus doch nicht die Gefahr einer gesellschaftlichen Diskriminierung, sondern im Idealfall eine bessere Einschätzung spezifischer gesundheitlicher Risiken. Die Problematik, dass jede Abgrenzung notwendigerweise willkürlich ist, und damit für bestimmte Gruppen „untypische" gesundheitliche Gefahren übersehen werden können, besteht aber auch hier, wie die Humangenetiker Lynn Jorde und Stephen Wooding ausführen:

> „In the meantime, ethnicity or race may in some cases provide useful information in biomedical contexts, just as other categories, such as gender or age, do. But the potential usefulness of race must be balanced against potential hazards. Ignorance of the shared nature of population variation can lead to diagnostic errors (*e.g.*, the failure to diagnose sickle-cell disease in a European individual or cystic fibrosis in an Asian individual) or to inappropriate treatment or drug prescription. The general public, including policy-makers, are easily seduced by typological thinking, and so they must be made aware of the genetic data that help to prove it wrong." (Jorde und Wooding 2004, S. 32)

2.2.3 Zur Definition von Übergewicht und Adipositas bei Kindern

Übergewicht und Adipositas bei Kindern zu definieren, ist gleich aus mehreren Gründen besonders schwierig. Zunächst einmal können für Kinder und Jugendliche keine einheitlichen Grenzwerte bestimmt werden. Kinder und Jugendliche befinden sich im Wachstum, der Körper verändert sich sehr schnell innerhalb kurzer Zeit. Die körperliche Entwicklung erfolgt bei Mädchen und Jungen zudem zu unterschiedlichen Zeiten. Mädchen kommen eher in die Pubertät, ihr Längenwachstum ist meist früher beendet als bei Jungen. Daher müssen zur Bestimmung von Übergewicht und Adipositas Grenzwerte in Abhängigkeit von Alter und Geschlecht definiert werden (Schorb und Helmert 2011).

Der BMI von Kindern ist weder dafür geeignet, eine gesundheitliche Gefährdung zu definieren, noch die eigentliche Definition von Adipositas (kritisch erhöhter Fettanteil an der Körpermasse) zu ermitteln, noch eine valide Aussagen über die Eintrittswahrscheinlichkeit von Adipositas im Erwachsenenalter zu treffen. Um dennoch Übergewicht und Adipositas bei Kindern definieren zu können, muss man sich allein auf statistische Hilfskonstruktionen berufen.

Die Unterteilung in Unter-, Über-, und Normalgewicht bei Kindern wird dementsprechend anhand von Perzentilverläufen bestimmt. Von einer statistischen Grundgesamtheit werden Randbereiche abgetrennt, die von nun an per Definition nicht mehr als normal, sondern als pathologisch gelten. Dieses Vorgehen ist allerdings mit verschiedenen Problemen verbunden. Zunächst einmal muss eine geeignete Grundgesamtheit gefunden werden. Während in den USA auch bei Kindern regelmäßig repräsentative Daten erhoben werden, die Größe und Gewicht berücksichtigen, ist die Situation in Deutschland und vielen anderen Ländern komplizierter. Hier gibt es, wenn überhaupt, erst seit kurzem repräsentative Daten (Schorb und Helmert 2011).

Ein erster Versuch, angelehnt an das Vorgehen in den angelsächsischen Ländern auch in Deutschland einen nationalen Index zur Bestimmung von Unter-, Normal- und Übergewicht für Minderjährige zu etablieren, startete um die Jahrtausendwende (Kromeyer-Hauschild et al. 2001). Mangels nationaler Erhebungen stützen sich Kromeyer-Hauschild und Kollegen auf ein von ihnen zusammengestelltes Datensample: mehrere Untersuchungen aus unterschiedlichen Landesteilen mit unterschiedlichen Teilnehmerzahlen und unterschiedlichen Erhebungszeiträumen und Erhebungsmethoden wurden zu einem nationalen Index zusammengefasst. Anders als in den angelsächsischen Ländern üblich, wurde nicht das 85. Perzentil und das 95. Perzentil, sondern das 90. und das 97. Perzentil als Grenzwerte für Übergewicht und Adipositas ausgewählt.

Im Unterschied zur Vorgehensweise bei Erwachsenen haben sich bei Kindern bislang noch keine internationalen Referenzwerte durchgesetzt. Dennoch gab und gibt es immer wieder Versuche, internationale Referenzwerte zur Bestimmung von Übergewicht und Adipositas bei Kindern zu etablieren. Dabei wird mit Hilfe von Einzelerhebungen eine globale statistische Grundgesamtheit konstruiert, aus der wiederum Perzentilwerte abgeleitet werden, um diese dann mit Hilfe statistischer Verfahren möglichst nahtlos in die bestehenden Grenzwerte für Erwachsene einmünden zu lassen (Cole et al. 2001; WHO 2006).[17]

17 Für eine Übersicht der gegenwärtig verwendeten Indizes vgl. Schorb und Helmert 2011, S. 42.

2.3 Ätiologie und Therapie der Adipositas

2.3.1 Der Körper als Kraftwerk – Die Lehre von der Energiebilanz

„Gesunde Ernährung und viel Bewegung sind für mich die Motoren des Lebens. Und ein Leben sollte möglichst lang dauern. Daher muss man schauen, dass die Motoren auch gut laufen und mit gesunder Ernährung und vor allem Sport quasi getankt werden." (Sebastian Schweinsteiger zit. nach www.tigerkids.de/statements.html – Letzter Zugriff 18.07.2014)

Wenn umgangssprachlich von Kalorien die Rede ist, sind meist Kilokalorien gemeint. Eine Kilokalorie wiederum ist definiert als die Energie, die benötigt wird, um einen Liter Wasser um ein Grad Celsius zu erwärmen. Das Energiemaß war in der Physik längst bekannt und etabliert, wurde aber lange Zeit nicht auf die Ernährungslehre übertragen. Dass die Kalorienlehre in der Ernährungswissenschaft so lange unberücksichtigt blieb, ging maßgeblich auf das Wirken des deutschen Lebensmittelchemikers Justus von Liebig zurück. Von Liebig legte sich frühzeitig auf die These fest, dass der Energieerhaltungssatz nur für unorganische Körper zutreffe. Für organische Körper gelte hingegen, dass sie ihre Kraftreserven nur mit Hilfe von Nahrungseiweiß regenerieren könnten (Barlösius 1999, S. 60).

Liebigs im Nachhinein falsifizierte Eiweißlehre galt aufgrund seiner dominanten Stellung in der organischen Chemie 40 Jahre lang als „state of the art": und das weit über Deutschland hinaus (Schwartz 1986; Stearns 1997, S. 99). Erst gegen Ende des 19. Jahrhunderts setzten sich Wissenschaftler durch, die zu der Erkenntnis gelangt waren, dass sich Justus von Liebig geirrt haben müsse und der Energieerhaltungssatz gleichermaßen für unorganische wie organische Organismen gelte. Nach dem der vermeintliche Unterschied zwischen organischer und anorganischer Chemie für obsolet befunden wurde, dominierte in Analogie zur Dampfmaschine das Bild vom Körper als einem Kraftwerk (Barlösius 1999, S. 60ff.).

Dieser technikinspirierte Blick auf den menschlichen Körper gilt prinzipiell bis heute. Kalorie ist Kalorie, gleich aus welchem Nahrungsmittel sie gewonnen wird. Es gibt genaue Angaben darüber, welche Nahrungsmittel wie viel Kalorien enthalten und durch welche körperlichen Tätigkeiten wie viele Kalorien verbrannt werden können. Daraus wird abgeleitet, wer wann warum wie viele Kalorien benötigt, um seinen Energiehaushalt im Lot zu halten. Diese auf den ersten Blick genial einfache Rechnung wird allerdings bei näherem Hinsehen immer komplexer. Denn dass alle Menschen den gleichen Stoffwechsel haben, behaupten nicht einmal besonders überzeugte Anhängerinnen und Anhänger der

Energiebilanz-These. Entsprechend wurden Kostmaße schon frühzeitig jeweils für verschiedene Gruppen festgelegt. Differenziert wurde und wird dabei unter anderem nach Alter, Geschlecht und dem täglichen Bewegungsprofil.

Zwar basiert die Energiebilanztheorie auf der Idee, das Körpergewicht sei unmittelbar auf die Menge der aufgenommenen Nahrung zurückzuführen, allerdings lässt sich mit ihrer Hilfe auch erklären, warum jemand der dick ist, nicht wesentlich mehr essen muss als jemand der dünn ist. Denn schon ein Plus von nur einem Prozent in der täglichen Kalorienbilanz führt nach dieser Rechnung langfristig zu einer erheblichen Gewichtszunahme (Kolata 2007, S. 119; Pudel und Westenhöfer 1991, S. 93). Das kann das zusätzliche Hühnerei, das Glas Cola oder das Würfelzuckerstückchen im Kaffee ebenso sein wie die Fahrt mit dem Fahrstuhl statt der Benutzung der Treppe. Die Möglichkeit, dass Menschen gleichen Geschlechts, Alters und mit ähnlichem Bewegungsprofil dieselbe Menge Energie unterschiedlich verstoffwechseln, ist in dieser Theorie allerdings nicht vorgesehen.

Ganz verschwunden sind die Theorien über die Bedeutung von einzelnen Lebensmittelbestandteilen für das Körpergewicht durch den Siegeszug der Energiebilanz-These nicht. Denn Nahrungsmittelbestandteile weisen eine unterschiedlich hohe Kaloriendichte auf, worunter die Kaloriezahl pro Gramm Masse verstanden wird. So liegt der Energiegehalt von einem Gramm Fett mehr als doppelt so hoch wie der von einem Gramm Protein bzw. einem Gramm Kohlehydrate. Zudem wird bestimmten Nahrungsmitteln nachgesagt, sie seien sättigender als andere. In den Ernährungswissenschaften gelten vor allem raffinierte Zucker, Weißmehl und Alkohol als leere Kalorien: Kalorien also, die keinen Nährwert für den Körper hätten und entweder überhaupt nicht, oder nur kurzfristig sättigten. Umgekehrt gelten Ballaststoffe als Nahrungsbestandteile mit hohem Sättigungsgrad.

2.3.2 Der Körper als Thermostat – Die Set-Point-Theorie

> *"In the past it was thought that this was explained by a simple equation: weight = energy in - energy out. (...) under such an equation a 70 kg man at age 80 who had eaten just one extra slice of toast and butter for breakfast throughout his life would instead weigh 170 kg. Clearly this is extremely unlikely and shows the absurdity of the average 'diet of the week', where calorie counting is supposed to lead to a fixed amount of weight loss among different individuals." (Egger und Swinburn 2010, S. 15)*

Die Energiebilanztheorie wirft bei näherem Hinsehen mehr Fragen auf, als sie zu lösen im Stande wäre. Eine dieser Fragen ist, ob es wirklich ein realistisches

Szenario sein kann, dass sich ein minimaler Energieüberschuss von wenigen Kalorien im Lauf der Jahrzehnte zu einem drastisch erhöhten Körpergewicht auswachsen kann. Diese Frage wird mittlerweile auch von denjenigen gestellt, die bislang die Energiebilanzthese verteidigt haben. Ihre Antwort: Zwar sei Adipositas unbestritten das Ergebnis einer unausgeglichenen Energiebilanz, allerdings sei die Gleichung – Energieaufnahme in Form von Nahrung minus Energieabgabe in Form von Bewegung ergibt das individuelle Körpergewicht – zu einfach gedacht.

Egger und Swinburn behaupten in ihrem Buch „Planet Obesity“ diese simple Gleichung sei erst in den 1990er Jahren angezweifelt worden (Egger und Swinburn 2010, S. 15ff.). Tatsächlich aber wird die Energiebilanztheorie schon sehr viel länger in Frage gestellt: allerdings war die Artikulation derartiger Zweifel lange Zeit einer Minderheit unter den mit Dickleibigkeit befassten Expertinnen und Experten aus Medizin und Psychologie vorbehalten.

Offensichtlich war dagegen schon lange eine andere Auffälligkeit, die nicht so recht in Einklang mit der Energiebilanztheorie zu bringen war. Die Tatsache nämlich, dass die Behandlung dicker Patientinnen und Patienten durch Therapien, die auf eine Reduktion der Kalorienaufnahme setzten, in der überwiegenden Mehrzahl der Fälle scheiterte. Schon 1959 erschien in den USA ein bis heute viel zitiertes wissenschaftliches Review (Stunkard und McLaren-Hume 1959), das den klinischen Abnehmbemühungen eine miserable Erfolgsbilanz attestierte. Solchen frühen Zweifeln an der Sinnhaftigkeit von Diäten zum Trotz, waren sich die mit der Bekämpfung von Adipositas befassten Experten und Expertinnen aber noch lange Zeit einig, dass dem dicken Bauch am besten mit möglichst radikalen Diäten beizukommen sei. Bis in die 1970er Jahren wurde mit Vorliebe auf radikale Null- und Formula-Diäten[18] zur Bekämpfung von Dickleibigkeit gesetzt. Genau wie die Energiebilanztheorie vermuten ließ, nahmen die Versuchspersonen schnell ab. Warum aber nach Beendigung der Diät das Ausgangsgewicht ebenso schnell wieder erreicht wurde, obwohl die Betroffenen nicht mehr Energie zu sich nahmen als vor der Diät, konnte mit der Energiebilanztheorie nicht schlüssig erklärt werden.

Diese theoretische Leerstelle füllte die Set-Point-Theorie. Hierbei wird davon ausgegangen, dass sich das Gewicht immer auf einem weitgehend genetisch vorbestimmten Wert einpendelt. Wird die Energiezufuhr reduziert, senkt der Körper seinen Grundumsatz und speichert die eingehende Energie umso effizienter. Die Folge ist eine schnelle Gewichtszunahme nach Beendigung der Diät. Dieses

18 Formula-Diäten sind Diäten, bei denen die Kalorienzufuhr auf ein absolutes Minimum reduziert wird, gleichzeitig aber darauf geachtet wird, dass die Patienten ausreichend Mineralstoffe, Vitamine und Spurenelemente zu sich nehmen.

Phänomen, auch als Jo-Jo-Effekt bekannt geworden, gilt im medizinischen Mainstream mittlerweile weitgehend als unstrittig. Viele sehen es als Hauptgrund dafür, dass Diäten, insbesondere Null- und Formula-Diäten, allenfalls noch beim Vorliegen dringend behandlungsbedürftiger Begleiterkrankungen empfohlen werden sollten.

Die Grundidee der Set-Point-Theorie lautet, dass sich die metabolische Rate, also der Energieverbrauch des Körpers, der schwankenden Energiezufuhr (Mast bzw. Diät) so flexibel anpasst, dass das Ausgangsgewicht langfristig in etwa gehalten wird. Damit widerspricht sie der Energiebilanz-These, die davon ausgeht, dass schon ein geringer Energieüberschuss von 100 Kalorien täglich zu einer Gewichtszunahme von bis zu fünf Kilogramm pro Jahr führen kann. Die Set-Point-Theorie hält dem entgegen, dass jeder Mensch, abhängig vom Lebensalter und den Lebensumständen, ein Gewichtsbereich hat, der in aller Regel um nicht mehr als fünf bis zehn Kilo nach unten oder oben ausschlägt (Kolata 2007, S. 125).

Experimentelle Studien mit Menschen lieferten wichtige Belege für die Set-Point-Theorie. Weil aber experimentelle Studien mit Menschen aus forschungspraktischen wie ethischen Gründen selten sind und weil Realbedingungen schlicht nicht experimentell simuliert werden können, werden die folgenden Studien bis heute regelmäßig zitiert, um die Set-Point-Theorie zu belegen.

Die erste klassische Studie, die bis heute regelmäßig als früher Beleg für die Set-Point-Theorie angeführt wird, ist die Minnesota Semi-Starvation Study unter Leitung von Ancel Keys. Diese Studie wurde zwischen 1944 und 1945 durchgeführt und hatte zum Ziel, die psychologischen Folgen des Nahrungsmangels für die Bevölkerung in den durch den Zweiten Weltkrieg zerstörten Staaten Europas und Asiens zu untersuchen. Eine langfristige Reduktion der Nahrungsaufnahme (24 Wochen) führte bei den Versuchspersonen der Studie zu einer nachhaltigen Störung der Hunger-Sättigungs-Regulation. Die Teilnehmenden litten noch lange Zeit nach Beendigung des Experiments an psychischen Problemen. Obwohl die meisten von ihnen ihr Ausgangsgewicht schnell wieder erreichten, konsumierten sie über einen längeren Zeitraum mehr Nahrung als vor dem Experiment, was unter anderem zu einer durchschnittlichen Gewichtszunahme um zehn Prozent im Vergleich zum Ausgangsgewicht vor dem Experiment führte. Auch wenn sich diese Gewichtszunahme bei der Mehrzahl der Versuchspersonen nur als temporär entpuppte, stieg ihr Körperfettanteil auch langfristig über den Wert, den er vor Beginn des Experiments hatte (Keys et al. 1950).

Eine weitere wichtige Studie für die Entwicklung der Set-Point-Theorie wurde 1959 unter der Leitung von Jules Hirsch von der Rockerfeller Universität in New York durchgeführt. Bei Hirschs Experiment wurden acht „schwer adipöse" Versuchspersonen auf eine vierwöchige Radikaldiät von lediglich 600 Kalorien gesetzt – ein Viertel des normalen Tagesbedarfs eines erwachsenen Mannes. Sie nahmen im Schnitt 100 amerikanische Pfund (45 Kilogramm) ab und ihre vormals großen Fettzellen verkleinerten sich auf ein von schlanken Menschen bekanntes Maß. Statt dauerhaft dünn zu bleiben, nahmen die Versuchspersonen nach Beendigung des Experiments in den Folgemonaten allerdings deutlich zu. Der Versuch wurde mehrfach wiederholt, doch das Ergebnis blieb immer dasselbe: die Teilnehmenden kehrten wie automatisch immer wieder zu ihrem Ausgangsgewicht zurück. Auf der Suche nach Erklärungen für das unerwartete Ergebnis stellte das Team um Hirsch fest, dass sich der Grundumsatz[19] der Hungernden um ein Viertel reduziert hatte (Hebebrand und Simon 2008, S. 86; Kolata 2007, S. 110ff.).

1968 führte Ethan Sims von der Universität Vermont ein Experiment mit umgekehrter Versuchsanordnung durch. Schlanke Strafgefangene wurden mit Riesenportionen von 10.000 Kalorien täglich gemästet. Nach einem halben Jahr hatten die Gefangenen im Schnitt zwischen 20 und 25 Prozent an Körpergewicht zugelegt. Sie benötigten nach Beendigung der Mastphase aber nicht mehr durchschnittlich 1800, sondern 2700 Kalorien, um ihr Gewicht zu halten. Der Grundumsatz ohne besondere körperliche Betätigung erhöhte sich in Folge der Dauermast um 50 Prozent. Innerhalb von sechs Monaten nach Beendigung des Experiments hatten die Strafgefangenen ihr schlankes Ausgangsgewicht zurückerlangt (Kolata 2007, S. 110ff.).

Anders als bei der Energiebilanztheorie, bei der der Körper als ein Kraftwerk beschrieben wird, welches mit konstantem Wirkungsgrad Energie verbrennt, legt die Set-Point-Theorie den Vergleich mit einem Thermostat nahe. Ein Thermostat regelt die Raumtemperatur in Abhängigkeit von äußeren Einflüssen. Wenn die Außentemperatur sinkt, weil zum Beispiel kalte Luft in einen Raum eindringt, steigt der Energieverbrauch der Heizungsanlage, während er umgekehrt sinkt, wenn die Außentemperatur steigt, etwa weil das Fenster wieder geschlossen wird, oder weil die Sonne den Raum erhitzt. Ähnlich verhält es sich der Set-Point-Theorie zufolge mit dem menschlichen Körper. Da er immer ein weitgehend stabiles, genetisch geprägtes Gewicht erhalten will, sinkt der Grundumsatz bei ausbleibender Energiezufuhr, während er umgekehrt steigt, sobald die Energiezufuhr längerfristig über das gewohnte Maß hinausgeht. Genau wie bei einem Thermostat passt sich der Energieverbrauch des Körpers demnach den Umwelteinflüssen an. Diese Flexibilität ist im Energiebilanzmodell nicht vorgesehen, hier ist der Energieverbrauch im Ruhezustand immer gleich (Pollmer 2006, S. 104ff.).

19 Unter dem Grundumsatz wird der Energieverbrauch des Körpers im Ruhezustand verstanden.

Die Set-Point-Theorie wird heute auch von vielen Vertreterinnen und Vertretern der Problemwahrnehmung „Adipositas-Epidemie" anerkannt. Denn die Akzeptanz des Set-Points steht ebenso wenig im Widerspruch zu der These, dass Umweltfaktoren Einfluss auf das Körpergewicht haben können wie die Annahme, dass das relative Körpergewicht größtenteils vererbt ist.

Nur unter Überflussbedingungen könnten sich die genetischen Veranlagungen für ein hohes Körpergewicht durchsetzen und nur bei wem durch Konditionierung schon ab dem Kindesalter der Set-Point entsprechend eingestellt wurde, habe später mit einem erhöhten Köpergewicht zu kämpfen, lautete die Argumentation derjenigen, die Adipositas vorrangig als Folge von Umwelteinflüssen betrachteten. Diskutiert wird allerdings, ob der Set-Point durch körperliche Bewegung nicht doch veränderbar sei. So behaupteten die Autoren des Anti-Diät-Buches „The Dieter's Dilemma" schon 1982, dass sich der Set-Point durch regelmäßige Bewegung senken ließe. Eine höhere Energieverausgabung führt demnach langfristig dazu, dass der Körper auch im Ruhezustand mehr Energie verbraucht als ohne körperliche Betätigung (Bennett und Gurin 1982, S. 243ff.; vgl. auch Hebebrand und Simon 2008, S. 90).

2.3.3 Zur Psychologie des menschlichen Appetits

> *"Very often overeating is rooted deep in childhood. Was Mother insecure so that she harped on Junior to 'eat up' in order to demonstrate her concern for him? Was food withheld as punishment? Were sweets and other goodies important rewards for exemplary behaviour? (…). It is a very broad list indeed, and it offers no clue to the mystery of why some people react to their stresses by overeating and others to drink or take narcotics – or why many manage without any crutch whatsoever." (Wyden 1965, S. 266)*

Mit der Energiebilanztheorie schien die Schulmedizin erklären zu können, warum Menschen dick werden. Doch die Frage, warum sich Menschen trotz besseren Wissens nicht anders verhalten (können), beantwortete sie nicht. An dieser Stelle setzt die Psychologie an. Die vergleichsweise junge Wissenschaft beschäftigte sich zunächst, Sigmund Freund folgend, vor allem mit Hysterien und sexuellen Obsessionen. Relativ früh geriet ihr dabei das bereits im 19. Jahrhundert beschriebene Phänomen der Anorexia Nervosa ins Blickfeld. Die „Fettsucht" spielte hingegen lange Zeit keine Rolle.

Nachdem die Medizin kaum Erfolge bei der Bekämpfung eines erhöhten Körpergewichts vorweisen konnte, widmete sich die Psychologie erstmals in den 1930er Jahren und verstärkt ab den 1950er Jahren der Ursachenforschung und der Behandlung von Übergewicht und Adipositas. Dabei hielt sie dem Prinzip nach am Energiebilanzmodell fest, und sparte endogene Ursachen als Erklärung für eine Gewichtszunahme aus. Allerdings sah sie die Gründe für das Unvermögen, den Appetit zu zügeln, respektive die Energiezufuhr dem Verbrauch anzupassen, nicht länger einfach nur in Unwissen, mangelnder Bereitschaft, Faulheit und Uneinsichtigkeit, sondern in tiefer zugrunde liegenden psychischen Problemen.

Als Pionierin der psychologischen Auseinandersetzung mit dem Phänomen gilt die deutsch-jüdische Psychoanalytikerin Hilde Bruch. Bruch floh in den 1930er Jahren vor den Nazis in die USA. Dort zeigte sie sich durch die aus ihrer Sicht hohe Zahl dicker Kinder schockiert und beschäftigte sich fortan nicht mehr allein mit Essstörungen wie Anorexia Nervosa, sondern auch mit Adipositas. Dickleibigkeit verstand sie als Folge von Störungen der frühkindlichen Entwicklungsphasen (Bruch 2001). Daneben interpretierte Bruch, ebenso wie andere Psychoanalytikerinnen und Psychoanalytiker, die sich der Erforschung und Behandlung der „Fettsucht" verschrieben hatten, Adipositas als Flucht von Frauen vor ungewollten sexuellen Nachstellungen der (Ehe-)Männer (vgl. u. a. Bastiaans 1963). Für ein erhöhtes Körpergewicht wurde eine unterbewusst herbeigeführte De-Sexualisierung des eigenen Körpers, die häufig in frühkindlichen oder adoleszenten Missbrauchserfahrungen bzw. in einer gestörten Mutter-Kind-Beziehung begründet sei, als Ursache angenommen.[20]

Der psychoanalytische Ansatz zur Erklärung von Adipositas hatte allerdings einen entscheidenden Nachteil: Er taugte nicht für die Behandlung einer Volkskrankheit. Verhaltenstheoretische Ansätze verdrängten daher sukzessive die psychoanalytischen Methoden aus dem Behandlungsinventar. Adipositas wurde als eine einfache Störung wahrgenommen, die durch die übermäßige Aufnahme von Kalorien ausgelöst werde. Tiefenpsychologische Erklärungen galten für das Verständnis von Dickleibigkeit von nun an als irrelevant. Aber auch endogene Ursachen wurden so gut wie immer ausgeschlossen. Dicken wurde unterstellt, ihr Essverhalten unterscheide sich signifikant von Normalgewichtigen und hier allein sei die Ursache für ihr erhöhtes Körpergewicht zu suchen. Folglich müsse man ihnen nur beibringen, ihr Essverhalten dem von Normalgewichtigen anzu-

20 Marcia Millman wertet in ihrem Buch „Such a pretty face. Being fat in America" zahlreiche Interviews mit dicken Frauen aus, bei denen häufig ein gestörtes Verhältnis zu den Eltern als Grund für kompensierendes Essverhalten und die daraus resultierende Dickleibigkeit genannt wird (Millman 1980). Susie Orbach vertritt in ihrem Klassiker „Fat is a Feminist Issue" (auf Deutsch „Anti-Diät-Buch") Ende der 1970er Jahre eine feministisch gewandelte Variante des psychoanalytischen Erklärungsansatzes. Darin ist Dicksein eine nicht bewusst wahrgenommene aber dennoch zielgerichtete Strategie, um Konflikte zu lösen, sexuelle Missbrauchserfahrungen zu verarbeiten und sich ungewollten sexuellen Nachstellungen zu entziehen (Orbach 1978).

passen, und schon werde sich der gewünschte Gewichtsverlust einstellen (Wardle 2006).

Auf dieser theoretischen Grundlage wurde in den 1960er und 1970er Jahren vor allem in den USA versucht, Adipositas mit einfachen Konditionierungsverfahren zu therapieren. In den 1960er Jahren dominierte hierbei die Aversionstherapie. Dabei wurden begehrte aber kalorienreiche Nahrungsmittel mit leichten Elektroschocks, dem Rauch von Zigaretten oder anderen unangenehmen Gerüchen gekoppelt (Pudel 1982, S. 164). Ganz ähnlich arbeitet die versteckte Sensibilisierung, nur dass hier die Reizkombination lediglich imaginiert wurde. Die Versuchsperson wurde zunächst in einen Zustand der Entspannung versetzt. Im Anschluss daran sollte sie eine Vermeidungsreaktion entwickeln, indem sie „sich den unerwünschten Stimulus (Essen) mit einem aversiven Reiz (Erbrechen) vorstellt" (Pudel 1982, S. 165). Noch radikaler waren Methoden wie das Bauchband (waist cord), dessen Wirkungsweise Wirth wie folgt beschreibt:

> „Das Band übt einen leichten Druck auf das Abdomen aus und macht dem Träger sein ‚Bauchproblem' bewußt. Nach Mahlzeiten und bei Gewichtszunahme nimmt der Druck zu; die Rückkoppelung ist direkt spürbar." (Wirth 1997, S. 287)

Gleichermaßen brachial ist die Kieferverdrahtung (jaw wiring). Sie verunmöglichte nicht nur das Kauen, sondern bereitete auch beim Sprechen Probleme. Zudem nahmen die Betroffenen nach Entfernung der Drähte schnell wieder zu. Die Methode gilt daher heute als „überholt" (Wirth 1997, S. 287).

Neben diesen Techniken der körperlichen Konditionierung kamen Verfahren der Fremdkontrolle zum Einsatz. Sie funktionierten häufig über Verträge. Für eine erfolgreiche Gewichtsreduktion erhielt der Patient bzw. die Patientin eine Belohnung, das Versagen wurde bestraft. Bei diesen Verfahren nahmen die Betroffenen zwar durch Maßnahmen wie radikales Fasten ab, änderten ihr Verhalten aber nicht grundsätzlich. Selbstkontrolltechniken wurden daher als effektiver angesehen (Pudel 1982, S. 166). Mit methodischen Hilfen sollte den Betroffenen beigebracht werden, sich selbst zu beobachten. Dazu wurden die situativen Bedingungen der Nahrungsaufnahme im Sinne einer Verhaltensanalyse – in welchen Situationen habe ich was zu mir genommen – dokumentiert. Ziel war es, situative Bedingungen wie Einkaufsverhalten und Vorratshaltung zu verändern. Belohnungen und Bestrafungen sollten selbst ausgeführt werden. Partner, Freundinnen und Bekannte erhielten den Status von Co-Therapeutinnen und -Therapeuten (Ferstl et al. 1978; Pudel 1982).

Die beschriebenen Verfahren gingen von der Annahme aus, dass Dicke sich anders als Dünne bei der Auswahl der Nahrungsmittel weniger an ihrer inneren Hunger-Sättigungs-Regulation als an Außenreizen orientieren.

> „Die aufgenommenen Nahrungs- bzw. Kaloriemengen hängen aber im Gegensatz zu Normalen sehr stark vom Anblick, Geruch und Geschmack der Speisen ab. Sterile Eßsituationen und etwas schwierigere bzw. kompliziertere Eßvorbereitungen oder Nahrungsaufnahmen selbst verringern die aufgenommene Menge." (Ferstl et al. 1978, S. 23)

Dicke Menschen orientieren ihr Essverhalten demnach im Gegensatz zu „Normalen" nicht an internen, sondern an externen Reizen wie Anblick, Geruch und Geschmack der Speisen. Während man annahm, dass die Normalgewichtigen unabhängig von der Zubereitungsart und der Esssituation immer exakt das physiologisch notwendige verzehrten, wurde Adipösen eine Außenreizabhängigkeit unterstellt. Diese stärkere Außenreizabhängigkeit glaubte man auch im täglichen Essverhalten von dicken Menschen nachweisen zu können. Dabei wurden folgende Merkmale eines angeblich typischen Essverhaltens dicker Menschen identifiziert: Wenige große Bissen, erhöhte Verzehrgeschwindigkeit, kürzere Mahlzeitendauer und eine erhebliche Abhängigkeit der Verzehrmenge von Außenreizen. Aus diesen Beobachtungen wurden folgende Instruktionen zur Behandlung von Dickleibigkeit abgeleitet: kleine Bissen in den Mund nehmen, Essgeschwindigkeit reduzieren, Mahlzeitdauer ausdehnen, sowie Reizkontrolle zur Entkoppelung des Appetitgefühls von Außenreizen (Pudel 1982, S. 133).

Doch die Thesen über die unterschiedlichen Essgewohnheiten von Normal- und Übergewichtigen ließen sich nicht ohne weiteres aufrechterhalten. Nachdem es in Befragungen zunächst nicht gelang, Unterschiede im Essverhalten zwischen Normalgewichtigen und Adipösen festzustellen,[21] verlegte man sich auf laborexperimentelle Studien. Ziel dieser Experimente war es, Dicken eine Unterschätzung ihrer Nahrungsaufnahme nachzuweisen. Die Versuche gingen von der These aus, dass dicke Menschen aufgrund der Außenreizsteuerung Schwierigkeiten hätten, die Menge der von ihnen konsumierten Nahrungsmittel realistisch

21 In der Ersten Nationalen Verzehrsstudie von 1987 wurde das Essverhalten nach BMI ausgewertet. Das überraschende Ergebnis. Übergewichtige konsumierten weniger Kalorien aber auch weniger Zucker und Fett als Normalgewichtige. Allerdings beruhten die Daten auf Selbstangaben, was ihre Zuverlässigkeit in Frage stellt. Bei der Zweiten Nationalen Verzehrsstudie von 2006 wurde auf eine Auswertung der Ernährungsweise nach BMI verzichtet (Bundesforschungsanstalt für Ernährung und Lebensmittel 1987; Max Rubner Institut 2008).

einzuschätzen. Ihnen wurde also unterstellt, sie ließen sich nicht durch ihren Appetit, sondern allein durch das vorhandene Angebot in ihrem Essverhalten leiten. Einen dieser Versuche beschreibt Pudel wie folgt:

> „Wir boten unseren Versuchspersonen eine Suppe aus einem Teller an, der unsichtbar über ein Loch im Boden wieder aufgefüllt wurde, so bald etwas entnommen wurde. Adipöse verzehrten aus diesem Teller bis zu 180 Prozent mehr Suppe bis sie diesen Füllmechanismus bemerkten." (Pudel 2003, S. 70)

Ein ähnliches Experiment aus den USA beschreibt der ehemalige Vorsitzende der Deutschen Adipositas-Gesellschaft Alfred Wirth:

> „Probanden wurde als Testmahlzeit ein Milchshake serviert; danach erhielten sie als ‚Geschmackstest' Eiscreme. Personen mit ungezügeltem Essverhalten verhielten sich so, wie man es von ihnen erwartet; sie aßen danach weniger. Probanden mit gezügeltem Essverhalten dagegen aßen nach der Testmahlzeit mehr Eiscreme!" (Wirth 1997, S. 93)

Die vorgestellten Versuche konnten zeigen, dass es Menschen gibt, die beim Essen immerzu ein schlechtes Gewissen haben und aus Angst vor Gewichtzunahme nicht auf ihr Hungergefühl, sondern auf die Kalorientabelle im Kopf hören. Diese Menschen halten sich beim Essen permanent zurück und verzehren nur so viel, wie sie sollen, und nicht so viel, wie sie wollen. Der dauerhafte Spagat zwischen dem, was erlaubt ist, und dem, was gewünscht wird, führt zu den beschriebenen Reaktionen. Wenn beispielsweise ein Teller aus mysteriösen Gründen immer voll bleibt oder aus heiterem Himmel Eiscremesorten – natürlich „nur zum Probieren" – angeboten werden, neigen die Betroffenen dazu, ihren Dauerverzicht zu kompensieren.

Zur Klärung der Frage, ob Dicke unter gezügeltem Essverhalten leiden oder nicht, konnten diese Experimente allerdings nichts beitragen. Zu der Erkenntnis, dass Dicke nicht automatisch gezügelte Esser sind gelangte der Ernährungspsychologe Volker Pudel, als er für ein anderes Experiment Übergewichtige für Geschmackstest mit Puddings suchte und feststellte, „dass solche Aufrufe zu einer Selektion der Versuchspersonen führen" (Pudel 2003, S. 71).

> „An Ernährungsexperimenten nehmen vor allem Übergewichtige gerne teil, die eine Hilfe zum Abnehmen erhoffen, also ‚gezügelte Esser'. An Puddingtests nehmen solche Personen nicht teil, da Puddings als ‚Dickmacher' gelten." (Pudel 2003, S. 71)

Der Personenkreis, der sich für Pudels Pudding-Experiment meldete, war demnach weniger an Hilfe zum Abnehmen als am Honorar interessiert. Heute gilt es innerhalb der Ernährungspsychologie als unstrittig, dass das Essverhalten, unabhängig vom relativen Körpergewicht, „normal" oder „gestört" sein kann. Entscheidend dafür ist nicht die Höhe des BMIs. Der Versuch, Dicke pauschal als essgestört zu klassifizieren und auf Grundlage der Lerntheorie mit Mitteln der klassischen Konditionierung zu „heilen", kann daher als gescheitert angesehen werden. Adipositas wurde dementsprechend nicht als diagnostische Kategorie in das Diagnostic and Statistical Manual of Mental Disorders DSM II der Amerikanischen Psychologischen Gesellschaft aufgenommen.[22] Weil sie, so die offizielle Begründung, „im allgemeinen nicht mit ausgeprägten psychischen oder Verhaltenssymptomen einhergeht" (Pudel und Westenhöfer 1991, S. 106).

Während die meisten Psychologinnen und Psychologen, die sich mit Essstörungen beschäftigten, noch in den 1970er Jahren fest davon überzeugt waren, definieren zu können, was ein normales Essverhalten ist – das Essverhalten von Normalgewichtigen nämlich – klangen ihre Statements nur ein Jahrzehnt später schon wesentlich zurückhaltender. So stellte etwa der US-Amerikanische Ernährungspsychologe Henry Jordan im Jahr 1984 ernüchtert fest, dass es gar nicht so einfach sei, ein „normales" Essverhalten zu definieren:

> „In addition to the confusion about differences in total caloric intake, there is no agreement on what constitutes normal eating patterns. Many investigators, clinicians, and indeed the average citizen, refer to normal eating behaviour without regard to the wide variations these behaviours may take. In fact, is there such a thing as 'normal eating'? Certainly if one considers the various practices, it would be impossible to delineate cross-culturally what normal eating behaviour is. Even in our own heterogeneous society, it is difficult to define one common eating pattern." (Jordan 1984, S. 3)

Obgleich man also nicht in der Lage war, normales Essverhalten zu definieren, führten die gescheiterten Versuche, dicken Menschen abweichendes Essverhalten zu unterstellen, zur „Entdeckung" einer Vielzahl von Essstörungen. Diese neuen Essstörungen waren aber, im Unterschied zu den klassischen Essstörungen wie Magersucht und „Fettsucht", nicht länger an ein spezifisches Körpergewicht gebunden: vom Night Eating Syndrome, das Stunkard bereits in den 1950er Jahren „entdeckte" (Stunkard et al. 2002), das sich aber nicht nachhaltig durchsetzen konnte, über die Bulimia Nervosa, die erst Anfang der 1980er Jahre als psycho-

22 Bis heute ist Adipositas nicht als psychische Störungen in die DSM aufgenommen worden.

logische Störung klassifiziert wurde und heute eine der – in öffentlichen wie fachlichen Diskussionen gleichermaßen – präsentesten Essstörungen ist, bis hin zur Binge Eating Disorder (exzessiven Essanfällen ohne anschießendes Erbrechen), die heute als die am stärksten mit Dickleibigkeit assoziierte Essstörung gilt.

Eine weitere Essstörung, über die seit den 1980er Jahren regelmäßig berichtet wird, nennt sich „restrained eating behaviour", auf Deutsch: gezügeltes Essverhalten. Das gezügelte Essverhalten bringt den Paradigmenwechsel in der Ernährungspsychologie auf den Punkt, denn es beschreibt nicht das vermeintlich gestörte Essverhalten Dicker, sondern die psychologischen und gesundheitlichen Folgen von Dauerdiäten: also dem gescheiterten Versuch, echte oder eingebildete Dickleibigkeit zu heilen. Diäten, einstmals als Mittel zur Heilung von Adipositas angepriesen, wurden seit den 1980er Jahren immer häufiger zum Auslöser von Essstörungen erklärt:

> "The idea that dieting might cause both eating disorders and exacerbate obesity led to an explosion of research into the causes and consequences of dietary restraint, mostly in samples of normal-weight, white, Euro-American students. Many of the disturbances of eating behaviour that had been hypothesized to be causes of obesity were reattributed to restraint; and restraint, rather than obesity, became the primary focus of psychological research into eating behaviour for the next 20 years." (Wardle 2006, S. 376)

Mit dem Konstrukt der gezügelten Esser wird der ursprüngliche Ansatz der Ernährungspsychologie auf den Kopf gestellt. Ging die Lerntheorie in den 1960er und 1970er Jahren noch davon aus, dass Dicke unter einer höheren Außenreizabhängigkeit leiden und sich deshalb beim Essen kontrollieren müssen, wozu sie durch mehr oder weniger brachiale Methoden angeleitet werden sollten, verkehrt sich dieses Bild nur wenig später in sein glattes Gegenteil. Seit den 1980er Jahren wird, unabhängig vom Körpergewicht, ein zu kontrolliertes Essverhalten zum Problem erklärt. An die Stelle einer rigiden Kontrolle des Essverhaltens tritt in den ernährungspsychologischen Konzepten heute eine sehr viel flexiblere Kontrolle der Nahrungsaufnahme, in der Platz ist für ein an die jeweilige soziale Situation angepasstes Essverhalten.

2.3.4 Endogene Ursachen für Adipositas

Grundsätzlich lassen sich die vermuteten Ursachen von Adipositas in endogene und exogene Faktoren aufteilen. Mit endogenen Faktoren sind Ursachen gemeint, die als willentlich nicht beeinflussbar gelten, da sie sich im „Inneren" des Körpers abspielen, während die exogenen Faktoren die Gewichtszunahme in einer durch Verhalten ausgelösten positiven Energiebilanz begründet sehen. Ein exogenes

Ätiologiemodell für Adipositas geht daher häufig auch mit einer Schuldzuweisung an die Betroffenen einher.

Aktuell gilt Adipositas als multifaktoriell verursacht. Eine positive Energiebilanz, ausgelöst durch Adipositas fördernde Umweltbedingungen, gilt als Hauptursache für den jüngsten Gewichtsanstieg der Bevölkerung in Industrie- und Schwellenländern. Der starke genetische Anteil am Körpergewicht gilt in der Wissenschaft als erwiesen, findet aber in der öffentlichen Diskussion nur wenig Aufmerksamkeit (Saguy und Almeling 2008; Saguy und Riley 2005). Unabhängig von der Debatte darum, wie stark das Körpergewicht vererbt ist, gelten die folgenden Auslöser für Übergewicht als monokausal und endogen:

- Hypothyreose: Störungen der natürlichen Funktion der Schilddrüse sollen für ca. fünf Prozent der Fälle von Adipositas verantwortlich sein. Hypothyreose kann durch die Vergabe von Thyroxin behandelt werden (Wirth 2008, S. 250).
- Morbus Cushing: Unter Morbus Cushing, benannt nach ihrem „Entdecker" Harvey William Cushing, versteht man eine Störung der natürlichen Funktion der Nebennierenrinde, die zu einer deutlichen Gewichtszunahme führt (Wirth 2008, S. 250).
- Das Polyzystische Ovar-Syndrom (PCOS): PCOS ist eine häufige Stoffwechselstörung bei Frauen. Schätzungen zufolge sind zwischen sechs und zehn Prozent aller Frauen davon betroffen (Fisanick 2009). Etwa die Hälfte der von PCOS Betroffenen sind adipös (Wirth 2000, S. 109). Neben einem erhöhten Körpergewicht geht PCOS mit der Ausbildung männlich konnotierter körperlicher Merkmale einher. Dazu zählt starkes Körperhaarwachstum bei gleichzeitigem Ausfall der Kopfhaare. Daneben kann es zu Aknebefall und Pigmentstörungen kommen. Frauen mit PCOS leiden häufig unter Zyklusstörungen und Unfruchtbarkeit. PCOS kann durch die Verabreichung von Hormonpräparaten behandelt werden. Ob PCOS allerdings überhaupt als Krankheit betrachtet werden sollte, oder ob es sich nicht eher um eine unerwünschte Abweichung vom femininen Normkörper samt den ihm zugewiesenen sozialen Rollen handelt, ist umstritten. PCOS habe keine unmittelbaren gesundheitlichen Folgen, sondern störe lediglich gesellschaftlich tradierte Vorstellungen von Weiblichkeit, argumentieren Feministinnen (Fisanick 2009).
- Hypothalamischer Symptomenkomplex: Im Hypothalamus, einem Abschnitt des Zwischenhirns, finden sich die zentralen Regler für das Hunger- und Sättigungsgefühl. Ist dieses System gestört, tritt bei den Betroffenen innerhalb kurzer Zeit aufgrund von Dauerhunger eine starke Gewichtszunahme ein (Wirth 2008, S. 250).

- Genetische Syndrome: Auch wenn der Einfluss der Gene auf den Stoffwechsel und das Hunger- und Sättigungsgefühl noch immer großen Raum für Spekulationen lässt, so gelten doch zumindest einige genetische Syndrome als alleinursächlich für eine starke Gewichtszunahme. Die bekanntesten sind das Prader-Willi- und das Bardet-Biedl-Syndrom, deren Häufigkeit bei 0,01-0,02 Prozent bzw. 0,005 Prozent liegt (Wirth 2000, S. 62 ff.). Beide Syndrome gehen mit einem extremen Dauerhunger der Betroffenen einher. Die von den Syndromen betroffenen Kinder wachsen schnell und legen noch schneller an Gewicht zu. Darüber hinaus wird die geschlechtliche Entwicklung behindert. Die meisten Betroffenen entwickeln nur rudimentäre primäre Geschlechtsorgane und bleiben ein Leben lang unfruchtbar. Eine medizinische Lösung für die Phänomene liegt nicht vor. In der Literatur wird vorgeschlagen, Kindern, bei denen eines der beiden Syndrome bzw. entsprechende Symptome diagnostiziert wurden, in Heimen oder Wohngemeinschaften unterzubringen, um eine angemessene Ernährung zu gewährleisten (Wirth 2000, S. 63). Aktuell wird vor allem in Großbritannien der Sorgerechtsentzug schwer adipöser Kinder praktiziert. Den Erziehungsberechtigten wird vorgeworfen, die Erziehung ihrer Kinder zu vernachlässigen und deren Nahrungsmittelkonsum nicht genügend zu kontrollieren. Die betroffenen Eltern wiederum berichten, dass ihre Kinder auf Nahrungsmittelentzug aggressiv reagierten und sich die vorenthaltene Nahrung einfach anderswo erbettelten bzw. stählen. Gegen einen vom Gehirn signalisierten Dauerhunger seien selbst die besten pädagogischen Ansätze machtlos, meint dazu der Ernährungswissenschaftler Udo Pollmer (2006, S. 121). Die Frage, ob ein Sorgerechtsentzug extrem adipöser Kinder unter ethischen Gesichtspunkten vertretbar ist, wird gegenwärtig kontrovers diskutiert (vgl. u. a. Campos 2005; Fröhlich und Finsterer 2007; Kirkland 2008; Schorb 2009; Solovay 2000).
- Neben den genannten endogenen Ursachen kann Adipositas auch durch die Einnahme von Medikamenten ausgelöst werden. Insbesondere die Einnahme von Psychopharmaka führt nachgewiesenermaßen zu einer starken Gewichtszunahme innerhalb sehr kurzer Zeiträume. Fälle von medikamentös induzierter Adipositas wurden außerdem nach der Einnahme von Antiepileptika, Antidiabetika und Stereoiden nachgewiesen (Wirth 2008, S. 250).

2.3.5 Der Einfluss der Gene auf das Essverhalten und das Körpergewicht

"The genetic background loads the gun, but the environment pulls the trigger." (Bray 2004, S. 71)

Die Wirkung der Gene auf das Körpergewicht ist im medizinischen Mainstream mittlerweile weitgehend unstrittig. Unklar bleibt allerdings, wie hoch der Anteil der Gene an der Entwicklung des Körpergewichts sein soll. Schätzungen schwanken zwischen 16 und 90 Prozent (Yang et al. 2007). Gleichzeitig ist die Mehrheit der Expertinnen und Experten davon überzeugt, dass die starke Zunahme des Durchschnittsgewichts der Bevölkerung in der jüngsten Vergangenheit nicht durch ihre genetische Ausstattung erklärt werden kann, da Gene nicht innerhalb so kurzer Zeit mutieren könnten.

Erste Vermutungen dahingehend, dass das Körpergewicht, zum Teil jedenfalls, vererbt wird, wurden bereits vor über achtzig Jahren geäußert. Um die Hypothese der Erblichkeit von Übergewicht zu beweisen, führte Davenport 1923 erstmals Familienuntersuchungen durch (LeBesco 2009).[23] Davenport war überzeugt, dass das Körpergewicht weitgehend vererbt wird, und tatsächlich schien er mit seinen Zwillingsstudien zeigen zu können, dass Kinder adipöser Eltern überdurchschnittlich oft selbst adipös werden. Um seine These, dass dies nicht an dem sozialen bzw. familiären Umfeld liegt, sondern auf Gene zurückzuführen ist, zu beweisen, führte er darüber hinaus Adoptionsstudien durch. Das Resultat: Adoptierte Kinder von adipösen Eltern werden ebenfalls überdurchschnittlich oft adipös – und zwar unabhängig vom Gewicht ihrer Adoptiveltern.

Wieder aufgegriffen wurde die These von der Vererbbarkeit des Übergewichts durch den US-Amerikanischen Psychologen Albert Stunkard in den 1980er Jahren. Stunkard analysierte die Unterlagen von mehr als 4.000 etwa 20-jährigen dänischen Adoptivkindern und kam zu ähnlichen Ergebnissen wie vor ihm schon Davenport. Stunkard schätzte aufgrund seiner Ergebnisse den genetischen Einfluss auf das Gewicht auf 60 bis 80 Prozent (Stunkard et al. 1986). Vier Jahre später bestätigte Stunkard seine These mithilfe einer Zwillingsstudie, die er diesmal mit schwedischen Adoptivkindern durchgeführt hatte. Auch hier fand sich

23 Kathleen LeBesco beschreibt den Zoologen und Begründer des US-amerikanischen eugenischen Bewegung Charles Davenport als einen fanatischen Anhänger der Idee von der Reinheit der Rassen. Für Davenport war die Reinhaltung der Rasse durch Zuchtwahl die Lösung aller Probleme, weil so die genetisch Unterlegenen von der Nachkommenschaft ausgeschlossen werden könnten (LeBesco 2009, S. 65f.).

dasselbe Muster. Eineiige Zwillinge hatten, unabhängig davon, ob sie gemeinsam aufgewachsen waren, in etwa dasselbe relative Körpergewicht, während der BMI abhängig von Alter und Geschlecht bei zweieigen Zwillingen viel stärker variierte und zwar wiederum unabhängig davon, bei wem die Zwillinge aufgewachsen waren (Sørensen et al. 1989; Stunkard et al. 1986).

Der Humangenetiker Johannes Hebebrand vermutet, dass sich die Übergewicht auslösenden Gene in ihrer Wirkung potenzieren. Das Verständnis für das Zusammenwirken der verschiedenen Gene werde durch ihr komplexes Wirkprinzip noch verstärkt. So hätten manche Gene Einfluss auf den Grundumsatz und den Stoffwechsel, andere auf den Appetit, wieder andere auf den Bewegungsdrang. Insofern hätten bestimmte Genvarianten auch eine Auswirkung auf den Lebensstil des Einzelnen (Hebebrand und Simon 2008, S. 101ff.).

Abgesehen von wenigen Ausnahmefällen wird eine überdurchschnittliche Gewichtszunahme nach Meinung praktisch aller an der gegenwärtigen Wissensproduktion um das Phänomen Adipositas beteiligten Expertinnen und Experten durch ein Zusammenspiel von genetischer Veranlagung, Umweltbedingungen und dem individuellen Lebensstil ausgelöst. Eine diskursive Entlastung Dicker durch die Erkenntnisse der Genforschung ist damit nicht automatisch gegeben. Denn ebenso gut lässt sich aus der genetischen Ausstattung des Einzelnen eine besondere Verantwortung gegenüber sich selbst, seinem persönlichen Umfeld und den Angehörigen sowie der (Solidar-) Gemeinschaft konstruieren (Lemke 2004, 2006).

Besonders deutlich wird die beschriebene Tendenz, die Erkenntnisse der Genetik als Argument für mehr Eigenverantwortung zu nehmen, mit Blick auf das neue Forschungsfeld der Epigenetik. Die Forschungsrichtung der Epigenetik geht davon aus, dass die Wirkungsweise einzelner Gene durch äußere Einflüsse bestimmt wird (Gluckman und Hanson 2006; Spork 2009). Dem epigenetischen Ansatz zufolge werden nicht alle auf der DNA-Sequenz vorhandenen Gene automatisch aktiv. Tatsächlich würden viele Gene erst durch bestimmte Umwelteinflüsse aktiviert. Die DNA-Sequenz kann man sich dieser Theorie folgend wie ein Klavier vorstellen. Allein das Vorhandensein der Tasten ergibt noch keine Töne, dazu müssen die Tasten erst zum Schwingen gebracht werden. Es wird also nicht einfach die von Geburt an feststehende DNA-Sequenz weiter vererbt. Stattdessen werden durch Umwelt- und Lebensstileinflüsse, die pränatal und im Laufe der Kindheit wirksam werden, vorhandene Gensequenzen überhaupt erst aktiviert. Diese haben dann der Theorie zufolge großen Einfluss auf die körperliche und gesundheitliche Entwicklung eines Menschen.

Das Forschungsfeld der Epigentik steht noch am Beginn seiner „Entdeckung". Jede Antwort auf die Frage, welche Umwelteinflüsse über die Aktivierung bestimmter Genvarianten eine Gewichtszunahme auslösen könnten, ist derzeit hochspekulativ. Manche vermuten, dass Umweltgifte wie Pestizide oder Weichmacher unseren genetischen Code beeinflussen könnten (Guthman 2011, S. 100ff.) und knüpfen damit an die industriekritische Tradition der Gesundheits- und Ökologiebewegung an. Der Mainstream jedoch sieht in den Erkenntnissen der Epigenetik eine wissenschaftlich fundierte Bestätigung der gesellschaftlich hegemonialen Ideen, die Eigenverantwortung und Selbstdisziplin als Allheilmittel gegen Dickleibigkeit und andere Gesundheitsrisiken begreifen. So schreibt etwa der Wissenschaftsjournalist Peter Spork in seinem viel beachteten Sachbuch „Der Zweite Code" zu den Auswirkungen der epigenetischen Forschung auf unser Alltagsleben:

> „Jeder kennt diese Tipps, jeder weiß, dass sie richtig sind. Und doch sind sie so schwer umzusetzen – weil uns kein Arzt, Therapeut oder Guru die Verantwortung für uns selbst abnehmen kann. Wir entscheiden nun mal zu einem Großteil selbst darüber, in welcher Umwelt wir leben. Damit meine ich nicht, wie wohlhabend wir sind oder in welchem Stadtviertel wir aufwachsen. Es geht um so triviale Dinge wie: ob wir den Fahrstuhl oder die Treppe benutzen, das Fahrrad oder das Auto; ob wir unsere Freizeit immer nur vor dem Fernseher und beim Brunchen und Kuchenessen verbringen oder häufig spazieren gehen und gesunde Mahlzeiten aus frischen hochwertigen Lebensmitteln zubereiten; ob wir uns Zeit für ausreichend Schlaf und Entspannung sowie für unsere un- oder neugeborenen Kinder nehmen oder rund um die Uhr schuften" (Spork 2009, S. 262).

2.3.6 Zur Behandlung von Adipositas

> *„Most obese persons will not stay in treatment for obesity. Of those who stay in treatment, most will not lose weight and of those who do lose weight, most will regain it."*
> *(Stunkard und McLaren-Hume 1959)*

Unabhängig von der Frage nach den Ursachen lässt sich Adipositas mit exogenen oder endogenen Methoden therapieren.

a) Unter exogenen, also verhaltensorientierten Therapien, versteht man eine dauerhafte Ernährungsumstellung, häufig in Kombination mit gesteigerter Bewegungstätigkeit. Eine positive Energiebilanz als Ursache für die Entstehung von Dickleibigkeit vorauszusetzen ist Konsens fast aller medizinischen Programme zur Gewichtsreduktion.

Lange Zeit waren Nulldiäten die bevorzugte Wahl der Medizin, wenn es darum ging, das Körpergewicht schnell zu senken. Sorgen um negative gesundheitliche Folgen von Null- und Formula-Diäten spielten damals noch keine Rolle. Heute hat man von diesen Radikaldiäten Abstand genommen. Sie gelten als kontraproduktiv, weil durch sie erstens der Grundumsatz absinkt: der Körper also weniger Kalorien verbrennt als vor der Diät und das Abnehmen schon nach kurzer Zeit entsprechend schwerer fällt und daher nach Beendigung der Diät in aller Regel eine rapide Rückkehr zum Ausgangsgewicht erfolgt. Und zweitens, weil dieses auch als Jo-Jo-Effekt bekannt gewordene Phänomen selbst als gesundheitsschädlich gilt. Daher werden heute anstelle von Null- und Formula-Diäten eine energiereduzierte Mischkost und eine behutsame Steigerung der täglichen Bewegungsleistung empfohlen.

Die Mehrheit der Menschen, die sich, unabhängig davon, ob sie nach den gegenwärtigen Kriterien als übergewichtig eingestuft wurden, als zu dick betrachten, behandelt sich selbst. In den USA bevorzugten nach Angaben des US-Amerikanischen Institutes of Medicine im Jahr 1995 schätzungsweise 95 Prozent der Männer und 87 Prozent der Frauen, die ihr Gewicht reduzieren wollten die Do-It-Yourself-Variante (Thomas 1995, S. 27). Der Rest setzt in der Regel auf ambulante Programme zur Gewichtsreduktion. Die gibt es zum einen in der Form organisierter Selbsthilfe (etwa durch die christlich orientieren Overeater Anonymus), als kommerzielles Angebot großer Konzerne wie Weight Watchers und Jenny Craig, oder vermittelt durch Krankenkassen und medizinische Einrichtungen.

Ebenfalls einen hohen Anteil an DIY-Diätern ermittelte die zweijährlich erscheinende Marktprognose „The U.S. Weight Loss & Diet Control Market“. Die Ausgabe für die Jahre 2009 und 2010 schätzt, dass es in den USA 75 Millionen Menschen gibt, die ihr Gewicht reduzieren wollen. Durchschnittlich versuchte jeder von ihnen in den Jahren 2009 und 2010 vier Mal pro Jahr mit Hilfe von Diäten an Gewicht zu verlieren. Das bedeutet für die USA 300 Millionen Diätversuche allein im Jahr 2010. 80 Prozent der Abnehmwilligen folgten dabei keinem kommerziellen Programm. Dies sei, rezessionsbedingt, einer der höchsten Werte der letzten Jahre. Typischerweise läge der Anteil derjenigen, die zwar abnehmen wollten, sich dabei aber nicht an ein kommerzielles Abnehmprogramm wendeten, bei 70 Prozent.[24] Das Gesamtvolumen der Weight-Loss-Industrie im Jahr 2010 beziffert der Report auf 60,9 Milliarden US-Dollar (Marketdata Enterprises 2011).

24 Der Unterschied zwischen der hohen Prozentzahl an DIY-Versuchen, die das Institute of Medicine Anfang der 1990er Jahren ermittelte und dem deutlich niedrigeren Prozentsatz an DIY-Versuchen, die Marketdata Enterprises im Jahr 2011 veröffentlichte, lässt sich durch die steigende Bedeutung von Online-Angeboten zur Gewichtsreduktion erklären, die niedrigschwelliger und preiswerter sind als kommerzielle Gruppentherapien.

19,8 Milliarden US-Dollar davon entfallen auf Diätlebensmittel und -getränke, 18,5 Milliarden US-Dollar auf Beiträge für Fitnessstudios, 5,12 Milliarden US-Dollar auf Maßnahmen der bariatrischen Chirurgie und 3,89 Milliarden US-Dollar auf kommerzielle Abnehmprogramme (Kwan und Graves 2013, S. 23).

Fast alle Abnehmversuche, gleich ob sie individuell oder gemeinschaftlich organisiert werden und gleich welcher Philosophie sie folgen, scheitern über kurz oder lang. Aus gesundheitswissenschaftlicher Sicht ist dies nicht nur wegen des Jo-Jo-Effekts besorgniserregend, sondern auch wegen der psychologischen Folgen. Daher beriet der US-Amerikanische Kongress im Jahr 1990 erstmalig über die Frage, wie die Weight-Loss-Industrie stärker reguliert werden könne. Die Federal Trade Commission der US-Regierung erhöhte die Zahl der Verfahren gegen Weight-Loss-Anbieter wegen irreführender Werbung, die Federal Food and Drug Administration (FDA) nahm etliche der besonders umstrittenen freiverkäuflichen Diätlebensmittel und Medikamente vom Markt. Doch diese Maßnahmen bezogen sich zunächst nicht auf ambulante Abnehmkurse. Um auch hier Missbrauch durch stärkere Regulierung zu unterbinden, wurden in den Vereinigten Staaten auf kommunaler, bundesstaatlicher und föderaler Ebene Richtlinien aufgestellt, die gewährleisten sollten, dass bei kommerziellen Abnehmprogrammen unrealistische Zielsetzungen vermieden, die Teilnehmenden individuell durch medizinisches Fachpersonal betreut und übertriebenen und letztlich gesundheitsschädlichen Ambitionen durch die Fachkräfte vor Ort entgegentreten werden sollte. Darüber hinaus sollten die kommerziellen Anbieter dazu verpflichtet werden, transparente Angaben über den langfristigen Erfolg der Programme zur Verfügung zu stellen. Allerdings handelte es sich bei besagten Richtlinien nur um rechtlich nicht bindende Empfehlungen (Thomas 1995, S. 31ff.).

b) Neben den am Verhalten orientierten exogenen Methoden zur Behandlung von Übergewicht und Adipositas, lässt sich ein hohes Körpergewicht auch mit endogenen Therapien behandeln. Die endogenen Methoden sind nicht an einer verhaltensbedingten Beeinflussung der Energiebilanz orientiert. Stattdessen greifen sie in den menschlichen Organismus ein. Sie tun dies, indem sie entweder die Hunger-Sättigungs-Regulation im Gehirn manipulieren, oder indem sie die Verdauung direkt beeinflussen. Zum Einsatz kommen dafür sowohl pharmazeutische als auch chirurgische Methoden. Die Geschichte ersterer ist dabei, bislang jedenfalls, eine des spektakulären Scheiterns.

Lange Zeit waren Abführmittel und Pharmazeutika, die die natürliche Funktion der Schilddrüse beeinflussten und nicht selten nachhaltig schädigten, die einzigen erhältlichen Abnehmmedikamente. Ab 1950 kamen dann vor allem Amphetamine zur Gewichtsreduktion zum Einsatz. Amphetamine signalisieren dem Körper ein künstliches Sättigungsgefühl. Neben dieser appetithemmenden Wirkungsweise haben Amphetamine außerdem noch eine leistungssteigernde und euphorisierende Wirkung. Doch der Boom der Amphetamine war nur von kurzer Dauer. Anfang der 1970er Jahre wurden die Beschränkungen für „Medikamente mit Missbrauchspotential" weltweit verschärft. Neben dem bis dahin nicht nur bei Psychologinnen und Psychologen beliebten „Wahrheitsserum" LSD fielen der neuen Verbotswelle auch die Amphetamine zum Opfer (Schorb 2009, S. 71).

Was folgte, war der vergebliche Versuch, die appetitzügelnde Wirkungsweise der Amphetamine von ihrer euphorisierenden Gesamtwirkung abzukoppeln. Das Resultat, nach den beiden Wirkstoffen Fenfluramin und Phentermin „Fen-Phen" genannt, wurde für einige Jahre ein großer kommerzieller Erfolg. Doch das Ende von Fen-Phen kam, wie bei so vielen Abnehmmedikamenten, plötzlich und folgenschwer. Zahlreiche Todesfälle aufgrund von Herzversagen wurden mit der Einnahme von Fen-Phen in Verbindung gebracht. 1997 musste das Produkt auf öffentlichen Druck hin vom Markt genommen werden. Auch finanziell war Fen-Phen für den Hersteller Wyeth ein Desaster. Allein 21 Milliarden US-Dollar, schätzte der Konzern, werden ihn die Schadensersatzforderungen von Fen-Phen-Geschädigten am Ende kosten (Saul 2005).

Noch 2008 waren drei Wirkstoffe zur Behandlung von Adipositas auf dem Arzneimittelmarkt verfügbar: Orlistat, Sibutramin und Rimonabant. Seit Herbst 2010 ist in der EU und den USA nur noch Orlistat zum Verkauf zugelassen. Während Rimonabant und Sibutramin die Hunger-Sättigungs-Regulation im Gehirn manipulieren, setzt Orlistat bei der Verdauung an. Orlistat hat dabei im Vergleich der drei Mittel den geringsten Erfolg vorzuweisen (Jordan 2008).[25] Dennoch ist es als einziges Mittel zur Gewichtsreduktion nicht nur für Erwachsene, sondern auch für Kinder ab zwölf Jahren zugelassen und seit Herbst 2009 in abgeschwächter Form unter verschiedenen Namen wie alli oder XLS sowohl in den USA als auch in der EU rezeptfrei erhältlich.[26] Das Wirkprinzip von Orlistat beruht darauf, dass ein erheblicher Teil der durch die Nahrung auf-

25 Nach Auswertung von jeweils über 20 Studien lag der durchschnittliche Gewichtsverlust nach einem Jahr gegenüber der Kontrollgruppe, die Placebos verabreicht bekam, bei Einnahme von Sibutramin bei 4,45 kg, bei Einnahme von Rimonabant bei 4,7 kg, bei Einnahme von Orlistat jedoch nur bei 2,89 kg (Jordan 2008).

26 In den USA werden die Kosten für eine Therapie von Übergewicht mit Orlistat unter bestimmten Bedingungen sogar von der staatlichen Versicherung für Senioren, medicare, übernommen (Center for Consumer Freedom 2005, S. 229ff.).

genommenen Fette unverdaut wieder ausgeschieden wird. Die Nebenwirkungen sind dabei nicht unerheblich.[27]

Sibutramin und Rimonabant wirken anders als Orlistat nicht im Darm, sondern im Gehirn und beeinflussen dort die Hunger-Sättigungs-Regulation. Ursprünglich wurde der Wirkstoff Sibutramin für ein Antidepressivum entwickelt (Jordan 2008, S. 344; Shell 2003, S. 131). Neben psychischen Problemen wurde wiederholt von Herz-Kreislauf- und Herzrhythmus-Störungen nach Einnahme von Sibutraminpräparaten berichtet. In Italien wurde Sibutramin schon 2002 vom Markt genommen, nachdem der Tod von zwei jungen Frauen mit der Einnahme des Wirkstoffs in Verbindung gebracht worden war. Auch in anderen Ländern haben Verbraucherschutzorganisationen wiederholt gefordert, Schlankheitsmittel mit dem Wirkstoff Sibutramin, die in den USA unter dem Namen Meridia und in Europa unter dem Namen Reductil verkauft wurden, vom Markt zu nehmen. Seit Januar 2010 ruht die Zulassung von Sibutraminpräparaten in der EU und der Schweiz. Im Oktober 2010 nahm Abbott Laboratories auf Druck der US-Amerikanischen Arzneimittelzulassungsbehörde FDA Meridia auch in den USA vom Markt (Pollack 2010).

Der Wirkstoff Rimonabant setzt ebenfalls an der Hunger-Sättigungs-Regulation im Gehirn an und blockiert dort die Aufnahme körpereigener Cannabinoide. Dadurch wirkt das Mittel wie eine Art Anti-Cannabis und senkt im Gegensatz zu Haschisch und Marihuana die Lust aufs Essen. Rimonabant wurde in den USA aufgrund erheblicher Nebenwirkungen wie depressiven Schüben und Herzkreislaufstörungen gar nicht erst zugelassen und darf auch in der EU seit Ende 2008 nicht länger verkauft werden (Zylka-Menhorn 2008).

Die medikamentöse Behandlung von Adipositas kann derzeit als gescheitert betrachtet werden und das nicht nur wegen der teils erheblichen Nebenwirkungen der beschriebenen Präparate. Orlistat als einziger derzeit in der EU und den USA zugelassener medikamentöser Wirkstoff zur Behandlung von Adipositas führt nicht zu der erhofften schnellen Gewichtsabnahme. Daher ist es nur für Menschen mit relativ geringem Übergewicht geeignet.

Nicht zuletzt deshalb, weil die gegenwärtigen Medikamente nur einen geringen Gewichtsverlust zur Folge haben, wird Pharmakonzernen vorgeworfen, großen Druck auf die Weltgesundheitsorganisation und andere staatliche und

27 Bei den Nebenwirkungen handelt es sich um „Flatulenz mit unwillkürlichem Stuhlabgang" (Jordan 2008, S. 343) bzw. weniger vornehm ausgedrückt um „geölte Pfürze" (Pollmer 2006, S. 235). Durch eine Ernährungsumstellung auf fettarme Kost können diese Nebenwirkungen weitgehend vermieden werden. Doch stellte sich dann die Frage, ob die Pillen zum Abnehmen überhaupt noch notwendig sind.

suprastaatliche Gesundheitsorganisationen ausgeübt zu haben, mit dem Ziel, die Grenzwerte für Übergewicht und Adipositas besonders niedrig zu halten, um so Zulassungen für Medikamente mit geringer Wirkung und erheblichen Nebenwirkungen zu erhalten und im Idealfall sogar eine Kostenübernahme durch die Krankenkassen zu erreichen. Doch trotz der anhaltenden Misserfolge bei der Suche nach einer wirksamen pharmakologischen Abnehmhilfe sehen viele Medizinerinnen und Mediziner in einer medikamentösen Behandlung die einzig langfristige Lösung für das Adipositasproblem.[28]

Wesentlich erfolgreicher als die medikamentöse Behandlung verlaufen die Versuche, Adipositas mit chirurgischen Mitteln zu bekämpfen. Die Anfänge der chirurgischen Behandlung von Adipositas datieren auf das Ende des 19. Jahrhunderts. Damals beschränkte man sich darauf, das unerwünschte Körperfett schlicht und ergreifend „weg zuschneiden". Viele der Patientinnen und Patienten starben in Folge der Eingriffe an Infektionen und Blutverlust. In den 1920er Jahren wurde die Praktik daher eingestellt (Shell 2003). Heute hingegen zählt das Fettabsaugen (Liposuktion) zu den gängigsten Verfahren zur Bekämpfung von Körperfett. Liposuktion gilt aber nicht als medizinische Behandlung, sondern fällt in den Bereich der Schönheitschirurgie und wird von den Gesetzlichen Krankenkassen in Deutschland prinzipiell nicht übernommen.

Anders liegt der Fall bei chirurgischen Magenoperationen zur Behandlung von schweren Formen der Adipositas, die unter bestimmten Bedingungen auch von den Gesetzlichen Krankenkassen bezahlt werden. Seit den 1950er Jahren konzentrierte sich die chirurgische Behandlung von Adipositas auf die Verdauungsorgane. Die bis in die 1970er Jahre gängigste Methode war die Verkürzung des Darms. Dieses Verfahren führt dazu, dass ein Großteil der aufgenommenen Nahrung unverdaut ausgeschieden wird. Die operative Verkürzung des Darms hatte zwar einen starken Gewichtsverlust zur Folge, aber sie führt nicht selten zu fatalen Nebenwirkungen (Hocking et al. 1983).

Heute werden chirurgische Verfahren zur Bekämpfung der Adipositas nicht mehr am Darm, sondern am Magen vorgenommen. Eine der derzeit gängigsten Methoden ist das Magenband. Dabei wird ein Großteil des Magens durch ein operativ eingeführtes eng anliegendes Band abgeschnürt. Andere, wesentlich rigidere und vor allem irreversible operative Methoden zur Verkleinerung des

28 So zitierte der SPIEGEL 2005 den Wissenschaftlichen Vorstand des Deutschen Instituts für Ernährungsforschung in Potsdam-Rehbrücke Hans-Georg Joost folgendermaßen: „Übergewicht ist eine Krankheit. Wir können nur hoffen, dass es einmal eine Pille geben wird (...). Für fast jede Störung hat es irgendwann einmal eine pharmakologische Lösung gegeben". (Joost zit. nach Ballwieser 2005, S. 67)

Magenvolumens werden überwiegend in den USA angewandt. Die gängigste davon ist der Magenbypass. Dieses Verfahren basiert darauf, den Magen auf einen Bruchteil seiner ursprünglichen Größe „zusammenzuheften" (staple) und einen Bypass zum Darm zu legen. Der Magenbypass wird mittlerweile verstärkt durch den Schlauchmagen abgelöst. Die Operation funktioniert dem Prinzip nach ähnlich. Auch hier wird der Magen auf den Bruchteil seiner ursprünglichen Größe reduziert. Die Methode gilt aber als weniger invasiv, weil, anders als beim Bypass, keine Darmumleitung erforderlich ist. Der auf die eine oder andere Weise künstlich verkleinerte Magen führt bei den Operierten zu sinkendem Appetit und einer längeren Verdauungsphase, allerdings häufig auch zu dauerhaften Verdauungsproblemen und chronischer Nährstoffinsuffizienz. Die Dividende fahren die Betroffenen vor allem in den ersten beiden Jahren nach der Operation ein. Während dieser Phase sinkt das Gewicht deutlich. Danach nehmen viele Patientinnen und Patienten wieder zu (Schorb 2009, S. 78ff.).

In den USA ist die Zahl der bariatrischen Eingriffe von rund 13.000 im Jahr 1998 über mehr als 70.000 im Jahr 2002 auf ca. 170.000 im Jahr 2005 angestiegen (Santry et al. 2005). Eine weltweite Erhebung schätzte die Zahl der Magenoperationen zur Gewichtsreduktion für das Jahr 2011 auf rund 340.000, mit großen regionalen Unterschieden (Buchwald und Oien 2013, S. 430). In Deutschland, wo Magenverkleinerungen nicht prinzipiell von den Krankenversicherungen übernommen werden, waren es im Jahr 2005 erst ca. 1.200 Eingriffe (Hebebrand und Simon 2008, S. 180), bis 2011 stieg die Zahl auf 4000 Operationen pro Jahr an (Buchwald und Oien 2013, S. 430).

Chirurgische Magenverkleinerungen sind alles andere als ungefährlich. Einer US-Amerikanischen Erhebung mit Daten aus den Jahren 1996 bis 2002 zufolge starben bis zu zwei Prozent der Operierten in den ersten 30 Tagen nach der Operation. Nach einem Jahr waren knapp fünf Prozent nicht mehr am Leben. Bei Menschen über 65 Jahren lagen die entsprechenden Zahlen sogar bei 4,8 respektive 11,1 Prozent (Flum et al. 2005). Mit der steigenden Zahl von Operationen und der entsprechenden Routine des medizinischen Personals sind die Komplikationen unmittelbar nach der Operation in jüngster Zeit deutlich zurückgegangen. Was bleibt, sind die langfristigen Folgen der Operation. Zwar leiden viele Patientinnen und Patienten nicht länger an Diabetes, und auch die Wahrscheinlichkeit von Herzkreislauferkrankungen ist im Vergleich zu Nichtoperierten deutlich rückläufig. Dafür haben viele der Operierten ein Leben lang Probleme mit der Verdauung und müssen bis an ihr Lebensende Vitamine, Spurenelemente und Eiweiße künstlich zuführen (Schorb 2009, S. 78ff.).

Die bariatrische Chirurgie und dabei insbesondere die irreversiblen Magenbypässe sind auch deshalb umstritten, da bei diesen Verfahren ein gesundes

Organ beschädigt wird. Das Argument für diese aus medizinischer Sicht ungewohnte Vorgehensweise lautet, dass Magenverkleinerungen auf lange Sicht die einzige Möglichkeit darstellen, sehr dicke Menschen von ihrer Krankheit zu heilen und die schlimmsten Folgeerkrankungen zu vermeiden. Um den Risiken der Behandlung dennoch Rechnung zu tragen und zu verhindern, dass Menschen aus rein ästhetischen Beweggründen einer solchen Operation zustimmen, gelten bislang relativ strenge Regeln. Um eine Kostenübernahme einer Magenoperation durch die Gesetzlichen Krankenkassen zu erreichen, muss ein BMI von mindestens 40 bzw. bei bestehenden Komorbiditäten ein BMI von mindestens 35 vorhanden sein. Die Betroffenen müssen zwischen 18 und 65 Jahren alt sein, außerdem muss eine multimodale Therapie zur Gewichtsabnahme vorab gescheitert sein. Darüber hinaus muss den Operationswilligen eine psychologische Unbedenklichkeit attestiert werden.

Doch diese Standards geraten unter Druck. Angesichts der steigenden Zahl dicker Kinder sollen Operationen in Großbritannien schon bei Minderjährigen zugelassen werden (o.A. 2007). Auch aus Deutschland sind mittlerweile Fälle von Magenoperationen bei Kindern bekannt geworden (Blüher et al. 2011). George Bray, der als einer der Väter der modernen Adipositas-Forschung gilt, fordert Verfahren der bariatrischen Chirurgie schon bei deutlich niedrigeren BMI-Werten als bisher anzuwenden (Bray 2007). Im Februar 2011 wurde in den USA das operative Einsetzen eines Magenbandes auch bei Menschen mit einer moderaten Adipositas (BMI 30-35) durch die US Food and Drug Administration (FDA) offiziell zugelassen (Food and Drug Administration 2011).

2.3.7 Zusammenfassung der medizinisch-psychologischen Wissensbestände um Adipositas

Die gegenwärtig dominierenden gesellschaftlichen Wissensbestände um Adipositas definieren das Phänomen als eine krankhafte Ansammlung von Körperfett. Gemessen wird dieses meist mit Hilfe des BMIs, einer Formel zur Bestimmung des relativen Körpergewichts, die der Statistiker Adolphe Quetelet Anfang des 19. Jahrhunderts entwickelte. Neben dem BMI wird außerdem noch der Bauchumfang zur Diagnose eines nach oben abweichenden Körpergewichts empfohlen. Hier wird nach Geschlecht und ethnischer Herkunft der Betroffenen unterschieden. Umstritten ist, ab welchem Bauchumfang bzw. ab welchem BMI ein krankhaftes Übergewicht diagnostiziert werden sollte. Faktisch durchgesetzt haben sich sowohl beim Bauchumfang als auch beim BMI Grenzwerte, denen zufolge in den westlichen Staaten ein großer Teil der erwachsenen Bevölkerung, in vielen dieser Staaten sogar die Mehrheit der Bevölkerung, als zu dick klassifiziert wird.

Als Ursachen für die individuelle Gewichtszunahme gilt ein Ungleichgewicht in der Energiebilanz. Wird durch die Nahrung mehr Energie aufgenommen als gleichzeitig durch körperliche Betätigung verausgabt wird, führt dies zur Akkumulation von Körperfett. Dabei genügt der Energiebilanztheorie zufolge bereits ein geringfügiger Energieüberschuss, weil auch der, so die Annahme, über einen längeren Zeitraum eine massive Gewichtszunahme verursachen kann. Diese Gleichung wurde durch diverse Experimente in Frage gestellt. Das Ergebnis dieser Experimente ist die Set-Point-Theorie, der zufolge sich der Körper Mast- und Reduktionsdiäten gleichermaßen flexibel anpasst, indem er den Energieverbrauch im Ruhezustand anhebt bzw. absenkt. Die Theorie deckte sich mit der milliardenfachen Erfahrung von Diätenden, denen es nicht gelang, den kurzfristigen Erfolg ihrer Diätbemühungen langfristig zu stabilisieren.

Zwar gibt es schon seit den 1920er Jahren Zwillingsstudien, die genetische Ursachen für Adipositas ins Spiel brachten, doch diese Überlegungen wurden durch den Mainstream der medizinischen Forschung und Behandlung von Adipositas lange Zeit ignoriert. Erst in den 1980er Jahren wurden sie durch neue groß angelegte Zwillingsstudien erneut bestätigt. In jüngster Zeit konnten mit Hilfe neuer Methoden Genvarianten gefunden worden, bei denen ein Zusammenhang zum Körpergewicht nachgewiesen scheint.

Obwohl es heute einen sehr weitgehenden Konsens in der Fachöffentlichkeit dahingehend gibt, dass das Körpergewicht zumindest teilweise genetisch bestimmt ist, führt dies nicht automatisch zu einer Entlastung der Betroffenen. Denn in der öffentlichen Debatte wird dieser Umstand größtenteils ignoriert und in der Fachöffentlichkeit gilt die Formel: „the genetic background loads the gun, but the environment pulls the trigger" (Bray 2004, S. 71). Eine Kombination aus individuellem Verhalten, Umwelteinflüssen und genetischer Prägung gilt heute als der multifaktorielle Ursachenmix für Dickleibigkeit. Letztlich kann nur eine individuelle Anamnese feststellen, was mögliche Ursachen für die Gewichtszunahme im Einzelfall gewesen sein könnten.

Was die medizinische Behandlung eines erhöhten Körpergewichts angeht, haben sich in den vergangenen Jahrzehnten gleich mehrere Paradigmenwechsel vollzogen. Als überholt gelten heute Diäten, die auf einer radikalen Reduktion der Nahrungsaufnahme basieren. Aber auch Diäten, die zentrale Nahrungsmittelbestandteile weglassen, werden aufgrund ihrer problematischen Nebenwirkungen und ihres mangelnden Erfolgs mehrheitlich abgelehnt. Auch pharmakologische Behandlungsmethoden sind bislang gänzlich gescheitert.

Die einzige Behandlungsweise, die tatsächlich Erfolge im Sinne einer langfristigen Gewichtsreduktion vorweisen kann, wenn auch um den Preis der mutwilligen Zerstörung eines gesunden Organs, ist die bariatrische Chirurgie. Sie entwickelt sich vor allem in Nordamerika immer mehr zur Standardbehandlung von Adipositas. Dies entspricht dem Trend zur präventiven chirurgischen Behandlung von Risikofaktoren noch bevor mit ihnen assoziierte Krankheiten tatsächlich auftreten.

Aus psychologischer Sicht galt Dickleibigkeit lange Zeit als Ausdruck tiefer zugrunde liegender psychischer Probleme wie etwa Missbrauchserfahrungen oder Störungen der kindlichen Entwicklungsphasen. Analysiert wurden diese Probleme zunächst dem Zeitgeist folgend mit Hilfe psychoanalytischer Erklärungsmodelle. Doch das psychoanalytische Behandlungsinstrumentarium taugte nicht für die Behandlung einer Volkskrankheit, wie eine ihrer bekanntesten Protagonistinnen selbst einräumen musste (Bruch 2001). Abgelöst wurde es daher durch verhaltenstherapeutische Ansätze. Diese betrachteten Adipositas als Folge eines abweichenden Verhaltens, das durch einfache Konditionierung erfolgreich behandelt werden könne. Grundsätzlich folgen die verhaltenstherapeutischen Ansätze dem Energiebilanzmodell, das besagt, dass dicke Menschen mehr essen als dünne, und dass sie deswegen dick sind. Als Ursache für dieses „mehr essen" unterstellten die Modelle dicken Menschen ein gestörtes Essverhalten: Während sich dicke Menschen von Außenreizen in ihrem Essverhalten beeinflussen ließen, nähmen dünne Menschen immer exakt so viel Energie zu sich, wie sie zuvor verbraucht hätten, unabhängig von der Esssituation, dem Geschmack oder der Präsentation der Speisen.

Die strikte Trennung zwischen dem „normalen" Essverhalten von Normalgewichtigen und dem „pathologischen" Essverhalten von Adipösen ließ sich in der Praxis jedoch nicht aufrechterhalten. Ähnlich wie bei der Set-Point-Theorie waren es experimentelle Studien, die zeigen konnten, dass ein an Außenreizen orientiertes Essverhalten sowohl von schlanken als auch von dicken Menschen praktiziert werden kann. Beobachtet wurde außerdem, dass Menschen, die unabhängig von ihrem tatsächlichen Gewicht Angst vor einer Gewichtszunahme haben, eher zu einem an Außenreizen orientierten Essverhalten neigen. Die Idee, Dickleibigkeit sei zwangsläufig Folge einer Essstörung, wurde daher aufgegeben.

Auch das psychologische Behandlungsinventar zur Bekämpfung eines erhöhten Körpergewichts wurde in den letzten Jahrzehnten mehrfach revidiert. Psychoanalytische Behandlungen wurden dabei zunehmend durch Methoden der klassischen Konditionierung abgelöst, die sich an einfachen Reiz-Reaktions-Mustern orientierten. Später wurden die Betroffenen verstärkt in den Konditionierungsprozess integriert. Das Fachpersonal erhielt dabei den Status von Co-Therapeutinnen und -Therapeuten, während die Verantwortung für den Erfolg der Maßnahmen sukzessive an die Patientinnen und Patienten abgegeben wurde.

Während die Medizin derzeit vor allem auf chirurgische Lösungen setzt und damit die Gewährleistung des Erfolgs der gewichtsreduzierenden Maßnahmen außerhalb der individuellen Verantwortung der Patientinnen und Patienten verortet[29], ist in der Psychologie das umgekehrte Phänomen zu beobachten. Hier wird die Verantwortung für den Erfolg der Maßnahmen zunehmend den Betroffenen überantwortet, denen das nötige Wissen und die nötigen Techniken zur möglichst effektiven Selbstbeobachtung und Selbstoptimierung durch die Expertinnen und Experten nur noch zur Verfügung gestellt werden muss.

2.4 Soziale Risikofaktoren von Dickleibigkeit und für Dickleibigkeit

Parallel zur wachsenden medialen Aufregung um die aus einem überdurchschnittlichen Körpergewicht mutmaßlich resultierenden Gesundheitsgefahren geraten soziale Risiken für die Entstehung von Dickleibigkeit in den Fokus der Problemanalyse. Sie stehen weniger in Konkurrenz als in Ergänzung zu den etablierten naturwissenschaftlichen Erklärungsmodellen und bauen typischerweise auf dem Energiebilanzmodell auf. Allerdings sehen sie das naturwissenschaftlich geprägte Energiebilanzmodell für ein umfassendes Verständnis der Ursachen von Dickleibigkeit als unzureichend an. Entsprechend gilt nicht nur in den Sozialwissenschaften die genaue Kenntnis sozioökonomischer Risikofaktoren für eine Gewichtszunahme als maßgeblich für ein wirklich umfassendes Verständnis der Ursachen der „Adipositas-Epidemie" und, daran anknüpfend, für die Möglichkeiten ihrer erfolgreichen Bekämpfung.

Im Folgenden sollen nun zunächst die „Risikofaktoren" Geschlecht, Schicht und Ethnie vorgestellt werden – und das gleich in doppelter Hinsicht: Auf der einen Seite als Faktoren, die die Wahrscheinlichkeit für die Betroffenheit von einem erhöhten Körpergewicht steigern können und auf der anderen Seite im

29 Natalie Boero zeigt in ihrer qualitativen Studie „Killer Fat", dass Patienten der bariatrischen Chirurgie sehr wohl für den Erfolg einer dauerhaften Gewichtsabnahme in Verantwortung genommen werden – allerdings erst nach der Operation. Auch eine Magenverkleinerung führt nicht automatisch zu einer dauerhaften Gewichtsabnahme. Die Nahrungsaufnahme muss nach der Operation genau überwacht werden. Es muss sowohl darauf geachtet werden, ausreichend Nährstoffe zu sich zu nehmen als auch darauf, insgesamt die richtige Kalorienmenge zu konsumieren. Viele Operierte nehmen einige Zeit nach der Operation wieder zu und empfinden dies als besonders schmerzvolle Niederlage, da sie ja schon die ursprüngliche Gewichtsabnahme nicht „aus eigener Kraft" geschafft haben (Boero 2012).

Hinblick auf die sozialen Folgen eines erhöhten Körpergewichts für Angehörige der jeweiligen Gruppe. Zum Abschluss des Kapitels soll die Frage diskutiert werden, welche Folgen die Stigmatisierung dicker Menschen auf die Entwicklung ihres Körpergewichts hat.

2.4.1 Geschlechtsspezifische Risikofaktoren

Frauen sind in westlichen Staaten etwa genauso häufig dick wie Männer.[30] Auffallend ist allerdings, dass ein niedriger sozioökonomischer Status die Wahrscheinlichkeit dick zu werden bei Frauen sehr viel stärker erhöht als bei Männern. Frauen mit Hauptschulabschluss oder ohne Schulabschluss haben nach Angaben der Zweiten Nationalen Verzehrstudie aus dem Jahr 2008 in Deutschland drei Mal so häufig einen BMI größer 30 wie Frauen mit Abitur. Bei den Männern liegt dieser Faktor hingegen nur bei eins zu zwei (Max Rubner Institut 2008). Auch die negative Korrelation zwischen Einkommen und BMI ist bei Frauen stärker ausgeprägt als bei Männern. Frauen mit hohem Gehalt sind wesentlich seltener dick als Männer mit entsprechendem Einkommen. Und anders als bei Männern, bei denen die Korrelation zwischen einem niedrigen sozioökonomischen Status (SES) und hohen BMI-Werten ein relativ neues Phänomen der letzten dreißig bis vierzig Jahre ist, findet sich diese Korrelation bei Frauen schon sehr viel länger (Pudel 1982, S. 122f.).

Während die Risiken für die Betroffenheit von Dickleibigkeit zwischen den Geschlechtern in den Industriestaaten etwa gleich verteilt sind, sind die gesundheitlichen Risiken einer Adipositas für Frauen deutlich geringer. Etwa 85 Prozent aller dicken Frauen haben eine birnenförmige (periphere) Fettverteilung, die aus medizinischer Sicht als wesentlich weniger problematisch gilt als die bei Männern in ca. 80 Prozent auftretende apfelförmige (abdominale) Fettverteilung (Wirth 1997, S. 7).

Im krassen Gegensatz zu diesem geringeren gesundheitlichen Risiko steht das für Frauen deutlich höhere *soziale* Risiko von Dickleibigkeit. In einer aktuellen Literaturstudie verweisen die US-Amerikanischen Sozialwissenschaftlerinnen Janna Fikkan und Esther Rothblum darauf, dass sich die Benachteiligung und Schlechterstellung dicker Frauen in den USA durch alle gesellschaftlich relevanten Bereiche zieht. Bei der Auswertung der von ihnen berücksichtigten Studien zeigte sich, dass dicke Frauen deutlich geringe Chancen haben, eingestellt zu werden.

30 Anders ist die Situation in vielen nichtwestlichen Gesellschaften. In vielen arabischen Ländern liegt der Anteil von Frauen mit einem BMI größer 30 deutlich höher als der der Männer: dasselbe gilt für Afrikanerinnen und Afroamerikanerinnen (Seidell 2005).

Außerdem wurden sie im Beruf schlechter behandelt und ihnen wurden unattraktivere Aufgaben zugeteilt (Fikkan und Rothblum 2011, S. 577f.). Eine experimentelle Studie aus Deutschland, bei der Personalleiterinnen und -leitern Bilder von fiktiven Bewerberinnen und Bewerbern vorlegt wurden, kommt zu identischen Ergebnissen. Auch hier wurden dicke Frauen sehr viel stärker benachteiligt als dicke Männer (Giel et al. 2012).

Wie sehr für die systematische Schlechterstellung dicker Frauen ästhetische Gründe verantwortlich sind, zeigt die Tatsache, dass die Benachteiligungen für Frauen bereits bei einem durchschnittlichen BMI voll durchschlagen. Von der Diskriminierung dicker Frauen profitieren demnach nicht die durchschnittlichen, sondern ausschließlich die dünnen Frauen. Dicke Männer dagegen haben nicht mit derart massiven Sanktionen im Berufsleben zu kämpfen. Zudem werden Männer mit durchschnittlichem oder leicht überdurchschnittlichem BMI gegenüber dünnen Männern nicht benachteiligt. Diskriminierung bei dicken Männern spielt sich in deutlich höheren BMI-Bereichen ab als bei Frauen. Besonders drastisch fällt die Diskriminierung dicker Frauen in gesellschaftlich angesehenen Berufszweigen aus. Gerade in gut bezahlten und hochqualifizierten Berufsfeldern, die bis heute als Männerdomänen gelten, finden allenfalls schlanke Frauen allmählich Zugang. Dazu trägt auch der Umstand bei, dass dicke Mädchen von ihren Eltern weniger unterstützt werden als dünne Mädchen, wie Fikkan und Rothblum in ihrer Auswertung feststellen. Ein Muster, das sich so ebenfalls nicht bei dicken Jungen gefunden habe (Fikkan und Rothblum 2011, S. 579f.).

Die gesellschaftliche Schlechterstellung dicker Mädchen und Frauen wirkt sich laut der systematischen Literaturstudie von Fikkan und Rothblum auch auf die Häufigkeit romantischer Intimbeziehungen aus. So hatten dicke Schülerinnen ihrer Untersuchung zufolge deutlich weniger romantische Beziehungen als dünne Klassenkameradinnen. Ein Phänomen, das sich bei dicken Jungen so nicht finden ließ (Fikkan und Rothblum 2011, S. 581). Dieser Zusammenhang gilt den Autorinnen zufolge allerdings nur für heterosexuelle Beziehungen. Lesben scheinen dagegen bei der Partnerinnenwahl dem Körpergewicht deutlich weniger Bedeutung einzuräumen. Umgekehrt zeigt sich bei schwulen Männer eine deutliche Bevorzugung dünner Partner (Fikkan und Rothblum 2011, S. 582).

Auch im Gesundheitswesen hat die Schlechterbehandlung dicker Frauen gravierendere Folgen als die dicker Männer, konstatieren die Autorinnen. Ärzte und Ärztinnen empfehlen dicken Frauen demnach schon bei deutlich niedrigen BMI-Werten eine Gewichtsreduktion als dies bei Männern der Fall ist. Zudem gehen dicke Frauen aus Furcht vor Diskriminierung seltener zum Arzt als dünne. Ein Phänomen, das sich den Ergebnissen der Studie zufolge in den USA so ebenfalls nicht im selben Maße bei Männern finden lässt (Fikkan und Rothblum 2011,

S. 583). Auch auf potentiell gesundheitsförderliches Freizeitverhalten hat die Diskriminierung dicker Frauen Einfluss. So gehen dicke Frauen aufgrund von Diskriminierungserfahrungen seltener in Fitnessstudios. Nicht zuletzt die Diskriminierung respektive Nichtbeachtung dicker Frauen in den Medien ist der Studie zufolge ebenfalls wesentlich ausgeprägter als bei Männern (Fikkan und Rothblum 2011, S. 584).

2.4.2 Sozioökonomische Risikofaktoren

> *"One group of Americans has always known better than that. They are the rich, the more insightful and longer-living of whom have understood that the price of abundance is restraint; in their parlance, you can never be too rich or too thin." (Critser 2004, S. 175)*

In der Fachöffentlichkeit besteht weitgehende Einigkeit darüber, dass Dickleibigkeit eine hohe genetische Komponente beinhaltet. Doch es herrscht genauso Einigkeit darüber, dass ein Mindestmaß an Wohlstand notwendig ist, um der genetischen Veranlagung zur Leibesfülle massenhaft Geltung zu verschaffen. Daher werden Gesellschaften, in denen die Bevölkerungsmehrheit unterernährt ist, nur wenige dicke Menschen zählen. Gleichzeitig führt sozialer Druck in den reichen Staaten dazu, dass vor allem Frauen aus der Mittel- und Oberschicht versuchen, ihr Gewicht zu reduzieren und dafür deutlich mehr Ressourcen aufwenden, als für eine ausgewogene Ernährung notwendig wäre.

Der Zusammenhang zwischen Wohlstand und Dickleibigkeit lässt sich auch in Zahlen ausdrücken. So steigt der durchschnittliche BMI einer Bevölkerung bis zu einem durchschnittlichen Jahreseinkommen von 5.000 PPP-Dollar[31] (US-Dollar von 2005) rapide an, danach verringert sich der Anstieg, bis er schließlich bei Werten von 12.500 PPP-Dollar bei Frauen und 17.000 PPP-Dollar bei Männern den Höhepunkt erreicht (Ezzati et al. 2005).

Während in Gesellschaften mit geringem Volkseinkommen vor allem die Wohlhabenden zur Dickleibigkeit neigen, ist das Verhältnis in Gesellschaften mit hohem Bruttoinlandsprodukt genau umgekehrt. Allerdings gibt es auch

---

31 PPP steht für Power Purchase Parity. Darunter wird eine künstliche Währungseinheit verstanden, die die Kaufkraft in dem jeweiligen Land berücksichtigt. Ein Jahreseinkommen von 10.000 PPP-Dollar in Japan, der Schweiz oder Norwegen liegt in realen US-Dollar gemessen um ein mehrfaches höher als ein Einkommen von 10.000 PPP-Dollar in Indonesien, Indien oder Ägypten. Die Kaufkraft ist aber, jedenfalls soweit sich diese zwischen so unterschiedlichen Ländern überhaupt sinnvoll vergleichen lässt, dem Modell nach identisch.

zwischen den wohlhabenden Staaten große Unterschiede. Die Statistik zeigt, dass in Ländern mit einem hohen Bruttoinlandsprodukt bei einer gleichzeitig hohen Spreizung der Einkommen und Vermögen wesentlich mehr Menschen mit einem BMI größer 30 leben als in Ländern, deren Volkseinkommen ebenfalls sehr hoch liegt, in denen die Verteilung des gesellschaftlichen Reichtums aber ausgeglichener ist. Dasselbe Muster findet sich mit Blick auf die US-Amerikanischen Bundesstaaten. Auch hier sind es die Bundesstaaten mit besonders hoher Einkommensdisparität, in denen ein überdurchschnittlich hoher Anteil der Bevölkerung einen BMI größer 30 aufweist (Wilkinson und Pickett 2010, S. 112f.).

Dass Menschen mit niedrigerem Einkommen und geringerer Qualifikation in den reichen Ländern häufiger dick sind als der Bevölkerungsdurchschnitt, wird auf ökonomische, kulturelle und biologische Ursachen zurückgeführt. Die ökonomischen Ursachen hängen vorrangig mit den Lebensmittelpreisen zusammen. Nahrungsmittelpreise in den Industrieländern sind so gestaltet, dass hochkalorische Nahrungsmittel deutlich preisgünstiger sind als Nahrungsmittel mit einem geringeren Kaloriengehalt. Hinzu kommt noch, dass sich die preisgünstigen weiterverarbeiteten Nahrungsmittel schneller zubereiten lassen und länger haltbar sind, was sie insbesondere für Menschen mit mehreren (Teilzeit-) Jobs und familiären Verpflichtungen, aber ohne die finanziellen Ressourcen, um sich regelmäßig zuhause oder im Restaurant bekochen zu lassen, weitgehend alternativlos macht.

Nicht zuletzt wegen des relativen Preisverfalls hochkalorischer Lebensmittel in Industrieländern wird Dickleibigkeit immer mehr zum Ausdruck relativer Armut. Diese Beobachtung gilt zunehmend auch für Schwellen- und Entwicklungsländer und führt dort zu dem Phänomen des sogenannten „Dual Burden". Unter „Dual Burden" wird die örtliche Gleichzeitigkeit von Über- und Unterernährung verstanden. Letztlich handelt es sich in beiden Fällen um eine Mangelernährung – häufig eine einseitige kohlehydratreiche Kost, die, abhängig von der Konstitution der Betroffenen, gleichermaßen zu Untergewicht oder Übergewicht führen kann.

Als Reaktion auf das Phänomen des „Dual Burden" wird eine Neuausrichtung der Hungerhilfe diskutiert. So forderte der US-Amerikanische Ernährungsexperte Barry Popkin wiederholt, die Hungerhilfe dürfe nicht mehr vorrangig auf die Verteilung besonders kalorienreicher Nahrungsmittel setzen, denn gerade in Ländern wie Ägypten, in den US-AID und andere Ernährungshilfsorganisationen seit Jahrzehnten tätig sind, sei ein großer Teil der ärmeren Bevölkerungsschichten von übergewichtsbedingten Zivilisationskrankheiten betroffen (Popkin 2008). In diesem Zusammenhang wird auch über den Einfluss von Nahrungsmittelhilfen auf das Körpergewicht von Menschen mit Niedrigeinkommen in Industrieländern diskutiert. Die Diskussionen um die Neuausrichtung der Programme zur

Food Assistance (wozu in den USA vor allem die weit verbreiteten Food Stamps zählen) werden ebenfalls anhand der Frage geführt, wie sie sich auf das Gewicht der Empfängerinnen und Empfänger auswirken (Ver Ploeg 2011).

Häufig hängen die Ursachen, die dafür verantwortlich gemacht werden, dass Menschen mit einem niedrigeren Einkommen und niedrigem Bildungsstatus öfter dick sind als Menschen mit einem höheren Einkommen und höherem Bildungsstatus, mit dem Wohnort zusammen. Getreu dem Energiebilanzmodell, das die Ursachen für Adipositas in den Faktor Ernährung – stellvertretend für die Energieaufnahme – und den Faktor Bewegung – stellvertretend für die Energieverausgabung – teilt, wird auch bei den sozialräumlichen Risiken für die „Adipositas-Epidemie" zwischen der „local food environment" und der „built environment" unterschieden.

Zur „built environment" zählen die architektonische Verfasstheit der Wohnumgebung, die erheblich zu dem ausgeprägten Zusammenhang zwischen sozioökonomischem Status und der Intensität körperlicher Bewegung in der Freizeit beiträgt. Um die Auswirkungen der „built environment" auf das Bewegungsverhalten zu ermitteln, werden Kriterien wie der Zugang zu Parks, das Vorhandensein von (ausreichend breiten) Bürgersteigen, der Zustand der Infrastruktur für den motorisierten Individualverkehr bzw. für Fahrradfahrer und Fußgängerinnen ebenso berücksichtigt wie das Vorhandensein von kommerziellen Sportangeboten in Wohnortnähe. Neben diesen harten Faktoren spielen aber auch sogenannte weiche Faktoren eine Rolle: dazu zählen zum Beispiel die Sicherheit im öffentlichen Raum, die sich auf die Bereitschaft, mittlere und längere Wegstrecken ohne Auto zurückzulegen, ebenso auswirkt, wie auf die Wahrscheinlichkeit der Ausübung von Ausdauersportarten wie Joggen in der Nähe des Wohnortes (Delpeuch et al. 2009, S. 98ff.).

Zur Ernährungsumgebung („local food environment") zählen das Vorhandensein von lokalen Einkaufsmöglichkeiten insbesondere mit Blick auf das Angebot an frischen Lebensmitteln. Festzustellen ist vor allem in den angelsächsischen Ländern, dass es in marginalisierten und räumlich abgelegenen Stadtteilen häufig nur sehr eingeschränkte Einkaufsmöglichkeiten gibt. Einer relativ engmaschigen Versorgung mit Fastfood-Filialen und Convenience-Stores steht hier eine eklatante Unterversorgung mit Supermärkten gegenüber, die über ein vollwertiges Angebot an frischen Nahrungsmitteln verfügen.

Das Problem einer nicht vorhandenen Nahversorgung mit frischen Lebensmitteln wird unter dem Überbegriff Food Deserts in angelsächsischen Ländern schon seit den 1960er Jahren diskutiert (Smith und Cummins 2011, S. 452). In Großbritannien wurde als Definition für eine „Lebensmittelwüste" festgelegt, dass die Entfernung vom Wohnort zu einem Geschäft, das eine angemessene Auswahl an Lebensmitteln in angemessener Qualität und zu einem angemessenen Preis anbietet, nicht mehr als 500 Meter betragen dürfe (Smith und Cummins 2011, S. 455). In den USA gilt in Großstädten ein Abstand von mehr als einem Kilometer, in ländlichen Regionen ein Abstand von mehr als zehn Kilometern als Kriterium für das Vorhandensein einer Lebensmittelwüste. Dort, wo Lebensmittelwüsten bestehen, ist auch der Anteil dicker Menschen höher als in Wohngegenden, in denen es ein breites und leicht verfügbares Angebot an Lebensmittel gibt (Smith und Cummins 2011, S. 458). Allerdings ist es mit den Lebensmittelwüsten nicht anders als mit allen anderen Risikofaktoren, mit denen Dickleibigkeit in Verbindung gebracht wird: es ist faktisch unmöglich, einzelne Faktoren zu isolieren und ihren jeweiligen Anteil an der kollektiven Gewichtszunahme bestimmen zu wollen.

Als weitere Gründe dafür, dass Menschen mit niedrigeren sozialen Status ein erhöhtes Risiko für Dickleibigkeit aufweisen, gelten in der Literatur Stress und Schlafmangel. Warum Stress und Schlafmangel dick machen können, wird mit der Übersetzung sozialer in biomedizinische Prozesse erklärt. Stress führt demnach dazu, dass der Körper verstärkt Hormone ausschüttet, die den Appetit steigern. Auch Schlafmangel wirkt sich auf den Hormonhaushalt aus und kann dazu führen, dass bei vielen Menschen die Produktion des hungerstillenden Hormons Leptin zurückgefahren wird, während gleichzeitig das Hunger auslösende Hormon Ghrelin verstärkt gebildet wird (Taheri et al. 2004).

Stress und Schlafmangel können durch soziale Faktoren wie gesellschaftliche Diskriminierung, finanzielle Schwierigkeiten, unregelmäßige Arbeitszeiten in Folge von Schichtarbeit oder der Kombination von mehreren Teilzeitjobs, durch Lärmemissionen, aber auch durch Arbeitsverhältnisse, die durch hohe Verantwortung bei geringer Autonomie gekennzeichnet sind, hervorgerufen werden (Brewis 2011, S. 46). Diese Gemengelage kann sich zu einem Teufelskreis auswachsen, indem der Stress, dem sozial Benachteiligte aufgrund ihrer Marginalisierung ausgesetzt sind, sie womöglich häufiger dick werden lässt und der Stress, dem Dicke wegen der gesellschaftlichen Missbilligung ihres Dickseins ausgesetzt sind, sie womöglich noch dicker werden lässt.

Diese These jedenfalls vertritt der Lübecker Diabetologe Achim Peters. Peters hat die „selfish brain" Theorie aufgestellt. Sie geht davon aus, dass das Gehirn prioritär vor allen anderen Organen Energie anfordert. Im Normalfall funktioniert die Versorgung des Gehirns mit Energie durch den regulären Stoffwechselkreislauf, unter Stress aber kommt der Körper mit der Insulinproduktion nicht nach. Peters unterscheidet zwei idealtypische Reaktionsweisen auf Dauerstress. Der erste Typ reagiert hochreaktiv auf Stress, indem er verstärkt das Hormon Cortisol bildet. Der zweite Typ hingegen reagiert nach einiger Zeit nicht mehr mit einer erhöhten Cortisolproduktion auf den Dauerstress. Dafür fordert hier das Gehirn verstärkt Energie an. In der Folge steigen die Nahrungsaufnahme und damit auch das Gewicht bei diesem Typ an, ohne dass er deshalb ein höheres gesundheitliches Risiko hätte. Ganz im Gegenteil: Peters attestiert dem zweiten Typus, der auf Stress mit erhöhter Nahrungsaufnahme reagiert, sogar grundsätzlich eine geringere Anfälligkeit für mit Stress assoziierte Krankheiten (Peters 2012; Peters 2013; Peters und Junge 2011).

Peters empfiehlt daher zum Abbau von Stressbelastungen für beide Typen eine Therapie, die nicht eine Gewichtsreduktion bzw. eine Umstellung der Ernährungsweise, sondern den Abbau von chronischem Stress in den Mittelpunkt rückt. Die Ursachen von chronischem negativem Stress sieht Peters nicht (allein) in einer mangelnden Anpassungsleistung an externe Stressoren, sondern vorrangig als Folge gesellschaftlicher Verhältnisse. Konkret identifiziert Peters zwei Faktoren, die seiner Ansicht nach für Dauerstress in der modernen Leistungsgesellschaft (mit)verantwortlich sind: die Einkommensdisparität innerhalb einer Gesellschaft und die Diskriminierung und Stigmatisierung, die dicke Menschen in der Gesellschaft erfahren. Peters engagiert sich für eine Entstigmatisierung des Körpergewichts, weil er dies als wichtigen Teil einer ganzheitlichen Gesundheitsförderung betrachtet (Peters 2012).

Weitere soziale Ursachen, die der Literatur zufolge ebenfalls eine Gewichtszunahme bedingen können, sind die einseitige und unregelmäßige Ernährungsweise in Armutshaushalten. Haushalte mit niedrigen Einkommen nutzen die Ausgaben für Nahrung häufig als Puffer. Im Gegensatz zu Miete, Energiekosten oder Kosten für Telekommunikation sind die Ausgaben für Lebensmittel flexibel, da sie nicht automatisch vom Konto abgebucht werden. Das führt dazu, dass am Wochen- oder am Monatsende die Ausgaben für Lebensmittel häufig zurückgestellt werden (Schorb 2008b, S. 119f.). In den USA ist das Phänomen armutsbedingter Unter- und Mangelernährung unter dem Überbegriff „food insecurity" gut untersucht. Etwa 14 Prozent der Bevölkerung sind nach offiziellen Angaben dort davon betroffen, rund vier Prozent der Haushalte leiden der Statistik zufolge sogar unter „servere food insecurity" (Coleman-Jensen et al. 2011).

In Deutschland gibt es zu dieser Problematik dagegen bislang kaum Daten. Lange Zeit galt die Vorstellung, dass es in Deutschland Menschen geben soll, die sich nicht ausreichend ernähren können, angesichts der im internationalen Vergleich großzügigen Sozialleistungen bei gleichzeitig niedrigen Lebensmittelpreisen als abwegig. In Zeiten eines wachsenden Niedriglohnsektors einerseits und eines inflationsbereinigt seit Jahren sinkenden Sozialhilfeniveaus andererseits, ändert sich diese Einstellung langsam – was sich auch in dem gesteigerten akademischen Interesse an armutsbedingter Mangelernährung in Deutschland widerspiegelt. Im Fokus der Aufmerksamkeit stehen dabei die erst in den 1990er Jahre aufgekommenen Lebensmitteltafeln, deren mittlerweile rund 2000 Ausgabestellen von derzeit etwa anderthalb Millionen Menschen regelmäßig aufgesucht werden. Damit hat sich innerhalb von zwei Jahrzehnten ein auf privater Wohltätigkeit basierendes Lebensmittelhilfssystem entwickelt, das in Ausrichtung und Umfang mit den etablierten US-Amerikanischen Food Banks vergleichbar ist (Selke 2010, 2011).

Warum temporäre Hungerperioden zu einer Gewichtszunahme führen können, lässt sich ebenfalls durch die Übersetzung sozialer Faktoren in biochemische Reaktionen des Körpers erklären: Auch eine unfreiwillig unregelmäßige Nahrungsaufnahme führt dazu, dass der Körper in Zeiten, zu denen wieder genügend Lebensmittel zur Verfügung stehen, die eingehende Energie besonders nachhaltig speichert. Prinzipiell greifen hier dieselben physiologischen Mechanismen wie bei einer Diät. Der Grundumsatz des Körpers sinkt ab und die eingehende Energie wird umso effektiver gespeichert, was auf längere Sicht zu einem steigenden Körpergewicht führen kann. Das Phänomen ist in den USA unter dem Begriff „food stamp cycle hypothesis" bekannt geworden (Ver Ploeg 2011, S. 417). Mit der „food stamp cycle hypothesis" erklärt man sich in den USA auch, warum Frauen in Armut häufiger dick sind als Männer. Denn viele der Frauen, die Essensmarken erhalten, sind alleinerziehende Mütter. Sie sparen in Notzeiten die Nahrung für ihre Kinder auf und kompensieren dann diesen Verzicht, sobald wieder genug zu essen da ist. Im Ergebnis führt dies zu überhöhter Kalorienaufnahme am Monats- bzw. Wochenanfang, ergänzt durch unfreiwillige Diäten am Monats- bzw. Wochenende. Auf Essensmarken angewiesene Männer müssen dagegen häufig nur sich selbst versorgen und können sich die knappen Ressourcen deshalb etwas besser einteilen (Townsend et al. 2001).

Als neben der Ernährungsweise weiterer wesentlicher Grund dafür, dass Arme in reichen Ländern überdurchschnittlich oft dick sind, gilt ihr Freizeitverhalten. Ein besonderes Augenmerk wird hier auf den Medienkonsum gelegt, der in Familien mit niedrigerem SES höher ist als in Familien der Mittel- und Oberschicht (Pfeiffer et al. 2007). Ein erhöhter Medienkonsum gilt vor allem deshalb als ein potentieller Auslöser für eine Gewichtszunahme, weil davon ausgegangen wird, dass die Zeit vor dem Gerät im Sitzen verbracht wird und dass beim Fernsehen häufig unkontrolliert gegessen wird, und weil in den Werbeunterbrechungen vor allem für hochkalorische insbesondere stark zucker- und/oder fetthaltige Snacks und Fertiggerichte sowie für alkoholische Getränke geworben wird. Tatsächlich legen mehrere experimentelle Studien einen höheren Snack- und Lebensmittelkonsum nach Fernsehwerbung nahe (Vandewater und Wartella 2011).

Nicht zuletzt trägt eine durch Dickleibigkeit bedingte gesellschaftliche Abwärtsmobilität („downward mobility") dazu bei, dass Menschen aus unteren Sozialschichten häufiger dick sind. Dies gilt in besonderem Maße für weiße Frauen aus der Mittel- und Oberschicht (Fikkan und Rothblum 2011, S. 587). Der US-Amerikanische Mediziner Paul Ernsberger hält diese Abwärtsmobilität für den entscheidenden Grund dafür, dass Arme in reichen Ländern öfter dick sind. Er schreibt: "although there is some evidence that poverty is fattening, a stronger case can be made for converse: fatness is impoverishing" (Ernsberger 2009, S. 26).

Im Kontrast zur höheren Betroffenheit sozial benachteiligter Menschen von Dickleibigkeit stehen dann auch die gesundheitlichen und sozialen Folgen der Dickleibigkeit für Menschen mit niedrigen sozioökonomischen Status. So gibt es Anzeichen dafür, dass die negativen gesundheitlichen und sozialen Auswirkungen eines erhöhten BMIs für Menschen aus den unteren Schichten in den Industrieländern geringer sind als für Angehörige der Mittel- und Oberschicht (vgl. Ernsberger 2009). Das Phänomen, das bekannte Risikofaktoren für Angehörige der Mittel- und Oberschicht eine andere Bedeutung haben als für Angehörige der Unterschicht, beschränkt sich aber längst nicht allein nur auf erhöhte BMI-Werte, worauf der deutsche Gesundheitswissenschaftler Hagen Kühn in seinen Untersuchungen zu Healthismus in den USA schon Anfang der 1990er Jahre hingewiesen hatte.

> „So ist der Gesundheitseffekt gleichen Verhaltens (z.B. des Nichtrauchens) in den unteren Klassen und Schichten geringer als bei sozial Bessergestellten. (...). Die verhaltensabhängigen Gesundheitseffekte sind in Schichten mit günstigeren Lebensbedingungen größer als unter ungünstigen. Daher führt beispielsweise das Rauchen zu größeren Fitness-Unterschieden in der ‚non-manual class' als in der ‚manual class'. Für Männer, die leichte Arbeit verrichten, ‚lohnt' sich das Nichtrauchen gesundheitlich mehr als für Schwerarbeiter. „Gute Ernährung" reduzierte die Erkrankungsraten zwar bei den Frauen der ‚non-manual class' aber nicht bei denen der ‚manual class'. Gesündere Lebensweise scheint generell in den Wohngebieten mit hohem Status zu einer besseren Gesundheit zu führen als in innerstädtischen Regionen oder Industrieregionen. Kurzum: Nicht nur das Gesundheitsverhalten, sondern auch dessen Wirkung hängen von den sozioökonomischen Lebensbedingungen ab." (Kühn 1993, S. 99)

2.4.3 Ethnische Risikofaktoren

Nicht nur Menschen mit einem niedrigen sozioökonomischen Status, auch viele ethnische Minderheiten tendieren in den Industrieländern überdurchschnittlich oft zu Dickleibigkeit. In der Regel handelt es sich dabei um Gruppen, die wie Hispanics und African-Americans in den USA bzw. Menschen mit türkischem oder arabischem Migrationshintergrund in Deutschland über einen geringeren sozioökonomischen Status verfügen als der Bevölkerungsdurchschnitt. Insofern stellt sich die Frage, ob die häufigere Betroffenheit dieser Gruppen von Dickleibigkeit nicht lediglich Ausdruck für ihre soziale Schlechterstellung ist. Darüber hinaus werden aber auch kulturelle Gründe angeführt, um zu erklären, warum diese ethnischen Gruppen überdurchschnittlich oft dick sind.

Zu den kulturellen Gründen dafür, warum zum Beispiel Afroamerikanerinnen deutlich häufiger dick sind als weiße US-Amerikanerinnen, zählen, dass erste in Stresssituationen auf andere Coping-Strategien zurückgreifen. So gilt „comfort food“ als ein Bewältigungsmuster für psychische Problemlagen, das Afroamerikanerinnen sehr viel häufiger nutzen als weiße US-Amerikanerinnen, die wiederum in Stresssituationen häufiger zu Alkohol- und Tabak greifen. Im Fall der lateinamerikanischen Bevölkerung in den USA gilt zudem die Anpassung an die US-Amerikanische Ernährungsweise als eine zentrale Ursache für den Gewichtsanstieg in dieser Bevölkerungsgruppe (Walker und Kawachi 2011).

Als weitere kulturelle Faktoren, die dem Stand der Forschung zufolge ein höheres Körpergewicht begünstigen, gelten vom gesellschaftlichen Mainstream abweichende Schönheitsideale in afroamerikanischen Gemeinschaften in den USA bzw. in türkischen und arabischen Gemeinschaften in Deutschland. Dieses abweichende Schönheitsideal wirkt sich auch auf die Rollenvorbilder in den entsprechenden ethnischen Gemeinschaften aus. So sind besonders weibliche afroamerikanische Fernsehstars im Durchschnitt deutlich dicker als ihre – oftmals untergewichtigen – weißen Kolleginnen (Walker und Kawachi 2011). Einschränkend stellt die US-Amerikanische Sozialwissenschaftlerin Kathleen LeBesco allerdings fest, dass auch unter Afroamerikanerinnen die (Selbst-)Akzeptanz für ein hohes Körpergewicht in höheren Sozialschichten sinkt (LeBesco 2004, S. 61).

2.4.4 Die Auswirkungen von Gewichtsdiskriminierung auf das Körpergewicht

“There is no nice, unstigmatizing way to wish that fat people did not eat or exist.” (Wann 2009, S. xvii)

In Anbetracht der Tatsache, dass Dickleibigkeit bei ethnischen Minderheiten häufig nicht mit den gleichen psychosozialen Risiken einhergeht wie bei der autochthonen respektive weißen Bevölkerungsmehrheit, stellt sich die Frage, was gegen das gehäufte Auftreten eines erhöhten Körpergewichts bei ethnischen Minderheiten getan werden sollte, neu. „Aufklärung“ über gesundheitliche

Risiken um jeden Preis? Oder besteht hier nicht eher die Gefahr, dass sich durch eine vermeintlich realistische Selbsteinschätzung Essstörungen und eine negative Körperwahrnehmung auch in Bevölkerungsgruppen verbreiten, die davon bislang weitgehend verschont waren?

Während die Wahrscheinlichkeit dick zu werden für Angehörige bestimmter ethnischer Minderheiten größer ist als für die Bevölkerungsmehrheit, verhält es sich mit den ökonomischen und gesundheitlichen Risiken nämlich häufig genau umgekehrt. Die sozialen, ökonomischen und letztlich auch psychischen Risiken, die aus Dickleibigkeit resultieren, sind beispielsweise für Afroamerikanerinnen insgesamt viel geringer als für europäischstämmige US-Amerikanerinnen, und es gibt Hinweise darauf, dass das auch für die physischen gesundheitlichen Risiken gelten könnte (Brewis 2011, S. 240; Flegal et al. 2010).

Anhänger einer kompromisslosen Bekämpfung der „Adipositas-Epidemie" wie etwa der US-Amerikanische Journalist Greg Critser lassen sich von solchen Einwänden freilich nicht beeindrucken. Im Gegenteil: Sie halten die negative Gleichbehandlung in Sachen Gewichtsdiskriminierung für ein wichtiges Element im Kampf gegen die „Adipositas-Epidemie". Dementsprechend wünscht sich Critser, dass zukünftig alle gesellschaftlichen Gruppen von dieser Form der Diskriminierung „profitieren dürfen":

> "In other words, perhaps, boundaries, an unpleasant but good thing for affluent white people, are also a good thing for poor and middle-class black people." (Critser 2004, S. 121)

Auch der deutsche Soziologe Michael Zwick sieht insbesondere die türkischstämmige Bevölkerung in Deutschland in der Pflicht, sich den kulturellen Vorstellungen der Mehrheitsgesellschaft von einem guten Leben und einem angemessenen Körperbild anzupassen, um so erfolgreich gesundheitliche Risiken zu vermeiden.

> „Mit Blick auf die Verhältnisse in der Bundesrepublik Deutschland hatten wir bereits gesehen, dass ein tief greifender gesellschaftlicher Wandel mit teilweise fundamental neuen Anforderungen an die Menschen verbunden ist. Wer sich in seinem Ernährungs- und Freizeitverhalten den veränderten Lebensverhältnissen nicht anzupassen versteht, dem drohen Übergewicht und gesundheitliche Probleme." (Zwick 2011, S. 84)

Die gegenwärtige Situation in der westlichen Welt ist paradox: Fast alle Menschen wollen schlank sein, fast niemandem aber gelingt es dauerhaft, dem modischen und gesundheitlichen Ideal, das einen BMI im niedrigen Normalgewichtsbereich voraussetzt, zu entsprechen. Doch warum führt das gesellschaftliche Stigma, dem vor allem Frauen schon mit durchschnittlichen BMI-Werten ausgesetzt sind, und dem sich jetzt auch Menschen mit niedrigem sozioökonomischen Status sowie Menschen mit Migrationshintergund im Namen der Gesundheit aussetzen sollen, nicht dazu, dass die Bevölkerung insgesamt dünner wird?

In der öffentlichen Wahrnehmung gelten die Umweltbedingungen als maßgeblich verantwortlich für das steigende Durchschnittsgewicht in immer mehr Ländern der Erde. Welche Rolle dagegen das Stigma, dem dicke Menschen ausgesetzt sind, für diese Entwicklung spielt, ist umstritten. In medizinischen und psychologischen Standardwerken wird die Stigmatisierung dicker Menschen wie eine Folgekrankheit behandelt. Neben Herzkreislauferkrankungen, bestimmten Krebsarten, Gelenkschäden und Typ II Diabetes finden sich in der Aufzählung wie selbstverständlich Stigmatisierung und Diskriminierung. Besonders bei Kinder und Jugendlichen, bei denen keine unmittelbaren medizinischen Folgen von Dickleibigkeit nachgewiesen werden können und für die daher alle gesundheitlichen Warnungen auf der Annahme basieren, dass aus dicken Kindern später dicke Erwachsene werden, die dann unter den typischen Folgekrankheiten leiden werden, wird Stigmatisierung (häufig mit dem Begriff Hänseleien bezeichnet und damit bagatellisiert) als das Hauptrisiko der juvenilen Dickleibigkeit präsentiert.

Das Stigma, dem dicke Menschen – Kinder wie Erwachsene – ausgesetzt sind, wird wie ein medizinisch-naturwissenschaftliches Faktum und damit wie eine scheinbar unvermeidbare Folge der körperlichen Konstitution betrachtet. Über die offensichtliche Tatsache, dass es sich bei dem Risiko der Stigmatisierung anders als bei Herzkreislauferkrankungen, Krebs und Diabetes – von den kontroversen Diskussionen um die Bewertung gesundheitlicher Risiken eines erhöhten Körpergewichtes einmal abgesehen – nicht um ein biologisches, sondern um ein rein gesellschaftliches Phänomen handelt, wird hingegen fast immer geschwiegen. Dabei ist nicht nur aus historischer Sichtweise, sondern auch mit Blick auf andere (Sub-)Kulturen offensichtlich, dass die gesellschaftlich hegemoniale Wahrnehmung von Körpern als schön bzw. gesund respektive hässlich bzw. ungesund eine riesige Bandbreite umfasst und sich in einem stetigen Wandel befindet.

Die Frage, um die es hier konkret gehen soll, ist die nach den Auswirkungen des gegenwärtig vorherrschenden Stigmas auf die Entwicklung der Prävalenzen von Dickleibigkeit. Ob das mit Adipositas verbundene Stigma tatsächlich die Bereitschaft, Übergewicht und Adipositas behandeln zu lassen erhöht, ist umstritten. Noch strittiger ist, welche langfristigen Wirkungen das Stigma auf die Gewichtsentwicklung der Betroffenen hat. Ausgehend von der Beobachtung, dass Abnehmversuche, gleich welcher Philosophie sie folgen, langfristig fast immer scheitern und es aufgrund des in der Literatur beschriebenen Jo-Jo-Effektes häufig sogar zu einer Gewichtszunahme kommt, darf bezweifelt werden, dass das Stigma wirklich eine „positive" Auswirkung auf eine mögliche Gewichtsreduktion hat.[32]

Von den vielen bekannten negativen gesundheitlichen Folgen gesellschaftlicher Stigmatisierung einmal abgesehen, scheinen zumindest gesellschaftliche Gruppen, die, wie etwa Frauen aus der Mittel- und Oberschicht, in den westlichen Industrieländern besonders stark stigmatisiert werden und gleichzeitig über die finanziellen Ressourcen verfügen, um sich professionelle Hilfe für eine Gewichtsreduktion zu suchen, tatsächlich im Vergleich zur Durchschnittsbevölkerung deutlich weniger häufig von Dickleibigkeit betroffen zu sein. Aus dieser statistischen Feststellung schöpft der Journalist Robert Pool in seinem Buch "Fat. Fighting the Obesity Epidemic" die Hoffnung, dass sich die „Adipositas-Epidemie" eventuell doch noch besiegen lassen könne.

> "It would be nice to be able to conclude that the studies of weight and social class offer some hope for a way out of the obesity plague. After all, if we could bring the overall rate of obesity down near the rate we see among women in the highest socioeconomic bracket that would be a major victory. There would be millions fewer obese and tens of millions fewer overweight adults in the United States alone, health care costs would drop dramatically, and people would live longer healthier lives." (Pool 2001, S. 180)

Bei näherer Betrachtung der Vor- und Nachteile kommt Pool jedoch zu einer insgesamt eher negativen Bilanz der gesellschaftlichen Diskriminierung dicker Menschen.

32 Verschiedene Studien finden Anhaltspunkte dafür, dass Gewichtsdiskriminierung eine erfolgreiche Gewichtsabnahme eher verhindert denn befördert (Gudzune et al. 2014; Hunte 2011; Lorentzen et al. 2012; Schvey et al. 2011; Sutin und Terracciano 2013; Wott und Carels 2010) und sich allgemein negativ auf gesundheitsrelevantes Verhalten auswirkt (Carels et al. 2010; Carels et al. 2009; Forhan und Salas 2013; Seacat und Mickelson 2009; Vartanian und Shaprow 2008). Zudem geben Studien Hinweise darauf, dass die Stigmatisierung auch nach einem erfolgreichen Gewichtsverlust weiterbesteht (Latner et al. 2012; Levy und Pilver 2012). Nur eine Studie fand Hinweise dafür, dass Gewichtdiskriminierung für einen Gewichtsverlust hilfreich sein kann (Latner et al. 2009). Ergebnis einer systematischen Literaturrecherche in pubmed und web of knowledge – Stand März 2014

> "If it were possible somehow to (…) remove stigma of obesity overnight – if suddenly fat people were thought of just as competent, intelligent, attractive and fashionable as thin people – what would happen? Three things at least: First, fat people would be happier and less frustrated. Second, the rates of anorexia, bulimia, and the other eating disorders that arise from an obsession with thinness and which plague mostly girls and women from upper socioeconomic brackets would go down. And third, there would be a lot more fat people in the world." (Pool 2001, S. 181)

Übersehen hat Pool in seiner Analyse, dass die relativ geringe Zahl dicker Frauen in der Mittel- und Oberschicht nicht nur mit erheblichen „Kollateralschäden" in Form von Essstörungen und anderen psychischen Problemen extrem teuer erkauft wird, sondern dass die statistischen Daten durch Phänomene der Auf- und Abstiegsmobilität zusätzlich verzerrt werden. Gerade Frauen gelingt der Aufstieg in höhere Positionen leichter, wenn sie besonders schlank sind – ein ähnliches Phänomen findet sich bei Männern mit Blick auf die Körpergröße. Umgekehrt sind Frauen einem hohen Risiko der Abwärtsmobilität ausgesetzt, wenn ihr Körperumfang nicht (länger) dem Ideal entspricht: dies gilt insbesondere dann, wenn sie sich zum Zeitpunkt der Gewichtszunahme noch nicht fest in einer höheren Position etabliert haben.

Trotz dieser Verzerrungen, die Hinweise darauf geben, dass es weniger Abnehmerfolge als Phänomene der gesellschaftlichen Auf- und Abstiegsmobilität sind, die dafür sorgen, dass Frauen aus höheren Schichten in Industrieländern trotz adipogener Umweltfaktoren relativ selten dick sind, halten viele Expertinnen und Experten aus Medizin und Psychologie daran fest, dass das Stigma eine möglicherweise unangenehme, aber für den Erfolg von Abnehmkampagnen und damit für die Garantie der Volksgesundheit letztlich unverzichtbare Voraussetzung ist.

> „Wir können diskutieren, ob das extreme Schlankheitsideal nicht doch eine gewisse präventive Wirkung auf die Adipositasentwicklung hat. Die Essstörungen müssten wir dann als ‚unerwünschte Nebenwirkung' interpretieren. Immerhin erleben wir, dass ca. 85 % Frauen, aber nur 15 % Männer in Adipositasbehandlung kommen. Die Therapiemotivation ist für mich eindeutig durch die soziale Inakzeptanz des Übergewichts, vor allem bei Frauen bestimmt." (Petermann und Pudel 2003, S. 24)

Wie wenig diese „präventive Wirkung" der Stigmatisierung mit einer Vermeidung gesundheitlicher Risikofaktoren zu tun hat, zeigt die Tatsache, dass sich die gesundheitlichen Risiken von Körperfett zwischen Männern und Frauen exakt spiegelbildlich zu der Teilnahmebereitschaft an Abnehmkursen verhalten. Noch einmal zur Erinnerung: 80 Prozent der dicken Männer aber nur 15 Prozent der dicken Frauen weisen die aus medizinischer Sicht potentiell gesundheitsschädliche abdominale Körperfettverteilung auf.

Die gesellschaftlichen Wissensbestände um Adipositas bilden die Grundlage für die Problemkarriere der „Adipositas-Epidemie". Eine Voraussetzung für die erfolgreiche Problemkarriere der „Adipositas-Epidemie" ist die Wahrnehmung von Adipositas als einem sozialen Problem. Denn nur unter dieser Voraussetzung ist Adipositas nicht mehr ein Problem, das sich durch individuelle Behandlung lösen lässt, sondern eines, das zu seiner erfolgreichen Bekämpfung auch und vorrangig gesellschaftlicher Reformanstrengungen und staatlicher Interventionen bedarf. Im folgenden Kapitel soll es deshalb zunächst darum gehen, die Problemkarriere der „Adipositas-Epidemie" zu analysieren, um so ihre Erfolgsbedingungen freizulegen, die wiederum die Grundlage für die staatlichen Interventionsmaßnahmen bilden. Dabei werden auch die Alternativ- und Gegendeutung der Problemwahrnehmung „Adipositas-Epidemie" in die Analyse miteinbezogen, da sie, nicht zuletzt indem sie auf die Problemwahrnehmung zurückwirken und diese beeinflussen und verändern, einen elementaren Bestandteil des öffentlichen Diskurses um die „Adipositas-Epidemie" bilden.

Die „Adipositas-Epidemie" und ihre wichtigsten Alternativ- und Gegendeutungen

3

> *"Rarely did we have the opportunity to observe an epidemic of chronic diseases occur before our eyes. The questions and challenges that the epidemic provokes, provides us with an exciting and unique opportunity to shape a new field". (Dietz zit. nach Gard und Wright 2005, S. 68)*[33]

Im vorangegangenen Kapitel wurden die gesellschaftlichen Wissensbestände um Adipositas analysiert. Dabei wurde deutlich, dass dicke Körper in westlichen Gesellschaften schon seit dem ausgehenden 19. Jahrhundert problematisiert werden, und dass sich zunächst mit der Medizin, später mit der Psychologie und schließlich auch mit den Sozialwissenschaften verschiedene Disziplinen schon seit vielen Jahrzehnten intensiv mit der Ursachenforschung und der Suche nach Lösungsansätzen beschäftigt haben.

Im folgenden Kapitel soll nun dargelegt werden, wie die Neuformulierung von Adipositas als einer globalen Epidemie eine neue Qualität in die Debatte um die Folgen des steigenden Durchschnittsgewichts der Weltbevölkerung und damit auch eine neue Problemwahrnehmung hervorgebracht und etabliert hat. Dazu wird zunächst die Problemkarriere der „Adipositas-Epidemie" im Sinne einer Problematisierung der Problematisierung nachvollzogen. Dabei sollen die folgenden Fragen beantwortet werden: Wie ist diese neue Problemwahrnehmung inhaltlich beschaffen – gerade auch im Unterschied zu den Vorgängerproblemen? Welche Ursachen werden durch die Problemwahrnehmung „Adipositas-Epidemie" identifiziert, welche Lösungsvorschläge offeriert? Wer sind die maßgeblichen Akteure hinter der neuen Problemwahrnehmung und was sind ihre Motive? Mit welchen Diskursstrategien versuchen sie den Erfolg der Problem-

33 William Dietz wurde 1997, in dem Jahr, in dem die Weltgesundheitsorganisation WHO Adipositas erstmalig als Epidemie bezeichnete, Direktor der Abteilung für Ernährung und Bewegung des Center for Disease Control and Prevention CDC. Dietz war maßgeblich verantwortlich dafür, dass sich die Wahrnehmung von Adipositas als einer Epidemie in einer der wichtigsten US-Amerikanischen Gesundheitsinstitute nachhaltig durchsetzen konnte (Kwan und Graves 2013, S. 9).

karriere der „Adipositas-Epidemie" zu garantieren? Wie setzen sie ihr kulturelles und ökonomisches Kapital für das Erreichen dieser Ziele ein?

Im weiteren Verlauf des Kapitels werden die wichtigsten Alternativ- und Gegendeutungen zur Problemwahrnehmung der „Adipositas-Epidemie" einschließlich ihrer Akteure und deren Motive vorgestellt und analysiert. Dabei wird auch nach Antworten auf die Frage gesucht, warum sich die Alternativ- und Gegendeutungen im Diskurs bislang nicht durchsetzen konnten.

3.1 Das Problemmuster der „Adipositas-Epidemie"

3.1.1 Der Problemname

> *"The girth of Americans is increasing...clothing dealers show that the average American of 1889 was easily fitte with a waistband of 46 inches. In 1899 he requires one of 47.5 inches. At this rate he will reach in 1909 a circumference of 49 or 50 inches... The dairy counters (and) labor-saving inventions, the elevators, telephones and other contrivances supposed to make people indolent and fat, have their part in producing this result." (JAMA June 28, 1899 zit. nach Lyons 2009, S. 75)*

Wie obiges Zitat aus der Fachzeitschrift JAMA (Journal of the American Medical Association) zeigt, ist die Angst vor einer kollektiven Gewichtszunahme und ihren potentiell unberechenbaren Folgen für die Gesellschaft alles andere als ein neues Phänomen. Exakt einhundert Jahre vor der Etablierung der Problemwahrnehmung der „Adipositas-Epidemie" wurden hier nicht nur ähnliche Phänomene geschildert, sondern auch ähnliche Ursachen präsentiert wie in der gegenwärtig dominierenden Problemwahrnehmung.

Heute wird angenommen, dass bereits Anfang des 20. Jahrhunderts fast die Hälfte der erwachsenen Bevölkerung in den USA einen BMI größer 25 aufwies, und dass dieser Wert zwischen 1900 und 1960 weitgehend konstant geblieben ist (Breslow 2006). Hierbei handelt es sich allerdings nur um Schätzungen, denn repräsentative Daten zum Körpergewicht der US-Amerikanischen Bevölkerung liegen erst vor, seitdem die Statistiken zur Entwicklung des relativen Körpergewichtes aus den Händen der Lebensversicherer in die des staatlichen Centers for Disease Control and Prevention (CDC) gelegt wurden.

Das CDC erhob erstmals 1960 repräsentative Daten für die gesamte US-Amerikanische Bevölkerung. Die Ergebnisse wurden 1962 im National Health Examination Survey NHES I veröffentlicht. Zwölf Jahre später folgte der mittlerweile um den Bereich Ernährung ergänzte NHANES II mit fast identischen

Ergebnissen. Auch der NHANES III von 1980 zeigte keine wesentlichen Veränderungen beim Durchschnittsgewicht und auch nicht beim prozentualen Anteil der Menschen mit einem BMI größer 25 respektive größer 30 an der Gesamtbevölkerung. Erst die Daten des NHANES IV, die zwischen 1988 und 1991 erhoben wurden, weisen auf eine deutliche Gewichtszunahme in der US-Amerikanischen Bevölkerung hin. So stieg der prozentuale Anteil der Menschen mit einem BMI größer 30 im Verlauf der 1980er Jahre von 14,5 auf 22,5 Prozent (Flegal et al. 1998, S. 43). Anders als heute allerdings wurden Übergewicht und Adipositas damals noch mit Hilfe von Perzentilen ermittelt und zwischen Männer und Frauen unterschieden (vgl. Kapitel 2.2.3). Den damaligen Grenzwert für Übergewicht (BMI 27,8 für Männer, BMI 27,3 für Frauen) überschritten Anfang der 1990er Jahre erstmals mehr als ein Drittel der US-Amerikanischen Bevölkerung: Ein Wert mit hoher symbolischer Bedeutung (Kuczmarski et al. 1994).

1994 wurden die unerwarteten Ergebnisse des NHANES IV im Journal of the American Medical Association veröffentlicht. Diese Veröffentlichung wurde von einem Editorial mit dem Titel „The Fattening of America" begleitet. Xavier Pi-Sunyer, damals Professor für Medizin an der Columbia University in New York, kommentierte den überraschenden Anstieg so:

> „The proportion of the population that is obese is incredible. If this was tuberculosis, it would be called an epidemic." (Pi-Sunyer 1994, S. 238)

Es ist unwahrscheinlich, dass Pi-Sunyer wirklich der erste war, der die Gewichtszunahme in den USA mit einer Epidemie verglich. Unstrittig ist dagegen, dass sein Kommentar einen wichtigen Beitrag dazu geleistet hat, die Wahrnehmung von Adipositas als einer Epidemie in der US-Amerikanischen Öffentlichkeit zu etablieren. Der Gedanke, dass der unerwartet starke Gewichtsanstieg und deren mutmaßliche Folgen mit denen einer Infektionskrankheit vergleichbar seien, beeinflusste die Berichterstattung über die Ergebnisse des NHANES IV erheblich: und das gleichermaßen in Fach- wie in Publikumszeitschriften, Fernseh- und Radiosendern.

Zur weiteren Verbreitung der Wahrnehmung von Adipositas als einer Epidemie trug die Gründung von Shape Up America! durch den in der Öffentlichkeit wohlbekannten Gesundheitswissenschaftler Everett Koop nur wenige Monate nach Veröffentlichung der Ergebnisse des NHANES IV im Dezember 1994 bei. Koop, langjähriger Surgeon General[34] unter Präsident Reagan, gründete die Non-Profit

34 Ein direkt dem Präsidenten unterstellter oberster Gesundheitsberichterstatter der Nation.

Organisation Shape Up America! mit dem Ziel, einen „Kreuzzug" zu starten, um Übergewicht in den USA endlich wirksam zu bekämpfen. In der Presserklärung zu ihrer Gründung spricht die Organisation mit großer Selbstverständlichkeit von einer „Adipositas-Epidemie", die es zu besiegen gelte.

> "With mounting evidence that the United States is experiencing an unprecedented epidemic of obesity among both adults and children, Dr. C. Everett Koop – the former U.S. Surgeon General – today launched Shape Up America!, his new 'great crusade' to place healthy weight and physical activity high on the national agenda." (Shape Up America! 1994)

Sehr überraschend kam die Wortschöpfung von der „Adipositas-Epidemie" allerdings nicht, denn die griffige Metapher der Epidemie drängte sich aus Sicht vieler Expertinnen und Experten, die schon lange vor dem steigenden Körpergewicht der US-Amerikanischen Bevölkerung gewarnt hatten, geradezu auf. Und tatsächlich ist die Übertragung der Epidemiebegrifflichkeit auf nichtinfektiöse Krankheiten älter als die Wortschöpfung „obesity epidemic". So ist in wissenschaftlichen Veröffentlichungen im Zusammenhang mit kardiovaskulären Erkrankungen schon seit Längerem regelmäßig von einer Epidemie die Rede. Dies gilt in Ansätzen auch für Deutschland. In einer Titelstory aus dem Jahr 1976 bezeichnete DER SPIEGEL Diabetes als die „größte Epidemie der Menschheit". Ein weiteres aktuelles Beispiel für die Bezeichnung nichtinfektiöser Erkrankungen als Epidemie ist die durch die Psychologen Andreas Hillert und Michael Marwitz 2006 ausgerufene Burnout-Epidemie (Hillert und Marwitz 2006).

Im englischen Sprachraum wird der Begriff Epidemie häufig für Phänomene verwendet, die überhaupt keinen Bezug zur Medizin haben. So ist in englischsprachigen Medien regelmäßig von Kriminalitäts-, Raub- und Gewaltepidemien oder auch von einer Epidemie von Teenageschwangerschaften die Rede. Diese Sprachregelung zieht sich durch alle Medien: angefangen von der Boulevard-, über die Qualitäts- bis hin zur Fachpresse. Allerdings macht es für die öffentliche Wahrnehmung einen entscheidenden Unterschied, ob ein Phänomen gelegentlich als „epidemic" bezeichnet wird, oder ob die Bezeichnung zu einem feststehenden Ausdruck wird, wie es bei der „obesity epidemic" zweifellos der Fall ist.

Damit als negativ empfundene gesellschaftliche Phänomene, gleich ob sie eine medizinische Komponente beinhalten oder nicht, in der öffentlichen Wahrnehmung zu einer Epidemie im Sinne eines Nomens werden können, müssen sie so lange sprachlich mit dem Begriff der Epidemie verbunden werden, bis sie zu einem festen Begriffspaar verschmelzen. Geschehen ist dies in den 1990er Jahren schon einmal im Zusammenhang mit steigendem Crackkokainkonsum in den

US-Amerikanischen Innenstädten: ein Phänomen, das sowohl in den Massenmedien als auch im Fachdiskurs mit großer Selbstverständlichkeit als „crack epidemic" bezeichnet wurde.

Die US-Amerikanische Sozialwissenschaftlerin Natalie Boero beschreibt diese neuartigen Epidemien, die sich weder auf Infektionskrankheiten noch notwendigerweise auf primär medizinisch definierte Phänomene beziehen, als postmoderne Epidemien. Postmoderne Epidemien zeichnen sich ihrer Ansicht nach dadurch aus, dass in ihnen medikalisierte Phänomene ohne eindeutige pathologische Ursache sowohl was ihre sprachliche als auch was ihre moralische Bewertung angeht wie traditionelle Epidemien betrachtet und behandelt werden (Boero 2007, S. 42). Die Epidemiemetapher erzeuge das Gefühl einer universalen Betroffenheit. Auf den Fall der „Adipositas-Epidemie" übertragen, wären von der durch diese Lesart nahe gelegten Zuschreibung nicht nur diejenigen betroffen, die schon dick sind, sondern auch diejenigen, die erst Gefahr laufen, dick zu werden, so Boero. Was die bereits Dicken und die (noch) nicht Dicken voneinander unterscheide, sei lediglich die Höhe ihres individuellen Risikos (Boero 2007, S. 43).

Der US-Amerikanische Gesundheitswissenschaftler Philip Alcabes, der sich in seinem Buch „Dread" mit dem historischen Wandel der Wahrnehmung von Epidemien auseinandergesetzt hat, betont, dass Adipositas selbst keine Krankheit und auch keine medizinische Todesursache sei, sondern allenfalls ein gesundheitlicher Risikofaktor. Die Leiden, die die „Adipositas-Epidemie" auslöse, seien behandelbar. X-Large Kindersitze oder XXL-Kleidungsstücke seien daher auch keine kulturellen Katastrophen, sondern eine Anpassung im Alltag an neue Körperformen. Warum die „Adipositas-Epidemie" dennoch so gefürchtet sei, hänge mit kulturellen Vorstellungen zusammen.

> "The obesity epidemic validates the fearful suspicion that we have let ourselves be seduced by modernity's cornucopia. We eat too much or we eat wrong." (Alcabes 2009, S. 194)

Die „Adipositas-Epidemie" werde als eine gerechte Strafe für ein zügelloses Leben im Überfluss aufgefasst. Zudem mache gerade ihre Sichtbarkeit Adipositas zu einer besonders gefürchteten Epidemie:

> "When obesity is said to be an epidemic that threatens the public's health, the meaning of 'epidemic' is rejiggered to take advantage of our horror at obesity and its capacity to accommodate our deep seated fear." (Alcabes 2009, S. 193)

Neben der quantitativen Zunahme der Dickleibigkeit in den 1980er und 1990 ist ein weiteres Charakteristikum des Problemmusters der „Adipositas-Epidemie“, dass die Ursachen für die Gewichtszunahme nicht mehr allein in individuellen Verhaltensweisen gesucht werden. Stattdessen werden Veränderungen in der Lebensumwelt zur Ursache für den kollektiven Gewichtsanstieg erklärt. Das Problemmuster „Adipositas-Epidemie“ beinhaltet dabei mehr als nur die Feststellung, dass sich Adipositas in vergleichbarer Geschwindigkeit wie herkömmliche Epidemien verbreitet: ihr endemischer Charakter bezieht sich auch darauf, wie sie sich verbreitet. Zwar wird die „Adipositas-Epidemie“ den gängigen Ätiologiemodellen zufolge nicht wie klassische Epidemien durch Viren, Bakterien oder andere Parasiten übertragen.[35] Der fehlende biomedizinische Auslöser für die neu erfundene Epidemie wird stattdessen durch die Vorstellung einer toxischen Umwelt ersetzt. Diese stelle ein ideales Habitat für die endemische Verbreitung von Adipositas dar, wie der bereits erwähnte Adipositas-Experte Xavier Pi-Sunyer 1999 ebenso öffentlichkeitswirksam wie anschaulich in der New York Times formulierte:

> “We live in a toxic environment with regard to obesity. Food is very palatable, very cheap, very easy to get. Labor saving devices are everywhere. Everybody is working at desks, expanding a lot less energy and eating a lot more.” (Pi Sunyer zit. nach Freudenheim 1999, o.S.)

Die Bedeutungsverschiebung des Begriffs „Adipositas-Epidemie“ von einer Metapher zu einem eigenständigen Nomen, vergleichbar der Influenza-, Cholera- oder AIDS-Epidemie, erreichte in den USA 2005 seinen vorläufigen Höhepunkt. Das staatliche US-Amerikanische Gesundheitsinstitut Center for Disease Control and Prevention (CDC) schickte in diesem Jahr eine Task Force zur weiteren Erforschung und nachhaltigen Bekämpfung der „Adipositas-Epidemie“ nach West Virginia: einem der US-Amerikanischen Bundesstaaten mit einem besonders

35 Zumindest der Adenovirus 36 gilt als ein möglicher viraler Auslöser der Adipositas-Epidemie. Bei adipösen Kindern konnte der Schnupfenvirus überdurchschnittlich häufig nachgewiesen werden (Atkinson et al. 2010). Wesentlich mehr Aufmerksamkeit bekam eine andere Theorie, die Adipositas als sozial ansteckende Krankheit definierte. Adipositas übertrage sich von Person zu Person über freundschaftliche Beziehungen. Freundschaften hätten demnach den größten Einfluss auf das Gewicht, mehr noch als das Gewicht von Verwandten und Nachbarn, ja sogar mehr als das Gewicht des Ehepartners. Werde ein schlanker Freund, eine schlanke Freundin dick, dann erhöhe dies das Risiko selbst dick zu werden erheblich. Der Zusammenhang gelte selbstverständlich auch umgekehrt (Christakis und Fowler 2007).

hohem Anteil an Menschen mit einem BMI größer 30. Die an der Untersuchung beteiligten Wissenschaftlerinnen und Wissenschaftler verbrachten anderthalb Wochen in zwei Städten in West Virginia. Sie besuchten Schulen, Arbeitsplätze, Lebensmittelgeschäfte und Restaurants, um den Ursachen für das hohe Durchschnittsgewicht in der Region auf die Spur zu kommen (Kolata 2005).

Mit der Bedeutungsverschiebung der „Adipositas-Epidemie" von einer Metapher (verbreitet sich wie eine Epidemie) zu einem Nomen (die „Adipositas-Epidemie" vergleichbar der Cholera- oder AIDS-Epidemie) ging eine schnelle Verbreitung des Problemnamens einher. Wie schnell sich der Problemname „Adipositas-Epidemie" samt dem dazugehörigen Problemmuster etablierte, zeigt eine Suchabfrage auf pubmed: Zwischen 1996 und 1997 erschienen demnach jeweils zwei Artikel in medizinischen Fachzeitschriften, die die Wortfolge „obesity epidemic" enthielten. 1998 waren es vier und 1999 insgesamt neun. Im Jahr 2000 gab es zwölf Treffer, im Jahr 2004 92 Treffern und im Jahr 2013 schließlich 239 Treffer.

Die Etablierung des Wahrnehmungsmusters „Adipositas-Epidemie" hat auch Einfluss auf die Aufmerksamkeit, die das Thema Adipositas insgesamt erhält. In den 1990er Jahren erschienen zwischen 1699 (1990) und 3381 (1999) auf pubmed registrierte Artikel, die das Wort „obesity" enthielten. Im Jahr 2007 waren es erstmals über 10.000 und im Jahr 2013 bereits fast 18.000 Treffer.[36]

3.1.2 Die Akteure der Problemwahrnehmung „Adipositas-Epidemie"

Michael Schetsche empfiehlt, die Untersuchung von Problemkarrieren „bei der erstmaligen Thematisierung eines Sachverhaltes als soziales Problem" zu beginnen (Schetsche 2008, S. 57). Großen Einfluss auf die Inhalte der Karriere sozialer Problem hätten demnach vor allem die Akteure, denen es als erstes gelingt, ein Problemmuster zu definieren: Denn mit ihrer Deutung legten „sie (zumindest vorläufig) fest, welche Ursachen für das Problem angenommen werden, wie möglich Bekämpfungsstrategien aussehen – und natürlich wer (insbesondere welche Profession) für die Bekämpfung zuständig ist" (Schetsche 2008, S. 61).

Schetsche unterscheidet in seinem Modell zur Analyse sozialer Probleme dementsprechend zwischen verschiedenen Akteurstypen mit jeweils spezifischen Interessen und Motiven. Er geht idealtypisch von fünf kollektiven Akteurstypen aus. Diese sind aktiv Betroffene, Problemnutzer, Soziale Bewegungen, Advokaten und Experten (Schetsche 2008, S. 103).

36 Eigene Abfrage auf www.pubmed.com

Die Akteure, die an der Konstruktion der „Adipositas-Epidemie“ als einem sozialen Problem maßgeblich beteiligt waren, sind weder aktiv Betroffene noch Soziale Bewegungen. Aktiv Betroffene spielen keine wesentliche Rolle bei der Konstruktion der „Adipositas-Epidemie“. Selbsthilfegruppen von Dicken existieren zwar, werden aber von den Massenmedien kaum wahrgenommen. Dicke tauchen in den Massenmedien überwiegend als individuelle Opfer auf. Dasselbe gilt für die von Schetsche als Bewegungsprofessionelle bezeichneten Vertreterinnen und Vertreter Sozialer Bewegungen. Eine Soziale Bewegung dicker Menschen, die sich für die möglichst effektive Bekämpfung von Dickleibigkeit ausspricht, gibt es nicht, allenfalls Selbsthilfegruppen, die sich über Möglichkeiten der Gewichtsabnahme austauschen. Daneben gibt es Gruppierungen, die sich für die Anerkennung dicker Menschen als Teil der gesellschaftlichen Vielfalt einsetzen und sich gegen die Zuschreibungen des „Adipositas-Epidemie“-Narrativs zur Wehr setzen. Diese haben häufig (Für-) Sprecherinnen und Sprecher mit akademischen Expertenstatus, die nicht unbedingt selbst betroffen sein müssen: sei es, weil sie selbst nicht als dick wahrgenommen werden, oder weil ihnen persönlich daraus keine Benachteiligungen entstanden sind.

Der zweite Akteurstyp sind die Problemnutzer. Auch diese Gruppe trat erst auf den Plan, als sich die Problemwahrnehmung „Adipositas-Epidemie“ bereits diskursiv durchgesetzt hatte. Anders als bei der Gruppe der Advokaten bzw. der Experten, bei denen der „Wunsch nach Linderung von Not und Bekämpfung einer angenommenen Problemlage“ (Schetsche 2008, S. 94) als ein wichtiges Motiv angenommen werden könne, „funktionalisieren *Problemnutzer* die öffentliche Thematisierung für ihre Interessen“ (Schetsche 2008, S. 94). Die Problemnutzer haben nach Schetsche kein ehrliches Interesse an einer Beseitigung der von ihnen angemahnten Missstände, weil sie „die Thematisierung eines sozialen Problems aus politischen, religiösen oder anderweitigen Gründen zur Verbesserung“ (Schetsche 2008, S. 94f.) ihres „öffentlichen Einflusses bzw. ihrer gesellschaftlichen Machtposition“ (Schetsche 2008, S. 95) nutzen wollten. Daher würden die Problemnutzer „jede Art von Veränderung, die der betreffenden Problematisierung gesellschaftliche Aufmerksamkeit nimmt“, als ihren eigenen „Interessen zuwiderlaufend interpretieren“ (Schetsche 2008, S. 95). Schetsche betrachtet vor allem den Politikbetrieb als anfällig für diese Form der Problemnutzung (Schetsche 2008, S. 95f.).

In Deutschland zählt insbesondere die früheren Verbrauchschutzministerin Renate Künast zur Gruppe der Problemnutzer. Mit ihrer Buchveröffentlichung „Die Dickmacher. Warum die Deutschen immer fetter werden und was wir dagegen tun müssen“ und der fast zeitgleichen Regierungserklärung „Eine neue Ernährungsbewegung für Deutschland“ hat sie das Problemmuster der „Adipositas-

Epidemie" erstmals einem breiteren Publikum in Deutschland bekannt gemacht (Deutscher Bundestag 2004; Künast 2004).

Bei der Gruppe der Advokaten handelt es sich, Schetsche folgend, um Menschen, „die sich aus sozialen, religiösen oder ganz individuellen Motiven für einzelne Problemopfer einsetzen oder im Kampf gegen das eine oder andere Problem im Alltag engagieren" (Schetsche 2008, S. 89).

> „Viele Advokaten gehen in der Aufgabe der Problembekämpfung auf und vertreten ‚ihre' Problemwahrnehmung mit einem hohen emotionalen Engagement – was zu extremen Strategien der Moralisierung und Skandalisierung führen kann. Es sind deshalb oftmals Akteure dieses Typus, die den zentralen Kern der in der sozialwissenschaftlichen Literatur vielfach kritisierten Gruppe der so genannten *Moralunternehmer* ausmachen." (Schetsche 2008, S. 91)

Advokatinnen und Advokaten, die sich im Namen der Betroffenen für eine umfangreiche Präventionspolitik einsetzen und dabei gegen die aus ihrer Sicht Schuldigen an der Misere moralisieren, gibt es im Kontext der Problematisierung der „Adipositas-Epidemie" viele. Allerdings traten sie meistens erst dann in der Öffentlichkeit in Erscheinung, als das Problemmuster der „Adipositas-Epidemie" bereits fest etabliert war. Sie waren daher eher nicht an der primären Problematisierung beteiligt.

Prominente Ausnahmen von dieser Regel sind der Psychologe Kelly Brownell, der sich in den USA erfolgreich als Vertreter der Betroffenen inszeniert und dabei, anders als fast alle anderen Akteure der „Adipositas-Epidemie", auch die Stigmatisierung dicker Menschen zu seinem Forschungsgegenstand gemacht hat.[37] Kelly Brownell wurde wegen seiner harten Haltung gegenüber der Lebensmittelindustrie mehrfach als Moralunternehmer bezeichnet. Auch wenn diese Bezeichnung häufig – unter anderem vom Center for Consumer Freedom, einer Lobbyorganisation der Lebensmittelindustrie – in pejorativer Absicht ge-

37 Typischerweise verlieren Anhängerinnen und Anhänger der „Adipositas-Epidemie"-These wenig Worte über das Problem der Gewichtsdiskriminierung. Gewichtsdiskriminierung wird als ein bedauerliches Übel bezeichnet, das mit der Eliminierung dicker Körper im Zuge der erfolgreichen Bekämpfung der „Adipositas-Epidemie" wie von selbst verschwindet. Viele Experten sehen in der Gewichtsdiskriminierung ein notwendiges Übel, weil ohne sozialen Druck keine ausreichende Motivation zur Verhaltensänderung bestünde. Damit bestätigen sie, dass ihr Geschäftsmodell auf der gesellschaftlichen Missachtung abweichender Körperformen beruht, da das abstrakte medizinische Wissen um Risikofaktoren für eine Therapiemotivation bei den meisten Betroffenen nicht ausreicht (vgl. Kapitel 2.4.4).

wählt wurde, schmückt sich Brownell damit auf seiner eigenen Webseite (Duke Sandford School of Public Health 2014).

Brownell hat sich sehr frühzeitig für eine Steuer auf ungesunde Lebensmittel eingesetzt (die von ihm so bezeichnete „Twinkie Tax"). Brownell gilt auch als Urheber des Begriffs „toxic food environment". Wachsende Portionsgrößen, vor allem bei gezuckerten Getränken, eine zunehmende Zahl von Fastfood-Restaurants und der relative Preisverfall von hochkalorischen Lebensmitteln sind für Brownell die maßgebliche Ursache für den steigenden BMI der Bevölkerung. Folgerichtig sieht er die Schuld für die kollektive Gewichtszunahme vor allem bei der Lebensmittelindustrie. Brownells entschiedene Attacken auf die Nahrungsmittelindustrie haben ihm viel Aufmerksamkeit in den Medien eingebracht. Das Times Magazin führte ihn im Jahr 2004 sogar in seiner Liste der 100 weltweit einflussreichsten Persönlichkeiten auf (Duke Sandford School of Public Health 2014).

Eine weitere Advokatin, die an der Konstruktion der Problemwahrnehmung „Adipositas-Epidemie" frühzeitig beteiligt war, ist die US-Amerikanische Ernährungsexpertin Marion Nestle. Nestle hat sich wie Brownell schon sehr früh auf die Lebensmittelindustrie als Hauptverursacherin der „Adipositas-Epidemie" festgelegt. In diesem Zusammenhang hat sich Nestle für Werbebeschränkungen und Strafsteuern auf „ungesunde" Nahrungsmittel sowie für Warnhinweise auf Lebensmittelverpackungen und in Fastfood-Restaurants eingesetzt, als diese Forderungen – die mittlerweile in vielen US-Amerikanischen Kommunen und Bundesstaaten umgesetzt wurden – noch als radikal und weltfremd galten (Brownell und Horgen 2004; Nestle 2007).[38] Nestle und Brownell inszenieren sich in ihren Veröffentlichungen beide gleichermaßen als von der Lebensmittelindustrie bedrohte Vorkämpfer für eine gerechte Sache. Brownell stellt sich selbst im Zusammenhang mit seiner kontrovers diskutierten Forderung nach einer Besteuerung unerwünschter Lebensmittel auf eine Stufe mit Mahatma Gandhi. Genau wie dieser sei er mit seinen visionären Vorschlägen zunächst ignoriert, dann verlacht, schließlich sogar offen bekämpft worden, nur um am Ende doch triumphiert zu haben (Brownell und Horgen 2004, S. 303ff.).

38 Diese Ansicht teilt auch der US-Amerikanische Politikwissenschaftler Eric Oliver in seinem Buch Fat Politics. Zwar sei Nestle ebenso wie viele Expertinnen und Experten aus der Medizin eine frühe und lautstarke Warnerin vor den Gefahren der „Adipositas-Epidemie" gewesen, anders als diese sei sie aber nie auf der Gehaltsliste der Pharmaindustrie gestanden, sondern habe vor allem aus der Überzeugung heraus gehandelt, mit Hilfe der diskursiv etablierten Problemwahrnehmung der „Adipositas-Epidemie" erfolgreich gegen die Lobbyarbeit der Lebensmittelindustrie argumentieren und handeln zu können (Oliver 2006, S. 48).

Diese grelle Überzeichnung des Moralunternehmers findet sich im Fall Kelly Brownell auf beiden Seiten der Barrikade: auf der einen Seite die Überhöhung zum Märtyrer im einsamen Kampf gegen die übermächtige Lebensmittelindustrie, auf der anderen Seite die Verteufelung als fanatischer Feind der verfassungsmäßig verbrieften Freiheit der US-Amerikanischen Konsumentinnen und Konsumenten. Letztlich dient diese extreme Form der Moralisierung beiden Seiten in der Auseinandersetzung um den Zugang zu den Massenmedien.

Neben den Advokatinnen und Advokaten war vor allem die Gruppe der Experten für den Erfolg der Problemkarriere der „Adipositas-Epidemie" verantwortlich. Während Schetsche der Gruppe der Advokaten, vom Wunsch nach Befriedigung der eigenen Eitelkeit einmal abgesehen, vorrangig selbstlose Motive für ihr Handeln zugesteht, sieht er die primäre Motivation der Experten in der Bewahrung „berufsständischer Interessen". Erst nachrangig stünde bei dieser Akteursgruppe die Motivation, gesellschaftspolitische Veränderungen herbeizuführen (Schetsche 2008, S. 103).

Schetsche weist allerdings selbst darauf hin, dass eine Abgrenzung zwischen Advokaten und Experten schwierig ist, da viele Personen, „die sich im Kampf gegen ein soziales Problem oder zur Unterstützung von Problemopfern advokatorisch engagieren, (…) gleichzeitig auch zur Gruppe der gesellschaftlich anerkannten Experten für soziale Probleme" (Schetsche 2008, S. 92) gehörten. Daher sei es sinnvoll, die Gruppe der Experten einzugrenzen. Als echte Expertinnen und Experten möchte Schetsche nur diejenigen verstanden wissen, „die im Rahmen einer spezifischen Ausbildung eine nicht-alltägliche Kompetenz auf Arbeitsfeldern erworben haben, die unmittelbar mit sozialen Problemen zusammenhängen" (Schetsche 2008, S. 92).[39] Zentrale Motivation für das Engagement von Expertinnen und Experten sei es, von der Problemwahrnehmung persönlich profitieren zu wollen.

> „Dabei kann es einerseits ganz konkret um die Berücksichtigung bei der Verteilung finanzieller Mittel zur Problembekämpfung gehen, welche die eigene berufliche Position absichert oder neue Stellen im eigenen Umfeld schafft. Andererseits fördert jede Expertise ganz generell die öffentliche Aufmerksamkeit für die Profession des Experten – eine Aufmerksamkeit von welcher der soziale Status und damit wiederum auch die Berücksichtigung bei der langfristigen Verteilung gesellschaftlicher Ressourcen (materieller wie immaterieller Art) abhängen." (Schetsche 2008, S. 94)

39 „Wenn man dieser Abgrenzung folgt, gelten als typische Experten für die sozialen Probleme in unserer Gesellschaft in erster Linie Sozialarbeiter und Sozialpädagogen, Psychologen, Mediziner, Juristen" (Schetsche 2008, S. 92).

Die Medizin ist bis heute für die Behandlung von Dickleibigkeit die mit Abstand wichtigste Profession. Der Wunsch berufsständische Interessen zu wahren steht hier im Vordergrund. Verständlich angesichts der vielen Disziplinen, die sich mittlerweile ebenfalls mit der Erforschung und Bekämpfung der „Adipositas-Epidemie" befassen.

Es wäre allerdings zu einfach, den an der Konstruktion der Problemwahrnehmung „Adipositas-Epidemie" beteiligten Medizinerinnen und Mediziner allein finanzielle Motive für ihr Engagement zu unterstellen. Wenn Medizinerinnen und Mediziner im Kampf gegen die „Adipositas-Epidemie" gesellschaftspolitische Reformvorschläge formulieren, dann mag dies weniger aus berufsständischen Interessen als aus der Erkenntnis des permanenten Scheiterns der eigenen Behandlungsbemühungen geschehen. Wenn Medizinerinnen und Mediziner die Anerkennung der Adipositas als Krankheit durch das Sozialversicherungsgesetz fordern, scheinen wiederum berufsständische Interessen in den Vordergrund zu treten. Gleich aber welche Reformvorschläge die Medizin in den Vordergrund stellt: öffentliche Aufmerksamkeit für das Thema Adipositas bedeutet für sie immer auch einen potentiell wachsenden Markt. Und mit der Etablierung des Problemmusters der „Adipositas-Epidemie" wächst der Markt, den die Behandlung von Dickleibigkeit verspricht, noch einmal erheblich. Zudem verfügen die medizinische Profession und ihre Fachgesellschaften über ein hohes ökonomisches und kulturelles Kapital. Ärztinnen und Ärzte zählen in der westlichen Welt zu den Berufsgruppen mit dem höchsten Sozialprestige, und selbst wenn nur wenige von ihnen zu den absoluten Topverdienern gehören, so werden ihre Fachgesellschaften doch überaus großzügig finanziert. Der medizinisch-industrielle Komplex, der über fast unbegrenztes ökonomisches Kapital verfügt, in der öffentlichen Meinung aber als wenig glaubwürdig gilt, nutzt das hohe Ansehen der medizinischen Profession über den Umweg der Finanzierung von Fachgesellschaften entsprechend gerne für die eigene Lobbyarbeit.

Die erstmalige Erwähnung und Verbreitung des Problemnamens ebenso wie des dazugehörigen Problemmusters lässt sich an konkreten Akteuren aus der Medizin festmachen, die häufig zugleich Vorsitzende von Organisationen waren, die sich exklusiv der Bekämpfung von Adipositas widmeten und deren Etat zu großen Teilen von Pharmafirmen finanziert wurde und wird. Die älteste dieser Organisationen ist die Association for the Study of Obesity (ASO), die 1967 in London gegründet wurde. Ein Jahr später organisierte die ASO ein „Symposium on Obesity" und somit die nach eigenen Angaben erste medizinische Konferenz, die sich ausschließlich dem Thema Adipositas widmete. Im Jahr 1974 organisierte die ASO den ersten von bislang zwölf internationalen Adipositas Kongressen (International Congress on Obesity - ICO). 1977 wurde aus diesem Zusammenhang heraus mit dem International Journal of Obesity die erste wissenschaftliche Fachzeitschrift gegründet, die sich ausschließlich der Erforschung und Behandlung von Adipositas widmete. Ihr erster Chefredakteur, George Bray, gründete 1982 die North American Association for the Study of Obesity (NAASO), die seit ihrer Fusion mit der American Obesity Association (AOA) unter dem Namen The Obesity Society firmiert. 1986 gründete sich auf dem fünften International Congress on Obesity in Jerusalem die International Association for the Study of Obesity (IASO). 1990 wurde die Latin American Federation of Societies of Obesity (FLASO) gegründet. 1999 folgte die Asia-Oceania Association for the Study of Obesity (AOASO).

Nicht nur die Zahl der Partnerorganisationen, auch die Periodika, die die IASO und ihre Partner publizierten, stieg kontinuierlich an. 1993 gründete die NAASO die Fachzeitschrift Obesity Research, 1998 legte die IASO mit Obesity Reviews nach. 2006 folgte das International Journal of Pediatric Obesity (das seit 2012 kurz Pediatric Obesity heißt) und 2011 die Zeitschrift Clinical Obesity.

Neuen Schwung erhielten die Aktivitäten der IASO mit der Etablierung der International Obesity Task Force (IOTF) durch Philip James im Jahr 1995. Die IOTF ist ein in London ansässiger Think Tank, der aus dem Umfeld der IASO heraus gegründet wurde, um die WHO-Konferenz „Obesity: Managing and Preventing a Global Epidemic" inhaltlich vorzubereiten. Ab 1998 kooperierte die IOTF auch offiziell mit der IASO. In der Folge begannen IOTF und IASO sich von dem Status nach ehrenamtlichen zu professionellen Organisationen umzuwandeln. Gleichzeitig intensivierten sie ihre Beratungstätigkeiten gegenüber Regierungen und Nichtregierungsorganisationen wie der WHO deutlich. Als einen maßgeblichen Erfolg dieser Bemühungen reklamiert die Organisation die inhaltliche Beeinflussung der WHO-Experten-Gruppe, die den Bericht „Diet, Nutrition and Prevention of Chronic Diseases" aus dem Jahr 1990 grundlegend überarbeitet hatte: mit dem Ergebnis, dass Überernährung durch die WHO von da an nicht mehr nur in Industrieländern, sondern auch global als ernährungsabhängiges Gesundheitsproblem Nummer eins bezeichnet wurde (vgl. WHO 1990, 2003). 2002 fusionierten IOTF und IASO unter dem Namen der etablierten IASO. Philip James wurde ihr neuer Vorsitzender. Unter seiner Führung wurde aus der IASO eine weltweit operierende professionelle und durchsetzungsfähige Lobbyorganisation.[40]

2003 ging die IASO mit der Integration der schon seit 1986 bestehenden European Association for the Study of Obesity (EASO) in ihr weltweites Netz-

40 Seit 2014 heißt die IASO offiziell World Obesity Federation vgl. http://www.worldobesity.org/ – Letzter Zugriff 18.07.2014

werk weiter auf Expansionskurs. Fast alle europäischen Staaten haben mittlerweile nationale Adipositasfachorganisationen gegründet, die sowohl in der EASO als auch der IASO organisiert sind, darunter auch die 1984 gegründete Deutsche Adipositas Gesellschaft (DAG). Seit 2008 bringt die EASO mit Obesity Facts ihre eigene wissenschaftliche Fachzeitschrift heraus.

Die Rolle, die die IASO und ihre Partnerorganisationen für die Wahrnehmung von Adipositas als einer Epidemie spielen, kann gar nicht hoch genug eingeschätzt werden. Die Lobbyarbeit der IOTF etwa prägte die Ergebnisse der WHO-Konferenz von 1997 maßgeblich: sowohl was die Bezeichnung als Epidemie anging als auch in Hinblick auf die Beschreibung der Ursachen und die Festlegung weltweit verbindlicher Grenzwerte. Vertreter der IASO-Partnerorganisationen NAASO und AOA, allen voran der langjährige Vorsitzende der US-Amerikanischen National Task Force on the Prevention and Treatment of Obesity, Xavier Pi-Sunyer, hatten entscheidenden Anteil daran, dass die USA die neuen Grenzwerte nur ein Jahr später offiziell übernahmen (Oliver 2006, S. 22ff.).

Mit der Internationalisierung und damit der faktischen Absenkung der Grenzwerte ging auch eine Neudefinition der Ursachen von Adipositas durch die IASO einher: diese wurden von nun an nicht länger vorrangig als Folge individuellen Verhaltens, sondern maßgeblich als Folge adipogener Umwelteinflüsse gerahmt. Gleichzeitig wurde Gewichtsabnahme als Therapie uneingeschränkt empfohlen. Ganz anders klang das noch im WHO-Bericht von 1995. Dort hieß es:

> "Weight loss in overweight is difficult to sustain, is still of uncertain benefit to health in the long term, and may lead to weight cycling." (WHO 1995, S. 313)

Der hier zitierte WHO-Bericht Nummer 854 von 1995 zum Thema „Physical Status: The Use and Interpretation of Anthropometry" legte zwar bereits die bis heute gültigen Grenzwerte dem Grundsatz nach fest (vgl. Kapitel 2.2.1), anders als im durch IASO und IOTF inspirierten WHO-Bericht Nummer 894 „Obesity Preventing and Managing the Global Epidemic" aus dem Jahr 2000 fand sich damals aber keine Erwähnung des Begriffs Epidemie im Zusammenhang mit dem steigenden Körpergewicht. Und ebenso wenig fanden sich im WHO-Bericht von 1995 pauschale Empfehlungen zur Gewichtsreduktion – gleich ob durch Diäten oder andere Interventionsformen.

1998, nur ein Jahr nach der WHO-Konferenz „Obesity Preventing and Managing the Global Epidemic" in Genf, erzielten IASO und IOTF weitere Erfolge bei der globalen Durchsetzung ihrer Problemwahrnehmung. Neben der Absenkung der Grenzwerte in den USA sorgte die IOTF unter Führung von Philip James außerdem dafür, dass sich auch die Regionalbüros der WHO mit der

Durchsetzung der neuen Grenzwerte auf nationaler Ebene befassten. Ein weiterer entscheidender Schritt für die weltweite Durchsetzung der neuen Grenzwerte ebenso wie für die Darstellung der Ursachen der „Adipositas-Epidemie" als eine maßgeblich durch gesellschaftliche Umwelteinflüsse entstandene Gesundheitsgefahr war die massive inhaltliche Einflussnahme der IOTF auf die Gesundheitsministerkonferenz der Commonwealth-Staaten 1998 in Barbados (Flegal 2010).

Nach ihrer Vereinigung mit der IOTF konzentrierte sich die neu gegründete IASO verstärkt auf die Beeinflussung der europäischen Öffentlichkeit und ihrer politischen Entscheidungsträger. 2005 etablierten EASO und IASO gemeinsam die „EU Platform on Obesity", die Druck auf die Europäische Union und ihre Mitgliedsstaaten ausüben sollte, sich der Problematik endlich ernsthaft anzunehmen und vor allem im Bereich Lebensmittelkennzeichung und -werbung verbindliche Maßnahmen zu erlassen. 2006 organisierte die IASO gemeinsam mit der europäischen Sektion der WHO eine Ministerkonferenz in Istanbul, die die „European Obesity Charter" verabschiedete. Darin verpflichteten sich die Unterzeichner die Brisanz des Themas anzuerkennen und forderten sich gegenseitig zu entschiedenem Handeln auf (Branca et al. 2007).

Hinter der ebenso unermüdlichen wie effektiven Lobbyarbeit der IASO steckt vor allem eine Person: Philip James. James war von 1982 bis 1999 Direktor des „Rowett Institutes for Health and Nutrition" in Edinburgh, Schottland. Nach dem Wahlsieg von Labour unter Führung Tony Blairs im Jahr 1997 wurde James beauftragt, ein Konzept für eine unabhängige Lebensmittelkontrollbehörde zu entwerfen. Nur ein Jahr später aber fiel James in Downing Street in Ungnade, weil er als Institutsleiter die Veröffentlichung einer der Gentechnik gegenüber kritisch eingestellten Studie eines seiner Mitarbeiter politisch zu verantworten hatte. Daraufhin musste er das Institut verlassen (Randerson 2008). James widmete sich nun vorrangig dem Aufbau der International Obesity Task Force.

Kritik an IOTF und IASO entzündete sich wiederholt an dem Vorwurf, die Organisationen ließen sich maßgeblich von der Pharmaindustrie finanzieren. Unstrittig ist, dass Pharmafirmen einen Großteils ihres Etats stemmen (Moynihan 2006). Hinzukommt im Fall von James, dass er selbst nicht nur an zahlreichen von der Pharmaindustrie finanzierten Studien zur Effizienz des Abnehmwirkstoffs Sibutramin beteiligt war, sondern die Herstellerfirma Abbott Laboratories auch beraten und auf von Abbott finanzierten Symposien für den Einsatz von Sibutraminpräparaten geworben hat (James und Finer 2001; James et al. 2000). Darüber hinaus wurde James von Abbott zum Vorsitzenden von Sibutramine Cardiovascular Outcomes Trial (SCOUT) ernannt, einer von Abbott finanzierten und organisatorisch unterstützten mehrjährigen Untersuchungsreihe zu den Auswirkungen der Sibutraminvergabe auf kardiovaskuläre Risikofaktoren bei übergewichtigen Patienten (Caterson et al. 2009; James 2005; James et al. 2010). James hat den Wirkstoff Sibutramin in zahlreichen Artikeln auch dann noch vehement verteidigt, als Sibutraminpräparate aufgrund massiver Nebenwirkungen sowohl in der EU als auch in den USA vom Markt genommen werden mussten (vgl. u. a. Caterson et al. 2011; Coutinho und James 2011).[41]

In der Öffentlichkeit allerdings hat James ebenso wie andere Mitglieder der Organisation einen inhaltlichen Zusammenhang zwischen seiner Arbeit und der Finanzierung seiner Organisation durch die Pharmaindustrie stets zurückgewiesen. So äußerte er sich 2001 gegenüber der britischen Tageszeitung „The Guardian" betont ablehnend zu möglichen pharmakologischen Lösungen der „Adipositas-Epidemie":

> "The public wants every new drug that comes along to be a magic bullet, that's one of the unfortunate cultural features of our age, and I think unscrupulous pharmaceutical companies will make use of it." (Philip James zit. nach Meek 2001)

Das klang im ein Jahr zuvor erschienenen WHO-Konferenzbericht „Obesity. Preventing and Managing a Global Epidemic", der maßgeblich von der IOTF und damit von James Leuten vorbereitet worden war, noch ganz anders. Dort wurde der pharmakologischen Adipositas-Therapie eine hoffnungsfrohe Zukunft vorhergesagt:

41 Nachdem Medikamente mit dem Wirkstoff Sibutramin aufgrund massiver Nebenwirkungen Ende der 2000er Jahre weltweit vom Markt genommen werden mussten, machte sich James in einem Editorial für die Revista Brasileira de Psiquiatria für den Wirkstoff stark. James und sein Kollege Coutinho, offizieller Berater von Weight Watchers, argumentierten darin, es würde mit zweierlei Maß gemessen, da andere Mittel mit vergleichbaren oder schlimmeren Nebenwirkungen von den Arzneimittelbehörden toleriert würden. Offensichtlich würden die gesundheitlichen Gefahren von Übergewicht und Adipositas unterschätzt, da schon geringe Nebenwirkungen ausreichten, um die gesundheitlichen Gefahren der Sibutraminbehandlung höher zu bewerten als die Gefahren, die aus der Nichtbehandlung von Übergewicht und Adipositas resultieren könnten. Angesichts fehlender Alternativen dürfe man aber nicht zu zimperlich im Kampf gegen die „Adipositas-Epidemie" vorgehen: "There are no anti-obesity agents currently available to replace sibutramine. Therefore, if other regulator agencies decide for the withdrawal of sibutramine, tens of thousands of patients are likely to regain weight and to have their absolute cardiovascular risk significantly incremented as their weight increases."(Coutinho und James 2011, S. 216)

> "Considerable advances have been made in diet, exercise and behavioural approaches to treatment for obesity since their advent in the first half of the 20th century, and new drugs with ever-better profiles of pharmacological activity continue to be introduced on a regular basis." (WHO 2000, S. 2)

Auf die Frage, wie er die Spendenzahlungen an seine Organisation durch Pharmafirmen einschätze, antwortete James, die Zahlungen seien nicht zweckgebundene Spenden und die Organisation würde sich nicht für den Einsatz bestimmter Medikamente aussprechen (vgl. Meek 2001). Das mag für Phillip James in seiner Rolle als Sprecher der IASO gelten. Für Philip James in seiner Eigenschaft als Arzneimittelforscher trifft es nicht zu.

Finanzielle Verbindungen zur Pharma- und Diätindustrie unterhalten nicht nur die IASO und ihre Partnerorganisationen, sondern auch andere Gesellschaften, die sich die Bekämpfung der „Adipositas-Epidemie" auf die Fahnen geschrieben haben. Dazu zählen unter anderem die US-Amerikanische Organisation Centers for Obesity Research and Education (CORE), das britische National Forum on Obesity (NFO) oder die Initiative des ehemaligen Surgeon General Everett Koop, Shape Up America! (Center for Consumer Freedom 2005, S. 127ff.).

Auch in Deutschland gibt es finanzielle Verbindungen zwischen der Pharmaindustrie und führenden Adipositasforscherinnen und -forschern. Der ehemalige Vorsitzende der Deutschen Adipositas Gesellschaft Alfred Wirth etwa hat zahlreiche von der Pharmaindustrie finanzierte und durchweg positive Arzneimittelwirksamkeitsstudien für den Wirkstoff Sibutramin durchgeführt. Dasselbe gilt für seinen Nachfolger, den derzeitigen Vorsitzenden der Deutschen Adipositas Gesellschaft (DAG) Hans Hauner (vgl. u. a. Hauner et al. 2003; Hauner et al. 2004; Jordan et al. 2005; Wirth 2005; Wirth et al. 2006).[42] Die DAG hatte zusammen mit der Lipid Liga und dem Pharmakonzern Sanofi Aventis 2005 die Initiative „Bauchumfang ist Herzenssache" gestartet.[43] Gewarnt werden sollte vor innerem

42 Auf die in medizinischen Fachzeitschriften übliche Frage nach möglichen Interessenkonflikten gab Hans Hauner im Deutschen Ärzteblatt, nachdem er Interessenkonflikte zunächst verneint hatte, auf Nachfrage eines Wissenschaftsjournalisten folgendes zu Protokoll: „Prof. Hauner gibt an, von den Firmen Sanofi-Aventis, GlaxoSmithKline, Novartis, Lilly, Bristol-Myers Squibb, NovoNordisk, Weight Watchers, Abbott, EDEKA, Merck und Takeda für Beratungstätigkeit beziehungsweise Vorträge honoriert worden zu sein." http://www.aerzteblatt.de/archiv/66450 – Letzter Zugriff 18.07.2014

43 Vgl. http://gesundheit.blogger.de/stories/1500653/ und http://web.archive.org/web/20070508162413/www.bauchumfang-ist-herzenssache.de/ – Letzter Zugriff jeweils 18.07.2014

Bauchfett und seinen negativen Auswirkungen auf Herzkreislauferkrankungen. Parallel dazu verlief die Einführung des damals neuesten Hoffnungsträgers in Sachen pharmazeutischer Abnehmhilfe: dem Medikament Acomplia auf Basis des Wirkstoffs Rimonabant. Sowohl Wirth als auch Hauner hatten sich in dieser Initiative engagiert. „Im Prinzip sind wir mit unseren bisherigen Beratungsprogrammen zur Lebensstiländerung gescheitert", wird Hauner in einem PR-Artikel zitiert, der 2005, kurz vor der Markteinführung von Acomplia, in der Ärzte-Zeitung veröffentlicht wurde (o.A. 2005, o.S.). Umso größer sei jetzt die Hoffnung, dass mit Rimonabant ein wirksames Therapieprinzip gegen die abdominelle Adipositas gefunden sei, fährt der Artikel fort. Ähnliches wiederholte Hauner vor einem wesentlich größeren Publikum im Magazin Stern, für das er als Ernährungsexperte zur Verfügung steht. Bis zu 15 Millionen Menschen betrage der potentielle Kundenstamm für das Wundermittel Acomplia allein in Deutschland, ließ er dort verlauten (Willems 2006).

Die Problematik, die hinter der Unterstützung von Medizinischen Fachgesellschaften durch die Arzneimittel-, Teile der Lebensmittel- und der medizinischen Geräteindustrie steht, ist komplexer, als es auf den ersten Blick scheint. Denn selbst wenn viele Akteure nachgewiesenermaßen einen persönlichen finanziellen Vorteil von der direkten oder indirekten Unterstützung von Pharmaprodukten haben, muss das nicht notwendigerweise ihre inhaltliche Haltung in Bezug auf die Problemwahrnehmung „Adipositas-Epidemie" beeinflussen. Allerdings steigt mit dem Grad der Verquickung von finanziellen und fachlichen Interessen die Gefahr, die selbstpostulierte Unabhängigkeit zu verlieren. Besonders problematisch ist das vor dem Hintergrund, dass medizinische Fachgesellschaften in der Öffentlichkeit über ein hohes Renommee verfügen und in den für sie relevanten Bereichen maßgeblichen Einfluss auf politische Entscheidungen haben, etwa auf die Zulassung von Medikamenten aber auch auf die Übernahme von Behandlungskosten durch das öffentliche Gesundheitssystem. Daher scheint es sinnvoll und notwendig, Maßstäbe an medizinische Fachgesellschaften anzulegen, um deren inhaltliche Unabhängigkeit soweit wie möglich garantieren zu können.

Ein Komitee von elf Autorinnen und Autoren hat in einem Spezialkommunique für die Fachzeitschrift Journal of the American Medical Association Vorschläge zur Gewährleistung der inhaltlichen Unabhängigkeit von medizinischen Fachgesellschaften formuliert. Demnach sollte der Haushalt dieser Gesellschaften grundsätzlich überhaupt nicht aus Industriemitteln finanziert sein. Als Übergangslösung schlägt das Gremium ein Quorum von 25 Prozent vor, von denen maximal die Hälfte von einem Einzelsponsor kommen darf. Selbstredend müssten die Zuwendungen bedingungslos gewährt werden. Jahrestagungen und

Fachkongresse sollten ebenfalls nicht aus Industriemitteln finanziert werden. Satelliten-Symposien, in denen Industrievertreter exklusiv ihre Produkte anpreisen, sollten auf solchen Veranstaltungen untersagt werden. Industriemessen und -stände sollten von den Veranstaltungen der Fachgesellschaften organisatorisch, inhaltlich und räumlich deutlich getrennt sein. Führungsmitglieder der Organisationen sollten keinerlei finanzielle Verbindungen zur Medizinindustrie haben, frühere finanzielle Verbindungen sollten mindestens zwei Jahre vor Übernahme der Amtsgeschäfte beendet worden sein (Rothman et al. 2009).

Gegen diese Standards verstoßen alle Adipositasfachgesellschaften gleich mehrfach. Pharma- und Diätindustrie unterstützen Adipositasfachgesellschaften nicht nur mit Spenden und finanzieren ihre Periodika mit Anzeigen, sie unterstützen auch ihre Kongresse, auf denen sie in Workshops exklusiv ihre Produkte präsentieren dürfen. Diese Workshops sind zwar als Industrieworkshops im Programm gekennzeichnet, auf ihnen referieren und moderieren aber dieselben vermeintlich unabhängigen Expertinnen und Experten, die auch auf den Veranstaltungen referieren, die nicht als Industriewerbung gekennzeichnet sind. Die Organisation eines solchen Industrieworkshops erfolgt gegen eine entsprechende Gebühr. Darüber hinaus bekommen die Firmen die Möglichkeit, ihre Produkte auf einer räumlich und organisatorisch angegliederten Industriemesse vorzustellen.

Der International Congress on Obesity (ICO) ist ein gutes Beispiel für die besonders intensive Verquickung von Industrie und Wissenschaft im Bereich Adipositas. Auf dem vorletzten der vierjährlich stattfindenden Kongresse 2010 in Stockholm konnten die Industrievertreter zwischen verschiedenen Graden der Unterstützung wählen. Für Preise zwischen 2.000 und 75.000 Euro[44] konnten Sponsoren dafür sorgen, dass zum Beispiel Anzeigen und Werbematerial den Weg in die Mappen der Besucherinnen und Besucher fanden. Für Preise ab 2.500 Euro bekamen Sponsoren die Möglichkeit, im offiziellen Kongressheft für ihr Anliegen zu werben. Ab Preisen von 35.000 Euro aufwärts konnten die Sponsoren eigene Symposien ausrichten. Auf diesen Symposien sprachen nicht nur Industrievertreter, sondern auch hochrangige Mitglieder der IASO und ihrer Partnerorganisationen, unter anderem der damalige Chef der EASO Stephan Rössner oder der ehemalige Vorsitzende der IASO Arne Arnstrup (IASO 2010).

Neben der finanziellen Unterstützung der Adipositasfachgesellschaften und ihrer Veranstaltungen finanziert die Pharmaindustrie einen Großteil der Forschungsetats jener Medizinerinnen und Mediziner, die sich an vorderster

44 alle Preise zuzüglich 25 Prozent Mehrwertsteuer

Front in den diversen Gesellschaften zur Bekämpfung von Adipositas engagieren. Besonders gut untersucht ist dieser Zusammenhang für die USA. Die Unterstützung reicht von der Finanzierung von Arzneimittelwirksamkeitsstudien über Vortragshonorare, Beraterverträge, Vergütung von Beiratsmitgliedschaften bis hin zu direkten Beteiligungen in Form von Aktien und Anteilsscheinen an den Unternehmen selbst (Oliver 2006, S. 28ff.).

Von den neun Mitglieder der National Task Force on the Prevention and Treatment of Obesity, jenem Gremium, das die Absenkung der Grenzwerte für Übergewicht und Adipositas in den USA 1998 beschloss, hatten acht finanzielle Verbindungen zur Pharma- und Diätindustrie (Center for Consumer Freedom 2005, S. 156).[45] Der Vorsitzender der Task Force und mutmaßliche Erfinder des Problemnamens „Adipositas-Epidemie", Xavier Pi-Sunyer, erhielt bzw. erhält Unterstützung von einer Vielzahl von Pharmakonzernen, die alle an pharmazeutischen Abnehmhilfen arbeiten. Pi-Sunyer war zudem langjähriger Vorsitzender der Weight Watchers Foundation. Darüber hinaus war er der maßgebliche Sachverständige des Pharmakonzerns Knoll beim Zulassungsverfahren von Meridia, einem Abnehmmedikament auf Basis des mittlerweile vom Markt genommenen Wirkstoffs Sibutramin. Und er war ein ebenso entschiedener wie prominenter Fürsprecher des ebenfalls vom Markt genommen Wirkstoffs Fen-Phen (Center for Consumer Freedom 2005, S. 9ff.).

Exkurs

Einflussnahme der Pharmaindustrie auf die Präsentation von Ergebnissen der Arzneimittelforschung in Fachzeitschriften

Dass namhafte Mediziner ihre Forschung von Pharmafirmen finanzieren lassen, ist ein Phänomen, das nicht nur auf den Bereich Adipositas beschränkt ist. Strittig ist jedoch, wie diese Tatsache zu bewerten ist. 70 bis 80 Prozent der weltweiten biomedizinischen Forschungsleistungen werden in den USA erbracht. Im Jahr 2007 betrug der gesamte Forschungsetat für biomedizinische Forschung in den USA 101,1 Milliarden US-Dollar. 58 Prozent dieser Ausgaben wurden durch die Industrie finanziert, 33 Prozent durch die National Institutes of Health (NIH) und andere staatliche Quellen. Der Rest wurde von unabhängigen Stiftungen finanziert (Dorsey et al. 2010). Die Gesamtsumme

45 Eine solche Konstellation ist keine Seltenheit. Auch in vielen anderen Gremien, die Leitlinien zur Behandlung von Krankheiten entwickeln, sitzen mehrheitlich Wissenschaftlerinnen und Wissenschaftler mit engen finanziellen Verbindungen zur Medizinindustrie.

repräsentiert insgesamt 4,6 Prozent der Ausgaben im US-Amerikanischen Gesundheitssystem (Dorsey et al. 2010). In dieser Zahl sind aber nicht nur die Ausgaben für die Arzneimittelforschung, sondern auch für Forschungen in den Bereichen Biotechnologie und medizinische Geräteindustrie zusammengefasst. Die Summe, die die Pharmaindustrie in den USA nur für Arzneimittelforschung aufwandte, betrug im Jahr 2008 38,4 Milliarden US-Dollar (Dorsey et al. 2010). Eine Schätzung aus dem Jahr 2008 ergab, dass sich die Marketingsausgaben der US-Amerikanischen Pharmaindustrie 2004 auf insgesamt 57,5 Milliarden US-Dollar beliefen (Gagnon und Lexchin 2008), das ist fast doppelt so viel, wie die Ausgaben für Arzneimittelforschung, die sich Dorsey et al. zufolge im Jahr 2004 auf 29,6 Milliarden US-Dollar summierten.[46] Die industriefinanzierte Arzneimittelforschung ist aus mehreren Gründen problematisch. So werden z. B. unerwünschte Nebenwirkungen in industriefinanzierten Studien häufiger verschleiert als in Studien, die aus unabhängigen Quellen finanziert wurden (Nieto et al. 2007).[47] Doch nicht nur das Design der Studien und die Interpretation ihrer Ergebnisse führen zu einem Bias bei pharmafinanzierten Arzneimittelwirksamkeitsstudien. Hinzu kommt noch eine weitere bedeutsame Verzerrung der tatsächlichen Studienlage. Studien mit für die Pharmaindustrie unerwünschten Ergebnissen werden häufig gar nicht erst veröffentlicht (Turner et al. 2008).[48] Wer für den Bias verantwortlich zu machen ist, bleibt unklar. Fakt ist aber: Fast alle Studien zur Wirksamkeit von Arzneimitteln, die in medizinischen Fachzeitschriften erscheinen, verkünden aus Sicht der Hersteller positive Ergebnisse.

46 Zum Vergleich: in Deutschland betragen die Ausgaben für Arzneimittelforschung etwa neun Milliarden Euro, knapp die Hälfte davon kommt von der öffentlichen Hand vgl. (Gen-ethisches Netzwerk 2006).

47 “The type of funding may have determinant effects on the design of studies and on the interpretation of findings: funding by the industry is associated with design features less likely to lead to finding statistically significant adverse effects and with a more favorable clinical interpretation of such findings.” (Nieto et al. 2007)

48 Das Team um Erick Turner verglich die Studienlage für zwölf neue Antidepressiva, die der US-Amerikanischen Arzneimittelzulassungsbehörde FDA (Food and Drug Administration) vorgelegt wurden, mit den Studienergebnissen, die dann auch tatsächlich in Fachzeitschriften veröffentlicht wurden. Während die Studien, die in den Zulassungsunterlagen aufgeführt wurden – Pharmafirmen sind verpflichtet der FDA die Ergebnisse zu allen von ihnen durchgeführten Studien zur Verfügung zu stellen – durchschnittlich nur zu 51 Prozent zu positiven Ergebnissen führten, hatten die Studien, die anschließend auch in Fachzeitschriften veröffentlicht wurden zu 94 Prozent signifikant positive Ergebnisse vorzuweisen (Turner et al. 2008).

Das ohnehin schon verzerrte Bild, das auf diese Weise von den Produkten der Pharmaindustrie generiert wird, wird durch die bevorzugte Veröffentlichung von pharmafinanzierten Studien durch die großen Fachzeitschriften noch unschärfer. Für die Fachzeitschriften ist die Veröffentlichung von Arzneimittelstudien der Pharmaindustrie lukrativer als die Veröffentlichung von Studien, die von staatlichen Stellen oder gemeinnützigen Stiftungen finanziert wurden, denn die Herausgeber erhoffen sich von der Veröffentlichung dieser Studien eine Steigerung des Impact Factors ihrer Zeitschrift. Der Impact Factor einer Fachzeitschrift gibt Auskunft darüber, wie oft Artikel aus einer Fachzeitschrift in anderen Fachzeitschriften zitiert werden. Studien, die von Pharmafirmen finanziert wurden, werden im Durchschnitt etwa doppelt so häufig zitiert wie Studien, die von staatlichen Stellen oder Stiftungen bezahlt wurden (Lundh et al. 2010).

Warum pharmafinanzierte Studien häufiger zitiert werden, hat im Wesentlichen vier Gründe. Erstens produzieren diese Studien, jedenfalls sofern sie zur Veröffentlichung vorgeschlagen werden, fast immer positive Ergebnisse, und Studien mit positiven Ergebnissen werden generell häufiger zitiert als Studien, bei denen sich die Forschungshypothese nicht bestätigen lässt. Hinzukommt zweitens die höhere Teilnehmerzahl bei pharmafinanzierten Studien, die scheinbar für eine höhere Qualität der Studien zu bürgen scheint.[49] Drittens sorgen Pharmakonzerne mit Hilfe von PR-Agenturen für eine erhöhte Aufmerksamkeit ihrer Studien in der Öffentlichkeit. Viertens zeichnen sich pharmafinanzierte Studien häufig durch besonders prominente Autorinnen und Autoren aus. Dies wiederum ist zum Teil jedenfalls auf die Tätigkeit von Ghostwritern zurückzuführen.[50] Angestellte von Pharmafirmen führen die entsprechenden Studien durch und strukturieren die Ergebnisse so, dass viel beschäftigte Wissenschaftlerinnen und Wissenschaftler mit minimalen Aufwand Publikationen erstellen können, an deren Entstehung sie bestenfalls einen marginalen Anteil hatten (Veitch 2011).

---

49 Die durchschnittlich höhere Teilnehmerzahl hängt wiederum mit der besseren finanziellen Ausstattung dieser Studien zusammen.

50 Auch dem wohl bekanntesten Adipositasexperten in den USA Xavier Pi-Sunyer wurde in einem Gerichtsverfahren Ende der 1990er Jahre vorgeworfen sich als Autor für mehrere Artikel zu den angeblichen Kosten der „Adipositas-Epidemie" zur Verfügung gestellt zu haben. Geschrieben wurden die Artikel aber von Angestellten einer Beraterfirma, die im Auftrag von Wyeth-Ayerst gearbeitet hatte. Wyeth-Ayerst war der Hersteller des lebensgefährlichen Abnehmmedikaments Fen-Phen (Oliver 2006, S. 30), (vgl. auch Kapitel 2.3.6).

Ein weiterer Grund dafür, warum wissenschaftliche Fachzeitschriften Studien, die von Pharmakonzernen finanziert wurden, ungern ablehnen, ist die Aussicht auf lukrative Nachdrucke und Sonderbeilagen. Pharmakonzerne verteilen gerne Ausgaben renommierter Fachzeitschriften, in denen ihnen genehme Studienergebnisse veröffentlicht wurden, in großer Zahl an Multiplikatorinnen und Multiplikatoren aus Medizin und Journalismus. Diese Nachdrucke sind extrem lukrativ, die Gewinnspanne liegt hier bei bis zu 70 Prozent. Ähnliches gilt für Sonderdrucke, meist Supplemente, in denen einzelne oder mehrere aus Sponsorensicht interessante Studien in hoher Auflage nachgedruckt werden (Lundh et al. 2010). Im Fall der von IASO und Co. herausgegebenen Fachzeitschriften schließt sich so der Kreis. Überwiegend pharmafinanzierte Fachgesellschaften geben Zeitschriften heraus, in denen mehrheitlich pharmafinanzierte Studienergebnisse veröffentlicht werden.

3.1.3 Das „Adipositas-Epidemie"-Narrativ – Erkennungsschema und Diskursstrategien

Erkennungsschema

Im Fall der „Adipositas-Epidemie" ist der (neben den genannten Fachgesellschaften) wohl wichtigste Akteur die WHO, die mit ihrer Konferenz „Obesity: Preventing and Managing the Global Epidemic" im Juni 1997 in Genf und der dazu gehörigen Veröffentlichung aus dem Jahr 2000 die Grundlage für das derzeit dominierende Erkennungsschema gelegt hat (WHO 2000). Das Dokument macht deutlich, dass das Erkennungsschema der „Adipositas-Epidemie" grundsätzlich auf der Energiebilanztheorie basiert.

> "In simple terms, obesity is a consequence of an energy imbalance – energy intake exceeds energy expenditure over a considerable period." (WHO 2000, S. 101)

Doch mit der Energiebilanz allein lässt sich der Anstieg der Prävalenzen in so kurzer Zeit kaum erklären:

> "Many complex and diverse factors can give rise to a positive energy balance, but it is the interaction between a number of these factors, rather than the influence of any single factor, that is thought to be responsible. In contrast to the widely held perception among the public and parts of the scientific and medical communities, it is clear that obesity is not simply a result of overindulgence in highly palatable food, or of a lack of physical energy." (WHO 2000, S. 101)

Nicht nur individuelles Verhalten scheidet als alleiniger Erklärungsansatz für den kollektiven Gewichtsanstieg aus, auch an die Genetik als möglichen Auslöser der „Adipositas-Epidemie“ wollen die Autorinnen und Autoren der WHO nicht so recht glauben:

> "... the rapid increase in obesity rates in recent years has occurred in too short of a time for there to have been any significant genetic changes within populations. This suggests that the primary cause of this increase must be sought in the environmental and societal changes now affecting a large proportion of the world's population." (WHO 2000, S. 118)

In Anlehnung an die Epidemie-Metaphorik werden dementsprechend moderne Verhaltensmuster, die sich wie Infektionskrankheiten verbreiten, als Hauptursache für die „Adipositas-Epidemie“ angesehen.

> "Modern dietary patterns and physical activity patterns are risk behaviours that travel across countries and are transferable from one population to another like an infectious disease, affecting disease patterns globally." (WHO 2003, S. 5)

Dramatisierende Statistik

Von zentraler Bedeutung für den Erfolg der Problemwahrnehmung „Adipositas-Epidemie“ sind, nicht anders als bei vergleichbaren Problemkarrieren, beeindruckende Zahlen. Wie so häufig im Zusammenhang mit der „Adipositas-Epidemie“ addierten sich die globalen Schätzungen auf eine runde Zahl. Mindestens eine Milliarde übergewichtiger Menschen und davon rund 300 Millionen adipöse, diese Größenordnung prägte für mehrere Jahre die Berichterstattung über das quantitative Ausmaß der „Adipositas-Epidemie“. Die Zahl von einer Milliarde Übergewichtiger weltweit fand sich erstmalig im World Health Report der Weltgesundheitsorganisation „Reducing Risks, Promoting Healthy Life“, der sich den wichtigsten Risikofaktoren für die globale Volksgesundheit widmete (WHO 2002).

Doch eine selbsterklärte Epidemie würde ihren Status schnell einbüßen, wenn die Zahlen nicht immer weiter anstiegen, und so wurden die Schätzungen innerhalb weniger Jahre mehrfach angehoben. Nach Angaben der IOTF waren im Jahr 2005 bereits 1,7 Milliarden Menschen übergewichtig, der Großteil davon in Entwicklungs- und Schwellenländern.[51] Im Jahr 2010 sollten es dann schon zwei

51 Die höheren Zahlen im Vergleich zur WHO-Schätzung kommen vor allem durch die von der IOTF einseitig vorgenommene Absenkung der Grenzwerte für die asiatische

Milliarden Menschen sein, davon mehr als eine halbe Milliarde Adipöse (IOTF 2006, S. 12). Verglichen mit den Zahlen aus dem WHO-Report von 2002 wäre das eine Verdoppelung in weniger als einer Dekade.

Das aktuelle WHO „Fact-Sheets" schätzt die Zahl der Übergewichtigen im Alter von mindestens 20 Jahren für das Jahr 2008 weltweit auf 1,4 Milliarden Menschen: davon seien mehr als 200 Millionen Männer und fast 300 Millionen Frauen adipös. 40 Millionen Kinder im Alter unter fünf Jahren seien im Jahr 2010 übergewichtig gewesen (WHO 2013).

Die aktuellen Zahlen zur weltweiten Verbreitung von Übergewicht und Adipositas mögen beeindruckend sein, noch imposanter aber sind die Prognosen bezüglich der zukünftigen Entwicklung der „Adipositas-Epidemie". So kommt eine US-Amerikanische Studie aus dem Jahr 2008 zu dem Ergebnis, dass im Jahr 2030 weltweit 3,28 Milliarden Menschen einen BMI größer 25 haben werden, ein gutes Drittel davon (1,12 Milliarden) sogar einen BMI größer 30 (Kelly et al. 2008). In Nordamerika könnten, wenn es nach der International Obesity Task Force (IOTF) geht, schon im Jahr 2015 über die Hälfte der Bevölkerung adipös und fast alle übergewichtig sein. In Europa und Lateinamerika rechnet die Organisation spätestens für das Jahr 2030 mit einem solchen Szenario (IOTF 2006). 60 Prozent der Männer, 50 Prozent der Frauen und 26 Prozent der Kinder im Vereinigten Königreich werden im Jahr 2050 krankhaft dickleibig sein, vermutet die britische Regierung (McPherson et al. 2007). 2048 werden nach einer weiteren Studie alle US-Bürgerinnen und -Bürger einen BMI größer 25 aufweisen. Rund fünfzig Jahre später, im Jahr 2102, soll es dann in den Vereinigten Staaten von Amerika keinen einzigen erwachsenen Menschen mit einem BMI kleiner 30 mehr geben (Wang et al. 2008). Ähnliche Prognosen existieren für Australien (Gard 2011, S. 32). Und auch für Deutschland werden Szenarien diskutiert, in denen Schlankheit schon bald die Ausnahme, Dickleibigkeit dagegen die Regel sein könnte. So heißt es etwa in Renate Künasts Buch „Die Dickmacher":

> „Deutschland ist zu dick, und es wird immer dicker. Jeder zweite Bürger dieses Landes leidet an Übergewicht, knapp 20 Prozent haben bereits die nächste Stufe erreicht: Sie sind fettleibig. Die veränderte Freizeitgestaltung hat vor allem die Silhouette unserer Sprösslinge umgeformt: Sie sind breiter geworden, schwerer, träger, geraten schneller aus der Puste. 1984 waren 12 Prozent aller Minderjährigen übergewichtig, heute sind es bereits 20 Prozent. Und 8 Prozent sind schon adipös, also fettleibig. Hält diese Entwicklung an – und nichts spricht dagegen, dass sie sich verlangsamt (sic!) [gemeint ist, dass nichts dafür spricht A.d.V.] –, dann wird im Jahr 2030 jedes zweite Kind fettleibig sein. Nur jeder vierte Deutsche hat dann überhaupt noch ein normales Gewicht. Ein paar Jahre später werden es die Dünnen sein, die auf der Straße bestaunt werden." (Künast 2004, S. 12)

Bevölkerung zustande (vgl. Kapitel 2.2.2).

Noch bedrohlicher als die zahlenmäßige Betroffenheit der Bevölkerung von der „Adipositas-Epidemie" erscheinen die Schätzungen der durch Adipositas mutmaßlich verursachten Todesfälle. Die Verfasser des Global Health Reports von 2002 vermuteten, dass Adipositas in den USA und Kanada 220.000 Menschenleben pro Jahr fordert. Weitere 320.000 Menschen stürben jährlich an den Folgen der Krankheit in 20 nicht weiter definierten westeuropäischen Ländern (WHO 2002, S. 9). Weltweit summiere sich die Zahl der Todesfälle in Folge der Gewichtszunahme nach Angaben des Reports bereits zur Jahrtausendwende auf drei Millionen Menschen pro Jahr. Im Jahr 2020 sollen es dann schon fünf Millionen sein.

Im World Health Report 2002 wird zum ersten Mal in einem WHO-Dokument ein quantitativer Vergleich der mutmaßlichen Todesfälle in Folge von Unterernährung und Überernährung bzw. Übergewicht angestellt (WHO 2002, S. 161).

> "Many of the risks discussed in this report concern consumption – either too little, in the case of the poor, or too much, in the case of the better-off. Two of the most striking findings in this report are to be found almost side by side. One is that in poor countries today there are 170 million underweight children, over three million of whom will die this year as a result. The other is that there are more than one billion adults worldwide who are overweight and at least 300 million who are clinically obese. Among these, about half a million people in North America and Western Europe combined will have died this year from obesity-related diseases." (WHO 2002, S. 4)

Die Behauptung, dass die Gefahren der „Adipositas-Epidemie" die des Welthungers in den Schatten stellen, ist mittlerweile zum festen Bestandteil des Erkennungsschemas der „Adipositas-Epidemie" geworden. Der Vergleich orientiert sich zumeist an der geschätzten Zahl der Volljährigen mit einem BMI größer 25 sowie der Kinder, deren BMI über dem globalen Grenzwert der WHO liegt und der geschätzten Zahl der Menschen, die nach der Definition der Welternährungsorganisation FAO chronisch unterernährt sind. Chronisch unterernährt sind nach der Definition der FAO alle Volljährigen, die über einen längeren Zeitraum weniger als 1800 Kilokalorien pro Tag konsumieren, die entsprechenden Werte für Kinder variieren nach dem Alter. Noch nicht eingerechnet in dieser Definition ist der hohe Anteil derjenigen, die zwar mehr als 1800 Kalorien täglich konsumieren, deren Ernährung aber armutsbedingt so einseitig ist, dass dies, unabhängig von ihrem BMI, ebenfalls negative Folgen für ihre Gesundheit hat.

Die Zahl der chronisch Unterernährten weltweit lag zur Jahrtausendwende bei 850 Millionen Menschen. Aufgrund steigender Preise für Grundnahrungsmittel stieg die Zahl Ende der 2000er Jahre kurzfristig auf über eine Milliarde an. Aktuell leiden nach Angaben der FAO 870 Millionen Menschen unter chronischem Hunger (FAO 2012). Diesen Zahlen zufolge waren bereits zur Jahrtausendwende mehr Menschen übergewichtig als unterernährt.

Der quantitative Vergleich von Menschen, die an Unterernährung leiden und nicht selten noch im Kleindkindalter daran sterben, mit Menschen, deren relatives Körpergewicht über einem BMI von 25 liegt und die sich der längsten Lebenserwartung in der Geschichte der Menschheit erfreuen, ist für sich genommen schon absurd genug. Vollends abwegig wird es, wenn, wie im obigen Zitat aus dem World Health Report 2002 noch ein wenig verschämt angedeutet, aus dem quantitativen Vergleich mit Hilfe der potentiellen Todesfälle ein qualitativer Vergleich dieser beiden unvergleichbaren Phänomene wird. Mit der Aussage, die „Adipositas-Epidemie" ist schlimmer als der Welthunger, wird die Aufmerksamkeit für das Phänomen auf die höchste Stufe gehoben. Nach einer Problemkarriere von nur wenigen Jahren hat es die „Adipositas-Epidemie" damit in die Liga der ganz großen globalen Katastrophen geschafft.

Der Vergleich von Welthunger und „Adipositas-Epidemie" geht ursprünglich auf den US-Amerikanischen Ernährungswissenschaftler Barry Popkin zurück, der sich damit schon Ende der 1990er Jahre einen Namen als einer der weltweit meistzitierten nicht der Medizin entstammenden Experten der Problemwahrnehmung „Adipositas-Epidemie" gemacht hat. Popkin, der seine Karriere als Ernährungswissenschaftler in Entwicklungsländern begann, beschreibt den Übergang von Hunger und Mangel zu bescheidenem Wohlstand als den Übergang von einer kleinen in eine viel größere Katastrophe.

> „Noch erschreckender ist jedoch, dass sich der Übergang von der Unter- zur Überernährung in weniger als einer Generation vollzogen hat. Wenn ich in Indien, China, Mexiko und auf den Philippinen in die Dörfer zurückkehre, die ich vor 15 Jahren besucht habe, sehe ich, wie sehr sich die Lebensgewohnheiten geändert haben: Die Kinder sitzen mit Cola und Limonade vor dem Fernseher, die Erwachsenen steigen immer häufiger auf das Moped, statt zu Fuß zu gehen und kaufen ihre Lebensmittel im Supermarkt. Sie sind nicht nur behäbiger geworden, sie nehmen auch mehr kalorienhaltige Süßungsmittel, Pflanzenöle und tierische Nahrungsmittel (Fleisch, Fisch, Eier und Milchprodukte) zu sich. In Folge der dadurch zunehmenden Fettleibigkeit kommt es zu einem explosionsartigen Anstieg von Diabetes, Herzkrankheiten und anderen Gebrechen." (Popkin 2008, S. 56)

Wenig später schildert Popkin die vermeintlich fatalen gesundheitlichen Auswirkungen dieser Seuche namens Wohlstand für die aufstrebenden Volkswirtschaften:

> „Die geschilderten riesigen gesellschaftlichen technischen und strukturellen Umwälzungen drohen Millionen von Menschen zu einem Leben mit eingeschränkter Bewegungsmöglichkeit und vorzeitigem Tod zu verdammen." (Popkin 2008, S. 62)

Freilich verschweigt Popkin hier, dass sich die durchschnittliche Lebenserwartung in diesen Ländern in nur wenigen Jahrzehnten massiv verlängert hat, eine direkte Folge des von ihm beklagten „Übergangs von der Unter- zur Überernährung". Ebenso unerwähnt bleibt, dass die von Popkin genannten Krankheiten meist erst in einem Alter auftreten, das vorangegangene Generationen in diesen Ländern nur selten erreicht haben. Dass die genannten Zivilisationskrankheiten in Entwicklungs- und Schwellenländern häufiger tödlich verlaufen als in Industrieländern, ist dann auch keine Folge des relativen Wohlstandes, sondern mangelnder medizinischer Versorgung und damit Folge relativer Armut (Schorb 2009, S. 52ff.).

Neben der „Magie der großen Zahl" (Schetsche) in Bezug auf die gegenwärtige Betroffenheit, die zukünftige Betroffenheit und die mutmaßlichen adipositasinduzierten Todesfälle, stehen insbesondere die vermuteten Kosten der „Adipositas-Epidemie" im Mittelpunkt des öffentlichen Interesses. Auch hier galoppieren die Zahlen in atemberaubendem Tempo nach oben. Eine der meistzitierten früheren Berechnungen der mutmaßlich durch einen BMI größer 25 verursachten Kosten im Gesundheitswesen der USA stammt vom US-Amerikanischen Epidemiologen Graham Colditz. Der schätzte die volkswirtschaftliche Belastung durch Übergewicht und Adipositas Anfang der 1990er Jahre auf knapp 40 Milliarden US-Dollar (Colditz 1992). Sieben Jahre später ermittelte er in einer neuen Schätzung 70 Milliarden US-Dollar allein für Übergewicht und Adipositas zuzüglich 24 Milliarden US-Dollar für den Risikofaktor Bewegungsmangel (Colditz 1999). 2004 waren es bereits 117 Milliarden US-Dollar Kosten wiederum nur für Übergewicht und Adipositas (Stein und Colditz 2004). Die US-Regierung schätzt die jährlichen übergewichtsbedingten Kosten im Gesundheitswesen offiziell sogar auf 150 Milliarden US-Dollar (White House Task Force on Childhood Obesity 2010, S. 1). Einer Untersuchung von 2010 zufolge sollen es mittlerweile sogar schon 215 Milliarden US-Dollar jährlich sein (Hammond und Levine 2010). Die WHO hat in ihrem Bericht „Obesity: Preventing and Managing the Global Epidemic" mit Bezug auf die Arbeiten von Colditz davon gesprochen, dass die durch Übergewicht und Adipositas verursachten Kosten in entwickelten Ländern zwischen zwei und sieben Prozent der Gesamtkosten im Gesundheitswesen betrügen (WHO 2000, S. 84). Das wäre derzeit für die Bundesrepublik Deutschland ein Betrag in einer Größenordnung zwischen sechs und rund zwanzig Milliarden Euro. Innerhalb dieses Korridors liegen auch die

Schätzungen des Robert-Koch-Institut, das, abhängig von der Berechnungsmethode, jährliche Kosten für das deutsche Gesundheitswesen in Höhe von 7,75 bzw. 13,55 Milliarden Euro annimmt (Robert Koch Institut 2003).

Die Bundesregierung spricht dagegen von mehr als 70 Milliarden Euro an Ausgaben für Übergewicht und Fehlernährung jährlich. Grundlage dieser Schätzungen ist eine im Auftrag des Bundesministeriums für Gesundheit erstellte Studie aus dem Jahr 1993, der zufolge rund 30 Prozent aller Kosten im Gesundheitswesen auf Krankheiten zurückzuführen seien, die nach dem damaligen Kenntnisstand durch die Ernährungsweise mitbeeinflusst wurden (Kohlmeier et al. 1993). Zwar räumen die zuständigen Ministerien für Gesundheit und Verbraucherschutz ein, dass Fehlernährung und Übergewicht nicht pauschal gleichzusetzen seien, doch sie verstecken ihre Presseerklärungen meist so zielsicher unter der Überschrift, „Folgen von Übergewicht und Adipositas", dass sie von den Lesern zwangsläufig als Kosten derselben verstanden werden. Karies, Osteoporose oder Gicht, die alle als ernährungsabhängige Krankheiten geführt werden, mit Übergewicht und Adipositas aber nicht das Geringste zu tun haben, werden dabei nicht gesondert ausgewiesen. Stattdessen kommentierte beispielsweise Renate Künast die Zahl von 70 Milliarden Euro in ihrem Buch „Die Dickmacher" so:

> „Die Bäuche haben sich mittlerweile in unseren Alltag gedrängt. Inzwischen verursacht die Fehlernährung über 70 Milliarden Euro Folgekosten im Jahr. Was wäre wohl los, wenn ein Virus oder eine Tierkrankheit derartige Schäden anrichtete? Sondersendungen im Fernsehen, Krisenstäbe, Rücktritte, Gesetzesänderungen. Doch Sondersendungen, die BSE, MKS und Nitrofen auslösten, die Debatten, die um Alkohol und Nikotin geführt werden, gibt es zum Thema Gewicht nicht." (Künast 2004, S. 17)

Moralisieren

Auch wenn die primären Akteure, allen voran die WHO und die Adipositasfachgesellschaften, bei der Beschreibung der „Adipositas-Epidemie" als Gesundheitskatastrophe mit Hilfe dramatisierender Statistiken und drastischer Vergleiche vorgehen, verzichten sie in ihrer Analyse doch weitgehend auf konkrete Schuldzuweisungen an Dritte. Dies überlassen sie der Gruppe der Advokaten, die auf politische Befindlichkeiten weniger Rücksicht nehmen muss. Als unabhängiger Moralunternehmer schreckt etwa der Psychologe Kelly Brownell nicht vor einer stark moralisierenden Sprache zurück, etwa wenn er ein fröhliches Eiscreme schleckendes Kind mit seiner vermeintlichen Zukunft als Frühinvalide konfrontiert.

> "The vignette of a child wanting soda, chips, and ice cream has a cute side, but cute fades quickly when we consider that the diseases children face in later life, such as heart disease, cancer, stroke, and diabetes, could be developing right here, right now." (Brownell und Horgen 2004, S. 10f.)

Zudem lässt er keinen Zweifel daran, wer für das Schicksal dieser Kinder verantwortlich ist:

> "It is easy to blame parents, but they face off every day with an environment that grabs their children and won't let go. Children and the parents who raise them do not get what they deserve – conditions that support healthy eating and physical activity. The environment wins in most cases, and we have an epidemic to show for it. (Brownell und Horgen 2004, S. 4)

Wenige Seiten später lässt Brownell das durch die „Adipositas-Epidemie" gezeichnete Kind Fragen an die für seine Situation mutmaßlich Verantwortlichen stellen. Diese Fragen machen nicht nur unmissverständlich klar, wer seiner Ansicht nach hinter den adipogenen Umweltbedingungen steckt, sondern beinhalten auch eine deutliche Aufforderung zum Handeln an die politisch Verantwortlichen.

> "As you develop in to a typical [fat A.d.V.] child, you would have every right to ask those in charge:
> - ‚Why do you let this happen to me?'
> - ‚Why do you ignore this obvious crisis?'
> - ‚Are corporate profits more important than my health?'
> - ‚Why must schools feed me fast food, snack food, and soft drinks?'
> - ‚Why don't my national leaders do something?'" (Brownell und Horgen 2004, S. 7)

Nutzung von Alltagsmythen

Der Problemname „Adipositas-Epidemie" bezieht sich zum einen auf die weite Verbreitung, die schnelle Zunahme und die vermeintlich fatalen Folgen des Phänomens, zum anderen ist in ihm die Vorstellung eingeschrieben, dass die Ursachen der „Adipositas-Epidemie" nicht allein in individuellen Verhaltensweisen zu suchen seien, sondern auf einer Interaktion gegenwärtiger Umweltbedingungen mit der evolutionär an einer steinzeitlichen Lebensweise ausgerichteten biologischen Ausstattung des modernen Menschen beruhen.

Diese Interaktion allerdings wird durch so viele Faktoren beeinflusst – von denen viele erst bruchstückhaft erforscht sind –, dass sie nicht einmal der Fachöffentlichkeit, erst recht aber keinem breiteren Publikum mehr vermittelbar ist. Der riesige Wissensbestand um Entstehung, Folgen und Verbreitung von Dickleibigkeit, der im Prozess seiner unaufhörlichen Expansion mehr Fragen aufwirft, als er zu lösen im Stande ist, führt in der öffentlichen Darstellung zur Notwendigkeit, die Komplexität wieder zu verringern. Das „Adipositas-Epidemie"-Narrativ ist der Versuch einer solchen Komplexitätsreduktion, bei der soziale, biologische und psychologische Wechselwirkungen, die zu der kollektiven Gewichtszunahme geführt haben, in einfache Bilder und Metaphern verpackt werden. Dazu schöpft das „Adipositas-Epidemie"-Narrativ aus dem riesigen Wissensreservoir um Adipositas die gängigsten Theorien und Erklärungsmuster ab und fasst sie zu einer inhaltlich geschlossenen Erzählung zusammen, die aber, wie die weiteren Ausführungen zeigen werden, sehr unterschiedliche Schwerpunkte setzen kann: je nach dem aus welcher Disziplin der Erzähler bzw. die Erzählerin entstammt und welche Erklärungsmuster ihm bzw. ihr daher besonders einleuchtend erscheinen.

Grundsätzlich lassen sich zwei Schwerpunkte des „Adipositas-Epidemie"-Narrativs herausarbeiten. Zum ersten die Erzählung vom Menschen als biologischem Produkt der Steinzeit, der sich urplötzlich mit den Herausforderungen der Wohlstandsgesellschaft konfrontiert sieht. Denn die rund 10.000 Jahre seit der Sesshaftwerdung waren aus evolutionsbiologischer Sicht nur ein kurzer Augenblick. Die menschlichen Körper hätten demnach kaum Zeit gehabt, sich auf die neuen Lebensumstände einzustellen.

Die Vorstellung vom modernen Menschen als einem evolutionsbiologischen Jäger- und Sammler, der sich unter Überflussbedingungen sein eigenes Grab schaufelt, geht zurück auf die Arbeiten des Humangenetikers James Neel. Neel entwickelte 1962 die Theorie des thrifty genotypes (sparsamen Genotyps). Er nahm an, dass Typ II Diabetes Folge einer genetischen Prädisposition sei, die unter Umweltbedingungen, welche von Mangel und regelmäßig wiederkehrenden Hungersnöten geprägt gewesen seien, einen evolutionären Vorteil mit sich gebracht habe, der sich aber unter Überflussbedingungen zum Nachteil entwickle (Neel 1962). Mit Hilfe der Theorie des sparsamen Genotyps erklärte sich Neil das häufige Auftreten von Diabetes in modernen Wohlstandsgesellschaften. Neils Theorie würde grundsätzlich auch die allgemeine Gewichtszunahme unter Überflussbedingungen erklären. Doch die These hat Mängel. Denn die prähistorische Forschung geht nicht davon aus, dass die Menschheit vor der Sesshaftwerdung regelmäßig unter Hunger und Mangel litt. Stattdessen unterstellt man den Jäger- und Sammlerkulturen heute nicht nur eine vergleichsweise ausgewogene und abwechslungsreiche Ernährung, sondern auch eine hohe Musepräferenz (Pontzer et al. 2012). Von regelmäßig wiederkehrenden Hunger- und Mangelperioden waren dagegen die frühen sesshaften Gesellschaften betroffen. Ihre Ernährung war wesentlich weniger abwechslungsreich und auch weniger nahrhaft als die der Jäger- und Sammlerkulturen. Durch die Abhängigkeit von einer erfolgreichen Ernte waren diese Kulturen zudem widrigen Witterungsverhältnissen viel stärker ausgesetzt als die Steinzeitmenschen, die ungünstigen Umweltbedingungen durch kollektive Wanderschaft entfliehen konnten.

Der Prozess der Sesshaftwerdung der Menschheit begann im Nahen Osten zwar schon vor mehr als 10.000 Jahren, in vielen anderen Weltgegenden fand diese Entwicklung aber erst vor wenigen Jahrhunderten statt. Hunger- und Mangelernährung wären somit evolutionsgeschichtlich viel jünger als die vergleichsweise üppigen Lebensbedingungen der nichtsesshaften Steinzeitmenschen (Gluckman und Hanson 2006, S. 162).

Unserem subjektiven Erfahrungsschatz wesentlich vertrauter ist das zweite „Adipositas-Epidemie“-Narrativ. Diese Erzählung beginnt meist anekdotisch mit der Rückschau der jeweiligen Autorinnen und Autoren auf ihre Kindheitserfahrungen. Geschildert wird eine Welt, die gerade mal ein halbes Jahrhundert zurück liegt, sich von der heutigen aber massiv unterscheidet. Der US-Amerikanische Ernährungswissenschaftler Barry Popkin schildert seine Kindheit im ländlichen Wisconsin, in seinem Buch „The World is Fat“, so:

> „My friends and I played the sports of the season on an empty corner lot – football, baseball, and ice-skating. In the cold winter the city would flood the football field and voila, we had an ice-skating rink. I walked and biked everywhere.“ (Popkin 2009, S. 4).

Romantisierende Beschreibungen von „Polaroid America“ (Popkin) oder dem in Schwarzweiß gehaltenen Deutschlandbild der 1950er und 1960er Jahre wirken besonders eindrucksvoll, wenn sie mit populären Vorstellungen davon, wie Kinder heute aufwachsen (müssen) kontrastiert werden. Als Kontrastfolie zu seinen Kindheitserfahrungen beschreibt Popkin den Alltag einer typischen US-Amerikanischen Familie der Gegenwart, die ihm als Studienobjekt für seine Forschung gedient hat.

> „The family spends a lot of time together on weekend nights and on Sundays watching television. Sundays are reserved for the Cleveland Browns in the winter and Cleveland Indians in the summer. The evening meal is eaten on TV trays, and all four Jones stay glued to the TV until bedtime.” (Popkin 2009, S. 5)

Auch die Grünen-Politikerin und ehemalige Verbraucherschutzministerin Renate Künast beginnt ihr Buch „Die Dickmacher" mit einer Rückschau auf die eigene Kindheit:

> „Für mich hieß es immer: raus in den Garten oder raus auf die Straße. Wir drehten Pirouetten auf Rollschuhen oder fuhren mit dem Fahrrad zum Freibad." (Künast 2004, S. 11)

Ihr Kindheits-Idyll der 1960er Jahre wird mit den Bedingungen, denen Kinder heute ausgeliefert sind, verglichen:

> „Mit der einen Hand an der Fernbedienung oder am Joystick, mit der anderen in der Chipstüte, gucken und daddeln und kauen sie, egal, wie das Wetter draußen ist." (Künast 2004, S. 11)

Auch die langjährige Wissenschaftsjournalistin der New York Times, Jane Brody, kennt ihre Variante der guten alten Zeit.

> "When I was growing up in the 1940s and 50s, I had to walk or bike many blocks to buy an ice cream cone. (...). Yes, we kids had our milk and cookies after school, but then we went out to run around and play until dark. Television watching (through my father's business, my family acquired an early TV with a seven-inch screen) was mostly a weekend family affair, not a nightly ritual with constant noshing." (Brody 2011,o.S.)

Alle genannten Autorinnen und Autoren machen die subjektive Erfahrung der eigenen Kindheit zur Ausgangsbasis für eine wissenschaftliche Zeitdiagnose. Aus diskursanalytischer Sicht werden hier Alltagsmythen reproduziert:

> „Die Kategorie des *Alltagsmythos*, wie sie Roland Barthes (1964) erstmals theoretisch bestimmt hat, bezeichnet Wissen der lebensweltlichen Subjekte über ihre alltägliche Lebenswelt, das jede Nachfrage und jeden Widerspruch unmöglich macht, weil es gesellschaftliche Phänomene als Bestandteile einer unterhinterfragbaren Wirklichkeit, ja als ewige Wahrheit beschreibt." (Schetsche 2008, S. 133f.)

Doch eine plausible Begründung für den kollektiven Gewichtsanstieg zwischen 1980 und 2000 in den USA und einer Reihe weiterer Industriestaaten bieten diese anekdotischen Erklärungsversuche nicht. Tatsächlich ist bis heute unklar, warum das Durchschnittsgewicht der US-Amerikanischen Bevölkerung, das von

1960 bis 1980 bemerkenswert stabil geblieben war, zwischen 1980 und 2000 so deutlich angestiegen ist. Mangel und Hunger waren in den USA schon vor 1980 die Ausnahme, eine Überversorgung mit Nahrungsmitteln die Regel. Auch der Siegeszug des Automobils kann 1980 als weitgehend abgeschlossen betrachtet werden. Der Prozess der Deindustrialisierung stand zwar noch an seinem Anfang, allerdings war die Automatisierung in der Industrieproduktion bereits weit fortgeschritten. Auch im Haushalt hatten arbeitserleichternde Elektrogeräte wie Waschmaschinen, Spülmaschinen, Staubsauger und Rasenmäher längst Einzug gehalten und den Energieverbrauch der Hausbewohner entsprechend gesenkt. Die Suburbanisierung mit ihrer räumlichen Trennung von Arbeitsstätten und Wohnorten war ebenfalls bereits weit fortgeschritten und sorgte dafür, dass sich schon damals nur noch eine Minderheit zu Fuß oder mit dem Fahrrad zur Arbeit, zum Einkaufen oder auf den Weg zur Schule machte. Zwar gab es in den 1960er und 1970er Jahren noch kein Internet und auch noch keine Spielkonsolen und fast keine Computer in den Haushalten, die liebste Freizeitbeschäftigung der US-Amerikanischen Bevölkerung war aber längst das Fernsehen. Auch Fast- und Conveniencefood waren in den USA keine Randerscheinung mehr, die stilprägenden TV-Dinner etwa hatten bereits in den 1950er Jahren erfolgreich Einzug in die Haushalte gefunden.

Zwar haben sich alle genannten Entwicklungen, die vielen als ursächlich für die „Adipositas-Epidemie" gelten, in den 1980er und 1990er Jahren noch einmal beschleunigt und zugespitzt, ein qualitativer Bruch ist hingegen nicht zu erkennen. Warum also das durchschnittliche Gewicht der US-Amerikanischen Bevölkerung zwischen 1960 und 2000 nicht kontinuierlich angestiegen ist, bleibt erklärungsbedürftig.

3.1.4 Die adipogene Umwelt

> *"When food is abundant and cheap, people will eat more of it and get fat." (Pollan 2006, S. 102)*

Wenn Menschen, die in einer adipogenen Umwelt leben, dick werden, wird dies von den Protagonistinnen und Protagonisten des „Adipositas-Epidemie"-Narrativs als eine „natürliche Reaktion auf eine unnatürliche Umgebung" verstanden. Verantwortlich für das Entstehen dieser „unnatürlichen Umgebung" ist die Veränderung unserer Lebenswelt vor allem in Bezug auf die Ernährungsweise. Diese Veränderungen werden in der Literatur unter dem Überbegriff Ernährungstransformation (nutrition transition) zusammengefasst. Einer der prominentesten und frühesten Erzähler des „Adipositas-Epidemie"-Narrativs, der

Ernährungswissenschaftler Barry Popkin, hat diese Ernährungstransformation als einen stufenweisen Übergang von Jäger- und Sammlergesellschaften, über sesshafte ackerbau- und viehzuchtbetreibende Gesellschaften, bis hin zu den überernährten modernen Industriegesellschaften, deren Mitglieder unter einer Vielzahl an Wohlstandskrankheiten leiden, beschrieben. In immer schnellerem Tempo vollziehe sich diese Entwicklung mittlerweile auch in Schwellenländern (Popkin und Gordon-Larsen 2004).

Auch die französischen Public Health Experten Delpeuch, Maire und Monnier unterscheiden in ihrem Buch „Globesity" vier Phasen einer agrarökonomischen Entwicklung, die sie für die Ernährungstransformation verantwortlich machen.

Die erste Phase in ihrem Schema ist die Subsistenzwirtschaft. Die zweite Phase bezeichnen sie als eine handwerkliche Phase, in der bereits ein gewisses Maß an Arbeitsteilung stattfindet: auf dem Land wird genug angebaut, um die wachsende Stadtbevölkerung mit zu versorgen. Die dritte Phase ist die industrielle Phase: Die Bauern verkaufen ihre Produkte typischerweise nicht mehr direkt an den Endverbraucher, sondern an Mittelsmänner. Die eigentlichen Hersteller der Nahrung sind nur noch ein Rädchen in einer komplexen Herstellungs- und Verteilungsmachinerie. Der Anteil, der den Agrarproduzenten an der Wertschöpfung des Endproduktes zukommt, ist geringer als der Anteil, den die industrielle Weiterverarbeitung innehat. Er liegt in dieser Phase im Durchschnitt bei ca. 35 Prozent, wobei seine Höhe stark vom angebotenen Produkt abhängt. So liegt der Wertschöpfungsanteil bei Fleischprodukten vergleichsweise hoch. Dagegen ist der Anteil an einer Tüte Chips oder an einer Portion Pommes Frites, den diejenigen erhalten, die die Kartoffeln dafür angebaut haben, so gering, dass er auf den Endpreis fast keinen Einfluss mehr hat. Die zunehmend industriell hergestellten Lebensmittel werden um eine Vielzahl von Dienstleistungen wie Werbung und Sponsoring, Marktforschung und Verpackungsdesign bereichert, die ihren Wert massiv erhöhen (Delpeuch et al. 2009, S. 53).

In der vierten und letzten von Delpeuch und Kollegen als agrotertiär bezeichneten Phase sind nur noch ca. 20 Prozent des Einzelhandelspreises für Lebensmittel Kosten, die für den Grundrohstoff anfallen. Die Lebensmittelprodukte, die von der Bevölkerung konsumiert werden, sind jetzt zum Großteil komplex designte und massiv beworbene Konsumartikel, deren Grundrohstoff sowohl geschmacklich als auch preislich nur noch eine marginale Rolle spielt. In dieser letzten Stufe wird die Außerhausernährung immer bedeutender, die Ausgaben für den Außerhausverzehr machen hier bis zur Hälfte der Gesamtausgaben für Lebensmittel aus. Diese letzte Phase ist bisher nur von den USA vollständig erreicht worden, resümieren Delpeuch und Kollegen.

> "And whether or not by coincidence, it is also the country in which the problems of obesity were felt sooner than anywhere else." (Delpeuch et al. 2009, S. 54)

Westeuropa befindet sich in ihrem Schema dagegen irgendwo zwischen der industriellen und der agrotertiären Stufe.

> "But all evidences suggest that it is going down the same road as the US and will eventually replicate the American model." (Delpeuch et al. 2009, S. 54)

Wie von Delpeuch et al. schon angedeutet, äußert sich die Ernährungstransformation am deutlichsten in Phänomenen wie dem ungebremsten Siegeszug der Fastfood-Industrie. Ihre allgegenwärtige Sichtbarkeit, verbunden mit der Tatsache, dass die umsatzstärksten Fastfood-Ketten alle aus den USA kommen und zusammen mit großen Getränkekonzernen wie Pepsi und Coca-Cola sinnbildlich für den American Way of Life stehen, machen sie zu einem naheliegenden Schuldigen in der Erzählung von der globalen „Adipositas-Epidemie".

Der internationale Erfolg von McDonald's, Coca-Cola und Co., insbesondere nach dem Zusammenbruch der sozialistischen Regime in Osteuropa und Asien, lag nicht zuletzt in ihrer Bedeutung als Symbole von Freiheit und Wohlstand begründet. In den Veröffentlichungen US-Amerikanischer Ernährungsexpertinnen und -experten wie Kelly Brownell oder Marion Nestle, aber auch in populären Darstellungen wie in Spurlocks „Don't eat this book", dem Buch zum Dokumentarfilm „Super Size Me" (Spurlock 2005)[52], stehen diese Firmen nicht länger für den amerikanischen Traum von Freiheit und Wohlstand, sondern für den Amerikanischen Albtraum von Überernährung, Adipositas und Zivilisationskrankheiten, der sich jetzt auch global ausbreitet.

> "By complacently deploring the bad habits of Uncle Sam, we have allowed ourselves to overlook a far more disturbing state of affair, whose reality has finally come to us with a force that is all the more shocking: the obesity epidemic has spread the whole planet, and nothing seems about to stem its relentless progress." (Delpeuch et al. 2009, S. 6)

Tatsächlich aber ist weniger Uncle Sam als Ronald McDonald derjenige, der in der populären Darstellung für die globale „Adipositas-Epidemie" verantwortlich ge-

52 In dem 2004 veröffentlichten Film hat der Dokumentarfilmer Morgan Spurlock versucht, sich 30 Tage lang nur von McDonald's Produkten zu ernähren. Aus gesundheitlichen Gründen musste er das Experiment vorzeitig abbrechen (vgl. Schorb 2008a).

macht wird. Für viele Kritikerinnen und Kritiker der Fastfood-Industrie besteht dann auch ein linearer Zusammenhang zwischen der Zahl der Fastfood-Filialen und dem prozentualen Anteil dicker Menschen an der Gesamtbevölkerung; und das nicht nur in den USA, sondern weltweit, wie Morgan Spurlock betont:

> "McDonald's opened its first restaurant in South Africa in November 1995, and quickly opened thirty more in under two years. Today there are ninety restaurants there. It's one of the most successful markets in McDonald's international history. (...). The World Health Organization says 29 percent of men and no less than 56 percent of women in South Africa are overweight, with the highest rates in the areas with the largest number of fast food-joints. Go figure. (…). McDonald's is now spreading all over Asia, from Japan (of course) to the Indian subcontinent, teaching people who for thousands of years have eaten a sensible, balanced diet based on fish, rice and vegetables how to gorge like Americans. Surprise – they are getting fat from it." (Spurlock 2005, S. 61f.)

Auch Delpeuch und Kollegen sehen in der um sich greifenden Vorliebe für Fastfood einen maßgeblichen Grund für den weltweiten Gewichtsanstieg. Dabei unterschieden sie allerdings zwischen traditionellem und modernem Fastfood, denn nur letzter sei für die aktuelle Gewichtszunahme verantwortlich.

> "Fast food in one form or another has flourished all over the world for centuries. But it used to be made fresh from traditional ingredients, like the spicy broths one can still enjoy from Asian street stalls. Today, regrettably, fast food is becoming standardized under the aegis of multinational corporations, whose advertising muscle also enables them to ram their products into more and more countries. The case of the US, which in 2001 could boast more than 13.000 McDonald's outlets, more than 8000 Burger Kings and at least 7000 Pizza Huts, is the gold standard in this respect. From 1970 to 1995, the number of fast food meals devoured in the US increases fourfold, meaning that currently one in five Americans goes to one of the countless fast food terminals that litter the country at least once a day." (Delpeuch et al. 2009, S. 37).

Eine differenziertere Einschätzung der Rolle der internationalen Fastfood-Ketten für die Entstehung der globalen „Adipositas-Epidemie" präsentiert Barry Popkin. Er weist daraufhin, dass sich McDonald's und Co. durchaus den lokalen Essgewohnheiten anpassen, insbesondere auf den asiatischen Märkten (Popkin 2009, S. 97f.). Popkins Fazit fällt entsprechend zurückhaltender aus:

> "It isn't possible to link changes in fast food intake in these countries with increases in obesity." (Popkin 2009, S. 97)

Popkin hält es sogar generell für unmöglich, ein bestimmtes Essen oder bestimmte Getränke für den weltweiten Gewichtsanstieg verantwortlich zu machen. Zu differenziert sei die Bedeutung der Produkte auf den jeweiligen Märkten. Denn während etwa Coca-Cola und Pepsi in Mexiko eindeutig eine große Rolle bei der Entstehung von Adipositas spielten, sei ihre Rolle in China trivial (Popkin 2009, S. 98).

Popkins Einwand macht deutlich, dass bei einer weniger oberflächlichen Analyse nicht nur Großkonzerne für die Veränderung der Ernährungsgewohnheiten in Entwicklungs- und Schwellenländern verantwortlich gemacht werden können. Vielmehr hat der wirtschaftliche Erfolg dieser Länder dazu geführt hat, dass Lebensmittel mit hohem Kaloriengehalt einem relativen Preisverfall ausgesetzt wurden. Dieser Preisverfall resultiert aus der Kombination einer massiven staatlichen Subventionierung der Agrarindustrie in den USA und der EU und dem nicht minder massiven Abbau von Zollschranken und Handelsbeschränkungen für Agrarprodukte auf dem Weltmarkt, wiederum auf Druck der EU und der USA. Viele sehen daher die Agrarpolitik der Europäischen Union und der USA als eigentlichen Verursacher der „Adipositas-Epidemie".

Die Agrarpolitik der EU bzw. die ihrer Vorgängerorganisationen war ursprünglich an der Bekämpfung von Hunger und Mangel orientiert. Viele westeuropäische Staaten mussten die Lebensmittel für ihre Bevölkerung noch bis in die 1950er Jahre hinein rationieren. Vor diesem Hintergrund war die europäische Agrarpolitik vor allem darauf ausgerichtet, den Output zu erhöhen. Der Anbau von Grundnahrungsmitteln wie Getreide wurde durch Subventionen gefördert, mit der zunehmend erreichten Grundversorgung wurden die Subventionen auch auf Milchprodukte und Fleisch ausgedehnt. Die Erfolge ließen nicht lange auf sich warten. Durch die finanzielle Unterstützung und den vermehrten Einsatz von Düngemitteln vervielfachte sich der Output der landwirtschaftlichen Produktion innerhalb kürzester Zeit.

Folge war schon bald eine massive Überproduktion: zunächst bei Getreide, später vor allem bei Milchprodukten. Sprichwörtlich wurden in den 1980er Jahren die Butterberge und Milchseen der Europäischen Gemeinschaft. Diese Überproduktion hat unter anderem dazu geführt, dass Produkte im großen Stil exportiert wurden, häufig mit fatalen Folgen für Kleinbauern in Entwicklungsländern. Die Überproduktion führte aber auch dazu, dass insbesondere Butter zu Dumpingpreisen an die europäische Lebensmittelindustrie abgegeben und in weiterverarbeitete Produkte gesteckt wurde. So wurden in der EU im Jahr 2005 500.000 Tonnen Butter, immerhin ein Drittel der Gesamtproduktion, extrem günstig an die Industrie abgegeben, die daraus weiterverarbeitete Produkte (vor allem Back- und Süßwaren) herstellte, wie die schwedische Public Health

Expertin Liselotte Schäfer-Elinder 2005 im British Medical Journal kritisierte. Zwei Milliarden Euro investierten die Staaten der EU jährlich, um die Produktion 20 Prozent über dem heimischen Bedarf zu halten, und das zu Preisen, die doppelt so hoch lagen wie auf dem Weltmarkt, führt Schäfer-Elinder weiter aus. Ohne Subventionen glaubt sie würde sich das Produktionsniveau schnell an die Nachfrage anpassen (Schäfer-Elinder 2005, S. 1334).

Auch in den USA gelten Subventionen in der Landwirtschaft als eine maßgebliche Ursache für den Gewichtsanstieg der Bevölkerung. Greg Critser beginnt sein Buch „Fat Land. How Americans became the fattest people in the world" mit einer ausführlichen Beschreibung der Agrarpolitik unter Präsident Nixon. Ein entscheidender Baustein seiner Agrarpolitik sei die Deregulierung gleichermaßen nach außen und innen gewesen. Earl Butz, Agrarminister unter Präsident Nixon, öffnete dem US-Amerikanischen Mais den Exportmarkt. Gleichzeitig garantierte er im eigenen Land Mindestpreise und öffnete damit der Überproduktion von Mais Tür und Tor.

Vor Butz Reform hatte das US-Amerikanischen Landwirtschaftsministerium als Schutz vor ruinöser Überproduktion nach erfolgreichen Ernten günstige Kredite an die Bauern vergeben, um ihnen so zu ermöglichen, ihre Ware in Niedrigpreiszeiten nicht auf einen Schlag auf den Markt werfen zu müssen. Dadurch wurden die Preise künstlich hoch gehalten. Butz Politik hingegen war auf grenzenloses Produktionswachstum angelegt. Durch den festgelegten Mindestpreis lohnte es sich für die Bauern von nun an immer so viel wie irgend möglich zu produzieren. Investitionen in die Produktion wie der vermehrte Einsatz von Düngemitteln und die Ausweitung der Anbaufläche waren für die Farmer aber nicht nur finanziell attraktiv, sie wurden sehr schnell auch überlebensnotwendig. Denn der staatlich garantierte Mindestpreis sank im gleichen Tempo wie die Produktion sich ausdehnte. So wurde mit massiver staatlicher Unterstützung eine gigantische Produktionssteigerung erreicht.

Die Vervielfachung der Maisproduktion führte zu einer Überproduktion von Mais, die besonders zwei Branchen zu Gute kam. Zum ersten ermöglichte sie der Fleischindustrie eine indirekte Subventionierung ihrer Produkte. Nach den Berechnungen der Tafts University sparte allein die hühnerfleischproduzierende Agrarindustrie in den USA zwischen 1997 und 2005 mehr als 11 Milliarden US-Dollar an Futterkosten durch die Subventionierung von Mais und Soja (Popkin 2009, S. 24).

Neben der Fleischindustrie profitiert auch die Süßwarenindustrie vom Maisüberfluss. Verantwortlich für Letzteres waren steigende Zuckerpreise in den USA, die durch hohe Importzölle hervorgerufen wurden sowie eine bahnbrechende Erfindung aus Japan. HFCS, High Fructose Corn Syrup, heißt das Produkt, das japanische Wissenschaftler 1971 erfanden und das einen bemerkenswerten Siegeszug als künstliches Süßungsmittel in Japan selbst aber mehr noch in den USA an den Tag legen sollte. HFCS, das auf Maisbasis hergestellt wird, ist sechsmal süßer als Rohrzucker und deutlich günstiger in der Herstellung. HFCS wird aber nicht nur als Süßungsmittel in der Softdrink-Industrie eingesetzt, sondern auch als Konservierungsstoff und Geschmacksverstärker, selbst in solchen Produkten, die zuvor keinen Zucker enthalten hatten (Critser 2004, S. 10f.).

Der Siegeszug von HFCS vollzog sich in atemberaubendem Tempo. Innerhalb eines Jahrzehnts entwickelte sich eine industrielle Infrastruktur zur Herstellung des Süßungswundermittels und ersetzte schon Anfang der 1980er Jahre Rohr- und Rübenzucker in Cola und anderen gezuckerten Getränken. 1980 gab es in den USA die erste mit HFCS gesüßte Coca-Cola zu kaufen, ab 1984 setzten Pepsi-Cola und Coca-Cola nur noch auf HFCS. HFCS fand sich bald darauf in immer mehr weiterverarbeiteten Süßwaren ebenso wie in Majonäse, Joghurt, Ketschup und vielen Brotsorten. Wegen des zeitlichen Zusammentreffens des kommerziellen Siegeszuges von HFCS mit steigenden Übergewichtsraten wurde HFCS zu einem maßgeblichen Auslöser der „Adipositas-Epidemie" in den USA erklärt (Critser 2004, S. 10f.).[53]

Neben High Fructose Corn Syrup kommt für Critser und andere Chronologen der „Adipositas-Epidemie" noch ein weiteres Produkt, welches die Lebensmittelindustrie nachhaltig verändert hat, als ein potentieller Mitauslöser für die „Adipositas-Epidemie" in Frage: Palmöl. Obwohl das aus den Früchten der Ölpalme gewonnene Pflanzenfett schon lange bekannt war, kam es bis in die 1970er Jahre nur selten zum Einsatz. Ähnlich wie bei HFCS war es auch hier eine technische Innovation, die zum kommerziellen Durchbruch dieses neuen Produktes führte. Mitte der 1970er Jahre gelang es erstmals mit Hilfe neuer Technologien, Palmöl in ein preiswertes und haltbares Universallebensmittel zu verwandeln. Palmöl, schreibt Critser, sei in gewisser Weise das fettige Pendant zu HFCS. Denn es handele sich dabei um ein besonders gut haltbares Fett, das sich vielfältig weiterverarbeiten lasse. Hinzukäme, dass Palmöl aufgrund seiner molekularen Ähnlichkeit mit Schmalz einen stärkeren Eigengeschmack als andere vegetabile Fette habe. Daher sei Palmöl von seinen ernährungsphysio-

53 HFCS hat andere biochemische Eigenschaften als Rohr- und Rübenzucker und wird daher auch anders verstoffwechselt. HFCS, so die Kritiker, sende weniger schnell Sättigungsgefühle aus, und bringe so den Stoffwechsel aus dem Gleichgewicht. Möglicherweise werde HFCS daher eher in Körperfett umgewandelt als Rüben- bzw. Rohrzucker. Allerdings ist diese These umstritten.

logischen Eigenschaften her im Grunde ein tierisches Fett, das sich nur als pflanzliches Produkt getarnt habe (Critser 2004, S. 15).

Neben dem Wissenschaftsjournalisten Greg Critser glauben auch andere Beobachter in HFCS und Palmöl potentielle Auslöser der „Adipositas-Epidemie" gefunden zu haben. Zu ihnen gehört Michael Pollan, Hochschulprofessor und erfolgreicher Autor. Pollan gilt als Ikone der Foodies-Bewegung in den USA. Mit dem Begriff Foodies bezeichnet man Menschen, die sich intensiv mit dem befassen, was sie essen. Dabei geht ihr Interesse über das eines Gourmets hinaus. Es geht ihnen nicht in erster Linie darum, besonders ausgefallene und schmackhafte Gerichte zuzubereiten. Im Mittelpunkt steht viel mehr der Wunsch, über die Herkunft der konsumierten Produkte informiert zu sein und möglichst biologische und lokal erzeugte Produkte zu erwerben. Foodies verwenden viel Zeit und Geld für die Zubereitung von Nahrungsmitteln. Viele Foodies sind nach dem Vorbild Pollans außerdem dazu übergegangen, selbst Gemüse und Obst in ihren Gärten und auf Balkonen anzupflanzen. Foodies sind eine an alternativem Konsum orientierte Bewegung und somit Teil der wachsenden LOHAS-Gemeinde (Lifestyles of Health and Sustainability).

Michael Pollan hat mit „The Omnivore's Dilemma" eine Abrechnung mit der modernen Lebensmittelindustrie vorgelegt. Er wirft der Nahrungsmittelindustrie vor, die Verbindung der Menschen zu ihrer Nahrung zerstört zu haben und empfiehlt, nur noch das zu essen, was auch die Großelterngeneration noch als Nahrung angesehen hätte. Pollan kritisiert, dass Ernährung von vielen nur noch als eine Art Treibstoff für den menschlichen Körper wahrgenommen werde. Was zunächst wie ein Plädoyer für mehr Sinnlichkeit und Ganzheitlichkeit aussehen mag, ist bei Pollan aber alles andere als esoterisch aufgeladen. Pollans Kritik ist insofern politisch, als sie die problematischen Folgen für die Umwelt und die Gesundheit der Wachstumsideologie im Bereich der Nahrungsmittelherstellung beleuchtet (Pollan 2006).[54]

54 Allerdings unterlasse es Pollan, die von ihm beschriebenen Prozesse als Teil einer kapitalistischen Logik zu analysieren, in der sich die Warenproduktion zunächst immer an Effizienzkriterien und Absatzchancen orientierte und nicht an einer wie auch immer definierten Qualität und Nachhaltigkeit ihrer Produkte, kritisiert die Soziologin Julie Guthman (2011). Pollan verorte die Verantwortung für Umweltzerstörungen und Gesundheitsgefährdungen der Agrarindustrie maßgeblich bei den unaufgeklärten oder ignoranten Konsumenten der von ihm kritisierten Produkte. Pollans Foodies-Bewegung sei daher vor allem als ein Angebot an die schrumpfende Mittelschicht zu verstehen, ihre Ressourcen für subtilere und ethisch vertretbare Statussymbole als bisher auszugeben. Indem Pollan diese Form des symbolischen Konsum mit moralischen Argumenten propagiere, ohne gleichzeitig Alternativen für

Auch in Pollans Erzählung der „Adipositas-Epidemie“ spielt der Siegeszug des Mais die entscheidende Rolle. Seit Butz Agrarrevolution äßen die US-Amerikanerinnen und -Amerikaner ganz überwiegend Mais, stellt Pollan fest (Pollan 2006, S. 51). Allerdings nicht in Form von Maismehl oder Maiskörnern, sondern in Form von mit Mais gefütterten Rindern, Schweinen und Hühnern, für deren Mast allein 60 Prozent der Produktion verwendet werden. Was übrig bleibt, gelangt zum größten Teil in Softdrinks und Süßwaren sowie in alle möglichen weiterverarbeiteten Industrieprodukte. Auf diese Weise entstünden Pseudolebensmittel, die die natürliche Hunger-Sättigungs-Regulation endgültig außer Kraft setzten und so den industriellen Esser, die industrielle Esserin hervorbrächten.

> “When fake sugars and fake fats are joined by fake starches, the food industry will at long last have overcome the dilemma of the fixed stomach: whole meals you can eat as often or as much of as you like, since this food will leave no trace. Meet the ulitmate – the utterly elastic! – industrial eater.“ (Pollan 2006, S. 99)

Pollan bezeichnet die USA der Gegenwart als „Republic of Fat“ und spielt damit auf das geschichtswissenschaftliche Standardwerk „The Alcoholic Republic“ von William Rorabaugh an. Rorabaugh hatte in „The Alcoholic Republic“ die These aufgestellt, dass im frühen neunzehnten Jahrhundert ausgiebiger Alkoholkonsum in den noch jungen USA eine überaus alltäglich Angelegenheit gewesen sei. Nicht nur, dass der Konsum harter Alkoholika in der Öffentlichkeit zu allen denkbaren Tageszeiten und Gelegenheiten üblich gewesen sei, auch die Menge an Whiskey, Rum und anderen alkoholischen Getränken, die damals mit großer Selbstverständlichkeit verköstigt wurde, sei aus heutiger Sicht bemerkenswert hoch gewesen (Rorabaugh 1981).

Die strukturelle Parallele zwischen der „Alcoholic Republic“ von vor zweihundert Jahren und der gegenwärtigen „Republic of Fat“ ist für Pollan das Überangebot an Mais. Auch damals sei Mais so billig gewesen, dass er zu haltbaren hochprozentigen Alkoholika weiterverarbeitet werden musste, argumentiert Pollan unter Bezugnahme auf Rorabaugh. Für die „Adipositas-Epidemie“ der Gegenwart gelte grundsätzlich dasselbe. Um den ständig wachsenden Maisberg zu vermarkten, sei die Zahl der pro Einwohner produzierten Kalorien in den USA seit 1977 um zehn Prozent gestiegen, und diese Kalorien würden auch konsumiert. Da gleichzeitig die körperliche Aktivität nicht zugenommen habe, müsse man

---

ärmere Bevölkerungsschichten aufzuzeigen, trage er auf der soziokulturellen Ebene faktisch zu einer weiteren Vertiefung der gesellschaftlichen Spaltung bei.

nur noch eins und eins zusammenzählen, um die Auslöser der „Adipositas-Epidemie" identifizieren zu können.

Das Argument, die „Adipositas-Epidemie" sei in erster Linie ein Resultat der Überproduktion in der Agrar- und Lebensmittelindustrie, wird von vielen Erzählerinnen und Erzählern des „Adipositas-Epidemie"-Narrativs in den USA geteilt. Kelly Brownell beispielsweise sieht die Ursachen für die „Adipositas-Epidemie" ebenfalls in der Ausweitung der Lebensmittelproduktion, die über den Bedarf der Bevölkerung hinausgehe. Brownell legt den Fokus seiner Argumentation allerdings weniger auf die Agrarsubventionen für Mais, Weizen und Soja als auf die wachsenden Portionsgrößen in den USA, insbesondere in Fastfood-Lokalen. (Brownell und Horgen 2004, S. 180f.).

Tatsächlich aber ist es umstritten, wie sich das Ernährungsverhalten in den Industrieländern in den letzten Jahrzehnten entwickelt hat. Zwar behaupten Kelly Brownell und Katherine Horgen in Food Fight, wenn auch ohne eine Quelle dafür zu nennen, dass der Kalorienkonsum pro Kopf und Tag in den USA seit den 1970er Jahren um mindestens 200 Kilokalorien zugenommen habe (Brownell und Horgen 2004, S. 180). Doch selbst wenn diese Annahme für die USA zutreffen sollte, die Situation in Westeuropa sieht vermutlich anders aus.

So konstatiert etwa der „Family Food Report" der britischen Regierung von 2005 einen Rückgang der pro Kopf und Tag verbrauchten Kilokalorien von 2.534 im Jahr 1974 auf 2.077 dreißig Jahre später (Department for Environment Food and Rural Affairs 2005, S. 42). Bis 2008 stieg der Kalorienkonsum dann wieder auf 2.276 Kalorien an, im Jahr 2011, für das die aktuellsten verfügbaren Zahlen vorliegen, lag er schließlich bei 2.245 Kalorien und damit immer noch deutlich unter dem Niveau der 1970er Jahre (Department for Environment Food and Rural Affairs 2012, S. 13). Gesunken ist in den letzten dreißig Jahren seit dem Beginn der „Adipositas-Epidemie" in allen Industrieländern der Fettkonsum und in vielen Industrieländern, insbesondere in Deutschland, auch der Alkoholkonsum (Robert Koch Institut 2002, S. 125ff.). Auch die vierjährig erscheinenden Ernährungsberichte der Deutschen Gesellschaft für Ernährung bestätigen schon seit Jahrzehnten einen zwar moderaten, aber dennoch kontinuierlichen Rückgang des Fett- und Alkoholkonsums sowie einen parallel verlaufenden Anstieg des Obstkonsums (vgl. DGE 2008, 2012).

Die in diesem Kapitel – neben den Public Health Expertinnen und -Experten – maßgeblich zitierten Autoren Michael Pollan und Morgan Spurlock, haben mit ihren Veröffentlichungen erst zu einem Zeitpunkt an das „Adipositas-Epidemie"-Narrativ angeknüpft, zu dem diese Problemwahrnehmung bereits fest etabliert war. Pollan und Spurlock sind beide keine Experten im Schetschen Sinne. Ihr Interesse an der „Adipositas-Epidemie" ist weder von berufsständischen noch von finanziellen Motiven geleitet, sondern vorrangig weltanschaulich motiviert: Beide eint die Ablehnung der Geschäftspraktiken der Lebensmittelindustrie, wenn auch mit unterschiedlichem Fokus. Während Pollan die gesamte Produktionskette in den Blick nimmt, hat sich Spurlock auf die Fastfood-Industrie bzw. auf dessen globalen Marktführer eingeschossen. Die Ursachen und Folgen der kollektiven Gewichtszunahme sind nicht das eigentliche Thema von Spurlock und Pollan. Ohne den bereits vor ihren Wortmeldungen erreichten Erfolg des „Adipositas-Epidemie"-Diskurses wäre eine Verbindung ihrer Thesen mit dem „Adipositas-Epidemie"-Narrativ unwahrscheinlich gewesen. Kritik an der Lebensmittelproduktion oder den Geschäftspraktiken von McDonald's kommt grundsätzlich auch ohne den Verweis auf die „Adipositas-Epidemie" aus. Insofern kann man sowohl Pollan als auch Spurlock als Problemnutzer bezeichnen.

3.1.5 Die adipogene Kultur

> *"Family, school, culture, religion – in the late twentieth century, the figurative belt had not only been loosened, it had come off." (Critser 2004, S. 57)*

Neben den im Diskurs um die Ursachen der „Adipositas-Epidemie" dominanten technologisch-ökonomischen Faktoren sehen einige Akteure kulturelle und gesellschaftspolitische Ursachen als entscheidend für das Entstehen der „Adipositas-Epidemie" an. In den USA haben insbesondere zwei populärwissenschaftliche Bücher mit fast gleichlautenden Titeln zu dieser Wahrnehmung beigetragen. „The Fat of the Land" des Politikwissenschaftlers Michael Fumento und „Fat Land" des Fachjournalisten Greg Critser. „The Fat of the Land", 1997 erstmals als Hardcover erschienen, ist nach Angaben seines Autors Michael Fumento, Mitarbeiter des konservativen American Enterprise Institutes, das erste populärwissenschaftliche Buch, indem Adipositas als Epidemie und damit als ein gesellschaftliches Problem behandelt wird. Dennoch sieht Fumento vor allem die Individuen für die Bekämpfung der „Adipositas-Epidemie" in der Pflicht:

> "Even though I proclaim this book to be the first trade (popular press) book dealing with obesity as a *national problem*, I don't think that I am being inconsistent in saying that the most important factor in solving this national problem is the action of individuals. Yes, we live in a society that's a conveyor belt to obesity. But some of us have gotten off, and all of us have an obligation, to try." (Fumento 1998, S. 253f.)

Die Autoren Michael Fumento und Greg Critser sind als Problemnutzer einzustufen, die das Beispiel der „Adipositas-Epidemie" für eine Abrechnung mit gesellschaftspolitischen Fehlentwicklungen nutzen wollen. Beide verfügen über keine fachspezifische Ausbildung, sind also keine Experten im Schetschen Sinne. Auch wenn zumindest Fumentos Buch „The Fat of the Land" zu einem sehr frühen Zeitpunkt der Problemkarriere der „Adipositas-Epidemie" erschienen ist, sind weder Fumento noch Critser primäre Akteure. Voraussetzung für ihre Beschäftigung mit dem Thema war, dass sich die Problemwahrnehmung der „Adipositas-Epidemie" diskursiv bereits zu etablieren begann.

Michael Fumento hat sich vor der Veröffentlichung von „The Fat of the Land" wiederholt zu gesellschaftspolitischen Themen geäußert. In zahlreichen Aufsätzen hatte er die Theorie geäußert, dass AIDS allein Homosexuelle betreffe (vgl. u. a. Fumento 1995). Auch in anderen Kontexten hat sich Fumento gegen vermeintliche Sprechverbote der Political Correctness gewendet. Die „Adipositas-Epidemie" ist für ihn daher ein willkommenes Beispiel zur Untermauerung seiner politischen Weltanschauung. Für diese Annahme spricht auch die Tatsache, dass sich Fumento im weiteren Verlauf seiner Karriere nicht wieder zur Thematik der „Adipositas-Epidemie" geäußert hat.

Greg Critser ist ein Wissenschaftsjournalist, der häufiger zu medizinischen Themen schreibt. Sein Buch „Fat Land" ist aber vor allem eine Gesellschaftskritik, in der die „Adipositas-Epidemie" als ein Beispiel für Fehlentwicklungen dient. Die diskursiv etablierte Problemwahrnehmung der „Adipositas-Epidemie" als Folge einer positiven Energiebilanz, die durch gesellschaftliche Umweltfaktoren begünstigt wird, wird sowohl in Fumentos als auch in Critsers Darstellung als gegeben vorausgesetzt. Wesentlich mehr Raum wird hingegen der Frage eingeräumt, wer für diese Entwicklung verantwortlich gemacht werden kann. Und hierbei erweisen sich sowohl „The Fat of the Land" als auch „Fat Land" gleichermaßen als ein Plädoyer für Eigenverantwortung und Disziplin. Beide weisen Behauptungen wie die, dass Dickleibigkeit genetisch bedingt ist, dass Diäten grundsätzlich zum Scheitern verurteilt sind, dass die adipogene Umwelt letztlich für die Zunahme der Dickleibigkeit verantwortlich ist, oder dass (Körper-) Fett nicht zwangsläufig krank macht und Essstörungen ein viel größeres Problem darstellen, weit von sich.

Auch wer sich von schnelllebigen Modediäten und Abnehmpillen eine anstrengungsfreie Gewichtsabnahme verspricht, wird von Fumento und Critser eines Besseren belehrt. Nur durch strikte Selbstdisziplin, davon sind beide überzeugt, ist der „Adipositas-Epidemie" beizukommen. In ihrer Argumentation bedienen sich Critser und Fumento der Diskursstrategie des Moralisierens, wozu insbesondere die wiederholt geäußerten Schuldzuweisungen an die Betroffenen sowie an gesellschaftliche Akteure, die für Selbstakzeptanz und gegen Diskriminierung eintreten, gezählt werden können.

Daneben nutzen beide auch Alltagsmythen als Diskursstrategie. So verweisen sowohl Critser als auch Fumento mit großem Stolz darauf, dass es ihnen persönlich gelungen ist, allein durch Willenskraft abzunehmen. Ein Umstand, den beide sodann als universalen Beweis dafür anführen, dass eine Gewichtsabnahme prinzipiell für alle möglich ist. Wobei Critser immerhin einräumt, dass ihm sein soziales Umfeld, seine materiellen Möglichkeiten und nicht zuletzt das Medikament Meridia bei der Gewichtsabnahme geholfen haben (Critser 2004, S. 3).

Sowohl Greg Critser als auch Michael Fumento benennen in ihren Büchern eine ganze Reihe von überwiegend kulturellen Faktoren, die dafür sorgen, dass das aus ihrer Sicht Naheliegende und grundsätzlich für jeden Mögliche, nämlich mit Willenskraft dauerhaft abzunehmen, so selten gelingt. Nicht ökonomisches Laisser-faire wie in der Analyse von Barry Popkin oder Michael Pollan habe Schuld an der „Adipositas-Epidemie", sondern die Laisser-faire-Pädagogik der Babyboomergeneration, die unverantwortlicherweise Selbstakzeptanz über Selbstdisziplin gestellt habe.

Hauptverantwortlich für steigendes Übergewicht sind für Critser und Fumento ein Verlust an tradierten Normen und Werten sowie eine Kultur der (falschen) politischen Korrektheit, die sich scheut, aus Angst vor der vermeintlichen Diskriminierung Betroffener, offensichtliche Ursachen und offensichtlich Schuldige an der Gesundheitskatastrophe auch als solche zu benennen. Besonders Fumento plädiert in diesem Zusammenhang offen für die Diskriminierung dicker Menschen als probates Mittel im Kampf gegen die „Adipositas-Epidemie":

> "On the other hand, as I've already noted, society has built-in biologically based prejudices against obesity, especially extreme obesity. We should not use our laws or the media to try to break those down." (Fumento 1998, S. 263)

In diesem Sinne sei die „Adipositas-Epidemie" kein isoliertes Problem, sondern ein Symptom für eine Kultur der Selbstviktimisierung, „in which everything not right in our lives is somebody or somethings else's fault" (Fumento 1998, S. 259).

Dieser Kult der Selbstviktimisierung sowie einer politischen Korrektheit, die es verbiete, offensichtliche Dinge beim Namen zu nennen, dehnt sich Fumento und Critser zufolge auf die wichtigsten gesellschaftlichen Institutionen wie Schule, Religion, ja sogar die Medizin aus. Besonders betroffen von diesem Trend seien Familien:

> "Nowhere did this new boundary-free culture of American food consumption thrive better than in the traditional American family, which by the '80s was undergoing rapid change. The catalyst came in two forms: individual freedom (born of the liberation movements of the '60s and '70s) and entrepreneurial adventurism (born of the economic tumult of the late '70s and early '80s)." (Critser 2004, S. 31)

Die Ursachen, die die Autoren für diese Entwicklung verantwortlich machen, sind vielfältig. Die meisten von ihnen hängen aber mit der Erosion der traditionellen Kleinfamilie zusammen. Frauen sind häufiger als früher erwerbstätig, der Arbeitsmarkt flexibler, der Anteil der Selbstständigen steigt. Folge dieser neuen Flexibilität sei ein Rückgang der Geburtenrate. Und in der geschrumpften Kleinfamilie fehle dann die treusorgende Mutter und Hausfrau, die sich noch bis in die 1960er Jahre vorrangig um die gemeinsamen Familienmahlzeiten gekümmert habe. An ihre Stelle träten Fastfood, Snacks und Fertiggerichte, und die seien im Durchschnitt deutlich kalorienreicher, als das, was die Hausfrau der Familie typischerweise vorgesetzt habe (Critser 2004, S. 33).

Critsers Beschreibungen der Veränderung der Arbeitswelt, die er ausschließlich als egoistischen Wunsch nach Selbstverwirklichung charakterisiert, lassen sich auch anders interpretieren. So erklärt sich etwa die höhere Erwerbstätigkeit von Müttern, häufig auch schon unmittelbar nach der Schwangerschaft, zwar einerseits aus dem Wunsch, nicht auf die Rolle der Hausfrau und Mutter beschränkt werden zu wollen, aber ebenso aus der ökonomischen Notwendigkeit sinkender Reallöhne, aufgrund derer sich das Modell des männlichen Alleinverdieners überholt hat. Das gleiche gilt für den Trend zur Selbstständigkeit und zu häufigeren Jobwechseln sowie der Kombination mehrerer schlechtbezahlter Teilzeitjobs, dem mindestens ebenso sehr ökonomische Zwänge wie selbstgewählte Entscheidungen zu Grunde liegen, auch wenn diese subjektiv ganz unterschiedlich wahrgenommen und interpretiert werden können. Insofern wäre die Auflösung der kleinfamiliären Tischgemeinschaft dann weniger die Folge eines selbstgefälligen Narzissmus der Babyboomer-Generation, wie es Critser darstellt, als das Resultat einer ökonomisch notwendigen Kommodifizierung haushaltsnaher Dienstleistungen. Die wachsende Zahl derjenigen freilich, die ihre Arbeitskraft auf dem deregulierten Arbeitsmarkt zu Niedriglöhnen verkaufen müssen, können sich kochende Tagesmütter sowie regelmäßige Restaurantbesuche nicht leisten, und sind daher auf preiswerten Fast- und Conveniencefood angewiesen, um ihre Familien ernähren zu können.

Neben den Familien sieht vor allem Critser eine weitere große gesellschaftliche Institution, die vor allem in den USA nach wie vor eine bedeutende Rolle spielt, in der Verantwortung für den kulturellen Wandel, der die „Adipositas-Epidemie" beflügelt habe. Die Kirchen seien ebenfalls dem allgemeinen Trend gefolgt und würden heute Selbsthilfe und Selbstakzeptanz anstelle von Disziplin und Selbstkontrolle predigen. Außerdem habe noch eine andere Entwicklung dazu beigetragen, dass der Kirche etablierte Todsünden wie Trägheit und Völlerei mit einmal weniger bedrohlich erschienen: Im Kulturkampf gegen vorehelichen Sex, Homosexualität und die Legalisierung der Abtreibung seien die „kleinen Sünden" mit einmal nicht mehr so wichtig gewesen, glaubt Critser (2004, S. 56).

Doch nicht nur die Kirche fällt in der Analyse von Michael Fumento und Greg Critser vom Glauben ab, auch innerhalb der Medizin wanken die Dogmen. Dies habe sich sowohl qualitativ als auch quantitativ bemerkbar gemacht. Quantitativ wurden nicht nur die Werte zur Bestimmung des Idealgewichts Anfang der 1980er Jahre nach oben gesetzt, auch die Begrifflichkeiten hatten sich zumindest kurzzeitig geändert. Aus dem Idealgewicht wurde ein wünschenswertes Gewicht (desirable weight). 1989 empfahl das Committee on Diet and Health nach Altersintervallen gestaffelte wünschenswerte Gewichtsbereiche und erhöht damit den Toleranzbereich noch einmal erheblich. Im höheren Lebensalter wurde selbst ein BMI von 29 noch als wünschenswert bezeichnet. Auch die Bewegungsempfehlungen wurden in den 1990er Jahren gelockert. Täglich 30 Minuten leichte Bewegung statt wie bislang 30-60 Minuten intensives Ausdauertraining galten von nun an bereits als adäquater Schutz gegen Herzkreislauferkrankungen (Critser 2004, S. 85ff).

Allerdings war die Phase relativer Toleranz nur von kurzer Dauer. 1998 wurden die wesentlich strengeren Grenzwerte der WHO offiziell auch in den USA eingeführt. Innerhalb des empfehlenswerten Normalgewichtsbereichs (BMI 18,5-25) bezeichneten die Autoren des WHO-Reports „Obesity Preventing and Managing a Global Epidemic" einen BMI von 21 alters- und geschlechtsunabhängig als das Gewicht mit der höchsten Lebenserwartung und empfahlen damit ein ähnlich extremes Idealgewicht wie einst Luis Dublin (Rigby 2006, S. 79; WHO 2000, S. 40), (vgl. Kapitel 2.2.1).

In der Darstellung von Fumento und Critser ist es kein Zufall, dass sich der starke Anstieg des durchschnittlichen Körpergewichts der US-Amerikanischen Bevölkerung genau in dieser kurzen Phase relativ toleranter Gewichtsnormen vollzogen hat. In den Jahren zwischen 1983 und 1998 als die Dublinschen Gewichtsnormen in den USA und damit faktisch in der gesamten westlichen Welt aufgeweicht wurden, habe die „Adipositas-Epidemie" erst richtig Fahrt aufgenommen, resümiert Critser. Verschlimmert worden sei die Situation zusätzlich durch die laxen Fitnessempfehlungen. Doch trotz dieses Debakels hätten die Sportwissenschaften nichts aus ihren Fehlern gelernt und stattdessen Ende der 1990er Jahre eine neue Welle der fettakzeptierenden Feel-Good-Ideologie gestartet. Namentlich die Idee, Fit und Fett seien keine Gegensätze und dicke Menschen sollten daher nicht länger versuchen, Gewicht zu verlieren, sondern stattdessen an ihrer körperlichen Fitness arbeiten, ist aus Sicht von Critser und Fumento völlig abwegig. Doch nicht nur die Behauptung, dass sich Körperfett und körperliche Fitness nicht ausschließen müssen, und dass Gewichtverlust nicht der einzige Weg zu mehr Gesundheit ist, stößt Critser und Fumento auf. Auch die aus ihrer Sicht übertriebene öffentliche Aufmerksamkeit für Essstörungen wie Anorexie und Bulimie stört sie erheblich.

Fumento empört vor allem das Argument, dass der fortgesetzte Versuch per Diät Gewicht zu verlieren mit hoher Wahrscheinlichkeit zur Entwicklung von Essstörungen wie Anorexie und Bulimie führt:

> "But charging that telling people to be thin is to encouraging anorexia is like saying that telling people to wash their hands frequently is encouraging the obsessive compulsive anxiety (...). The way to deal with this problem is to treat the underlying disorder, not to tell people it's OK to have filthy hands." (Fumento 1998, S. 9)

Critser betont, dass Anorexie ein viel älteres Phänomen als der gegenwärtige Kult um extrem schlanke Supermodells ist. Außerdem versucht er das Phänomen Essstörungen zahlenmäßig herunterzuspielen. Die Schätzungen der Interessensgruppen, namentlich der American Anorexia and Bulimia Association (AABA) seien übertrieben hoch und überhaupt seien Essstörungen wie Anorexie und Bulimie vor allem Modediagnosen (Critser 2004, S. 123). Die falsche Fixierung auf die angeblich so problematischen Essstörungen verhindere auch, dass endlich wirksame Strategien gegen die „Adipositas-Epidemie" entwickelt würden. Besonders ärgerlich sei dies mit Blick auf den Widerstand gegen Reihenmessungen und -wiegungen an Schulen. Obwohl es keine stichhaltigen Argumente dafür gebe, dass Kinder durch diese Praktik psychisch verunsichert würden, würden die Erhebungen an Schulen in der Öffentlichkeit kontrovers diskutiert und an immer mehr Lehranstalten tatsächlich auch verhindert (Critser 2004, S. 125).

Critser sieht in der Kritik an derartigen Maßnahmen lediglich Sentimentalitäten, die ein bequemes Wegschauen ermöglichten: wo doch eine Konfrontation mit der Realität so dringend Not täte, um die sich abzeichnende Katastrophe noch in den Griff zu bekommen. Dass dies derzeit nicht gelinge, liege aber nicht allein an den großen gesellschaftlichen Institutionen wie der Kirche, der Schule, der Familie und dem Gesundheitswesen. Auch die Bekleidungsindustrie wiege ihre Kunden im falschen Gefühl, dass mit ihnen eigentlich alles in Ordnung sei, denn statt die Bevölkerung mit ihrem Gewichtsanstieg zu konfrontieren, ändere die Industrie heimlich die Bekleidungsgrößen und verschleiere damit die schleichende Gewichtszunahme ihrer Kundinnen und Kunden (Critser 2004, S. 57). Schlimmer noch: das wachsende Angebot an attraktiven Kleidungsstücken und neuen Modeketten, die sich auf Übergrößen spezialisieren, führe dazu, dass sich dicke Menschen in einer „comfort zone" einrichten könnten.

Die Idee, dicke Menschen am öffentlichen Leben teilhaben zu lassen, führe zu Auswüchsen wie der, dass Stühle im öffentlichen Raum immer breiter würden: Die Umwelt passe sich den Dicken mehr und mehr an. Dicksein werde normal. Für Critser und Fumento eine katastrophale Vorstellung. Besonderen Furor hegen

Critser und Fumento daher gegenüber jenen, die sich zum Ziel gesetzt haben, dicke Körper zum gleichberechtigten Teil der gesellschaftlichen Vielfalt werden zu lassen: der Fat Acceptance Bewegung. Die Argumente dieser Bewegung erscheinen ihnen nicht nur falsch, sondern sogar gefährlich:

> "The fat activists aren't just at war with society, but with biology itself. What they have to accept is that society as a whole doesn't accept their attitudes toward sloth and gluttony. By insisting that we don't force our values on them, they are forcing their values on us." (Fumento 1998, S. 127)

Auch Critser befürchtet, dass dem berechtigten Zorn auf die dicken Kostentreiber durch die Argumentation von Bürgerrechtsbewegungen der Wind aus den Segeln genommen werden könne. Spätestens dann aber, wenn die Kosten für ihre Krankenversicherungen weiter stiegen, könne der Wunsch der Bevölkerungsmehrheit nach Konsequenzen für dicke Menschen nicht länger ignoriert werden, hofft er (Critser 2004, S. 148).

Was für die angeschlagene Supermacht USA sonst noch auf dem Spiel steht, falls sich der bestehende Trend zu mehr Selbstakzeptanz fortsetzt und langfristig dazu führt, dass die Bevölkerung kontinuierlich dicker wird, beschreibt der US-Amerikanische Adipositasforscher Ken Goodrick in Fumentos Buch „Fat of the Land" so:

> "We need to change society. I see obesity as a subset of the problem that a democratic free society can't exist unless people in it believe in self-respect and certain moral principles. If we move away from self-respect toward self-acceptance, we're going to end up as fat slaves of thin hordes from the east." (Goodrick zit. nach Fumento 1998, S. 263)

Der Kalifornier Greg Critser scheint dagegen weniger Angst vor „thin hordes from the east" als vor „fat hordes from the south" zu haben, wie eine ausführliche Szene in seinem Buch „Fat Land" zeigt, die ein Kollege von Greg Critser, der Sportjournalist Steve Pezman, am kalifornischen Strand, dem Epizentrum des globalen Schlankheitskultes, erlebt hat:

> "Pezman headed out to Santa Monica Beach, the most famous of L.A.'s beaches (...). As was his custom, when he got there he sat down and took in the scene. Out on the ocean bobbed the usual lineup of young men and women, waiting for the best wave. They were very white, very lean, and, for the most part, blond. Far closer to the beach floated another lineup, also waiting for waves – essentially for the waves

> that had been too small or too unformed for the blond kids farther out. The young people in this lineup were very brown and, more often than not, rounder then their white counterparts. As Pezman sat and watched, he realized what he was really seeing. (…).that those in the group closer to shore were not just a little chubby, but downright fat. (…). Unfit surfers. *Fat* surfers! Who would have thought?" (Critser 2004, S. 75f.)

Das Zitat entlarvt nicht nur die Behauptung, die Ablehnung von Köperfett sei allein medizinischen Überlegungen geschuldet und habe mit ästhetischen Präferenzen nichts zu tun. Pezmans bzw. Critsers Ausführungen sind auch ein eindrucksvolles Beispiel dafür, wie es durch den Bezug auf Gesundheit und Gewicht möglich ist, den schlanken blonden Supersurfer zu feiern, ohne dass dies im liberalen Establishment negativ aufgefallen wäre. Im Gegenteil, Critser feierte mit „Fat Land" große Erfolge im US-Amerikanischen Feuilleton. Erst Paul Campos war es vorbehalten, auf Critsers implizit rassistische Aussagen hinzuweisen (Campos 2005, S. 57ff.).

Nicht nur im Kontext der Problemwahrnehmung „Adipositas-Epidemie" dient die Tatsache, dass ethnische Minderheiten und Menschen mit niedrigeren Einkommen und geringeren Bildungstiteln überdurchschnittlich oft dick sind als willkommenes Argument, um die Ursachen für gesellschaftliche Exklusion den Exkludierten anzulasten. Dies gelingt vor allem deshalb so gut, weil die Bevölkerungsmehrheit davon überzeugt ist, die Kontrolle des Körpergewichts sei allein eine Frage der Selbstdisziplin (Hilbert und Rief 2006; Oliver und Lee 2005). Das Beispiel Dickleibigkeit dient deshalb als ein willkommenes Argument, mit dem sich die eigene Position besser vermitteln lässt, weil sie scheinbar an die Lebenserfahrung und den „gesunden Menschenverstand" anknüpft. Vorgetragen werden solche „einfachen Wahrheiten" gerne mit der Attitüde des ehrlichen und unerschrockenen Tabubrechers, der allen Sanktionierungen durch die Political Correctness zum Trotz offen sagt, was die schweigende Mehrheit nur heimlich zu denken wagt.

Niemand in Deutschland beherrscht diese Haltung besser als Thilo Sarrazin. Ihm, der als ehemaliger Bundesbanker und Berliner Finanzsenator Zeit seines Lebens fest zum Establishment der Bundesrepublik Deutschland zählte und dessen Buch „Deutschland schafft sich ab" erst mit Hilfe von Vorabdrucken in SPIEGEL und BILD-Zeitung sowie einer einmaligen Dauerpräsenz in Fernsehtalkshows zum Bestseller wurde, gelang das Kunststück, sich als ein von der Politik und den Medien angeblich verfemter Tabubrecher zu inszenieren.

Sarrazin hat sich in „Deutschland schafft sich ab" relativ wenig zu möglichen sozialen Ursachen von Dickleibigkeit geäußert. Aber Sarrazin hat, wie viele andere vor ihm, das überdurchschnittlich häufige Auftreten von Dickleibigkeit bei Menschen mit geringem Einkommen und unter ethnischen Minderheiten als ein Beispiel für seine These, die Ursachen für Armut, Krankheit und Exklusion seien in den Charaktereigenschaften der Armen, Kranken und Exkludierten zu suchen, genutzt. Zur Untermauerung seiner Behauptung, Armut sei nicht Folge von strukturellem Ausschluss, sondern Folge einer womöglich vererbten Charakterschwäche, hat er sich wiederholt auf das Beispiel Dickleibigkeit bezogen. So heißt es in der Einleitung von „Deutschland schafft sich ab":

> „'Wer nicht lernt, bleibt unwissend. Wer zuviel isst, wird dick.' Solche Wahrheiten auszusprechen, gilt als politisch inkorrekt, ja als lieblos und eigentlich unmoralisch – zumindest aber ist es unklug, wenn man in politische Ämter gewählt werden möchte. Die Tendenz des politisch korrekten Diskurses geht dahin, die Menschen von der Verantwortung für ihr Verhalten weitgehend zu entlasten, indem man auf die Umstände verweist, durch die sie zu Benachteiligten oder gar zu Versagern werden:
> - Kann ein Schüler dem Unterricht nicht folgen, so liegt das an der Bildungsferne des Elternhauses.
> - Leiden Kinder aus einfachen Verhältnissen auffallend häufig an Übergewicht infolge Bewegungsmangel, so liegt das nicht an der Vernachlässigung durch die Eltern, sondern an der sozialen Notlage der Familie." (Sarrazin 2010, S. 9)

Obgleich Sarrazin in „Deutschland schafft sich ab" die These vertritt, dass Intelligenz zu einem sehr hohen Prozentsatz vererbt wird und sich die Politik daher weniger Gedanken um die Herstellung von Chancengleichheit machen sollte, als vielmehr darum, wie es einerseits gelingen kann, Hochbegabte und Wohlhabende zum Kinderzeugen und Zuwandern zu animieren und andererseits Menschen mit wenig Bildung und Einkommen vom Einwandern und Gebären abzuhalten; hält er es bei der Frage nach der Vererbung von Dickleibigkeit mit dem „gesunden Volksempfinden", das schon immer wusste, dass es sich dabei nur um eine faule Ausrede von Vielfraßen und Müßiggängerinnen handeln kann.

Lange vor Sarrazin hat die Debatte um eine neue verhaltensbedingte Armut ihren Weg über die USA und Großbritannien nach Deutschland gefunden und ebenfalls schon lange vor Sarrazin wurde das höhere Durchschnittsgewicht unterer sozialer Schichten als Beleg dafür angeführt, dass Armut und Exklusion verhaltensbedingt und selbstverschuldet seien. Genau wie Dickleibigkeit und die daraus resultierenden Zivilisationskrankheiten sei auch Armut nicht mit einem Mangel an materiellen Ressourcen zu erklären, sondern mit einem Mangel an Wissen und Disziplin, die vorhandenen Ressourcen sinnvoll einzusetzen.

In einem breiteren Kontext wird die These von der vornehmlich verhaltensbedingten Armut unter dem Stichwort „culture of poverty" bzw. Kultur der

Armut in den USA schon seit den 1960er Jahren diskutiert (vgl. Schorb 2008b). Diese These kommt immer dann zum Einsatz, wenn es darum geht, die Forderung nach materieller Teilhabe der unteren sozialen Schichten abzuwehren. Denn dieser Theorie zufolge werden zusätzliche finanzielle Mittel grundsätzlich in die falschen Dinge investiert: gleich ob es sich dabei um ungesunde Nahrungsmittel, Alkohol, Zigaretten oder Glücksspiel handelt (vgl. u. a. Nolte 2004; Wüllenweber 2004). Diese unvermeidbaren Fehlinvestitionen würden im Ergebnis dazu führen, dass sich die Exklusion weiter verschärft. Mit anderen Worten: mehr Geld für die Armen bedeutet mehr Verwahrlosung, Alkoholismus, Glücksspiel- und Nikotinsucht, Gewichtszunahme und Krankheiten.

Ein weiteres wichtiges Indiz in der diskursiven Beweisführungskette, dass Armut nichts mit einer materiellen Notlage und umso mehr mit dem Unvermögen, die vorhandenen Mittel sinnvoll einzusetzen zu tun habe, gilt die umfangreiche Ausstattung von Armutshaushalten mit Unterhaltungselektronik:

> „Besonders deshalb, weil ein niedriges Bildungsniveau in der Regel ein niedriges Einkommen nach sich zieht, entlarven sich die Medienaffinität und -verfügbarkeit sozial schwacher Familien und die (...) nachteiligen Folgen für die Kinder und Jugendlichen als Kompetenzdefizite und keineswegs als Armutsfolge. Im Gegenteil: Offensichtlich werden knappe finanzielle Ressourcen in weniger privilegierten, bildungsfernen Schichten ineffizient, das heißt, nicht zum Wohle der Familienmitglieder eingesetzt." (Zwick 2011, S. 82f.)

Besonders deshalb, weil das Muster so vertraut ist, bedarf es in der öffentlichen Debatte keines empirischen Beweises für das Zutreffen dieser Theorien. Anekdotische Schilderungen in Zeitungs- und Fernsehreportagen und die schlichte Wiederholung des „Offensichtlichen" reichen aus, um das empirisch nie belegte Argument, dass mehr Geld für Arme automatisch mehr Exklusion und Verwahrlosung bedeutet, zu einer Art Naturgesetz zu erklären.

Die Idee, dass ein ausufernder Sozialstaat Armut überhaupt erst schafft, während konsequente Sozialkürzungen und härtere Strafen für abweichendes Verhalten Eigeninitiative förderten und so Armut erfolgreich verhinderten, ist alles andere als neu. Diese Einstellungen entsprechen dem Umgang mit dem Pauperismus der frühen Industriegesellschaften in Westeuropa und Nordamerika. Eine frühe Renaissance erlebte diese Politik daher in jenen Staaten, die als erste den Übergang von fordistischen Industrie- zu postfordistischen Dienstleistungsgesellschaften bewältigen mussten. Die entsprechenden Argumentationsmuster fanden bereits in den 1980er Jahren in Großbritannien und den USA weite Verbreitung im wissenschaftlichen und politischen Diskurs. Wichtige diskursive Meilensteine auf dem Weg zur Neuinterpretation von Armut als Charakterschwäche waren die

Arbeiten „Losing Ground" des Politikwissenschaftlers Charles Murray (1984) in den USA und „Losing Out: Emergence of Britain's Underclass" des konservativen politischen Vordenkers Frank Field (1989) in Großbritannien.

Auch im politischen Diskurs wurde die Vorstellung, Exklusion sei Folge von mangelnder Integration schnell in populäre Bilder transformiert: etwa durch Ronald Reagans Charakterisierung von auf Sozialhilfe angewiesenen alleinerziehenden und mehrheitlich afroamerikanischen Müttern als Welfare Queens oder in Magret Thatchers antikollektivistischen Gesellschaftsvorstellungen, die sie symbolisch in der Aussage: „...there is no such thing as society. There are individual men and women, and there are families" (Thatcher zit. nach Schellhorn 2013), zum Ausdruck gebracht hat.

In Deutschland setzte sich die Vorstellung, Sozialhilfebezug sei weniger ein Indiz für die strukturellen Probleme einer Gesellschaft als für die individuellen Probleme der Betroffenen sich zu motivieren und die vorhandene Chancen adäquat zu nutzen, erst ab der zweiten Hälfte der 1990er Jahre sukzessive im medialen und politischen Diskurs durch.[55]

Zwar lässt sich der häufig geäußerte Vorwurf, eine ausgewogene und damit vermeintlich auch Dickleibigkeit vorbeugende Ernährung sei keine Frage des Geldbeutels, empirisch leicht widerlegen: Das Dortmunder Kinderforschungsinstitut konnte zeigen, dass die von der Bundesregierung empfohlene optimierte Mischkost mit Hartz-IV-Sätzen selbst dann nicht zu finanzieren ist, wenn ausschließlich beim Discounter eingekauft wird (Kersting und Claussen 2007). Und auch der Selbstversuch von Thilo Sarrazin 2008, der beweisen sollte, wie ausgewogen man sich von den ALG-II Regelsätzen ernähren kann, führte in der medialen Rezeption nicht zu dem von ihm intendierten Ergebnis (Schorb 2009, S. 131ff.). Dennoch hat sich der Topos von der „fürsorglichen Vernachlässigung" (Nolte), der zufolge nicht „Geldmangel, sondern Mangel an Disziplin" (Wüllenweber 2004) der Grund für die Tatsache ist, dass Armut die Lebenserwartung verkürzt, im öffentlichen Diskurs insgesamt behaupten können.

55 An dieser Umdeutung von Armut waren in Deutschland neben einigen besonders aktiven Journalisten wie dem Autor der Zeitschrift Stern, Walter Wüllenweber, und einigen Politikern wie Oswald Metzger und später vor allem Thilo Sarrazin, maßgeblich der Berliner Professor für Neuere Geschichte, Paul Nolte, beteiligt.

3.1.6 „The climate Change of Public Health"

> *"Like global warming, the obesity epidemic is a looming crisis that requires action before all the scientific evidence is in. And as with climate change, some have questioned experts' forecasts, doubting the far-reaching impact of obesity through scepticism is gradually being overcome by accumulating data." (Ludwig 2007, S. 2326)*

> *"Like global warming, growth in girth represents a significant ecological change, but its dangers should be evaluated through engagement with those who are likely to be most affected by both the material condition and the discursive climate." (Guthman 2011, S. 16)*

„Adipositas-Epidemie" und Klimawandel sind beides globale Phänomene, die in den letzten Jahren in hohem Maße Aufmerksamkeit generiert haben und zu Schicksalsfragen der menschlichen Zukunft auf dem Planeten Erde erklärt wurden. Die Diskurse um Klimawandel und „Adipositas-Epidemie" teilen aber nicht nur die Intensität der medialen Inszenierung, auch die strukturellen Parallelen zwischen ihnen sind frappierend. Beide Diskurse befassen sich gleichermaßen mit den negativen Folgen des ökonomischen Wachstums und des technischen Fortschritts. Beide Diskurse tendieren dazu, die Verantwortung für die Folgen dieser Entwicklung weniger bei der Produktion von klima- bzw. figur- und damit womöglich gesundheitsschädlichen Produkten zu verorten, als bei der Konsumtion dieser Produkte. Beide Diskurse formulieren fast ausschließlich Vorschläge zur Verhinderung der prognostizierten Katastrophe und befassen sich nur peripher mit der Frage, wie auf die Veränderung der Durchschnittstemperatur bzw. des Durchschnittsgewichts so reagiert werden kann, dass die negativen Folgen für alle begrenzt werden können. Beide Diskurse sind zudem von dem häufig noch inkonsistenten Wissensstand um Ursachen und Folgen der beobachteten Phänomene geprägt. Entsprechend viele, oft widersprüchliche Theorien kursieren in der öffentlichen und wissenschaftlichen Debatte um Ursachen, Folgen und mögliche Lösungen für die „Adipositas-Epidemie" und den Klimawandel.

Angesichts so vieler struktureller Gemeinsamkeiten war es wohl nur eine Frage der Zeit, bis diese wirkmächtigen Problemwahrnehmungen inhaltlich miteinander verknüpft wurden. Wann dies zum ersten Mal geschehen ist, lässt sich, wie so häufig bei der Rekonstruktion von Problemkarrieren, nicht mehr mit letzter Gewissheit sagen. Spätestens mit Erscheinen des „Foresight"-Reports (McPherson et al. 2007) aber, der im Auftrag der Britischen Regierung verfasst wurde, um mehr Informationen über die Folgen der „Adipositas-Epidemie" zu sammeln, war der Vergleich zwischen Klimawandel und „Adipositas-Epidemie" zumindest der Fachöffentlichkeit geläufig. Größere Bekanntheit erreichte der behauptete Zusammenhang von Überernährung und Klimaerwärmung schließlich durch die Ausführungen des damaligen britischen Gesundheitsministers Allan Johnson, der in einem Vorwort für den Nationalen Aktionsplan der Britischen Regierung „Healthy Weights, Healthy Lives" den Zusammenhang zwischen Klimawandel und „Adipositas-Epidemie" so umschrieben hatte:

> "The eminent scientists who wrote the Foresight Report described obesity as the climate change of public health. And like climate change, action by the Government alone is not enough. We will only succeed if the problem is recognised, owned and addressed in every part of society; in particular it will require personal responsibility and action among individuals, communities, families, teachers, clinicians, industry, and local and national government." (Department of Health 2008, S. vii)

Ähnlich wie bei der Bedeutungsverschiebung der „Adipositas-Epidemie" von einer Metapher („so gefährlich wie eine Epidemie") zu einem Nomen (die „Adipositas-Epidemie") hat sich auch die semantische Verknüpfung von Klimakatastrophe und „Adipositas-Epidemie" von einem Vergleich (genauso schlimm wie) zu einer Gleichsetzung (dieselben Ursachen, Auswirkungen und potentiellen Lösungen) weiter entwickelt. „Adipositas-Epidemie" und Klimawandel stellen in dieser Sichtweise beide gleichermaßen komplexe Herausforderungen dar, die sowohl systemische und strukturelle Reformen als auch individuelle Verhaltensänderungen nötig werden lassen.

Zu den notwendigen individuellen Verhaltensänderungen zählt Geof Rayner, einer der Autoren des Foresight-Reports, nur noch solche Dinge zu essen, die auch schon unsere Großeltern als Nahrung wahrgenommen hätten. Der britische Gesundheitswissenschaftler Alan Maryon-Davis sieht in der simultanen Bekämpfung von Klimakatastrophe und „Adipositas-Epidemie" sogar eine große Chance, da sich hier eine Win-win Situation für Public Health und den Umweltschutz ergeben könne. „Walking and cycling can help to reduce not only your waistline but also your carbon footprint" (Maryon-Davis zit. nach Dobson 2008, S. 1333), betont er. Und weniger Fleisch und dafür mehr Obst und Gemüse aus der Region zu essen, schütze nicht nur den Planeten, sondern auch die eigene Gesundheit.

2009 erreicht die Idee, dass Gewichtszunahme und Klimawandel dieselben Ursachen hätten, und dass die Dicken sogar eine direkte Mitverantwortung am Klimawandel trügen weltweit eine breitere Öffentlichkeit. Auslöser war eine Studie zweier Wissenschaftler der renommierten London School of Hygiene and

Tropical Medicine, die im ebenfalls hoch angesehenen International Journal of Epidemiology veröffentlich wurde. Die Autoren Phil Edwards und Ian Roberts hatten darin eine einfache Rechnung aufgestellt. 20 Prozent der Treibhausgasemissionen würden durch die Nahrungsmittelindustrie verursacht, und da Adipöse aufgrund ihrer größeren Körpermasse ca. 19 Prozent mehr Energie benötigten als Normalgewichtige, um ihren Stoffwechsel aufrecht zu erhalten, ergäbe sich daraus bereits eine um knapp vier Prozent erhöhte Treibhausgasemission gegenüber einer normalgewichtigen Bevölkerung. Die zusätzlich entstehenden Treibhausgasemissionen beim Transport der adipösen Bevölkerung erhöhten deren Anteil am Klimawandel noch einmal erheblich (Edwards und Roberts 2009).

Edwards und Roberts argumentieren ähnlich wie Alan Maryon-Davis, allerdings mit umgekehrten Vorzeichen. Wo Maryon-Davis positive Synergieeffekte sieht, weil mehr Bewegung und weniger Essen nicht nur die eigene Silhouette, sondern auch den ökologischen Fußabdruck verkleinern könne, argumentieren Edwards und Roberts negativ: Wer dick ist, isst mehr, bewegt sich weniger, produziert mehr CO2 und heizt damit das Weltklima auf.

Damit unterfüttern Edwards und Roberts nicht nur das längst widerlegte Vorurteil, dass dicke Menschen ausschließlich deshalb dick seien, weil sie mehr äßen als Dünne, sie ergänzen auch noch die umfangreiche Palette an gesellschaftlichen Missstände, für die dicke Menschen verantwortlich gemacht werden, um einen so bedeutungsschweren und emotional aufgeladenen Problemkomplex wie den Klimawandel. Besonders groß war das Presseecho auf die Studie naheliegender Weise in Großbritannien. Das britische Boulevardblatt „The Sun" etwa berichtete über die Studie von Roberts und Edwards unter der Überschrift „Fatties cause global warming" (Jackson 2009).

Die Idee, Klimawandel und „Adipositas-Epidemie" hätten die gleichen Ursachen, die gleichen Folgen und seien somit auch durch die gleichen Maßnahmen lösbar, wurde von Garry Egger und Boyd Swinburn in ihrem 2010 erschienen Buch „Planet Obesity" weitergesponnen. Egger und Swinburn gehören zu den bekanntesten Adipositas-Experten in Australien. Garry Egger ist Co-Autor von Gut Buster, dem nach eigenen Angaben ersten Diätbuch speziell für Männer, und Betreiber des kommerziellen Diätprogramms „Professor Trim". Er war weltweit als Berater in Sachen männlicher Gewichtsreduktion tätig, zu seiner Kundschaft zählte nach eigenen Angaben unter anderem der König des pazifischen Inselstaates Tonga. Boyd Swinburn ist aktives Mitglied der IASO und wird dort als Spezialist für gemeindebezogene Interventionen zur Bekämpfung der „Adipositas-Epidemie" geführt.

In „Planet Obesity" schildern Egger und Swinburn in apokalyptischem Tonfall den Konflikt einer auf Wachstum angelegten Gesellschaft mit den verheerenden ökologischen und gesundheitlichen Folgen, die ein grenzenloses ökonomisches Wachstum mit sich bringe. Egger und Swinburns Argumentation ist systemisch: sie gehen davon aus, dass steigender Wohlstand bis zu einem bestimmten Punkt ein Maximum an Lebensqualität ermöglicht. Diesen Punkt bezeichnen sie als „sweet spot". Alles was an Wohlstandssteigerung und Wirtschaftswachstum über den „sweet spot" hinaus realisiert werde, führe hingegen zu negativen Begleiterscheinungen wie dem Klimawandel und anderen Umweltzerstörungen oder zu Gesundheitsgefährdungen durch eine massive Gewichtszunahme und mit ihr einhergehenden Zivilisationskrankheiten. Die um sich greifende Gewichtszunahme begreifen beide als eine Art Frühwarnsystem für die heraufziehende globale Katastrophe.

Egger und Swinburn lassen in ihrer Analyse globale und lokale soziale Ungleichheiten und Verteilungskonflikte außen vor und formulieren eine Kritik an der vorherrschenden Wachstumsideologie, die nicht politisch, sondern biologisch argumentiert. Zu viel Konsum, so ihre These, führe in Folge des Treibhauseffektes gleichermaßen zu einer Überlastung des globalen Systems wie zu einer Überlastung des menschlichen Organismus. So wie der Treibhauseffekt eine Reaktion auf ein Überangebot an schädlichen Emissionen sei, so seien Adipositas und Diabetes eine Reaktion auf ein Überangebot an schädlichen Nahrungsmitteln. Dass die Idee, die globalen Ressourcen könnten endlich und die Wachstumsideologie daher an quasi natürliche Grenzen stoßen, keineswegs neu ist, sondern spätestens seit der Ölkrise der 1970er Jahre fester Bestandteil des öffentlichen Diskurs geworden ist, räumen Egger und Swinburn ein. Sie geben aber zu bedenken, dass "despite many distinguished writers warning of the dangers of unfettered economic growth, and the hippie generation of the 1960s and 1970s protesting against overpopulation, pollution, resource scarcity and consequent world catastrophe, the potential clash has been ignored or downplayed by economists and governments since the 1980s." (Egger und Swinburn 2010, S. 6)

Egger und Swinburn sehen in ihrer allein auf quantifizierbare Symptome wie Blutzucker, Körpergewicht und Temperaturanstieg reduzierten Systemkritik den Menschen als potentielle Gefahr für das Ökosystem Erde, und damit letztlich für sich selbst. Ein unkontrollierbares Bevölkerungswachstum, der unkontrollierbare Appetit dieser wachsenden Bevölkerung und ein ebenso unkontrollierbarer Anstieg des Konsums in einer auf Wachstum fixierten Ökonomie bedingen sich in „Planet Obesity" wechselseitig und führen auf direktem Weg in die globale Katastrophe.

Die Argumentation von Egger und Swinburn hat strukturelle Ähnlichkeiten mit der Bevölkerungstheorie des britischen Nationalökonomen Robert Malthus. Malthus stellte Ende des 18. Jahrhunderts die These auf, dass die Weltbevölkerung zwangsläufig schneller wachse als die Menge der Nahrungsmittel, die sie zu produzieren in der Lage sei. Die unvermeidliche Folge dessen sei eine Hungerskatastrophe, die die Bevölkerung dann wieder auf ein für das Ökosystem Erde verträgliches Maß schrumpfen lassen werde. Obwohl diese Theorie durch den technologischen Fortschritt schon zu Malthus Lebzeiten faktisch widerlegt wurde, tauchte und taucht sie bis heute immer wieder in den politischen Debatten um die Folgen eines unkontrollierten Bevölkerungswachstums auf (Kurz 1999, S. 159ff.).

Im Kern läuft die Malthussche These auf eine Biologisierung von Verteilungskonflikten hinaus. Statt zu fragen, wie für eine wachsende Weltbevölkerung ausreichend Mittel zur Verfügung gestellt werden können, ohne die Ressourcen für künftige Generationen zu plündern, wird anhand biologischer Kriterien eine angebliche „Überbevölkerung" konstruiert. Allerdings war und ist diese „Überbevölkerung" insofern tatsächlich real, als sie den Teil der Bevölkerung repräsentiert, der der kapitalistischen Verwertung entzogen bleibt, und damit aus volkswirtschaftlicher Sicht unproduktiv ist. Zu Malthus Zeiten waren das Englands Pauper, heute sind es die globalen Unterschichten.

Noch unmittelbarer als Egger und Swinburn bedienen sich Edwards und Roberts neomalthusianischer Argumentationsmuster. Sie gehen sogar soweit, den Altmeister der wissenschaftlichen verbrämten Misanthropie persönlich als Kronzeugen für ihre umstrittenen Thesen anzuführen (Walpole et al. 2012, S. 439f.).[56]

---

56 "Thomas Malthus Essay on the Principle of Population warned that population increase would eventually outstrip food supply, resulting in famine. Malthus expressed his concern at a time when the amount of food energy that could be harvested from a given amount of land was constrained by the available agricultural technologies. The Green Revolution of the twentieth century challenged Malthus' grim predictions, as fossil fuel-based fertilizers, pesticides, irrigation and mechanization greatly increased food yields. In the twenty first century, the link between population and ecological sustainability is again coming to the fore, as global food yields are threatened by ecological destruction (including climate change) and as world population grows. (...). In relation to human populations, although much attention is given to the effect of population growth on food energy requirements, much less attention is given to the impact of increasing body mass. (...). The increased global demand for food arising from the increase in body mass is likely to contribute to higher food prices. Because of the greater purchasing power of more affluent nations (who also have higher average body mass), the worst effects of increasing food prices will be experienced by the poor." (Walpole et al. 2012, S. 439f.)

Mit ihrer Methode meinen Edwards und Roberts außerdem genau berechnen zu können, wie viel mehr Menschen global versorgt werden könnten, wenn nur endlich alle dünn würden.

> "Our scenarios suggest that global trends of increasing body mass will have important resource implications and that unchecked, increasing BMI could have the same implications for world energy requirements as an extra 473 million people. Tackling population fatness may be critical to world food security and ecological sustainability." (Walpole et al. 2012, S. 444)

Edwards und Roberts Beweisführung über den angeblichen Zusammenhang der kollektiven Gewichtszunahme und der weltweiten Hungersnot ist strukturell dieselbe wie bei ihrer drei Jahre zuvor getätigten Behauptung, die „Adipositas-Epidemie" sei für den Klimawandel mitverantwortlich. Wieder ist es der vorgeblich höhere Energieverbrauch einer adipösen Bevölkerung im Vergleich zu einer normalgewichtigen Bevölkerung auf dessen Grundlage das Team um Edwards und Roberts die These, dicke Menschen seien für den Hunger in der Welt mitverantwortlich, zu belegen sucht. Wieder ist es eine renommierte Fachzeitschrift, die die Studie zur Veröffentlichung freigibt. Und wieder ist es die Boulevardzeitung The Sun, die die Forschungsergebnisse für die große Masse zuspitzt. „Fatties cause global warming" war 2009, 2012 kommt "Armaglutton" (Soodin 2012).

Seitdem das Bevölkerungswachstum in fast allen entwickelten Ländern aber auch in immer mehr Schwellen- und Entwicklungsländern stagniert, oder sogar rückläufig ist, gleichzeitig aber im Zuge des globalen Wirtschaftswachstums Probleme wie Ressourcenverknappung und Umweltzerstörung eher noch größer werden, transformieren sich auch die Malthusianischen Argumentationsmuster. Diesen Neomalthusianismus charakterisiert die US-Amerikanische Sozialwissenschaftlerin Julie Guthman in Abgrenzung zum klassischen Malthusianismus so:

> "Rather than too much reproduction, the problem is too much consumption; rather than too little food production, it is broader environmental degradation and ressource shortage. Who is to blame? For Malthus, the responsibility for population outstripping resources lay most squarely with poor people, who, he believed, could not curb their sexual appetites because of their ignorance or negligence. For the authors of the recent studies, the problem lies with those who appear to be uneducated about or negligent of the impact their eating has on both their bodies and their carbon footprint." (Guthman 2011, S. 8)

Anders aber als es die Charakterisierung dieser Neomalthusianischen Argumentsmuster durch Julie Guthman nahe legen würde, argumentieren Ian Roberts und

Phil Edwards in ihrem Buch „The Energy Glut" (2010) und Gerry Egger und Boyd Swinburn in ihrem Buch „Planet Obesity" (2010) mit Verve gegen eine Individualisierung der Ursachen für die „Adipositas-Epidemie". Grund dafür ist ihre Sorge, dass eine diskursive Individualisierung der Ursachen den verantwortlichen Unternehmen einen Freibrief für einen weiteren wirtschaftlichen Wachstumskurs liefern könne. Denn Regierungen und große Konzerne hätten ein gesteigertes Interesse daran, Adipositas als Folge von Gefräßigkeit und Trägheit und damit als ein individuelles Problem zu beschreiben.

> "This allows – in fact encourages – a continuation of the status quo where consumption is maintained (whether over-consumption of fattening foods and entertainment and effort-saving technology or consumption of products and services for weight loss) in order to prop up a dying economic paradigm – the imperative of growth." (Egger und Swinburn 2010, S. 8f.)

Egger und Swinburn, die in ihrer wachstumskritischen Analyse kaum ein Wort über das Phänomen der wachsenden sozialen Ungleichheit verlieren, sehen dennoch die strategischen Vorteile, die die Oberschicht im Umgang mit der „Adipositas-Epidemie" hat. Sie verweisen darauf, dass Dank der Information über die Gefahren einer Gewichtszunahme sowie der Mischung aus sozialem Druck einerseits und finanziellen Möglichkeiten anderseits, insbesondere Frauen mit hohem sozioökonomischen Status in westlichen Ländern offensichtlich in der Lage seien, trotz adipogener Umweltfaktoren Gewicht zu verlieren (Egger und Swinburn 2010, S. 12). Dagegen profitierten die unteren sozialen Schichten nicht von ihrem relativen Wohlstand, weil ihnen die entsprechende Bildung fehle, um mit der Flut an Konsumgütern verantwortlich umzugehen.

> "Meanwhile, without such education, and with growing access to the fruits of development, such as energy-dense processed foods, low relative prices and effort-saving machinery like the motor car, lower socio-economic status groups increases the country's average body weight." (Egger und Swinburn 2010, S. 12)

Um zu erreichen, dass es gerade auch für die ärmeren Schichten in Industrieländern attraktiver wird, die Umwelt und damit die eigene Gesundheit zu schonen, schlagen Roberts, Edwards, Egger und Swinburn unisono vor, das Prinzip des Emissionshandels auf Privathaushalte auszudehnen. Personal Carbon Trading (PCT) nennen sie ihre Idee. Jedem Bürger soll eine bestimmte Menge an CO2-Zertifikaten zugestanden werden. Wer nicht alle nutzt, kann sie wieder verkaufen. Wer mehr benötigt als ihm zugestanden wird, muss dagegen draufzahlen.

Auf diese Weise werde Bescheidenheit belohnt und diese Bescheidenheit würde sich nicht nur positiv aufs Weltklima, sondern auch auf die eigene Gesundheit auswirken: Denn wer sich zu Fuß oder mit dem Fahrrad fortbewegt, die Heizung im Winter runterdreht und im Sommer die Klimaanlage ausgeschaltet lässt, der stößt nicht nur weniger CO2 aus, sondern, so jedenfalls die Idee, verliert auch an Gewicht und tut somit etwas für seine Gesundheit.

Aus der Not – Ressourcenmangel, steigende Preise für primäre Energieträger, Klimawandel, damit einhergehende Umweltkatastrophen, Krise des öffentlichen Gesundheitssystems – wird hier eine vermeintliche Tugend gemacht. Wer sowieso wenig Geld hat, kann durch umweltfreundliches und gesundheitsförderliches Verhalten jetzt doppelt sparen und gleichzeitig dabei mithelfen, die Welt zu retten.

Egger, Swinburn sowie Roberts und Edwards verkennen in ihrer Analyse allerdings, dass hochkalorische Lebensmittel mit tendenziell höherem „Carbon Footprint" meist preiswerter sind und damit keine Frage von selbstgewählten Lebensstilen, sondern schlicht eine ökonomische Notwendigkeit immer größerer Bevölkerungsschichten in den Industrieländern, deren Reallöhne seit Jahrzehnten sinken oder bestenfalls stagnieren. Und der im Namen des Umweltschutzes wie der Gesundheitsförderung gleichermaßen geforderte und durch PCT sogar noch subventionierte Verzicht aufs Auto, würde Menschen, die nicht in den urbanen Zentren großer Metropolen leben – und das sind nicht nur in Flächenstaaten wie Australien und den USA die Mehrheit der „working poor" – die Teilhabe am Erwerbsleben, vom kulturellen Leben ganz zu Schweigen, schlichtweg unmöglich machen.

Die Einführung von PCT würde somit zu einer Verschärfung sozialer Ungleichheit auf der materiellen wie der symbolischen Ebene beitragen. Einerseits würde ökonomisch notwendiges, aber ökologisch problematisches Verhalten wie der Konsum hochkalorischer und weiterverarbeiteter Lebensmittel und die Nutzung des Automobils durch PCT weiter verteuert und andererseits würde dieses weitgehend alternativlose Verhalten mehr noch als heute zum persönlichen Vorwurf an jene gewendet, die sich einen alternativen Lebensstil schlicht nicht leisten können.

Barry Popkin hat Ende der 1990er Jahre die diskursive Gleichsetzung von „Adipositas-Epidemie" und Welthunger erfolgreich als Teil des Problemmusters der „Adipositas-Epidemie" etabliert. Die Wissenschaftlerinnen und Wissenschaftler, die Mitte der 2000er Jahre im Auftrag der britischen Regierung den Foresight-Report verfasst haben, gelang es dann, die Gleichsetzung der „Adipositas-Epidemie" mit dem Klimawandel diskursiv durchzusetzen. Um das Jahr 2010 Jahre stellten Garry Egger und Boyd Swinburn in Australien und Ian

Roberts und Phil Edwards in Großbritannien diskursiv eine Mitverantwortung dicker Menschen für Klimawandel und Welthunger her.

Die genannten Autoren geben sich progressiv und industriekritisch. Ihre Ziele, wie der Schutz des Klimas, die Bekämpfung des Welthungers, die Schonung der globalen Ressourcen oder das Zurückdrängen des Individualverkehrs sind typisch für eine alternative politische Agenda. Entsprechend vermeiden die Autoren individuelle Schuldzuweisungen und betrachten die Betroffenen als Opfer struktureller Verhältnisse. Schuldzuweisungen an die Opfer der „Adipositas-Epidemie" sehen sie dagegen als eine Strategie der Industrie, um von ihrer Verantwortung abzulenken. In ihrem Eifer im Kampf für die scheinbar gute Sache der unbestechlichen Wissenschaft gegen eine profitgierige Industrie bedienen sich die Autoren der denkbar radikalsten Diskursstrategien. Dass sie dabei in erheblichem Maße dazu beitragen, die Stigmatisierung dicker Menschen zu verschärfen, scheint ihnen hingegen nicht in den Sinn zu kommen – oder sie nehmen es als Kollateralschäden für die „gute Sache" billigend in Kauf.

So radikal wachstumskritisch ihre Argumentation ist, so systemimmanent sind ihre Lösungsvorschläge. Der individuelle Handel mit Verschmutzungsrechten (PCT) würde nicht nur ein bürokratisches Monster schaffen, er würde auch genau diejenigen treffen, die in den Industrieländern über die geringsten materiellen Ressourcen verfügen. Thilo Sarrazins provokativ gemeinte Aussage, Sozialhilfeempfänger sollten doch einfach mal weniger essen und sich einen Pullover anziehen, statt die Heizung aufzudrehen, wird hier zu einem scheinbar progressiven und auch noch wissenschaftlich belegten Vorschlag zur Rettung der Welt vor Hunger, Klimaerwärmung und der „Adipositas-Epidemie".

Die Argumentation der Autoren als paternalistisch zu beschreiben, wäre noch beschönigend. Tatsächlich leisten ihre Ideen einem aggressiven Sozialdarwinismus Vorschub, wie der Tonfall der Sun-Artikel „Fatties cause global warming" und „Armaglutton" und die ihn begleitenden Leserkommentare zeigen. Dass sich die Autoren einer alternativen Agenda bedienen, um neomalthusianische und sozialdarwinistische Gedanken zu verbreiten, macht die Sache nicht besser – allenfalls tragischer. Denn gerade für eine dem eigenen Anspruch nach progressive Agenda gilt, was die US-Amerikanische Sozialwissenschaftlerin Anna Kirkland so treffend auf den Punkt gebracht hat:

> "It is unethical and self-defeating to ride anxiety about fatness to fulfil political goals that actually call for a sustained commitment to economic redistribution for long-term success." (Kirkland 2011, S. 481)

Darüber hinaus sind insbesondere Ian Roberts und Phil Edwards ein gutes Beispiel dafür, wie der „Adipositas-Epidemie"-Diskurs mit seinem zunehmenden Erfolg Problemnutzer anzieht, die sich durch das „Adipositas-Epidemie"-Label zusätzliche Aufmerksamkeit für Themen versprechen, die mit der Problemwahrnehmung „Adipositas-Epidemie" wenig bis nichts zu tun haben.

Ian Roberts ist zwar Mediziner, allerdings mit dem Schwerpunkt Traumamedizin und Folgen von Verkehrsunfällen. Das von ihm und seinem Kollegen Edwards herausgegebene Buch „The Energy Glut", in dem die Verbindung zwischen „Adipositas-Epidemie" und Klimawandel hergestellt und Personal Carbon Trading als Lösung aller Probleme vorgestellt wird, handelt in weiten Teilen von den gesundheitlichen Gefahren des Individualverkehrs, ohne Bezug zur „Adipositas-Epidemie" (Roberts und Edwards 2010). Die steile These von der klimazerstörenden „Adipositas-Epidemie" dient dann auch im Wesentlichen dazu, möglichst viel Aufmerksamkeit für die eigene Veröffentlichung zu erregen.

Diskursanalytisch lässt sich die Argumentation der hier genannten Autoren als Anknüpfen an einen Alltagsmythos fassen. Die Idee, dass Menschen mit höherem Körpergewicht mehr essen und damit mehr Ressourcen als notwendig verbrauchen und so nicht nur die Umwelt belasten, sondern auch anderen Menschen etwas „wegessen", ist vor dem Hintergrund, dass ein erhöhtes Körpergewicht in der öffentlichen Wahrnehmung als Folge eines undisziplinierten und gierigen Essverhaltens wahrgenommen wird, an das Alltagsbewusstsein anschlussfähig. Und es ist auch wenig verwunderlich, dass solche eingängigen Thesen von der Boulevardpresse gerne aufgenommen werden.

Überraschender hingegen ist der Umstand, dass Gutachterinnen und Gutachter einer angesehenen Fachzeitschrift mit hohem Impact Factor kein Problem damit haben, diese Thesen zur Veröffentlichung freizugeben. Denn Menschengruppen aufgrund eines äußerlichen Merkmals pauschal für globale Fehlentwicklungen verantwortlich zu machen, ist ein Vorgehen, das in anderen Kontexten als wissenschaftliches Tabu gilt.

3.1.7 Das Ende der „Adipositas-Epidemie"?

"But just as the light from the sun reaches us eight minutes after its emission, the prophets of the obesity epidemic could not know that the object of their fascination was already nothing more than an echo of the past. They talked of a world in which obesity rates were not only increasing, but increasing at an increasing rate. They were wrong, but the word 'exponential' continued to be thrown around in scientific journals and newspapers alike – a perplexing situation that the language of 'epidemic' no doubt helped to facilitate." (Gard 2011, S. 1f.)

Die Problemwahrnehmung der „Adipositas-Epidemie" basiert auf der Vorstellung, dass es aufgrund der adipogenen Umweltbedingungen für die überwiegende Bevölkerungsmehrheit beinahe unmöglich geworden ist, dauerhaft dünn zu bleiben. Problematisch erscheint dies in der öffentlichen Wahrnehmung vor allem deshalb, weil aus der kollektiven Gewichtszunahme Folgekrankheiten sowie daraus abgeleitet Folgekosten für das Gesundheitssystem entstünden. Weil die unterstellte häufigere Betroffenheit dicker Menschen von Zivilisationskrankheiten, deren Ätiologien überaus komplex und umstritten sind, für eine mediale Mobilisierung wenig geeignet ist, ist in der öffentlichen Wahrnehmung vor allem die Zahl der mutmaßlich durch Adipositas verursachten Todesfälle das entscheidende Argument für die Gefährlichkeit der „Adipositas-Epidemie". Denn erst diese vermeintlich gewichtsbedingten Todesfälle lassen Adipositas in der öffentlichen Wahrnehmung zur landesweit oder gar weltweit größten Gesundheitsgefahr werden. Von zentraler Bedeutung für die Wahrnehmung von Adipositas als einer tödlichen Epidemie waren und sind daher die offiziellen Schätzungen der vermeidbaren Todesfälle in Folge von Übergewicht und Adipositas aus den USA, die, ganz ähnlich wie die vermuteten Kosten der „Adipositas-Epidemie" in den USA, als Grundlage für viele globale Prognosen und Schätzungen dienten und dienen.

1987 veröffentlichten Ammler und Eddins erstmals eine Studie, die zum Ziel hatte, herauszufinden, wie hoch die Zahl der jährlichen Todesfälle in Folge von Fehlernährung in den USA ausfällt. Ihr Ergebnis: 300.000 vorzeitige Todesfälle in den USA sind auf Fehlernährung zurückzuführen (Amler und Eddins 1987). In einer weiteren Erhebung über die tatsächlichen Todesursachen in den USA im Jahr 1990 wurde die Zahl der Todesfälle, die durch bessere Ernährung und mehr Bewegung mutmaßlich vermeidbar gewesen wären, mit einem Intervall von 309.000 bis 582.000 angegeben. Aufgrund methodischer Unsicherheiten entschlossen sich die Autoren der Studie, die offizielle Zahl der durch Fehlernährung und Bewegungsmangel vermeintlich vermeidbaren Todesfälle für das Jahr 1990 am unteren Ende der Schätzung bei 300.000 Menschenleben anzusetzen (McGinnis und Foege 1993, S. 2207).

Obwohl beide genannten Studien nicht die mutmaßlichen Folgen von Übergewicht und Adipositas, sondern von Fehlernährung und Bewegungsmangel zum Gegenstand hatten, wurde die Größenordnung von 300.000 jährlichen Todesfällen sowohl in den Massenmedien als auch in wissenschaftlichen Fachzeitschriften und nicht zuletzt in Broschüren der Pharmaindustrie als Todesfälle in unmittelbarer Folge von Übergewicht und Adipositas präsentiert (Allison et al. 1999, S. 1530; Flegal et al. 2004, S. 331). Offensichtlich hielten die Autoren, gleich ob sie der Wissenschaft, dem Journalismus oder dem Marketing entstammten, die Gleichsetzung von Bewegungsmangel und Fehlernährung mit Übergewicht und

Adipositas für Common Sense. Auch der ehemalige US-Surgeon General Everett Koop nutzte die griffige Zahl von 300.000 vermeintlich gewichtsbedingten Todesfällen zur Werbung für seine Shape Up America! Initiative und sorgte damit für die weitere mediale Verbreitung dieses elementaren diskursiven Bausteins des „Adipositas-Epidemie"-Narrativs (vgl. Kapitel 3.1.1).

1999 legten Forscher um David Allison eine Studie vor, in der erstmals tatsächlich der Versuch unternommen werden sollte, die Todesfälle in Folge von Übergewicht und Adipositas zu berechnen (Allison et al. 1999). Aus den Daten von sechs großen Kohortenstudien mit einer Beobachtungsdauer von mindestens zehn bis maximal 32 Jahren berechneten sie die Höhe des relativen Risikos von übergewichtigen und adipösen Personen gegenüber normalgewichtigen Personen, im Untersuchungszeitraum zu sterben. Das so ermittelte relative Risiko wurde dann auf die Gesamtbevölkerung der USA hochgerechnet. Das Ergebnis entsprach fast exakt der bereits etablierten Größenordnung von 300.000 vorzeitigen Todesfällen pro Jahr. Die Studie von Allison et al. prägte die Berichterstattung über die Folgen von Übergewicht und Adipositas über Jahre maßgeblich, schien sie doch die bereits im Diskurs etablierten Schätzungen noch einmal wissenschaftlich abzusichern.

Abgelöst wurde die Studie von Allison et al. fünf Jahre später, als im Jahr 2004 eine neue Studie veröffentlicht wurde, die die tatsächlichen Todesursachen (actual causes of death) in den USA für das Jahr 2000 berechnen sollte. Diese Untersuchung stütze sich auf die von Allison et al. verwendete Methode. Genau genommen rechnete sie die von Allison et al. ermittelten relativen Risiken lediglich auf die aktuell verfügbaren Zahlen hoch. 385.000 Menschen starben dieser Untersuchung zufolge im Jahr 2000 an den Folgen von Übergewicht und Adipositas. Allerdings sprachen auch Mokdad et al. nicht von vermeidbaren Todesfällen in Folge von Übergewicht und Adipositas, sondern von vermeidbaren Todesfällen aufgrund von Fehlernährung und Bewegungsmangel. Entsprechend addierten sie zu den 385.000 als gewichtsbedingt klassifizierten Todesfällen weitere 15.000 Todesfälle, die sie unmittelbar und gewichtsunabhängig als ernährungs- und bewegungsmangelbedingt klassifizierten. Auf diese Weise kamen sie auf die griffige Zahl von 400.000 Todesfällen in Folge von Fehlernährung und körperlicher Inaktivität, die in der öffentlichen Wahrnehmung aber nahezu ausschließlich im Zusammenhang mit den Folgen der „Adipositas-Epidemie" in den USA erwähnt wurden (Mokdad et al. 2004).

Zur gleichen Zeit als die Studie von Mokdad et al. erstellt und veröffentlich wurde, arbeitete eine andere Gruppe von Epidemiologinnen und Epidemiologen des Center for Disease Control and Prevention (CDC) und der National Institutes of Health (NIH) an einem methodenkritischen Artikel für das American Journal of Epidemiology. Dieser Text warf Allison et al. methodische Fehlschlüsse vor, die dazu geführt hätten, dass die Berechnung der übergewichtsbedingten Todesfälle zu hoch ausgefallen sei (Flegal et al. 2004). Die Arbeit war bereits im März 2003 zur Veröffentlichung freigegeben worden, wurde aber erst im August 2004, also 17 Monate später als geplant, auch tatsächlich publiziert.

Der Grund für diese Verzögerung war, dass die Studie von Mokdad et al. mit den vermuteten 400.000 Todesfällen in Folge von Übergewicht und Adipositas im Jahr 2000 in den USA unmittelbar vor der Veröffentlichung stand. Besondere Brisanz erhielt diese Studie nicht nur dadurch, dass sie auf ebenjener im Artikel von Flegal, Graubard und Williamson kritisierten Methode von Allison et al. beruhte, sondern auch dadurch, dass an ihrer Fertigstellung die damalige Leiterin des CDCs Julie Gerberding beteiligt war. Wäre der Artikel von Flegal, Graubard und Williamson tatsächlich vor der Studie von Mokdad et al. veröffentlicht worden, hätte das kein gutes Licht auf die Arbeit des CDC geworfen. Denn dann hätten Mitarbeiter des CDCs eine Methode kritisiert, die ihre Chefin zur selben Zeit für eine öffentlichkeitswirksame Untersuchung vermeintlich vermeidbarer Todesfälle angewandt hatte. Entsprechend sollte die Veröffentlichung dieses Artikel verhindert oder zumindest verzögert werden (Flegal 2010). Die Auseinandersetzungen um die Studie von Mokdad et al. wurden aber nicht nur institutsintern geführt. Im Mai 2004, zwei Monate nachdem die Studie von Mokdad et al. erschienen war, brachte das populärwissenschaftliche Magazin Science einen Artikel, in dem sich sowohl Mitarbeiterinnen und Mitarbeiter des CDC als auch der NIH kritisch zu den von Mokdad et al. verwendeten Methode äußerten (Center for Consumer Freedom 2005, S. 21).

Im April 2005 erschien schließlich eine neue Studie im Journal of the American Medical Association über die Zahl der mutmaßlich durch Übergewicht und Adipositas verursachten vorzeitigen Todesfälle in den USA. Das Team um Katherine Flegal kam in dieser Berechnung zu dem Ergebnis, dass die Zahl der Menschen mit einem BMI größer 30 (Adipositas), die im Jahr 2000 in den USA aufgrund ihres Gewichts vorzeitig verstarben, in einer Größenordnung von 112.000 Menschen läge. Berechne man dagegen, wie viele Menschen im Jahr 2000 aufgrund eines BMIs größer 25 (Übergewicht und Adipositas) vorzeitig verstorben seien, dann belaufe sich deren Zahl lediglich noch auf 25.900. Das bedeute, dass ein BMI im Bereich 25-30 kein Risikofaktor, sondern, vor allem im höheren Lebensalter, ein potentieller Schutzfaktor vor tödlichen Krankheiten sei (Flegal et al. 2005).

Im Gegensatz zu Allison et al. (1999) und Mokdad et al. (2004) hatte das Team um Flegal für ihre Auswertung ausschließlich Daten verwendet, die für die gesamte USA repräsentativ sind. Bei den Berechnungen von Allison et al.

war dagegen nur eine der sechs verwendeten Studien repräsentativ für die US-Bevölkerung. Neben der fehlenden Repräsentativität der von Allison et al. verwendeten Daten bemängelten Flegal und Kollegen auch deren mangelnde Aktualität. Vier der sechs Studien, die Allison und Kollegen ausgewertet hatten, waren bereits in den 1970er und 1980er Jahren abgeschlossen worden (Flegal et al. 2010). Das Alter der Studien ist deswegen maßgeblich für das Endergebnis, weil die Gesamtmortalität für Herzkreislauferkrankungen in den USA aber auch in anderen Industrieländern seit Jahrzehnten stark rückläufig ist. Zudem hat sich in den vergangenen Jahrzehnten das relative Risiko für Menschen mit einem erhöhten BMI gegenüber Menschen mit Normalgewicht an einer Herzkreislauferkrankung zu sterben, verringert. Damit ist sowohl das absolute Risiko als auch das relative Risiko für Menschen mit einem BMI größer 25 an Herzkreislauferkrankungen vorzeitig zu sterben, stark rückläufig (Gregg et al. 2005). Da Herzkreislauferkrankungen aber neben Krebs zu den mit Abstand häufigsten Todesursachen in den USA und anderen Industrieländern zählen, ist es von entscheidender Bedeutung, in welchem Zeitraum die Studien erhoben wurden, die für die Berechnung von gewichtsbedingten Todesfällen verwendet werden.

Die Verwendung aktuellerer und repräsentativerer Studien allein erklärt aber noch nicht, warum die Zahl der mit Übergewicht und Adipositas in Verbindung gebrachten Todesfälle bei den Berechnungen des Teams um Katherine Flegal so viel niedriger ausgefallen ist als bei früheren Berechnungen von Allison et al. und Mokdad et al. Ein weiterer entscheidender Grund dafür war die Auswahl der Referenzkategorien: Allison et al. hatten als Referenzkategorie das BMI-Intervall 23-25 ausgewählt – und damit den Bereich, der unmittelbar unterhalb des Grenzwertes für Übergewicht liegt. Die dahinterstehende Idee war, das Risiko derjenigen, die gerade noch nicht übergewichtig sind, es aber werden könnten, mit jenen zu vergleichen, die es bereits sind.

Das Team um Flegal hat im Unterschied dazu den Gesamtbereich des Normalgewichts (BMI 18,5-25) als Referenzkategorie festgelegt. Die Sterblichkeit für Menschen mit einem BMI im höheren Normalgewichtsbereich liegt aber deutlich niedriger als die für Menschen mit einem BMI im niedrigen Normalgewichtsbereich. Auch dies hat dazu beigetragen, dass die Gesamtmortalität übergewichtiger Personen in der Studie von Flegal et al. insgesamt so viel niedriger ausgefallen ist. Darüber hinaus hat das Team um Flegal getreu der WHO-Klassifizierung zwischen Übergewicht (BMI 25-30), moderater Adipositas (BMI 30-35), extremer Adipositas (BMI 35-40) und morbider Adipositas (BMI 40+) unterschieden. Diese Unterscheidung war mitentscheidend für die Feststellung, dass Übergewicht und moderate Adipositas nicht zu einer signifikant erhöhten Sterblichkeit führen.

Der mit Abstand wichtigste methodische Unterschied aber war die Einführung von Altersintervallen bei der Berechnung der relativen Risiken von Übergewicht und Adipositas durch das Team um Katherine Flegal. Flegal et al. unterschieden drei Altersintervalle. Erstens den Altersbereich 25-59, zweitens den Altersbereich 60-69, drittens den Altersbereich 70+. Rund zwei Drittel derjenigen, die im Jahr 2000 in den USA starben, waren mindestens 70 Jahre alt. Jeweils etwas weniger als ein Sechstel starb im Alter zwischen 60 und 69 Jahren beziehungsweise im Alter zwischen 25 und 59 Jahren. Berechnet man nun für jedes Altersintervall getrennt relative Risiken, so ergeben sich für die Gruppe der mindestens 70jährigen andere relative Risiken für Übergewicht und Adipositas als etwa für die Gruppe der 25 bis 59jährigen. Denn bei den älteren Studienteilnehmern führt Übergewicht (BMI 25-30) zu einem Rückgang der Sterblichkeit, auch die moderate Adipositas (BMI 30-35) hat hier einen positiven Effekt auf die Sterblichkeit. Da mehr als zwei Drittel der Sterbefälle die Gruppe der mindestens 70jährigen betreffen, führt das im Gesamtergebnis dazu, dass ein BMI-Wert zwischen 25-30 statistisch gesehen nicht mehr lebensverkürzend, sondern lebensverlängernd wirkt. Das Phänomen lässt sich auch medizinisch erklären: Übergewichtige im hohen Lebensalter haben bessere Prognosen nach schweren Operationen und invasiven Krankheiten wie Krebserkrankungen oder Lungenentzündungen, aber auch nach Herzkreislauferkrankungen (Gregg et al. 2005).

Die Auseinandersetzung um die Studie von Mokdad et al. und Flegal et al. löste eine breite Diskussion über das Zutreffen der mit der „Adipositas-Epidemie" assoziierten Gesundheitsgefahren aus. Die Harvard School of Public Health, die traditionell als besonders orthodoxe Vertreterin eines rigiden Schlankheitsideals bekannt ist, veranstaltete ein mit prominenten Fachleuten besetztes Symposium mit dem einzigen Ziel, die Studie von Flegal methodisch zu diskreditieren.[57] Besonders pikant an diesem Symposium war die Tatsache, dass niemand aus Flegals Team dazu eingeladen wurde (Flegal 2010).[58]

---

57 Zur Kritik der Harvard School of Public Health an der Flegal-Studie vgl. Willett et al. 2005.

58 Anfang 2013 veröffentlichte JAMA eine durch Flegal verantwortete internationale Meta-Studie über die Frage, ab welchen BMI-Werten die Lebenserwartungen rückläufig ist (Flegal 2013). Diese Metastudie kam zu ganz ähnlichen Ergebnissen wie Flegals Originalstudie über die Auswirkungen des BMIs auf die Sterblichkeit der US-Amerikanischen Bevölkerung. Walter Willet, Vorsitzende des Nutrition Departments der Harvard School of Public Health, kommentierte die Ergebnisse dieser Studie in einer Radiosendung folgendermaßen: "This study is really a pile of rubbish, and no one should waste their time reading it." Wenig später wurde er in dem wohl renommiertesten naturwissenschaftlichen Fachzeitschrift Nature in einem Editorial

Während die orthodoxen Anhängerinnen und Anhänger des „Adipositas-Epidemie"-Narrativs trotz des prompten Gegenangriffs insgesamt in die Defensive gedrängt wurden, nutzten die Skeptiker die Gunst der Stunde. Das Center for Consumer Freedom, eine Lobbyorganisation der US-Amerikanischen Restaurantindustrie, nutzte die Flegal-Studie für seine politische Agenda und verwies landesweit in Zeitungsannoncen auf ihre Ergebnisse. Darüber hinaus veröffentlichte es eine Broschüre, die nicht nur minutiös die institutsinterne wie -externe Auseinandersetzung um die Studie von Flegal et al. wiedergab, sondern auch offenlegte, dass die überwiegende Mehrzahl der an der Konstruktion der zentralen diskursiven Säulen des „Adipositas-Epidemie"-Narrativs beteiligten Organisationen und Forschenden Gelder der Pharma- und Weight-Loss-Industrie erhalten hatten (Center for Consumer Freedom 2005).

In diesem Moment hatte die Diskussion um die angemessene Methodik zur Darstellung der Folgen der „Adipositas-Epidemie" die Ebene einer internen Fachdiskussion verlassen und war Teil einer fachübergreifenden Auseinandersetzung von Akteuren geworden, die, wie das Center for Consumer Freedom, nicht an der Entstehung der Problemkarriere beteiligt waren. Umso wichtiger war und ist es für die an der primären Konstruktion der Problemwahrnehmung „Adipositas-Epidemie" maßgeblich beteiligten Akteure, den Eindruck zu vermitteln, die Neuinterpretation der mit Adipositas assoziierten Gefahren in der Öffentlichkeit beruhe auf der Unkenntnis fachfremder Kräfte, deren Äußerungen durch die Presse übermäßig viel Platz eingeräumt werde.[59]

Den diskursiven Wettstreit um die bessere Methodik und damit auch um die akkuratere Einschätzung des Einflusses des relativen Körpergewichts auf die Sterblichkeit hat das Team um Katherine Flegal zweifelsfrei für sich entschieden. Das bedeutet jedoch nicht, dass die Ergebnisse durch die nationalen Gesundheitsinstitute der USA vorbehaltlos anerkannt werden. Zwar korrigierte das CDC am 31. Mai 2005 auf seiner Webseite die Angaben zur Sterblichkeit in Folge von

---

für diese Haltung gegenüber ihm nicht genehmen Forschungsergebnissen harsch kritisiert (o.A. 2013b).

59 Ein gutes Beispiel für diese Haltung sind die Aussagen von Neville Rigby, ehemaliger Sprecher der IASO, in einem Diskussionsbeitrag für das International Journal of Epidemiology, in dem er sich mit ihm ungenehmen Thesen auseinandersetzen musste. Dabei machte Rigby keinen Hehl daraus, dass er die inhaltliche Auseinandersetzung mit seiner Ansicht nach unqualifizierten Akteuren für eine Zumutung hält. "It is unusual to find academics concerned chiefly with legal, social, political, and educational issues seeking to challenge the whole arena of epidemiology, clinical and public health aspects of the obesity problem. To start from scratch to deal with all their spurious statements in this response is hardly appropriate." (Rigby 2006, S. 79)

Übergewicht und Adipositas. Seitdem ist dort von 112.000 jährlichen Todesfällen in Folge von Adipositas die Rede. In offensichtlichem Widerspruch zu den Ergebnissen der Studie von Flegal et al. wird Übergewichtigen durch das CDC aber auch weiterhin empfohlen, aus gesundheitlichen Gründen das Körpergewicht auf Werte im Normalgewichtsbereich zu reduzieren.[60]

Neben den wachsenden Zweifeln an den mit Übergewicht und Adipositas assoziierten Gesundheitsgefahren sind die Nachrichten über eine Stagnation bzw. in manchen Fällen sogar einen leichten Rückgang des Durchschnittsgewicht und des Bevölkerungsanteils mit einem BMI größer 30 in einer wachsenden Zahl von westlichen Industrienationen die zweite große Hiobsbotschaft für die Protagonisten und Protagonistinnen des „Adipositas-Epidemie"-Narrativs. Erste Anzeichen dafür, dass der exponentielle Anstieg des Körpergewichts in vielen Ländern ein Ende gefunden haben könnte, fanden sich schon zur Mitte des vergangenen Jahrzehnts (Hedley et al. 2004; Ogden et al. 2006). In den Folgejahren verdichteten sich die Hinweise darauf, dass die „Adipositas-Epidemie" kurz nachdem sie „entdeckt" worden war ihren (vorläufigen) Höhepunkt bereits erreicht hatte (vgl. u. a. Blackburn und Fulgoni 2008). In der Retrospektive stellt sich heraus, dass die Betroffenheit von Adipositas bei Frauen sowie bei Kindern und Jugendlichen seit der NHANES-Erhebung von 1999/2000 in den USA nicht mehr signifikant angestiegen ist. Bei den Männern ist dies seit der NHANES-Erhebung von 2002/2003 der Fall.

In Deutschland gibt es zwar viele regionale Messungen aber, abgesehen vom Kinder- und Jugendgesundheitssurvey KiGGS und der Nationalen Verzehrsstudie, keine repräsentativen nationalen Erhebungen. Deswegen fehlen valide Daten, um langfristige Trends ermitteln zu können. Eine Ausnahme sind die Schuleingangsuntersuchungen, bei denen auch Gewicht und Körpergröße erfasst werden, und die seit einigen Jahren von immer mehr Bundesländern auch veröffentlicht werden. Bei einem Vergleich der Schuleingangsuntersuchungen vom Schuljahr 2004 mit denen vom Schuljahr 2008 finden sich für fast alle Bundesländer rückläufige Prävalenzen für Übergewicht und Adipositas (Hungerland et al. 2011).

Für die Schweiz stellten Aeberli et al. (2010) einen deutlichen Rückgang bei Übergewicht und Adipositas zwischen 2002 und 2007 für Kinder im Alter von 6 bis 13 Jahren fest. So sank der Anteil der adipösen Mädchen nach einer Auswertung mit Hilfe des Referenzwertes von Cole (Cole et al. 2001) zwischen 2002 und 2007 von 5,7 auf 3,3 Prozent, bei den Jungen fiel der Rückgang von 7,4 auf 5,3 Prozent nicht ganz so hoch aus. Das Sample von Aeberli et al. ist besonders aussagekräftig,

60 Vgl. http://www.cdc.gov/PDF/Frequently_Asked_Questions_About_Calculating_Obesity-Related_Risk.pdf – Letzter Zugriff 18.07.2014

weil dafür insgesamt 2500 Schülerinnen und Schüler aus allen Landesteilen und allen Schichten repräsentativ ausgewählt wurden. 2500 Teilnehmer bedeutet für ein so kleines Land wie die Schweiz, dass immerhin jedes 250te Kind in der entsprechenden Altersgruppe für das Sample ausgewählt wurde. Damit liegt das Verhältnis zwischen der Zahl der Teilnehmenden und der Gesamtbevölkerung sehr viel günstiger als bei vergleichbaren repräsentativen Untersuchungen in anderen Ländern (Aeberli et al. 2010).

Eine Studie aus Frankreich mit insgesamt 26.600 Teilnehmern kam zu dem Ergebnis, dass der Anteil übergewichtiger und adipöser französischer Kinder im Alter von 6 bis 15 Jahren schon seit 1998 nicht mehr signifikant angestiegen ist. Zwar ist die Studie nicht für das ganze Land repräsentativ, da die Messungen nur in verschiedenen Orten Zentral- und Westfrankreichs durchgeführt wurden. Doch die hohe Teilnehmerzahl des Sample lässt darauf schließen, dass die „Adipositas-Epidemie" in Frankreich zur Jahrtausendwende deutlich an Dynamik verloren haben dürfte (Czernichow et al. 2009).

Eine Metastudie aus Australien kommt nach Auswertung von insgesamt 41 Studien mit insgesamt fast 265.000 Kindern im Alter von zwei bis 18 Jahren zu dem Ergebnis, dass der Anteil der übergewichtigen und adipösen Kinder dort seit 1998 weitgehend stabil geblieben ist (Olds et al. 2009).

2010 legten Rokholm, Baker und Sørensen eine globale Literaturstudie vor, um die Frage zu klären, ob die „Adipositas-Epidemie" um die Jahrtausendwende nicht nur in den Industrieländern, sondern womöglich sogar global ins Stocken geraten sei. Dafür werteten sie insgesamt 52 Literaturreviews und Metastudien aus 25 Ländern aus. Dabei zeigte sich fast durchgängig eine Stabilisierung bzw. ein leichter Rückgang bei Übergewicht und Adipositas bei europäischen Kindern und Jugendlichen, dasselbe gilt für Australien und Nordamerika. Selbst bei japanischen Kinder und Jugendlichen, die ohnehin nur selten von Dickleibigkeit betroffen waren, sind Übergewicht und Adipositas seit der Jahrtausendwende offenbar rückläufig. Anders stellt sich die Situation in Schwellenländern wie Vietnam und China dar, wo die Prävalenzen bei Kindern und Jugendlichen weiterhin deutlich ansteigen (Rokholm et al. 2010).

Ein ähnliches Bild ergibt sich mit Blick auf die Erwachsenen. Seit der Jahrtausendwende findet sich nur noch in Schwellen- und Entwicklungsländern ein deutlicher Anstieg des durchschnittlichen BMIs. Allerdings ist das Bild bei den Erwachsenen in den Industrieländern uneinheitlicher als bei Kindern und Jugendlichen. Einige Industrieländer weisen auch nach 2000 noch signifikante Zuwächse für Adipositas auf, in anderen Industrieländern stagnieren die Zahlen seit der Jahrtausendwende dagegen oder sie sind leicht rückläufig (Rokholm et al. 2010).[61]

Die Geschäftsgrundlage der „Adipositas-Epidemie" ist das steigende Durchschnittsgewicht der Bevölkerung sowie der wachsende prozentuale Anteil der Bevölkerung mit einem BMI größer 25 respektive 30. Ausgehend vom starken Anstieg des durchschnittlichen Körpergewichts in den 1980er und 1990er Jahren in den USA wurde dieser Trend statistisch in die Zukunft fortgeschrieben. Eine dieser Prognosen wurde im Jahr 2008 in der Fachzeitschrift Obesity Research veröffentlicht. Ihr zufolge sollten schon im Jahr 2030 86 Prozent aller US-Amerikanerinnen und -Amerikaner übergewichtig und 51 Prozent adipös sein. Bereits im Jahr 2048 werde jeder Erwachsene in den USA übergewichtig sein. Den Zeitpunkt, zu dem die gesamten Bevölkerung der USA adipös sein werde, berechneten Wang et al. für das Jahr 2102 (Wang et al. 2008). Besonders bemerkenswert an dieser Studie ist, dass sie erst im Jahr 2008 veröffentlicht wurde, zu einem Zeitpunkt also, als es bereits absehbar war, dass sich die starke Zunahme von Adipositas in den 1980er und 1990er Jahren nicht linear fortsetzen würde.

Auch in Großbritannien zeigte man sich wenig schüchtern, wenn es darum ging, auf der Grundlage einer kurzfristigen Zunahme des Körpergewichts der Bevölkerung weitreichende Prognosen für die Zukunft aufzustellen. Der Foresight-Report, der der britischen Regierung als Vorlage für ihre politische Intervention diente, prognostiziert für das Jahr 2015 eine Adipositasrate von 36 Prozent für Männer und 28 Prozent für Frauen. Bis 2025 sollen ihm zufolge 47 Prozent der Männer und 36 Prozent der Frauen adipös sein. Im Jahr 2050 sollen dann schon 60 Prozent der Männern und 50 Prozent der Frauen einen BMI größer 30 aufweisen (McPherson et al. 2007, S. 13). Die Prognosen des Foresight-Report basieren auf einer linearen Fortschreibung der kollektiven Gewichtszunahme zwischen 1993 und 2004 (McPherson et al. 2007). Tatsächlich aber ist seit 2004 der prozentuale Anteil adipöser Kinder und Jugendlicher in Großbritannien leicht rückläufig. Und bei den Erwachsenen ist seit der Jahrtausendwende nur noch ein geringfügiger Anstieg nachweisbar (Health and Social Care Information Centre 2012).

Die Beispiele zeigen, auf welche tönernen Füßen Prognosen stehen, die auf der Grundlage kurzer Zeitabschnitte versuchen, Trends bis weit in die Zukunft fortzuschreiben. Doch wie reagieren nun die Akteure des „Adipositas-Epidemie"-

61 Die Literaturreviews und Metastudien, die für das Sample von Rokholm, Baker und Sørensen (2010) ausgewählt wurden, können aber nur einen allgemeinen Trend beschreiben. Eine präzise Aussage für die Entwicklung in einzelnen Länder oder gar eine Vergleichbarkeit der Ergebnisse über Ländergrenzen hinweg können sie hingegen nicht leisten. Dafür sind die berücksichtigten Studien in Bezug auf Beobachtungsdauer, Messmethodik, Teilnehmerzahl und Repräsentativität viel zu uneinheitlich.

Narrativs auf diese aus ihrer Sicht ja eigentlich guten Nachrichten? Zwar ließe sich diese Trendwende in der Tat auch als Erfolg der Maßnahmen zur Eindämmung der „Adipositas-Epidemie“ interpretieren, allerdings ist davon in den Verlautbarungen wenig zu spüren. Eher überwiegt die Sorge, die Nachrichten von einer nachlassenden Dynamik der „Adipositas-Epidemie“ könnte die mühsam erreichte öffentliche Aufmerksamkeit für das Thema untergraben. Zudem wirft die unerwartete Stagnation der Prävalenzen kein gutes Licht auf die Arbeit vieler Epidemiologinnen und Epidemiologen, die stur darauf bestanden haben, dass „Schlimmste“ stünde erst noch bevor.

Entsprechend warnen viele von ihnen davor, den Seitwärtstrend des vergangenen Jahrzehnts als Beleg für das Ende der „Adipositas-Epidemie“ zu nehmen. Womöglich, so argumentieren sie, handele es sich bei der gegenwärtigen Stagnation nämlich nur um ein Plateau. Und während die Extrapolation (statistische Fortschreibung) kurzlebiger Trends der Vergangenheit zu einer Zeit, als die Prävalenzen noch anstiegen, als gute epidemiologische Praxis galt, wird jetzt, wo die Prävalenzen stagnieren, vor genau dieser Praxis gewarnt:

> “Several attempts have been made to predict future obesity trends. The modelling is typically based on extrapolating previous trends. However, the knowledge of previous stepwise trends should lead to caution in trying to forecast the future prevalence of obesity based on the recent levelling off. We cannot rule out that the current stability is only a temporary phase that will be followed by another increase in the future.” (Rokholm et al. 2010, S. 843).

Keinesfalls, so Rokholm et al. weiter, dürfe man deshalb die „Adipositas-Epidemie“ vorschnell für beendet erklären:

> “It is important to emphasize that the levelling off is not tantamount to calling off the epidemic. Additionally, it is worthwhile to keep in mind that previous stable phases have been followed by further increases in the prevalence of obesity. Therefore research into the causes, prevention and treatment of obesity should remain a priority.” (Rokholm et al. 2010, S. 835)

Und selbst wenn jetzt eine zwischenzeitliche Stabilisierung stattgefunden habe, gelte nach wie vor, dass die Adipositasraten weltweit auf einem historisch einmalig hohen Niveau lägen und von einer spürbaren Absenkung nach wie vor keine Rede sein könne:

> "It should be noted that although the levelling off is evident in many studies, there is yet no consistent indication of a reversal of the epidemic. In essence, the prevalence of obesity and thus the number of obese individuals in the world, has never been larger than today." (Rokholm et al. 2010, S. 843)

Andere Akteure gehen die Diskussion um stagnierende bzw. sinkende Adipositasprävalenzen offensiver an und schreiben den Erfolg durchaus auch der eigenen Arbeit zu. So heißt es in einer Presserklärung der Deutschen Gesellschaft für Kinder- und Jugendmedizin zu den aktuellen Schuleingangsuntersuchungen, die einen Rückgang der Adipositasprävalenzen in den meisten Bundesländern zeigen konnten:

> „Mögliche Gründe für die jetzt rückläufige Entwicklung sehen die Autoren maßgeblich in der Aufklärungsarbeit der Deutschen Gesellschaft für Kinder- und Jugendmedizin (DGKJ), ihrer Arbeitsgemeinschaft Adipositas im Kindes- und Jugendalter (AGA) sowie der Deutschen Adipositas Gesellschaft (DAG). Auch verschiedene regionale oder bundesweit initiierte Präventionsmaßnahmen (....) sowie die Veröffentlichung von Qualitätsstandards für die Verpflegung in Tageseinrichtungen für Kinder könnten diese Entwicklung mit herbeigeführt haben." (Moß und Wabitsch 2011)

Um nicht zu viel Euphorie aufkommen zu lassen und vor allem um zu verhindern, dass die Anstrengungen zur Bekämpfung der „Adipositas-Epidemie" zurückgefahren werden, warnt der Sprecher der Arbeitsgemeinschaft Adipositas bei Kindern (AGA) der Deutschen Adipositas Gesellschaft (DAG) Martin Wabitsch in derselben Presserklärung:

> „Die gezeigte Entwicklung der Prävalenzraten bedeutet aber keinesfalls, dass wir unsere Bemühungen zur Prävention von Übergewicht und Adipositas einstellen können. Trotz des dokumentierten Rückgangs bleiben die Prävalenzraten übergewichtiger und adipöser Einschüler in Deutschland auf einem hohen Level." (Wabitsch zit. nach Moß und Wabitsch 2011)

Doch wer definiert eigentlich, wie lange ein „Level" als hoch einzuschätzen ist? Unisono haben die britische ebenso wie die deutsche Regierung 2004 auf dem Höhepunkt der „Adipositas-Epidemie" eine Trendwende bis 2020 angemahnt. Diese Trendwende scheint in Deutschland, jedenfalls bei den Schulanfängern, bereits erreicht worden zu sein. Und auch in England ist die Zahl der adipösen Kinder und Jugendlichen seit 2004 leicht rückläufig. Nur ein Jahrzehnt nach der Etablierung der Problemwahrnehmung der „Adipositas-Epidemie" besteht nun aus der Sicht ihrer Akteure die Gefahr, dass das Problemmuster an Strahlkraft verliert und Adipositas wieder zu einem Gesundheitsproblem unter vielen wird.

3.1.8 Zusammenfassung der gesellschaftlichen Wissensbestände um die Problemwahrnehmung „Adipositas-Epidemie"

Bis hierhin wurde die Etablierung des Problemmusters der „Adipositas-Epidemie" nachvollzogen. Dafür wurde zunächst der Problemname vorgestellt. Darauf folgte die Darstellung der wichtigsten Akteure der „Adipositas-Epidemie" angefangen mit den primären Akteuren, die das Problemmuster maßgeblich geprägt haben. Im Anschluss daran wurde das „Adipositas-Epidemie"-Narrativ einschließlich seiner diversen Unterspielarten präsentiert.

Die Vorstellung einer adipogenen Umwelt als Hauptauslöser der „Adipositas-Epidemie" ist für das „Adipositas-Epidemie"-Narrativ von zentraler Bedeutung. Die Metapher der adipogenen Umwelt ist sehr nah an das medizinische Modell, das die Beschäftigung mit der „Adipositas-Epidemie" immer noch vorrangig prägt, angelehnt, und kann daher als ein essentielles Merkmal angesehen werden, welches von allen Erzählerinnen und Erzählern des „Adipositas-Epidemie"-Narrativs geteilt wird – wenn auch mit unterschiedlichen Schwerpunktsetzungen.

Bei der Kritik an der postmodernen adipogenen Alltagskultur ist der Zusammenhang zum ursprünglichen „Adipositas-Epidemie"-Narrativ nicht mehr unmittelbar erkennbar. Vielmehr wird hier eine konservative Gesellschaftskritik mit dem populären „Adipositas-Epidemie"-Narrativ verknüpft, um dem eigenen Anliegen zu erhöhter Aufmerksamkeit zu verhelfen.

Das vorletzte Unterkapitel, „The climate change of Public Health", beschreibt den Versuch einiger gesellschaftlicher Akteure, zwei der wirkmächtigsten gegenwärtigen sozialen Probleme miteinander zu verbinden und als zwei unterschiedliche Ausprägungen ein und desselben Megaproblems darzustellen. Gemeinsame Ursachen von Klimawandel und „Adipositas-Epidemie" sind in dieser Form der Problematisierung die Globalisierung, der entfesselte Kapitalismus und ganz allgemein die westliche Lebensweise, die dann ironischerweise ausgerechnet mit marktwirtschaftlichen Modellen bekämpft werden sollen. Das letzte Unterkapitel mit dem Titel „Das Ende der „Adipositas-Epidemie"?" hat sich schließlich mit der Frage beschäftigt, ob die „Adipositas-Epidemie" ihre Problemkarriere unmittelbar nach ihrer Inauguration schon wieder überschritten hat.

Die Akteure des „Adipositas-Epidemie"-Narrativs tendieren dazu, ihre politische Weltanschauung mit dem Problemmuster der „Adipositas-Epidemie" zu verbinden. Sie nutzen nicht nur den etablierten Problemnamen, sondern beziehen sich auch auf dessen Erkennungsschema, das ihren Adressatinnen und

Adressaten die Identifikation des Problems erleichtert. Sie bedienen sich zudem einer dichotomisierenden Problembewertung, die anhand gesellschaftlich anerkannter moralischer Kriterien zwischen Opfern und Tätern zu unterscheiden weiß und sie formulieren generelle Bekämpfungsvorschläge ebenso wie konkrete Handlungsanleitungen, die sich sowohl an Individuen als auch an die Gesellschaft als Ganzes richten. Dabei beziehen sie in ihre Argumentation „affektive Bestandteile" mit ein, die „beim durchschnittlichen Rezipienten über die kognitive Beschäftigung hinaus auch eine emotionale ‚Betroffenheit' auslösen" (Schetsche 2008, S. 119).

Die dominierenden Akteure der Problemwahrnehmung „Adipositas-Epidemie" sind Expertinnen und Experten aus der Medizin sowie der Psychologie und den Ernährungs- und Gesundheitswissenschaften. Bei dieser Gruppe dominieren finanzielle und berufsständische Interessen. Wenn dem Problem größere öffentliche Aufmerksamkeit zuteil wird, so die Hoffnung, werden zukünftig Behandlungen mit größerer Wahrscheinlichkeit durch öffentliche und private Krankenversicherungen finanziert, Behandlungsmethoden zugelassen, die bisher als zu gefährlich, zu teuer oder nicht evidenzbasiert galten und im großem Stil öffentliche Gelder für die Erforschung von Ursachen und Therapien zur Bekämpfung eines hohen relativen Körpergewichts zur Verfügung gestellt.

Neben den überwiegend der Medizin und der Psychologie entstammenden Expertinnen und Experten spielt auch die Akteursgruppe der Advokaten eine wichtige Rolle für die Konstitution der Problemwahrnehmung „Adipositas-Epidemie". Allerdings ist die Trennung zwischen der Gruppe der Advokaten und der Gruppe der Experten im Einzelfall schwer durchzuhalten, weil auch viele Advokatinnen und Advokaten über Expertenstatus verfügen und so zumindest indirekt auch von der Problematisierung finanziell und berufsständisch profitieren. Dennoch stellten für die Gruppe der Advokaten die persönlichen und berufsständischen Vorteile nicht die Hauptmotivation für ihr Engagement dar.

Problemnutzer sind ebenfalls an der Karriere des „Adipostias-Epidemie"-Narrativs aktiv beteiligt. Diese Akteursgruppe, die häufig der Politik, gelegentlich auch der Publizistik entstammt, verstärkt die ohnehin dramatischen Botschaften der Problemwahrnehmung „Adipositas-Epidemie" noch weiter, da sie, mehr noch als die anderen Akteursgruppen, auf die Vermittlung ihrer Botschaften durch die Massenmedien angewiesen ist.

Die Akteure der verschiedenen Spielarten des „Adipositas-Epidemie"-Narrativs bedienen sich des gesamten verfügbaren Arsenals an Diskursstrategien. Zwar neigen die Gruppen der Problemnutzer und Advokaten mehr als die Gruppe der Experten zur Verwendung besonders drastischer Diskursstrategien, aber auch Expertinnen und Experten setzten bewusst auf eine dramatisierende Darstellung der Sachverhalte. Dies gilt insbesondere mit Blick auf Prävalenzen, Mortalitätsstatistiken und Kostenschätzungen.

Insofern ist der viel gehörte Vorwurf, die Presse berichte verkürzt und sensationsheischend über die Ergebnisse wissenschaftlicher Forschung im Fall der „Adipositas-Epidemie" nicht zutreffend. Die Presse kommt ihrer Aufgabe der unabhängigen Überprüfung von Forschungsergebnissen zwar nur selten nach, dass sie aber Forschungsergebnisse und Expertenäußerungen übertrieben und einseitig darstellt, kann mit Bezug auf die „Adipositas-Epidemie" kaum behauptet werden. Zutreffend ist hingegen die Kritik, dass in der öffentlichen Berichterstattung der wissenschaftliche Diskussionsstand um die Ursachen einer überdurchschnittlichen Gewichtszunahme verzerrt dargestellt wird. Dabei überwiegen ganz eindeutig verhaltensbedingte Ursachen, während genetische Dispositionen für ein erhöhtes Körpergewicht in den Medien nur selten Erwähnung finden (Boero 2007; Boero 2012; Hilbert und Ried 2009; Saguy 2013; Saguy und Almeling 2008).

3.2 Alternativdeutungen zur „Adipositas-Epidemie"

Die Gefahr, dass das Problemmuster der „Adipositas-Epidemie" in die Krise gerät, liegt nicht nur an den stagnierenden Prävalenzen oder den wachsenden Zweifeln an den mit Adipositas assoziierten Gesundheitsgefahren, sondern auch an einer zunehmenden Opposition gegenüber den Gewissheiten des „Adipositas-Epidemie"-Narrativs, um die es in den folgenden Kapiteln unter dem Überbegriff Alternativdeutungen und Gegendeutungen gehen soll. Dabei behandeln die Alternativdeutungen, anders als die Gegendeutungen, die „Adipositas-Epidemie" ebenfalls als soziales Problem. Sie unterschieden sich aber in zentralen Punkten von der hegemonialen Deutungsweise.

> „Sie benennen andere Ursachen und Verursacher, beziehen sich auf andere Vorgaben der gesellschaftlichen Werteordnung oder schlagen andere Bekämpfungsstrategien vor." (Schetsche 2008, S. 125)

Im Folgenden werden zwei wichtige Alternativdeutungen zum dominierenden „Adipositas-Epidemie"-Diskurs vorgestellt. Beide beziehen sich bei der Suche nach den Ursachen für die „Adipositas-Epidemie" dem Grundsatz nach auf die Energiebilanztheorie, wenn auch unter weitgehendem Ausschluss des Faktors Energieverbrauch durch Bewegung.

Die erste Alternativdeutung sieht die falschen Ernährungsempfehlungen der Ernährungswissenschaften als den eigentlichen Grund für die kollektive Gewichtszunahme. Die zweite Alternativdeutung betrachtet die „Adipositas-Epidemie" als Folge einer massenhaften Suchterkrankung nach Nahrungsmittelbestandteilen wie Fett, Zucker und Salz.

Schuld an der vorgefundenen Situation ist den hier vorgestellten Varianten zufolge zum einen die Nahrungsmittelindustrie, die ihre weiterverarbeiteten und suchterzeugenden Produkte verkaufen will, und zum anderen eine fehlgeleitete und von Lobbyinteressen der Nahrungsmittelindustrie korrumpierte Ernährungswissenschaft. Das Erkennungsschema der „Adipositas-Epidemie" ist in der Darstellung beider Gruppen, trotz ihrer Zweifel an Teilen des „Adipositas-Epidemie"-Narrativs, immer noch deutlich präsent, wie im Folgenden gezeigt werden soll.

3.2.1 Die Kohlehydratskeptiker

> *"We have slandered and libelled the most nutritious macronutrient – fat and we have promoted and praised the least nutritious macronutrient – carbohydrate. We don't need to look far to understand why. The most nutritious foods on the planet are those provided by nature. The most profitable foods on the planet are those provided by food manufacturers." (Harcombe 2010, S. 282)*

Die Akteursgruppe der Kohlehydratskeptiker zweifelt weder daran, dass die „Adipositas-Epidemie" tatsächlich stattfindet, noch, dass sie durch eine „falsche" Ernährungsweise ausgelöst wurde. Allerdings haben die Kohlehydratskeptiker eine vom Mainstream der Ernährungswissenschaften abweichende Vorstellung davon, was eine falsche, sprich Dickleibigkeit auslösende Ernährungsweise wirklich ist. Die Gruppe der Kohlehydratskeptiker hat deshalb eine Erklärung für den plötzlichen Ausbruch der „Adipositas-Epidemie" gefunden, der dem Mainstream zumindest in einem Punkt diametral entgegensteht. Anders als die Mehrheitsmeinung innerhalb der Ernährungswissenschaften glauben sie nicht daran, dass Fett fett macht, und halten stattdessen den gestiegenen Kohlenhydratkonsum für maßgeblich verantwortlich für den kollektiven Gewichtsanstieg. Schuld an der „Adipositas-Epidemie" habe die von US-Regierungsstellen 1977 eingeführte Ernährungspyramide, die kurz darauf in faktisch allen westlichen Ländern durch die entsprechenden ernährungswissenschaftlichen Fachorganisationen übernommen wurde.

Die Einführung der Ernährungspyramide bedeutete eine Abkehr von früheren staatlichen Ernährungsbotschaften, die bis dahin vor allem auf die Vermeidung von Mangelernährung zielten und dementsprechend einen hohen Fettanteil an der Ernährung empfahlen. Angesichts der Überversorgung mit Lebensmitteln und einem kontinuierlichen Rückgang körperlicher Bewegung im Alltag setzten die vom US-Senat 1977 verabschiedeten Dietary Goals auf eine gegenüber früheren Ernährungsempfehlungen deutlich verringerte Gesamtkalorienzufuhr. Um diese zu erreichen und gleichzeitig klassischen Zivilisationskrankheiten wie Krebs und Herzkreislauferkrankungen vorzubeugen, wurde durch die Ernährungsfachgesellschaften zudem empfohlen, weniger Fett, besonders aber weniger gesättigte Fettsäuren, so wie weniger Zucker und weniger Salz zu konsumieren. Dafür sollte der Kohlenhydratanteil an der Ernährung auf 55 bis 60 Prozent erhöht werden (Nestle 2007, S. 40).

Ähnliche Ernährungsempfehlungen wurden auch in anderen Industrieländern verabschiedet. 1983 billigte die Britische Regierung Ernährungsrichtlinien, die ebenfalls auf eine erhöhte Kalorienzufuhr durch Kohlehydrate setzten und eine deutliche Reduktion des Fettkonsums dringend empfahlen (Harcombe 2010, S. 4). Auch die DGE übernahm die US-Amerikanischen Ernährungsrichtlinien Anfang der 1980er Jahre.

Soweit die nicht immer sehr konsistenten statistischen Daten zur Ernährungslage eine generelle Aussage zulassen, wurden die Ernährungsempfehlungen wenigstens teilweise befolgt. Zwar stieg die Gesamtkalorienaufnahme der Bevölkerung zumindest in den USA in den Jahren nach 1977 mutmaßlich weiter an – wobei umstritten ist, ob diese zusätzlichen Kalorien tatsächlich alle konsumiert werden, oder ob nicht ein erhöhter Anteil davon im Abfall landet – es sank aber der Anteil, den tierische und pflanzliche Fette an der Gesamtkalorienzufuhr hatten im selben Zeitraum merklich ab. Eine Tendenz, die sich auch in anderen Industriestaaten wie Deutschland und Großbritannien feststellen lässt. In Deutschland und Großbritannien ist die Ernährung heute nicht nur weniger fetthaltig als früher, sondern hier ist anders als in den USA auch der Gesamtkalorienverbrauch seit den 1970er Jahren leicht rückläufig (vgl. Kapitel 3.1.4).

In vielen westlichen Industrieländern ist die Empfehlung eines maximalen Anteils von Fetten an der Ernährung in Höhe von 30 Prozent an der Gesamtkalorienzufuhr weitgehend erreicht worden (Department for Environment Food and Rural Affairs 2012; DGE 2012). Mittlerweile stellen die WHO und die mit ihr kooperierenden Lobbyorganisationen IOTF und IASO die Empfehlungen, den Fettanteil an der Ernährung auf 30 Prozent zu senken, wieder in Frage. Stattdessen fordern Sie einen noch stärkeren Rückgang des Fettanteils an der Gesamtkalorienzufuhr auf Werte um 20 Prozent (WHO 2003, S. 56).

Dass die bisherigen Ernährungsempfehlungen, trotz ihrer partiellen Befolgung insbesondere mit Blick auf die Reduktion des Fettkonsums, offensichtlich nicht dazu geführt haben, dass das Durchschnittsgewicht der Bevölkerung sinkt, ficht die Verteidigerinnen und Verteidiger einer kohlehydratbasierten Ernährung nicht an. Den Anstieg des Durchschnittsgewichts der letzten Jahrzehnte kreiden sie zum einem dem unterstellten, empirisch aber schwer nachweisbaren Bewegungsrückgang an, zum anderen der Zunahme des Konsums von Zucker, Weißmehl und anderen einfachen Kohlehydraten. Dass sie den verstärkten Absatz dieser Lebensmittel durch ihre Anti-Fett-Politik mitbefördert haben könnten, kommt den Protagonistinnen und Protagonisten einer fettarmen Ernährung hingegen nicht in den Sinn. Stattdessen verweisen sie darauf, dass es bei ihren Ernährungsempfehlungen immer um komplexe Kohlehydrate gegangen sei. Allerdings ist eine solche Unterscheidung zwischen einfachen und komplexen Kohlehydraten (vom Sonderfall Zucker einmal abgesehen) in den optischen Darstellungen der Ernährungspyramide für den Laien kaum zu erkennen.

Eine kleine aber lautstarke Gruppe von Dissidentinnen und Dissidenten innerhalb der Ernährungswissenschaften hat auf dieses Missverhältnis hingewiesen. Doch mit der Analyse, dass die Ernährungswissenschaften mit ihrem Anti-Fett-Ansatz bei der Bekämpfung der „Adipositas-Epidemie" gescheitert seien, lassen sie es nicht bewenden. Sie sehen in der Verdammung von Fett nicht weniger als den entscheidenden Auslöser der „Adipositas-Epidemie". Just zu jenem Zeitpunkt, als die neuen Ernährungsleitlinien verabschiedet wurden, sei das Durchschnittsgewicht in den USA und Westeuropa in die Höhe geschossen, argumentieren sie. Dies sei kein Zufall, sondern logische Folge eines wissenschaftlichen Irrtums. Die Verteufelung von Fett und die Idealisierung von Kohlehydraten habe die „Adipositas-Epidemie" überhaupt erst ausgelöst. Ein von der Lebensmittelindustrie unterwandertes Konsortium habe dafür gesorgt, dass dieser fatale Ratschlag als scheinbar wissenschaftlich abgesichertes Ernährungswissen missverstanden worden sei. Bis heute sei dieser Fehler nicht korrigiert worden, immer noch werde die Irrlehre von Fett als maßgeblichem Verursacher der „Adipositas-Epidemie" durch höchste staatliche Stellen in allen großen Industrieländern und durch die WHO auch global verbreitet. Daher sei es jetzt höchste Zeit, endlich die Augen zu öffnen und die wahren Hintergründe der „Adipositas-Epidemie" schonungslos zu analysieren (Harcombe 2010; Weill 2009; Worm 2004).

Die Debatte zeigt die Schärfe der Auseinandersetzung innerhalb der Ernährungswissenschaften. Beide Lager werfen sich gegenseitig vor, der Lebensmittelindustrie finanziell hörig zu sein. Denn anders lässt es sich aus ihrer Sicht nicht erklären, dass die „offensichtliche Wahrheit" von anderen geleugnet werden kann. Marion Nestle, eine bekannte US-Amerikanische Lebensmittelexpertin und zusammen mit dem Psychologen Kelly Brownell entschiedene Verfechterin einer stärkeren Regulierung der US-Amerikanischen Lebensmittelindustrie, beschreibt in ihrem Buch „Food Politics" ausführlich, gegen welche massiven Widerstände der Fleischindustrie die Ernährungspyramide mit ihrem Anti-Fett-Paradigma durchgesetzt werden musste, und wie es der Lebensmittelindustrie durch kontinuierliche Lobbyarbeit immer wieder gelungen ist, die Verabschiedung von missliebigen Ernährungsbotschaften aufzuweichen und zu verzögern (Nestle 2007).

Umgekehrt behaupten die Kohlehydratskeptiker, die gegenwärtige Anti-Fett-Politik sei nur durch die erfolgreiche Lobbyarbeit von Teilen der Nahrungsmittelindustrie zu erklären. Eine der bekanntesten Kritikerinnen der staatlichen Anti-Fett-Politik, die britische Ernährungswissenschaftlerin Zoe Harcombe, hat 2010 ein viel beachtetes Buch geschrieben, das sich sowohl was den Titel als auch was die Gestaltung des Cover angeht, nicht im geringsten von der konventionellen Variante des „Adipositas-Epidemie"-Narrativs unterscheidet. Das Buch heißt schlicht „The Obesity Epidemic: What caused it? How we can stop it?" und wird von einem üppigen Bauch bebildert, der sich über eine viel zu enge Jeans wölbt. Wie bei solchen Illustrationen üblich, wird nicht der dicke Mensch, sondern nur das zur Debatte stehend Körperfett gezeigt (Harcombe 2010).

Der Inhalt von Harcombes Buch steht dennoch in einigen Punkten im Gegensatz zu den Inhalten des gängigen „Adipositas-Epidemie"-Narrativs. Denn Harcombe teilt zwar die Ansicht, dass die „Adipositas-Epidemie" dramatische gesundheitliche Folgen habe, sie hält sich aber mit der Beschreibung dieser Folgen nicht lange auf. Stattdessen kommt sie direkt zur Frage der Verursachung. Und hier vermutet sie ein großes Komplott. Durch die aggressiven Aufrufe zur Reduktion des Fettanteils an der Ernährung seien Naturprodukte wie Fleisch, Schmalz und Butter in Misskredit geraten, moniert sie. In der Folge sei der Geschmacksträger Fett häufig durch Zucker und andere Süßungsmittel wie den eingehend beschriebenen High Fructose Corn Syrup (HFCS) ersetzt worden. Harcombe hält aber nicht nur HFCS, sondern grundsätzlich alle weiterverarbeiteten Nahrungsmittel für gefährlich. Dazu zählt sie insbesondere Fertiggerichte. Kritisch betrachtet Harcombe auch den steigenden Konsum von Obstsäften und Smoothes, da diese ebenfalls zu einem übernatürlich hohen Zuckerkonsum beitrügen. Für die Kampagne „Fünf am Tag", mit der Gesundheitsorganisationen weltweit für den täglichen Konsum von fünf Portionen Obst und Gemüse werben[62], hat Harcombe entsprechend wenig Sympathie. Sie hält sie für einen verdeckten Werbefeldzug von Teilen der Lebensmittelindustrie. Auch den angeblichen Einfluss, den der Bewegungsmangel auf das Gewicht habe, hält Harcombe für ein Hirngespinst (Harcombe 2010, S. 282ff.).

62 http://www.5amtag.de/ – Letzter Zugriff 18.07.2014

Der Furor, mit dem Harcombe die offiziellen Ernährungsempfehlungen attackiert, ist nach der Lektüre ihres Werks nicht wirklich nachvollziehbar. Tatsächlich unterscheiden sich die Ansichten der Kohlehydratskeptiker nur in wenigen Details vom Mainstream des Ernährungsdiskurses, der auch das „Adipositas-Epidemie"-Narrativ prägt. So lehnen beide weiterverarbeitete Lebensmittel grundsätzlich als gesundheitsschädlich und dickmachend ab. Und wenn Nestle, Brownell und andere sich positiv über eine kohlehydratreiche Kost äußern, dann meinen sie damit nicht einfache Kohlehydrate wie sie in (Frucht-) Zucker, Weißbrot oder gesüßten Cerealien vorkommen, sondern in erster Linie Vollkornprodukte. Uneins sind sich beide Lager genau genommen nur noch bei der Frage nach der Bedeutung, die Fleisch und tierische Fette für eine ausgewogene Ernährung besitzen.

Der Rekurs von Harcombe auf die angebliche Natürlichkeit von tierischen Produkten ist dagegen selbst widersprüchlich. Fett, gleich ob tierisches oder pflanzliches, ist in einer modernen Industriegesellschaft genauso wenig ein „Naturprodukt" wie frisches Obst und Gemüse oder Getreideprodukte. Alles wird unter industriellen Bedingungen hergestellt, Tiere wie Pflanzen wurden über Jahrhunderte auf schnelles Wachstum und optimalen Ertrag hin gezüchtet. Und weder das Fleisch aus Massentierhaltung, noch die unter Plantagenbedingungen produzierten Obst- und Gemüsesorten sind ernährungsphysiologisch mit den „natürlichen" Produkten, die unsere Vorfahren in der Steinzeit oder in frühen Agrargesellschaften zu sich genommen haben, vergleichbar. Trotzdem beruft sich die Gruppe der Kohlehydratskeptiker gerne auf die Natürlichkeit von Fleisch und Tierprodukten im Gegensatz zu den unnatürlichen Getreideprodukten und Zuckern in unserer modernen Ernährung.

Auch in Frankreich und Deutschland gibt es mit Pierre Weill und Nicola Worm zwei prominente Vertreter einer fleischlastigen Ernährung im Namen der Gesundheit. Pierre Weill argumentiert, dass in Frankreich und Großbritannien die Kalorienzufuhr in den letzten zwanzig Jahren zurückgegangen sei. Dabei sei insbesondere der Fettanteil an der Nahrung rückläufig: dennoch würden die Menschen immer dicker. Weill sieht die Ursache dafür weder im Bewegungsmangel noch im mangelnden Konsum von Ballaststoffen (komplexen Kohlehydraten), sondern im Rückgang von Omega-3-Fettsäuren in der Ernährung. Dieser Rückgang sei durch die Besonderheiten der industriellen Tierhaltung und -fütterung zu erklären. Dementsprechend empfiehlt Weill auch nicht den Konsum von industriell hergestelltem Fleisch, sondern von Biofleisch aus Weidetierhaltung bzw. von Wildbret und fangfrischem Fisch (Weill 2009).

In Deutschland ist es vor allem Nicolai Worm, der Fleisch und tierisches Fett als wichtigen Beitrag für eine gesunde Ernährung verteidigt. In zahlreichen

Debattenbeiträgen für Tages- und Wochenzeitschriften sowie in seinen Büchern mit Titeln wie „Syndrom X oder ein Mammut auf den Teller" (Worm 2004) argumentiert er für eine Ernährung mit einem besonders hohen Anteil an Fleisch und tierischen Fetten und einem stark reduzierten Anteil von Kohlehydraten zur Vorbeugung von Zivilisationskrankheiten und Risikofaktoren wie dem metabolischen Syndrom.

Weill und Worm greifen mit ihrer Idee von der Steinzeitdiät als Impfstoff gegen Wohlstandskrankheiten auf einen wesentlichen Bestandteil des klassischen „Adipositas-Epidemie"-Narrativs zurück, nämlich auf die Vorstellung, dass die moderne Lebensumwelt der Gesundheit des Menschen nicht zuträglich sei, da dieser von seiner genetischen Ausstattung her immer noch auf die Lebensbedingungen der Steinzeit eingestellt sei. Weill und Worm verhalten sich in dieser Frage, jedenfalls in Bezug auf Ernährung, den Bereich Bewegung streifen sie nur am Rande, viel konsequenter als die Protagonistinnen und Protagonisten der klassischen Variante des „Adipositas-Epidemie"-Narrativs. Denn Getreideprodukte, wie sie der Mainstream der Ernährungswissenschaften empfiehlt, waren in der Steinzeit unbekannt. Die Erzählung von den gesunden natürlichen Vollkornprodukten kann sich somit nicht auf das Theoriekonstrukt des modernen Menschen als genetisches Produkt der Steinzeit beziehen. Vielmehr entstammt sie dem Fundus der Lebensreformbewegung des ausgehenden 19. Jahrhunderts und damit einer grundlegend anderen genealogischen Linie zeitgenössischer Ernährungsnarrative.

Auch die Deutsche Gesellschaft für Ernährung DGE, die die Fünf-am-Tag-Kampagne in Deutschland mit trägt und grundsätzlich für eine fettarme Ernährungsweise eintritt, scheint sich nicht immer ganz sicher zu sein, ob eine Substitution von Fett durch Kohlehydrate wirklich eine sinnvolle Maßnahme ist. In einem umfassenden Review aus dem Jahr 2006 schreiben ihre Sachverständigen zu einem möglichen Zusammenhang zwischen Fettkonsum und dem Auftreten von Adipositas zwar, dass die Evidenz für einen Zusammenhang als wahrscheinlich zu bewerten sei (Boeing et al. 2006, S. 310), im selben Atemzug warnen sie aber vor den möglichen Risiken einer umfassenden Ernährungsumstellung auf eine an Kohlehydraten reichere Kost.

> „Das Wissen um das Risiko, wenn eine Nahrungskomponente durch eine andere ausgetauscht wird, sollte in systematischer Art vorliegen, da bei gegebenem, unverändertem Körpergewicht und gleich bleibender Energiezufuhr der Austausch von Nahrungsmittelkomponenten das vorrangige Ziel von Empfehlungen ist. Bezogen auf den Fettkonsum stellt sich die Frage, welches Risiko zu erwarten ist, wenn Fette z. B. durch verschiedene Kohlehydrate ersetzt werden oder wenn eine Fettsäure durch eine andere ausgetauscht wird." (Boeing et al. 2006, S. 313)

2008 übte neben dem bereits erwähnten Ernährungswissenschaftler Nicolai Worm und dem Ernährungsmediziner Hardy Walle mit Volker Pudel einer der bekanntesten und etabliertesten deutschen Ernährungswissenschaftler, der zudem langjähriges Mitglied des DGE-Präsidiums war, Kritik an den offiziellen Ernährungsempfehlungen. Kernstück der Reformbemühungen von Pudel, Worm und Walle war die Etablierung einer „moderaten Low-Carb-Ernährung", die aus 20 bis 30 Prozent Eiweiß, 30 bis 40 Prozent Fett und 30 bis 40 Prozent Kohlehydraten bestehen sollte – und die aus ihrer Sicht den Namen ausgewogene Mischkost tatsächlich verdient hätte.[63] Pudel, Walle und Worm unterscheiden bei ihrer Forderung nach weniger Kohlehydraten und mehr Protein und Fett auch nicht zwischen einfachen und komplexen Kohlehydraten, da es sich bei beiden letztlich um Stärke handle, die vom Körper gleichermaßen zu Zucker verarbeitet werde und somit den Insulinspiegel erhöhe (Harder 2008).

3.2.2 Adipositas als Suchterkrankung

> *„Auf historisch neue Weise ist das Individuum seinen lukullischen Begierden ausgesetzt. Es hat selbst zu entscheiden, was und wie viel es wann mit wem wo und wie isst und muss gleichzeitig dabei seine Triebhaftigkeit im Sinne gesellschaftlicher Standards regulieren." (Rose 2009, S. 283)*

> *"I hadn't planned on tormenting Andrew when I put those M&M's before him and asked how they made him feel. 'They are incredibly distracting,' he allowed. 'Would eating them make you feel better?' I asked. Andrew said the first taste would give him a 'rush' that was incredibly satisfying. But as he kept popping the candy into his mouth he knew he would begin to feel ill. 'More than ten or fifteen M&M's and it's just too much. It's like the sugar is digging a hole in my stomach.' Despite this he'll keep on eating them." (Kessler 2009, S. xix)*

Das Konzept der Sucht ist längst zum unhinterfragten Bestandteil unseres Alltagswissens geworden. Lange Zeit aber war es in der öffentlichen Wahrnehmung weitgehend auf den Konsum (illegaler) Betäubungsmittel beschränkt. In jüngster Zeit hat sich der Suchtdiskurs von seiner ursprünglichen Bedeutung entgrenzt und auf immer weitere Bereiche zwar alltäglicher aber dennoch als problematisch

---

63 Die an den US-Amerikanischen Vorgaben angelehnten Leitlinien der DGE sehen dagegen derzeit acht bis zehn Prozent Eiweiß, 30 bis 35 Prozent Fett und mindestens 50 Prozent Kohlehydrate als Bestandteile einer optimalen Ernährung vor. Die Vorgaben der DGE sind für viele Ernährungsinstitutionen und die meisten Krankenkassen in Deutschland bindend (Harder 2008).

empfundener Verhaltensweisen ausgedehnt. Aktuelle Beispiele für die gegenwärtig zu beobachtende Inflation der Süchte sind die Kaufsucht, die Spielsucht, die sich nicht mehr allein auf den Bereich der Glückspiele, sondern zunehmend auch auf den Bereich der Computerspiele und hier insbesondere der Onlinespiele ausdehnt, sowie der erst kürzlich durch eine Studie der Bundesregierung in den Stand einer „offiziellen" Sucht beförderte übermäßige Internetkonsum (Rumpf et al. 2011).

Die Problematisierung sozial unerwünschter Verhaltensweisen als Süchte führt zur Zuschreibung spezifischer Persönlichkeitsmerkmale an die „süchtige Person":

> „a. Die ‚süchtige' Person hat in Bezug auf den Konsum ihre Selbstständigkeit verloren.
> b. Die ‚süchtige' Person hat keine Fähigkeit mehr zu bewerten, was gut und richtig für sie ist.
> c. Die ‚süchtige' Person wird irgendwie (z. B. von einer Droge) fremdbestimmt und ferngesteuert.
> d. Die ‚süchtige' Person ist nicht mehr selbst verantwortlich für ihr Handeln und dessen Folgen.
> e. Die ‚Sucht' ist ein unerwünschter und unnatürlicher, mithin krankhafter Zustand.
> f. Die ‚Sucht' oder auch nur der Drogenkonsum ist in der Regel die Ursache für weitere gesundheitliche, soziale und psychische Probleme." (Schmidt-Semisch 2010, S. 152f.)

Verstärkt wird diese Selbst- und Fremdsicht durch die mediale Deutung abweichender Verhaltensweisen als Süchte ebenso wie durch die tägliche Arbeit von Einrichtungen und Institutionen, die das Bild, das wir von einer süchtigen Person haben, verfestigen (Groenemeyer 2010).

Auch mit Blick auf die Ursachen von Dickleibigkeit ist in jüngster Zeit immer häufiger von Adipositas als Folge einer meist nicht näher definierten „Esssucht" die Rede. In der Psychologie wird die Verbreitung von Esssüchten im Zusammenhang mit Adipositas im Kontext der Binge Eating Disorder schon seit den 1980er Jahren diskutiert. Als Binge Eating Disorder werden regelmäßig wiederkehrende Essattacken definiert, die, anders als etwa Bulimie, nicht zu selbst zugefügtem Erbrechen führen. Von Binge Eating könnten nach Schätzungen allein in Deutschland 1,5 bis zwei Millionen Menschen betroffen sein (Uhlmann 2008). Obwohl die Amerikanische Psychologische Vereinigung schon in den 1990er Jahren Richtlinien für die Diagnose einer Binge Eating Disorder aufgestellt hat, ist Binge Eating bis heute nicht in der ICD 10 der WHO als eigenständige (Ess-)Störung aufgeführt. Erstmals wurde Binge Eating im Mai 2013 in der fünften Ausgabe der

„Diagnostic and Statistical Manual of Mental Disorders" (DSM-V) der American Psychological Association aufgeführt. Das erhöht die Wahrscheinlichkeit dafür, dass Binge Eating 2015 auch in die ICD 11 der WHO aufgenommen werden könnte (American Psychatric Association 2013).

Binge Eating gilt als die am stärksten mit Adipositas assoziierte Essstörung. Allerdings stellt sich die Frage, inwieweit Binge Eating nicht eine biologisch erwartbare Reaktion des Körpers von Menschen beschreibt, die versuchen, ihre Nahrungszufuhr dauerhaft unterhalb ihres ernährungsphysiologischen Bedarfs zu halten. Am Beispiel der Binge Eating Disorder lässt sich außerdem zeigen, dass es vor allem auf die Perspektive ankommt, unter welchen Umständen ein Essverhalten als gestört, und unter welchen Bedingungen es als normal betrachtet wird. Und diese Wahrnehmung ist stark vom Gewicht der betroffenen Person abhängig. Schlanken Menschen, die ihre Ernährungszufuhr allein von Außenreizen abhängig machen, wird sehr viel eher gezügeltes Essverhalten attestiert als dicken Menschen, von denen ein solches Verhalten gesellschaftlich erwartet wird. Umgekehrt wird Binge Eating bei dicken Menschen schneller diagnostiziert als bei Schlanken, wo ein solches Verhalten eher als „gesunder Appetit" interpretiert wird.

Die Wahrnehmung von Adipositas als Sucht geht allerdings über den relativ eng gefassten Rahmen der Binge Eating Disorder hinaus. Denn Binge Eating wird als eine psychologische und damit als eine individuelle Störung betrachtet. Die Wahrnehmung von Adipositas als Sucht, so wie sie hier verstanden werden soll, beschränkt sich aber nicht auf das kompensatorische Fehlverhalten Einzelner. In der Problemwahrnehmung Adipositas als Sucht wird das Phänomen der Überernährung und der daraus vermeintlich resultierenden Gewichtszunahme nicht vorrangig als Folge falscher Bewältigungsstrategien wahrgenommen, sondern als körperliche und psychische Abhängigkeitsreaktion auf süchtigmachende Ernährungsbestandteile.

Der Dokumentarfilm-Regisseur Morgan Spurlock hat einen entscheidenden Beitrag zur populären Wahrnehmung von Dickleibigkeit als Folge einer Suchterkrankung geleistet. In seinem Dokumentarfilm „Super Size Me", der 2004 in die Kinos kam, konnten die Zuschauer Spurlock dabei beobachten, wie er sich dreißig Tage lang ausschließlich von McDonald's-Produkten ernährte. Diese hätten ihm nach Aussage seines Arztes innerhalb kürzester Zeit so schwere körperliche Schäden zufügt, dass er das Experiment vorzeitig habe abbrechen müssen. Doch nicht genug damit, dass Fastfood bei Spurlock zu einer massiven Gewichtszunahme und gesundheitlichen Beschwerden geführt habe, Spurlock behauptet in seinem Film auch, dass er während seines Experiments nach den McDonald's-

Produkten süchtig geworden wäre (Schmidt-Semisch und Schorb 2010; Schorb 2008a).

In „Super Size Me" kommen neben Spurlock selbst auch prominente Vertreterinnen und Vertreter der Ernährungswissenschaften zu Wort, die ebenfalls der Meinung sind, dass Fastfood süchtig macht. Einer von ihnen ist Neil Barnard vom Physicians Committee for Responsible Medicine (PCRM). Für Barnard besteht das Angebot der Fastfood-Ketten aus einem einzigen „cocktail of opiates". Dazu zählt er unter anderem „Käse (mit seinen Kasomorphinen), Fleisch als Fettrepräsentant, Zucker an sich und Schokolade als eine das Suchtpotential optimierende Fett- und Zuckermixtur" (Neil Barnard zit. nach Gartz 2006, S. 42).

Morgan Spurlock und Neil Barnard stehen mit ihren Beobachtungen nicht allein da, denn auch experimentelle Forschungsergebnisse scheinen die süchtigmachende Wirkung von bestimmten Nahrungsmittelbestandteilen zu bestätigen. So fanden US-Amerikanische Wissenschaftler bereits 2006 heraus, dass Essen für dicke Menschen das Gleiche bedeute wie das Einnehmen einer Droge für Süchtige (Wang et al. 2006). Dass Essen ähnliche Bereiche im Gehirn stimuliert wie bewusstseinserweiternde Substanzen bzw. andere als angenehm empfundene Sinneswahrnehmungen, ist allerdings keine neue Erkenntnis (Reinarman 2010). Und so macht dann auch erst die diskursive Verknüpfung mit dem etablierten Problemmuster der Drogensucht das Ergebnis der Forschung für die Öffentlichkeit interessant (Schmidt-Semisch und Schorb 2010, S. 139).

Einen neuen Schub erhielt die Debatte um Esssüchte und daraus mutmaßlich resultierende Dickleibigkeit durch die Veröffentlichung des Buches „The End of Overeating" durch den Public Health Experten David Kessler im Jahr 2009. Kessler, unter Präsident George Bush Senior Vorsitzender der Food and Drug Administration FDA, wurde für seinen kompromisslosen Einsatz gegen die Tabakindustrie mehrfach ausgezeichnet. Nach seiner Pensionierung setzte er sich mit seinem Buch „The End of Overeating" erstmalig mit dem Suchtpotential von Lebensmitteln auseinander.

Kessler beginnt seine Ausführungen mit einer Eröffnung, die sich in zahllosen Büchern, die sich mit dem Phänomen Dickleibigkeit in den USA befassen, wiederfindet: dem Vergleich zwischen den US-Amerikanischen und europäischen Essgewohnheiten. Größer, süßer, üppiger und präsenter seien die kulinarischen Verführungen in den USA im Vergleich zu Europa. Der US-Amerikanische Trend, immer mehr, immer süßer, immer fettiger und immer unkontrollierter an jedem Ort und zu jeder Tageszeit zu essen, breite sich allerdings unaufhörlich auch in der alten Welt aus und bringe ein Niveau an Dickleibigkeit mit sich, das dem der USA schon bald kaum mehr nachstehen dürfte (Kessler 2009, S. xi). Was dann in Kesslers Buch „End of Overeating" folgt, ist aber nicht die zu erwartende Beschreibung einer adipogenen Umwelt, die zu massenhafter Dickleibigkeit führt, sondern die Idee, Adipositas sei Folge einer Suchterkrankung.

David Kessler ist Anhänger einer halbierten Energiebilanztheorie unter komplettem Ausschluss des Faktors Energieverbrauch. Der Einfluss der Energieverausgabung durch Bewegung auf das Körpergewicht findet in seiner Analyse an keiner Stelle Erwähnung. Dagegen hält Kessler den linearen Zusammenhang zwischen Nahrungsaufnahme und Körpergewicht für erwiesen. Auch wenn zahlreiche Befragungsdaten Zweifel an einem solchen Zusammenhang nahe gelegt hätten, wie Kessler selbst einräumt. Dennoch sieht er in zwei von ihm zitierten experimentelle Studien den entscheidenden Beweis dafür erbracht, dass Dicke mehr essen als Dünne, und dass sie deswegen dick sind (Kessler 2009, S. 7f.).

Aber warum essen viele mehr als gut für sie ist und werden dadurch dick? Salz, Fett und Zucker sind nach Kesslers Ansicht dafür verantwortlich, dass aus unserem natürlichen Hungergefühl eine Suchterkrankung werden kann. Besonders die Kombination von Fett und Zucker führe zu einem regelrechten Fressrausch, nicht nur bei Mäusen im Labor, sondern auch bei Menschen. Dabei komme es nicht so sehr auf die reine Menge dieser Suchtstoffe an, als auf die richtige Kombination:

> "The combination of sugar and fat is what people prefer, and it's what they'll eat most. The art of pleasing the palate is in large part a matter of combining them in optimal amounts. That can do more than make food palatable. It can make food 'hyperpalatable'." (Kessler 2009, S. 14)

Kessler ergänzt in seiner Darstellung die Wahrnehmung von weiter verarbeiteten Lebensmitteln als Junkfood, um die Wahrnehmung der Konsumenten dieser Produkte als Food Junkies. Seitenlang beschreibt Kessler in der Einleitung zu seinem Buch Süchtige, deren Leben vom Wunsch nach Essen dominiert wird. Einer dieser Süchtigen ist der Kriegsreporter Andrew. Andrew, der sich nach eigener Aussage nicht einmal vor Djihadisten fürchtet, wird nervös, als ihm Kessler ein paar Erdnüsse mit buntem Schokoüberzug vorsetzt. Er erzählt, dass es ihm längst nicht immer gelingt, seine selbst auferlegte 1500 Kalorien-Diät durchzuhalten. Nicht selten werde er am Süßigkeitenregal im Supermarkt trotz besserer Vorsätze rückfällig (Kessler 2009, S. xviii).

Wie viele andere Autorinnen und Autoren, die über das Thema Gewichtszunahme geschrieben haben, outet sich Kessler am Ende seines Buches selbst. Ja, auch er habe mehrere Diäten hinter sich gebracht, sein Gewicht habe massiven Schwankungen unterlegen, er habe Anzüge in allen möglichen Kleidergrößen im Schrank hängen und die Verlockungen der Lebensmittelindustrie ließen ihn bis heute nicht kalt. In diesem Zusammenhang beschreibt Kessler ein kleines Selbstexperiment. Er kauft sich zwei Schokoladenküchlein ohne sie gleich zu essen und muss anschließend feststellen, dass er große Schwierigkeiten hat, sich in ihrer Anwesenheit auf andere Dinge zu konzentrieren. Und obwohl er der Versuchung, die Kuchen zu essen, zunächst widerstehen kann, überkommt es ihn nur wenige Stunden später in einem Café. Er bestellt sich einen Schokoladenkuchen und verschlingt ihn auf der Stelle (Kessler 2009, S. xvi-xvii).

Was David Kessler hier am eigenen Beispiel und dem des Kriegsreporters Andrew beschreibt, ist ein Musterfall einer sich selbsterfüllenden Prophezeiung. Denn so wie er und Andrew sich verhalten, müssen sie fast zwangsläufig „süchtig" nach Nahrungsmitteln werden. Die Gründe hierfür sind so einleuchtend wie schlicht. Hunger ist unbestritten der stärkste menschliche Trieb den es gibt, denn ohne Nahrung stirbt der Mensch. Wenn David und Andrew ihre Nahrungsaufnahme dauerhaft unter ihrem biologischen Tagesbedarf halten und sich dann auch noch mutwillig der Nähe zu von ihnen besonders begehrten Lebensmitteln aussetzen, dann ist das von beiden beschriebene triebhafte Verlangen nach diesen Produkten nicht das Zeichen für eine Suchterkrankung, sondern eine erwartbare Reaktion ihres Körpers. Würde ihr Körper anders reagieren, müssten sie sich Sorgen machen. Der gescheiterte Versuch, den wirkmächtigsten menschlichen Überlebenstrieb zu zähmen, als Sucht nach Nahrung umzudefinieren, ist Ausdruck einer kulturellen Überformung körperlicher Bedürfnisse, die als übermächtig und unheimlich empfunden werden.

Aus soziologischer Sicht lassen sich Davids und Andrews persönliche Dilemmata als ein grundsätzlicher Widerspruch spätkapitalistischer Vergesellschaftung interpretieren. Beide finden sich eingezwängt zwischen zwei konfliktierenden Logiken. Auf der einen Seite der Logik des Konsumismus einer Gesellschaft, die wirtschaftliches Wachstum nur noch über die Steigerung eines zunehmend kreditfinanzierten Privatkonsums realisieren kann, und in der dieser Konsum folgerichtig zur patriotischen Pflicht überhöht wird (Reich 2001), auf der anderen Seite das Ideal der aufgeschobenen Bedürfnisbefriedigung, der Selbstdisziplinierung und der Eigenverantwortlichkeit als Bestandteil der in den USA bis heute besonders präsenten protestantischen Ethik.

Kesslers „The End of Overeating" ist ein leidenschaftliches Plädoyer für mehr Selbstdisziplin. Verbote und andere staatliche Eingriffe sind für Kessler dagegen nur die Ultima Ratio. Denn trotz der aus seiner Sicht positiven Ergebnisse, die er in der juristischen Auseinandersetzung mit der Tabakindustrie erzielt hat, möchte er die Nahrungsmittelindustrie nicht auf juristischem Wege dazu zwingen, das Suchtpotential ihrer Produkte zu verringern – was im konkreten Fall auch nur bedeuten könnte, die Produkte durch Salz-, Zucker- und Fettentzug geschmacklich unattraktiv zu machen. Stattdessen möchte er die um sich greifende Esssucht durch mehr Selbstkontrolle und Eigenverantwortung bekämpfen. Schon im Vorwort zu „The End of Overeating" gibt Kessler diese Richtung vor:

> "The fight to alter our behaviour and resist the cues urging us to take another bite is ours alone. To win, we must change the way we look at food." (Kessler 2009, S. xiii)

Dabei gelte grundsätzlich: niemand habe Schuld an seiner Esssucht. Wohl aber sei jeder selbst verantwortlich dafür, wie er oder sie damit umgehe. Das sei im Grundsatz bei Esssüchtigen nicht anders als bei Alkoholsüchtigen:

> "When hyper palatable food is offered to us, we're not obliged to consume it. When it's on the menu, we don't have to order it. But this takes more than willpower. We need to cultivate skills that will cool down the stimulus, and we need to practice them. Alcoholics Anonymous tells alcoholics that they're not to blame for their disease - but they must take responsibility for their behavior. It acknowledges their vulnerability to the power of alcohol, yet refuses to accept that as an excuse for drinking." (Kessler 2009, S. 245)

Der Bezug auf die Anonymen Alkoholiker und ihr Suchtverständnis ist kein Zufall, denn tatsächlich bietet der Rekurs auf das Sucht-Dispositiv Menschen die Möglichkeit, das andernfalls mit den Ansprüchen an sich selbst unvereinbare Verhalten von der eigenen Persönlichkeit abzukoppeln und dem (überwundenen) „süchtigen Selbst" zuzuweisen (Schmidt-Semisch 2010, S. 154).

Zur gleichen Zeit eröffnet das Sucht-Dispositiv die Möglichkeit, einen gesellschaftspolitischen Konflikt zu entschärfen. Denn anders als die Temperenzler, die eine Soziale Bewegung mit politischen Forderungen nach einer umfassenden Alkoholprohibition waren, haben die Anonymen Alkoholiker und die zahllosen anderen Organisationen, die bei der Bekämpfung der „Sucht" nach illegalisierten Drogen, der „Esssucht", der „Sexsucht", der „Internet- und Computersucht" etc. dem Vorbild der Anonymen Alkoholiker gefolgt sind, keine politischen Forderungen auf ihrer Agenda stehen. Sie bieten ihren Mitgliedern lediglich die Möglichkeit, ihr abweichendes Verhalten in der Gruppe therapieren zu lassen. Schon 1995 hat der Soziologe Craig Reinarman in einem Aufsatz mit dem Titel „The Twelve Step Movement and Advanced Capitalist Culture: The Politics of Self-Control in Postmodernity" die steigende Zahl der Organisationen, die sich am Selbsthilfeprinzip der Anonymen Alkoholiker orientieren als adäquaten Ausdruck für die politische Rationalität einer Gesellschaft, die zwischen hedonistischem Konsum auf der einen Seite und puritanischen Idealen auf der anderen Seite zerrissen ist, beschrieben (Reinarman 1995). Da der innere Konflikt vieler Menschen mit einem Wegbrechen sinnstiftender kollektiver Strukturen wie Religionsgemeinschaften, Großfamilien, Gewerkschaften, Parteien, Verbänden und ethnisch geprägten Organisationen einhergehe, stelle die Twelve-Step-Bewegung eine attraktive Alternative dar, von der sich eine wachsende Zahl verunsicherter Bürgerinnen und Bürger Anleitung zur ökonomischen und ethischen Selbstoptimierung verspräche. Nur so sei der erstaunliche Zuwachs dieser Gruppen[64] in einer Zeit, in der klassische Soziale Bewegungen vermehrt Schwierigkeiten hätten, größere Menschenmengen zu mobilisieren, erklärbar, glaubt Reinarman. Und auch wenn die Twelve-Step-Bewegung keine Forderungen stelle, so sei ihr Handeln doch über den Umweg der Setzung gesellschaftlicher Normen indirekt sehr wohl politisch (Reinarman 1995).

Auch David Kessler sieht das politische Potential einer kollektiven Veränderung von Normen und Werten. Anders aber als die Kritiker und Kritikerinnen der Nahrungsmittelindustrie, die sich wie Kelly Brownell und Marion Nestle für staatliche Regulierung stark machen, hält Kessler die Beeinflussung gesellschaftlicher Normen für den erfolgversprechenderen Weg.

Kesslers Position stellt insofern einen Mittelweg dar, als er es für unerlässlich hält, dem von ihm herbeigesehnten Moralempfinden durch eine groß angelegte Public Health Kampagne eine Art Starthilfe zu geben. Als Ergebnis einer solchen Kampagne hofft Kessler, könne dann ein gesellschaftlicher Konsens entstehen, der Essexzesse ächte. Warum Kessler die soziale Ächtung missliebiger Verhaltensweisen für viel wirkmächtiger hält als eine juristische Regulierung der Industrie, erklärt er mit den Beobachtungen, die er im Kampf gegen das Tabakrauchen gewonnen hat:

> "We've learned from the major public health battles of the past that while legislation and regulation play a major role, the greatest power rests in our ability to change the definition of reasonable behavior. That's what happened with tobacco – the attitudes that created the social acceptability of smoking shifted, and many of us began to see smoking as deviant, and even repulsive, behavior. A consensus emerged that the cigarette, and the industry that manufactured it, was abhorrent. We moved from glorification to demonization." (Kessler 2009, S. 248f.)

64 "Newsweek estimates that the number of such twelve-step offshoots quadrupled in the 1980s, with total twelve-step memberships now totalling 15 million. The official archivist at AA's national office reports that over 140 twelve-step-spin-offs have formally asked to call themselves 'anonymous' groups and to adapt the twelve-step-model." (Reinarman 1995, S. 97)

Mit Bezug auf die positiven Erfahrungen im Kampf gegen die Tabakindustrie wirbt Kessler offen für die gesellschaftliche Stigmatisierung von Situationen und Orten übermäßiger Nahrungsaufnahme. In allen sozialen Kontexten müsse sich die Einstellung gegenüber dem Essen ändern. Kessler schwebt eine Kultur vor, in der es, ähnlich wie es heute schon bei Alkohol und Tabak der Fall ist, nicht mehr zu jedem sozialen Anlass etwas zu essen geben muss, und falls doch, kleine Portionen und wenig Auswahl als schick, große Portionen und überbordende Buffets hingegen als abstoßend gelten (Kessler 2009, S. 249).

3.3 Gegendeutungen zur Problemwahrnehmung „Adipositas-Epidemie"

Anders als die eben vorgestellten Alternativdeutungen lehnen die Gegendeutungen die Problemwahrnehmung „Adipositas-Epidemie" grundsätzlich ab und interpretieren die „gleichen Sachverhalte eben gerade *nicht* als soziales Problem" (Schetsche 2008, S. 125). Schetsche unterscheidet in seiner empirischen Analyse sozialer Probleme drei verschiedene Typen von Gegendeutungen, zwei davon sollen im weiteren Verlauf berücksichtigt werden.

Beim ersten Typ von Gegendeutung wird davon ausgegangen, „*dass keine Geschädigten oder Benachteiligten existieren, die an ihrer Lage schuldlos sind*":

> „Diese Gegendeutung basiert auf der Vorstellung, dass bei selbstverschuldeten Notlagen keine moralische Pflicht der Gesellschaft zur Abhilfe besteht - es folglich auch keinen Grund für den Einsatz gemeinschaftlicher Ressourcen zur Problembekämpfung gibt. Allerdings wird hier nicht bestritten, dass es Personen gibt, die sich – aber eben durch *eigenes* Verschulden - in einer Notlage befinden. (...). Akteure sind hier primär Personen, die einen Eingriff in ihre eigenen Rechte und Ressourcen befürchten, falls die entsprechenden Notlagen als Folgen eines sozialen Problems anerkannt werden. Im politischen Bereich sind es oftmals Vertreter liberal-konservativer Parteien, die entsprechende Gegendiskurse führen – nicht nur, weil die Selbstverantwortlichkeit für das eigene Schicksal ihrem Menschenbild entspricht, sondern auch weil es zu ihrem politischen Programm gehört, sozialstaatliche Transferleistungen möglichst zu minimieren." (Schetsche 2008, S. 126)

Beim zweiten Typ von Gegendeutung wird davon ausgegangenen, „*dass der betreffende Sachverhalt nicht gegen die gesellschaftliche Werteordnung verstößt*":

> „Entsprechend wird nicht von einem sozialen Problem, sondern von gesellschaftlicher Normalität – zumindest in sozialethischen, manchmal auch im statistischen Sinne – gesprochen. Gegendeutungen dieses Typs werden die Problematisierung des Themas mit dem Verweis auf den fehlenden Verstoß gegen die Werteordnung kritisieren und jede Forderung nach einem besonderen Ressourceneinsatz zur ‚Problembekämpfung' zurückweisen. Als Akteure eines solchen Diskurses kommen insbesondere Personen in Frage, die gegen ihren Willen zu Problemopfern erklärt werden." (Schetsche 2008, S. 126)

Diese beiden Gegendeutungen zur dominierenden Wahrnehmung der „Adipositas-Epidemie" sind im gegenwärtigen Diskurs klar identifizierbar. Die erste Gegendeutung vertritt den Standpunkt, Adipositas sei im Wesentlichen ein persönliches Problem. Die Bezeichnung als „Adipositas-Epidemie" ist dieser Theorie zufolge unpassend, weil die Gefahren, die insbesondere mit einer moderaten Adipositas einhergingen übertrieben würden. Diejenigen, die so dick seien, dass tatsächlich eine gesundheitliche Gefährdung vorliege, die sich zudem negativ auf die Finanzierung des Gesundheitswesen auswirke, müssten allerdings durch eine Privatisierung der Kosten für die Gesundheitsversorgung davon abgehalten werden, die Folgen ihres unverantwortlichen Verhaltens auf die Allgemeinheit abzuwälzen.

Die andere Gegendeutung betont ebenfalls, dass die Gefahren, die von einem erhöhten Körpergewicht angeblich ausgingen, übertrieben seien, und dass die Behandlung von Übergewicht und Adipositas wesentlich problematischere gesundheitliche Folgen habe als die Nichtbehandlung des vermeintlichen Gesundheitsproblems. Die Gründe für den aus Sicht dieser Gegendeutung falschen gesundheitspolitischen Fokus auf Adipositas ließen sich vorrangig in den finanziellen Interessen der Weight-Loss-Industrie finden.

3.3.1 Adipositas als individuelles Problem

> *"To the extent that obesity may be a real problem, it is a problem for individuals. The taxpayers of this country should not be expected to take care of those individuals who simply refuse to take care of themselves." (Basham et al. 2006, S. 260)*

In der Regel geht die Wahrnehmung von Adipositas als individuellem Problem mit der Einschätzung einher, nur eine Minderheit unter den Betroffenen sei wirklich gesundheitlich gefährdet. Diese Minderheit allerdings dürfe sich nicht in Ausflüchte wie genetische Veranlagungen oder eine adipogene Umwelt flüchten, sondern müsse für die Konsequenzen ihres Handelns gerade stehen. Daher seien Antidiskriminierungsgesetze ebenso fehl am Platz wie Regulierungen der (Lebensmittel-) Industrie.

Hinter der Idee, die Ursachen für Adipositas zu individualisieren und gleichzeitig die behaupteten Gefahren kleinzureden, stehen zwei Motive. Zum einen das Bestreben der (Lebensmittel-) Industrie, Regulierungen abzuwenden, zum anderen die politischen Motive marktliberaler Aktivistinnen und Aktivisten, die aus grundsätzlichen Erwägungen für eine deregulierte Marktwirtschaft und gegen jegliche Machtausweitung des (Wohlfahrts-)Staates eintreten.

Dabei opponieren die weltanschaulich weniger festgelegten Lobbygruppen der Lebensmittelindustrie in der Regel nicht gegen die Behauptung, die überwiegende Bevölkerungsmehrheit sei zu dick und damit gesundheitlich gefährdet. Ein offener Schlagabtausch mit den Adipositasfachgesellschaften und dem Mainstream der Medizin wird vermieden, da eine solche Auseinandersetzung diskursiv nur schwer zu gewinnen wäre. Das Gros der Lebensmittellobby wählt dagegen eine andere Strategie. Die Lebensmittellobby weist auf die Vielfältigkeit der Ursachen von Adipositas hin und betont, dass sich das Phänomen keinesfalls auf einzelne Lebensmittelbestandteile reduzieren lasse. Eine Einteilung in gute und schlechte Lebensmittel wird mit dem Hinweis abgelehnt, dass nicht einzelne Lebensmittel, sondern nur Ernährungsstile gesundheitsschädlich seien. „Es gibt keine ‚gesunden‘ oder ‚ungesunden‘ Lebensmittel, sondern nur eine unausgewogene oder ausgewogene Ernährung“ (BLL 2012), argumentiert etwa der Bundesverband für Lebensmittelkunde und Lebensmittelrecht (BLL), eine Lobbyorganisation der Lebensmittelindustrie in Deutschland.

Als Konsequenz aus dieser Feststellung wird mehr Eigenverantwortung und weniger Regulierung eingefordert. Die Ursachen für die „Adipositas-Epidemie“ werden hingegen vorwiegend im Bewegungsmangel verortet. Ein typisches Beispiel für diesen Argumentationstypus bietet eine Erwiderung auf die Veröffentlichung einer Studie der Nichtregierungsorganisation Foodwatch zur Gesundheitsgefährdung durch Kindernahrungsmittel durch den BLL:

> „Es ist wissenschaftlich erwiesen, dass Übergewicht bei Kindern zahlreiche Ursachen hat. Eine der wichtigsten sind dabei Bewegungsmangel und der gesamte Lebensstil. So bewegen sich vor allem Kinder und Jugendliche heute deutlich weniger als vor zehn oder 20 Jahren. Es ist deshalb falsch, kindliches Übergewicht allein auf die Ernährung zurück zu führen und hierfür wiederum ausschließlich die Lebensmittelwirtschaft verantwortlich zu machen.“ (BLL 2012)

Die klassische Verteidigungsstrategie der Lebensmittelindustrie und ihrer Lobbyorganisationen besteht also – naheliegender Weise – darin, andere Ursachen für die kollektive Gewichtszunahme als die Nahrungsaufnahme in den Mittelpunkt der Problemanalyse zu stellen bzw. deutlich zu machen, dass selbst für den Fall, dass die Gewichtszunahme tatsächlich auf die Ernährungsweise zurückzuführen sein sollte, dafür nicht die Lebensmittelindustrie, sondern die Konsumentinnen und Konsumenten respektive die Eltern verantwortlich zu machen sind. Mustergültig durchexerziert und einem breiteren Publikum zugänglich gemacht hat diese Verteidigungsstrategie die 2007 veröffentlichte Broschüre der US-Amerikanischen Organisation Center for Consumer Freedom mit dem Titel „Small Choices, Big Bodies". Das Ziel der Broschüre, die Lebensmittelindustrie aus der Schusslinie zu nehmen, wird gleich in der Einleitung deutlich:

> "Though few would argue that love handles are less common in modern culture, there's considerable debate about the cause of those fat rolls. Health activists and food police single out 'junk food' as the culprit behind our burgeoning behinds, but pay little more than lip service to the couch-potato habits that have become the norm in recent years." (Center for Consumer Freedom 2007, S. 1)

Grundsätzlich hält das Center for Consumer Freedom in seiner Argumentation am Energiebilanzmodell fest, und teilt sogar dessen besonders orthodoxe Auslegung: nämlich dass schon eine geringfügig erhöhte Energiebilanz langfristig zu einer enormen Gewichtszunahme führen könne. Aber anders als „health activists" und die „food police" behaupteten, sei hierfür nicht das erstmals von Kelly Brownell so bezeichnete „toxic food environment" verantwortlich, sondern die Bewegungsfaulheit der „couch potatoes".

Im weiteren Verlauf kritisieren die Autorinnen und Autoren des Center for Consumer Freedom das Wissenschaftsverständnis ihrer Gegnerinnen und Gegner. So wie einst der heute als Begründer von Public Heath gefeierte Londoner Health Commissioner John Snow zeigen konnte, dass in verunreinigtem Brunnenwasser die Ursachen für die Cholera- und Typhusepidemien des 19. Jahrhunderts zu finden waren, noch bevor die eigentlichen Erreger in Form von Bakterien entdeckt wurden, würde heute der Versuch unternommen, bestimmte Ernährungsweisen oder Lebensmittelbestandteile zu isolieren, um sie als alleinverantwortlich für Adipositas und mit ihr einhergehende Zivilisationskrankheiten darzustellen zu können (Center for Consumer Freedom 2007, S. 2). Anders als John Snow damals aber lägen die Public Health Expertinnen und Experten von heute falsch.

> "Many health activists have adopted a dangerously myopic focus on certain foods considered to be 'obesity risks factors.' In doing so, they have tried unsuccessfully to turn food into this century's contaminated water well. With their relentless campaign to tax, restrict and ban 'unhealthy' foods, these activists neglect to confront the hundreds of other potential contributors to weight gain. To combat

this misrepresentation and restore balance to the public health debate, the public needs a better understanding of these other obesity factors." (Center for Consumer Freedom 2007, S. 3)

Rhetorisch analog zu der Darstellung innerhalb der Ernährungswissenschaften und weiter Teile von Public Health, die Lebensmittel typischerweise in gut und böse trennen, unterscheidet das Center for Consumer Freedom zwischen guter und schlechter Wissenschaft. Als Replik auf die Bezeichnung vieler Produkte der Lebensmittelindustrie als „Junkfood" bezeichnen sie die ihnen ungenehme Forschung als „junk science". „Junk science" zeichne sich dadurch aus, dass sie fälschlicherweise versuche, gesellschaftliche Fehlentwicklungen und damit einhergehende Zivilisationskrankheiten an einzelnen Lebensmittelbestandteilen festzumachen und die sie produzierenden Unternehmen dafür verantwortlich zu machen.

Die Ursachen, die das Center for Consumer Freedom alternativ für die allgemeine Gewichtszunahme verantwortlich machen, umfasst eine Liste von Faktoren, von denen die meisten mit mangelnder Bewegung zusammenhängen. Konkret führt der Report einen Rückgang der Bewegungsleistung im Haushalt, verursacht unter anderem durch zunehmenden Fernsehkonsum sowie den Rückgang der Bewegungsleistung von Schulkindern, bedingt durch den häufigen Ausfall des Sportunterrichts einerseits und das zunehmende Verbot von Bewegungsspielen auf dem Pausenhof andererseits, auf. Auch die vielen organisierten Freizeitaktivitäten von Kindern und Jugendlichen, die immer seltener mit körperlicher Verausgabung einhergingen, ließen weniger Zeit für spontane Bewegung im Alltag.

Eine entscheidende Rolle für die kollektive Gewichtszunahme der US-Amerikanischen Bevölkerung spiele zudem der Umstand, dass immer mehr Menschen mit dem Rauchen aufhörten. Von über 40 Prozent Mitte der 1960er Jahre ist der Anteil der Raucherinnen und Raucher in den USA allein bis ins Jahr 2004 auf weniger als ein Viertel gesunken. Ehemalige Raucher würden aber doppelt so häufig adipös, wie Menschen die nie geraucht haben (Center for Consumer Freedom 2007, S. 19).

Nicht zuletzt der Versuch von immer mehr US-Amerikanerinnen und -Amerikanern ihr Gewicht durch Diäten zu reduzieren, habe zur allgemeinen Gewichtszunahme beigetragen. Die Argumentation ist bekannt: regelmäßige Diäten führen zu einem Absinken des Grundumsatzes, die eingehende Energie wird besonders effektiv gespeichert. Langfristig scheitern daher fast alle Diäten (vgl. Kapitel 2.3.2). Länger andauernde Diäten könnten zudem Binge Eating auslösen und Depressionen verursachen, betonen die Autorinnen und Autoren des Reports (Center for Consumer Freedom 2007, S. 21). Weitere Ursachen, die für den kollektiven Gewichtsanstieg in „Small Choices, Big Bodies" aufgezählt werden, sind eine pharmakologisch bedingte Gewichtszunahme, der Rückgang der durchschnittlichen Schlafdauer, die Automatisierung am Arbeitsplatz und im Haushalt und die dank moderner Heizungen und Klimaanlagen über das gesamte Jahr hinweg konstante Raumtemperatur, die den Energieverbrauch des Körpers weiter absenkt.

Die in der Broschüre „Small Choices, Big Bodies" zusammengetragenen Ursachen für eine überdurchschnittliche Gewichtszunahme zielen alle darauf ab, die Produkte der Lebensmittelindustrie aus der „Schusslinie" zu nehmen. Doch das Center for Consumer Freedom versucht noch auf andere Weise die Berichterstattung über die „Adipositas-Epidemie" zu beeinflussen. Der Broschüre „Small Choices, Big Bodies", die im Jahr 2007 erschien, ging die im Jahr 2005 erschienene Veröffentlichung „An Epidemic of Obesity Myths" voraus (Center for Consumer Freedom 2005). „An Epidemic of Obesity Myths" dokumentiert detailliert und mit umfangreichen Quellenangaben die fast einjährige Auseinandersetzung unter den einflussreichsten Epidemiologinnen und Epidemiologen der USA um die Frage, wie viele Menschen an den Folgen von Übergewicht und Adipositas jährlich sterben (vgl. Kapitel 3.1.7). Darüber hinaus belegt das Dokument die finanziellen Verstrickungen der medizinischen Fachgesellschaften und der Kommissionen, die die Grenzwerte für Übergewicht und Adipositas in den USA festlegten, mit der Pharma- und Weight-Loss-Industrie (vgl. Kapitel 3.1.2).

Die Politikwissenschaftler Patrick Basham, Gio Gori und John Luik haben 2006 mit „Diet Nation" ein Buch vorgelegt, dass inhaltlich ähnlich argumentiert wie die beiden vom Center for Consumer Freedom herausgegebenen Broschüren „An Epidemic of Obesity Myths" und „Small Choices. Big Bodies". Basham, Gori und Luik erläutern in „Diet Nation" ausgiebig die Geschichte der medizinischen Problematisierung von Dickleibigkeit. Sie gehen ebenso detailliert auf die Diskussion um die Grenzwerte zur Bestimmung von Übergewicht und Adipositas ein, wie auf die Diskussion um die mit Körperfett assoziierten Gesundheitsgefahren und die finanziellen Motive der „obesity crusader" (Basham et al. 2006).

Im Anschluss an die Auseinandersetzung mit den Grenzwerten für Übergewicht und Adipositas folgt ein Kapitel, in dem ausführlich darauf hingewiesen wird, welche vielfältigen Ursachen Dickleibigkeit haben kann und dass Studien, die versuchen, zwischen dem Konsum spezifischer Lebensmittel und einer überdurchschnittlichen Gewichtszunahme einen Zusammenhang zu finden, nicht in der Lage seien, andere Faktoren auszuschließen und daher grundsätzlich keine validen Aussagen treffen könnten. Noch wichtiger aber als die Frage, welche Ursachen es neben der Ernährungsweise noch für Dickleibigkeit geben könnte, ist für Basham, Gori und Luik die Feststellung, dass es letztlich in der individuellen Verantwortung jedes Einzelnen liegt, für sein Gewicht und seine Gesundheit Sorge zu tragen.

> "The bottom line is that a person's weight, level of physical fitness, and food consumption habits and patterns are a product of individual choices and personal responsibility. Neither the food industry regulators' dictates nor the obesity crusaders' enforcement mechanisms can radically alter this fact." (Basham et al. 2006, S. 202)

Basham, Gori und Luik geht es in erster Linie darum, ihre politische Idealvorstellung einer libertären Gesellschaft zu verteidigen. Zu diesem Zweck sichern sie ihre Argumentation gleich dreifach ab: Erstens würden die angeblichen Gefahren der „Adipositas-Epidemie" übertrieben. Zweitens sei das, was bei unvoreingenommener Untersuchung von den mit Dickleibigkeit assoziierten Gesundheitsrisiken noch übrig bleibe, keinesfalls durch die Produkte der Lebensmittelindustrie verursacht. Und drittens sei am Ende sowieso jeder selbst dafür verantwortlich, was er oder sie konsumiere. Es gibt eben aus der Sicht der Lebensmittelindustrie und ihrer Fürsprecherinnen und Fürsprecher keine gesunden oder ungesunden Lebensmittel, sondern nur einen gesunden oder ungesunden Ess- respektive Lebensstil. Ergo liegen die Ursachen für Dickleibigkeit in jedem Fall in der Verantwortung des Einzelnen. Im Ergebnis bedeutet die Argumentation der Autoren von „Diet Nation" eine große Entlastung für die Lebensmittelindustrie, ein bisschen Entlastung für die moderat Adipösen und eine folgenschwere Schuldzuweisung für die extrem und morbid Adipösen.

Ähnlich wie das Center for Consumer Freedom betonen auch Basham et al. gemeinsame Interessen zwischen der Lebensmittelindustrie und ihren Kundinnen und Kunden. Auf der einen Seite stünden die „public health zealots" mit ihrer anti-hedonistischen Ideologie, auf der anderen Seite Lebensmittelproduzenten, die nichts weiter wollten, als dass ihre Kundinnen und Kunden ihre Lieblingsprodukte auch weiterhin genießen können.

> "Eating food can be, often is, and should be a pleasurable experience. However, today the pleasure of eating what we want, and how we want it prepared, is deemed immoral by those whose received wisdom places them in the exalted position of knowing our best dietary habits. In the last years, a moral-cum-cultural, rather than a scientific position on overweight and obesity has metastasised into an ideological *fatwa* against those who produce, market and consume fat." (Basham et al. 2006, S. 242)

Die Autoren von „Diet Nation" weisen außerdem darauf hin, dass die kollektive Gewichtszunahme Folge des Wohlstandes sei und somit Ausweis einer wirtschaftlichen Erfolgsstory und nicht Symptom eines wirtschaftlichen Niedergangs (Basham et al. 2006, S. 247). Diese Position ist das exakte Pendant zu den Untergangsszenarien, die Egger und Swinburn in „Planet Obesity" (2010), Popkin in „The World is Fat" (2009) und Roberts und Edwards in „The Energy Glut" (2010) aufgeworfen haben. Statt nämlich die globale Zunahme von Dickleibigkeit als ein Zeichen für die negativen Seiten des Wirtschaftswachstums zu sehen: mit katastrophalen Folgen für die Sozialsysteme, das Gesundheitssystem, aber auch die Umwelt und die langfristigen Überlebenschancen des Menschen auf dem Planeten Erde im Allgemeinen, wird hier ein rundum optimistisches Zukunftsszenario skizziert. Die als Kritik an der Problemwahrnehmung „Adipositas-Epidemie" vorgetragenen wachstumsfreundlichen Positionen sollten allerdings nicht mit dickenfreundlichen Positionen verwechselt werden.

Als dringliche Maßnahmen im Kampf gegen die „Adipositas-Epidemie" fordern die Autoren von „Diet Nation" ein Ende der staatlichen Gesundheitsförderung, die Demedikalisierung der moderaten Adipositas, die Konzentration aller gesellschaftlichen und wissenschaftlichen Ressourcen auf die „krankhaft Adipösen", mehr Aufmerksamkeit für den Faktor Bewegung bei der Bekämpfung von Dickleibigkeit und mehr Verantwortungszuweisung an die Eltern, denn schließlich sei es „the duty of the parents, not of the government, to provide balanced and nutritious meals and to encourage an active lifestyle" (Basham et al. 2006, S. 263).

Dass die wirklich Dicken von dieser Art von Kritik wenig zu erwarten haben, wird spätestens dann offensichtlich, wenn Basham und Kollegen die offene Diskriminierung dicker Menschen als erfolgversprechende Maßnahme gegen die „Adipositas-Epidemie" empfehlen:

> "Public policy may need to discriminate against, rather than in favour of, the obese. In the American context, Balko explains that 'more and more, states are preventing private health insurers form charging overweight and obese clients higher premiums, which effectively removes any financial incentive for maintaining a healthy lifestyle'. Instead of lawsuits, fat taxes and endless lists of nutritional information, Epstein suggests that we allow employers, schools, insurers and so forth to 'discriminate against any person who is obese'. First, this would place the costs for being overweight squarely on individuals, giving them stronger incentives to slim down. Second, since most employers want a healthy workforce, it would give them an incentive to help employees control their weight, perhaps by restricting what is served in the company canteen, or offering exercise facilities. In 2002, Southwest Airlines initiated a policy of requesting that its largest passengers – those who require two seats on an aeroplane – purchase two tickets." (Basham et al. 2006, S. 266)

Durch privatwirtschaftliche Diskriminierung, zum Beispiel über teure Versicherungspolicen oder erhöhte Ticketpreise für Flugreisen oder durch die Beschränkung des Angebots in Firmenkantinen, sollen die schlimmsten Auswirkungen der „Adipositas-Epidemie" in den Griff bekommen werden. Staatliche Maßnahmen zur Bekämpfung von Adipositas werden dagegen mit dem Argument, sie seien nicht wissenschaftlich, sondern allein ideologisch begründet, rundheraus abgelehnt:

> "Contrary to the obesity crusaders' belief, we cannot overcome the obesity problem through legislation. Instead, any effort to lower body weight, if it is to prove successful, will be addressed on an individual basis, as people take responsibility for their own physical condition and well-being. Such an approach, however, cannot satisfy the obesity crusaders emotional needs. For this is a public health movement that verges on the religious: not in its adherence to biblical scripture, but rather in its adherence to a particular world view and belief system that cannot be argued with, or against, because its foundation is neither empirical nor scientific, but moral and cultural." (Basham et al. 2006, S. 267)

Diese Ausführungen sind ein gutes Beispiel für die schizophrene Staatsphobie der US-Amerikanischen Libertären Bewegung. Ihre Anhängerinnen und Anhänger fürchten nichts mehr als die Bevormundung durch den Staat, sehen aber überhaupt kein Problem darin, dass private Versicherungsunternehmen die Krankengeschichte ihrer Patientinnen und Patienten ausforschen, sie aufgrund von Vorerkrankungen, Erbkrankheiten oder anderer Gesundheitsrisiken mit höheren Prämien belegen oder ganz aus der Versicherung ausschließen. Wenn die Regierung das Aufstellen von Getränkeautomaten an Schulen verbietet oder Softdrinks besteuert, ist die Freiheit der Konsumentinnen und Konsumenten gefährdet, wenn dagegen Firmenkantinen ihr Angebot nach ernährungswissenschaftlichen Gesichtspunkten modifizieren und bestimmte Produkte verteuern oder nicht länger verkaufen, gilt das als Musterbeispiel für die Selbstregulierungsfähigkeit des freien Unternehmertums und als aktiver Beitrag zur Gesundheitsförderung. Staatliche Regulierung erscheint der libertären Bewegung dagegen grundsätzlich ablehnungswürdig, selbst dann, wenn sie die Rechte von Individuen gegenüber Unternehmen und staatlichen Institutionen stärken.

Doch wie will jemand, der wie Basham, Luik und Gori für die Einschränkung der Essensauswahl an Firmenkantinen plädiert, noch ernsthaft gegen ein Softdrinkverbot an öffentlichen Schulen argumentieren? Der Vorwurf von Basham, Luik und Gori nicht rational, sondern quasireligiös zu argumentieren, wendet sich in diesem Punkt gegen die Autoren von „Diet Nation" selbst: Denn auch ihre Verteidigung unternehmerischer Freiheit "cannot be argued with, or against, because its foundation is neither empirical nor scientific, but moral and cultural."

3.3.2 Akteure und Allianzen der Wahrnehmung „Adipositas als individuelles Problem"

Die Autoren von „Diet Nation" und ihre Mitstreiterinnen und Mitstreiter sind alte Bekannte im ideologischen Kampf gegen jedwede staatliche Regulierung, egal ob es sich um die Umweltgesetzgebung, die Regulierung der Lebensmittelindustrie, Maßnahmen gegen die Tabakindustrie, Maßnahmen gegen die „Adipositas-Epidemie" oder um Maßnahmen zur Bekämpfung des Klimawandels handelt (vgl. u. a. Oreskes und Conway 2010). Zwei der drei Autoren von Diet Nation standen auf der Gehaltsliste der Tabakindustrie. Der kanadische Philosoph John Luik veröffentlichte 1998 mit „Plain Packaging and the Marketing of Cigarettes" ein Buch, das sich gegen die aktuell wieder viel diskutierte und in vielen Ländern bereits umgesetzte Forderung der Anti-Tabak-Lobby wendet, Zigarettenpackungen einheitlich mit Warnhinweisen und -bildern zu versehen und den Markenamen nur klein und in neutraler Schrift auf der Verpackung zu nennen. Laut der Webseite „Source Watch" hat Luik für „Plain Packaging and the Marketing of Cigarettes" ein Honorar in Höhe von 155.000 US-Dollar erhalten. Luik war in den 1990er Jahren außerdem für das ebenfalls von der Tabakindustrie finanzierte Institut „Associates for Research In the Science of Enjoyment" ARISE tätig.[65]

Der Biologe Gio Batta Gori setzte sich für die Erforschung einer weniger schädlichen Zigarette ein, konnte dafür aber keine staatlichen Forschungsgelder gewinnen. Später arbeitete Gori für das Tobacco Institute und war dort für die Erforschung der Gefahren des Passivrauchens zuständig. Zusammen mit John Luik veröffentlichte er das von der Tabakindustrie finanzierte Buch „Passive Smoke: The EPA's Betrayal of Science and Policy", in dem der US-Amerikanischen Umweltschutzbehörde vorgeworfen wurde, „junk science" zur Verdammung des Tabaks betrieben zu haben (Gori et al. 1999).[66]

Auch der dritte Autor von „Diet Nation", Patrick Basham, hat sich wiederholt gegen die Regulierung der Tabakindustrie ausgesprochen. Anders als John Luik und Gio Gori werden ihm aber keine direkten finanziellen Verbindungen zur Tabakindustrie vorgeworfen.

In „Diet Nation" greifen die Autoren Gori, Luik und Basham den Vorwurf, von der Lebensmittelindustrie gekauft zu sein, selbstironisch auf. Eines der Hauptkapitel des Buches von Diet Nation heißt „And now a word from our sponsors:

65 http://www.sourcewatch.org/index.php?title=John_Luik_– Letzter Zugriff 18.07.2014

66 http://www.sourcewatch.org/index.php/Gio_Batta_Gori – Letzter Zugriff 18.07.2014

How the food environment makes us fat". Darin wird die Lebensmittelindustrie vom Vorwurf irgendetwas mit dem zunehmenden Gewicht der Bevölkerung zu tun zu haben, freigesprochen. Dies sei im heutigen politischen Klima eine Position, die allein schon der Korruption verdächtig mache, so die implizite Aussage der Kapitelüberschrift. Allerdings hat bislang niemand den Autoren von Diet Nation vorgeworfen, für ihr Werk von der Lebensmittelindustrie bezahlt worden zu sein. Tatsächlich wurde die Veröffentlichung von Diet Nation durch die Social Affairs Unit (SAU) finanziert. Die SAU ist ein konservativer britischer Think Tank, der gegründet wurde, um dem aus Sicht der Organisation ausufernden britischen Wohlfahrtsstaat ideologisch etwas entgegenzusetzen.[67]

Ideologisch ähnlich ausgerichtet wie die britische SAU ist das US-Amerikanische CATO-Institut, in dem Patrick Basham als politischer Analyst tätig ist. Das CATO-Institut ist ein einflussreicher libertärer Think Tank, der konsequent gegen jede Machtausweitung des Staates eintritt. Wie es für die in Europa weitgehend unbekannte libertäre Bewegung typisch ist, tritt das CATO-Institut für einen umfassenden Rückzug des Staates aus allen Bereichen ein. Konkret sprechen sich das CATO-Institut und ihr nahstehende Organisationen gegen staatliche Umwelt- und Sozialstandards in der Produktion und für extrem niedrige Steuern aus. Mit diesen Positionen gehen sie mit der Mehrheit der Republikanischen Partei insbesondere der ultrakonservativen Tea Party d'accord. Anders als diese aber sind die libertären Vordenker auch für freie Einwanderung, die Einführung der Homoehe, die Legalisierung von bislang noch illegalen Drogen sowie gegen Auslandseinsätze des Militärs und gegen den Ausbau des staatlichen Überwachungsapparates. Finanziert wird das CATO-Institut ebenso wie eine Reihe weiterer politisch ähnlich ausgerichteter Think Tanks ganz überwiegend durch die Multimilliardäre Charles und David Koch.

Die Akteure der Problemwahrnehmung „Adipositas als individuelles Problem" sind im Schema von Schetsche der Gruppe der Advokaten zuzuordnen. Zwar verfügen einige von ihnen unbestritten über wissenschaftlichen Expertenstatus, ihre Aufgabe ist aber vorrangig dadurch bestimmt, die finanziellen Interessen der Lebensmittelindustrie und die weltanschaulichen Interessen konservativer bzw. marktliberaler Lobbyorganisationen und Think Tanks zu vertreten. Dabei bedienen sie sich vor allem der Diskursstrategie des Moralisierens. Weil sie die Lebensmittelindustrie vor Dämonisierung in Schutz nehmen wollen, dämonisieren sie die „Public Health Eiferer", die bereit seien, die Freiheit der Konsumentinnen und Konsumenten für ihrer totalitäre Staatsideologie zu opfern. Aber auch die Dicken werden für ihr Schicksal selbst verantwortlich gemacht. Solidarität mit ihnen,

67 http://www.socialaffairsunit.org.uk/ – Letzter Zugriff 18.07.2014

etwa in Form eines solidarischen Gesundheitssystems oder in Form von Antidiskriminierungsbestimmungen, wird entschieden zurückgewiesen. Während der Mainstream der Lebensmittelindustrie davor zurückscheut, mit diesen Akteuren direkt zusammen zu arbeiten, stellen Teile der Lebensmittelindustrie und der Tabakindustrie Lobbyorganisationen wie dem CCF ihr ökonomisches Kapital zur Verfügung, um ihren Argumenten im öffentlichen Diskurs Gehör zu verschaffen. Allerdings wiegt das ökonomische Kapital, das die Industrie diesen Lobbyorganisationen bereitstellt, deren fehlendes Sozialprestige nur bedingt auf.

Außerhalb politisch konservativer Zirkel, die aus prinzipiellen Erwägungen gegen jede Einmischung des Staats argumentieren, erhalten die Aussagen dieser Akteure nur wenig Zuspruch im öffentlichen Diskurs. Ihre Botschaft gilt als unpopulär, weil sie im Ruf steht, allein die materiellen Interessen einer Industrie zu vertreten, die für ihre Geschäftsinteressen bereit ist rücksichtslos die Gesundheit von Kindern zu gefährden. Hier zeigt sich der strategische Nachteil, den die Lebensmittelindustrie gegenüber der Medizinindustrie zu kompensieren hat. Der medizinisch-industrielle Komplex mag für sich genommen ebenfalls wenige Sympathien in der Öffentlichkeit genießen, dafür verfügt er aber in Form der medizinischen Fachgesellschaften über Partnerorganisationen mit hohem öffentlichem Ansehen, die ihren guten Ruf wiederum dem hohen Sozialprestige des Medizinberufs zu verdanken haben. Auf einen solchen strategischen Partner kann die Nahrungsmittelindustrie nicht zurückgreifen.

Unabhängig davon, ob die hier zitierten Aktivistinnen und Aktivisten tatsächlich durch Teile der Industrie finanziert werden oder ob sie aus ideologischen Gründen auf der Seite der Nahrungsmittelindustrie stehen: der Vorwurf, käuflich zu sein, ist die wirkmächtigste Strategie um den Gegner zu diskreditieren. Das gilt selbstverständlich auch umgekehrt, etwa wenn das Center for Consumer Freedom gegenüber den Protagonisten des „Adipositas-Epidemie"-Narrativs den Vorwurf erhebt, die Problematisierung von Dickleibigkeit sei allein den Geschäftsinteressen der Pharmaindustrie geschuldet.

Auf der einen Seite stilisieren sich die Anhängerinnen der Problemwahrnehmung „Adipositas als individuelles Problem" als einsame Kämpfer für die Freiheit, die von einem außer Kontrolle geratenen „nanny state" bedroht wird. Auf der anderen Seite sehen sich die Fürsprecher einer stärkeren Regulierung der Lebensmittelindustrie als einsame Kämpferinnen gegen ein milliardenschweres Kartell gut vernetzter Lobbyistinnen und Lobbyisten der Nahrungsmittelindustrie. Beide bedienen sich in ihrer Auseinandersetzung nicht nur einer fast spiegelbildlichen Rhetorik, sondern auch ähnlicher Methoden: wozu unter anderem die Praktik zählt, sich wechselseitig im Internet Korrumpierbarkeit vorzuwerfen. So unterhält zum Beispiel das Center for Media and Democracy, eine gemeinnützige Stiftung für die Offenlegung finanzieller Beziehungen zwischen Lobbyorganisationen und der Industrie mit der Webseite „source watch"[68] eine Plattform, auf der Organisationen und Einzelpersonen, denen parteiliche Forschung unterstellt wird, präsentiert werden. Offensichtlich von der Pharmaindustrie finanzierte „obesity crusader" wie Xavier Pi-Sunyer sind dort nicht zu finden. Stattdessen stößt man auf Organisationen und Einzelpersonen, die der Lebensmittelindustrie nahe stehen.

Das Center for Consumer Freedom betreibt mit „activist cash" das entsprechende Pendant. Hier wird die „Wahrheit" gegen die ideologische Verbissenheit der wirtschaftsfeindlichen und staatsfixierten Public Health Lobby verteidigt. Ausführliche Artikel widmen sich dort Personen wie Kelly Brownell, Marion Nestle und ihnen nahestehenden Organisationen und Institutionen.[69]

Doch ist es wirklich so einfach? Ist es nicht denkbar, dass Patrick Basham, John Luik, Gio Gori und andere aus ideologischen und nicht vorrangig aus materiellen Motiven regelmäßig Partei für die Lebensmittel- und Tabakindustrie ergreifen? Und selbst wenn die Tabakindustrie für einige ihrer Veröffentlichungen bezahlt hat, bedeutet das wirklich, dass das ihr Denken korrumpiert hat; dass sie ohne diese finanzielle Unterstützung zu anderen Ergebnissen gelangt wären, Bücher mit anderen Inhalten geschrieben hätten?

Die Frage gilt natürlich auch umgekehrt: Ist die Harvard School of Public Health nur deshalb so körperfettfeindlich eingestellt, weil sich mit Tipps zur Gewichtsabnahme so leicht Geld verdienen lässt? Würden Alfred Wirth, Hans Hauner, Xavier Pi-Sunyer, Walter Willett, Philipp James und ihre Kolleginnen und Kollegen anders über Dickleibigkeit denken, forschen, schreiben und reden, wenn sie die Pharma- und Weight-Loss-Industrie nicht unterstützen würde? Mit Sicherheit wäre es für sie schwieriger an Forschungsgelder zu kommen, sie hätten große Probleme weiterhin ihre Kongresse zu finanzieren. Auch Anzahl, Umfang und Verbreitung ihrer Fachzeitschriften würden sich erheblich reduzieren. Organisationen wie die IASO müssten mit einem Bruchteil ihres jetzigen Etats auskommen müssen, was große Auswirkungen auf die Wahrnehmbarkeit in den Medien und auf den Einfluss auf globale Organisationen wie die WHO hätte. Ihr Stand im öffentlichen Diskurs wäre generell schwächer, Alternativ- und Gegendeutungen würden dementsprechend mehr Gehör finden: aber würde sich deshalb auch die Wahrnehmung dicker Körper durch die maßgeblichen Akteure dieser Gruppen ändern?

68 http://www.sourcewatch.org – Letzter Zugriff 18.07.2014

69 http://activistcash.com/ –Letzter Zugriff 18.07.2014

Der Kontrastierung von vermeintlich wissenschaftlichen und evidenzbasierten Fakten versus weltanschaulichen, unwissenschaftlichen und korrupten Mythen liegt ein unrealistisches Idealbild wissenschaftlicher Wissensproduktion zugrunde. Wissenschaft wird hier als unbefleckt von niederen Motiven wie dem Streben der Forschenden nach finanziellem Erfolg und öffentlicher Aufmerksamkeit idealisiert. Und es wird der Eindruck vermittelt, als fände Wissenschaft in einem gesellschaftlichem Vakuum statt, in dem die politische Einstellung und der gesellschaftliche Erfahrungshintergrund der Forschenden aber auch die gesellschaftlichen Strukturen, wie etwa die Organisation und Finanzierung des Bildungs- und Wissenschaftssystems und – für die gesellschaftliche Wahrnehmung besonders wichtig – der Medienlandschaft keinen Einfluss auf Forschungsfragen und -design sowie auf die Präsentation und Veröffentlichung von Forschungsergebnissen hätte.

Dennoch bleibt die Frage, inwieweit sich die Akteure an die Kriterien guter Wissenschaft halten, wichtig und berechtigt: Denn selbstverständlich gibt es unabhängig von der politischen Einstellung und der Sozialisation der Forschenden wissenschaftliche Kriterien, die eingehalten werden müssen – gleich ob es sich um Experimente, epidemiologische Originalstudien oder um Literaturstudien handelt. Selbstverständlich sollten Studien unabhängig durchgeführt werden und nicht durch einen Auftraggeber mit kommerziellen Interessen initiiert werden. Selbstverständlich sollte der Standpunkt der Forschenden ständig reflektiert und danach hinterfragt werden, ob er sich noch in Einklang mit den Beobachtungen der Forschung bringen lässt. Selbstverständlich sollten empirische Ergebnisse nicht aus dem Zusammenhang gerissen und einseitig zitiert werden. Selbstverständlich sollten Designs von Studien nicht so lange manipuliert werden, bis das Ergebnis den Erwartungen der Forschenden entspricht. Selbstverständlich sollten gerade Studien, deren Ergebnis die Forschungshypothese nicht bestätigen konnte, häufiger veröffentlicht werden und mehr öffentliche Aufmerksamkeit erhalten. Selbstverständlich sind die Veröffentlichungskriterien medizinischer Fachzeitschriften und ihre Abhängigkeit vom medizinisch-industriellen Komplex problematisch.

Am Beispiel der „Adipositas-Epidemie“ zeigt sich, dass es in dem Moment, indem eine Problemwahrnehmung erst einmal gesellschaftlich hegemonial geworden ist, zunehmend schwieriger wird, Forschungsgelder zu beantragen, ohne die dominierende Problemwahrnehmung zu reproduzieren. Wenn Forschungsgelder von öffentlichen Stellen im Kontext der „Adipositas-Epidemie“ freigegeben werden, wird es faktisch unmöglich, eine Forschungshypothese zu entwickeln, die außerhalb des Wahrnehmungskokon (Schetsche) der dominierenden Problemwahrnehmung liegt.

Von 50 Millionen US-Dollar im Jahr 1993 auf 400 Millionen US-Dollar im Jahr 2004 ist die Summe gestiegen, die allein die National Institutes of Health jährlich für die Erforschung der „Adipositas-Epidemie" in den USA zur Verfügung stellen (Saguy 2013, S. 49). Mit der Summe stieg allerdings auch die Zahl derjenigen, die sich für dieses Geld beworben haben. Und wer sich um die Aufmerksamkeit für seinen Forschungsantrag sorgt, benutzt wie selbstverständlich eine dramatisierende Sprache sowie dramatisierende Zustandsbeschreibungen, um die Erfolgsaussichten für den eigenen Antrag zu erhöhen. Auf diese Weise wird die Wahrnehmung von der kollektiven Gewichtszunahme als einer schwerwiegenden Epidemie zusätzlich verstärkt.

Doch letztlich würde auch eine Wissenschaft, die sich vor den genannten Beeinflussungsversuchen schützen kann und sich an die Regeln der eigenen Disziplin hält, keine „objektiven" Ergebnisse generieren. Wissenschaftliche Forschung findet nicht im luftleeren Raum statt. Nicht erst die Generierung von Ergebnissen, sondern bereits die Forschungsfragen, Forschungsgegenstände und Hypothesen sind das Ergebnis gesellschaftlicher Diskurse. So schließt der bewusste Versuch, Forschung wertfrei zu gestalten, lediglich diejenigen Werte aus, die sowieso von vornherein nicht von den beteiligten Wissenschaftlerinnen und Wissenschaftlern geteilt werden. Werte, Normen und Einstellungen, die alle Beteiligten hingegen wie selbstverständlich teilen, können, gerade in einer so homogenen gesellschaftlichen Gruppe wie sie Wissenschaftlerinnen und Wissenschaftler darstellen, dagegen weiterhin weitgehend unbemerkt den Forschungsprozess dominieren (Saguy 2013, S. 36f.).

Als Alternative zu dem dominierenden normativen Wissenschaftsverständnis empfehlen die deutschen Gesundheitswissenschaftler Schnabel, Bittlingmayer und Sahrai daher auf das „irreführende Ideal objektiver zugunsten des Prinzips intersubjektiver Wahrheitsfindung" zu verzichten, „und die Entscheidung darüber, was den Anspruch der Notwendigkeit für die Befriedigung individueller Bedürfnisse erheben darf, vom zwanglosen Konsens aller am Diskurs Beteiligten abhängig" zu machen (Schnabel et al. 2009, S. 22).

3.3.3 Die Anti-Diät-Bewegung

> *"What is needed, more urgently than changes in diet or exercise patterns, is the understanding that there need to be nothing shameful about fatness". (Bennett und Gurin 1982, S. 281)*

Der anhaltende Misserfolg der Medizin bei der Behandlung von Dickleibigkeit führte seit den 1950er Jahren dazu, dass sich verstärkt die Psychologie der

Thematik annahm. Hilde Bruch gilt als eine der ersten Psychologinnen, die sich mit Adipositas als einer psychischen (Ess-)Störung beschäftigte. Am Ende ihrer Karriere reflektierte sie in ihrem 1973 erschienen Buch „Eating Disorders: Obesity, Anorexia and the Person Within"[70] über ihre jahrzehntelange Erfahrung als Wissenschaftlerin und praktische Therapeutin:

> „Meiner Beobachtung nach gibt es drei Arten von Konsequenzen für Menschen, die das unrealistische Ziel eines durch Gewichtsverlust veränderten Lebens vor Augen haben, ohne daß sie die innere emotionale Veränderung erfahren haben, die neue Einstellungen erst möglich machen. Die Mehrheit wird es immer wieder versuchen, wird einiges an Gewicht verlieren und dann plötzlich aufgeben, wieder zunehmen und oft das vorangegangene Gewicht überschreiten. Von anderen kann die Belastung des Hungerns selbst, der Verlust ihres Körperumfangs, die neue Wirklichkeit oder die eingebildeten Erwartungen zu viel fordern, und es brechen ernsthafte emotionale Störungen, sogar offene psychotische Verhaltensweisen durch." (Bruch 2001, S. 255f.)

Anders als die Mehrzahl der Psychologen und Psychologinnen vor und nach ihr sieht Bruch Dickleibigkeit nicht zwangsläufig als Folge von psychologischen Störungen. Stattdessen betont sie die psychischen Folgen, die das allgegenwärtige Schlankheitsideal und die daraus resultierende zwanghafte Beschäftigung mit dem eigenen Körpergewicht haben kann:

> „Man kann kaum ermessen, in welchem Ausmaß diese abnormale überschlanke modische Erscheinung auf Kosten von Gelassenheit, Entspannung und Leistungsfähigkeit geht. Es werden ernsthafte psychische Spannungen erzeugt, wenn man sich gezwungen fühlt, dünner zu sein, als es dem eigenen natürlichen Äußeren und dem Lebensstil entspricht. Es wird viel über die Schwachheit und Selbstverwöhnung übergewichtiger Menschen geredet, die ‚zu viel essen'. Viel zu wenig wird gesagt über den Egoismus und die Selbstverwöhnung, die ein Leben mit sich bringt, dass die Figur zum Dreh- und Angelpunkt aller Werte macht und alle anderen Belange ihr unterordnet. Ich weiß nicht, wie oft Menschen sich dessen bewusst sind, welches emotionales Opfer sie für ihre Schlankheit bringen." (Bruch 2001, S. 260)

Bedarf an psychologischer Unterstützung sieht Bruch daher vor allem bei denjenigen, die bereit sind, für eine Gewichtsabnahme ihre psychische und physische Gesundheit zu riskieren. Diese Gruppe bezeichnet sie als „dünne Dicke" und

70 Eine deutsche Übersetzung erschien erstmals 1991 unter dem Titel „Eßstörungen. Zur Psychologie und Therapie von Übergewicht und Magersucht".

meint damit Menschen, die gegen ihre physiologische Veranlagung ein übertrieben schlankes Körperbild anstreben.

> „Diese chronischen ‚Abnehmer', die ‚dünnen dicken Leute', können wahrscheinlich einer zutreffenden Diagnose entgehen, weil unsere schlankheitsbewußte Kultur ihre abgemagerte Erscheinung bewundert, statt diesen Menschen die nötige Hilfe anzubieten. Sie werden medizinisch nur dann beachtet, wenn die Überbeschäftigung mit dem Gewicht ihr Leben störend beeinflußt oder wenn die Mangelernährung Anlaß gibt zu Klagen über Erschöpfung, Teilnahmslosigkeit, Reizbarkeit, Konzentrationsschwierigkeiten und Depression. Es ist üblich geworden solchen Menschen Beruhigungsmittel zu verschreiben – drei handfeste Mahlzeiten pro Tag wären eine bessere Behandlung. Aber das ist für Ärzte und Patienten gleichermaßen unannehmbar, denn sie teilen die Überzeugung, daß Schlanksein an sich gut und gesund sei." (Bruch 2001, S. 260)

Bruchs Ausführungen sind bemerkenswert: Denn als die deutsch-jüdische Psychoanalytikerin in den 1930er Jahren Nazideutschland verlassen musste, zeigte sie sich nach ihrer Ankunft in den USA zunächst entsetzt über die hohe Zahl dicker Kinder in ihrer neuen Heimat. Am Ende ihrer Karriere fand sie dagegen erstaunlich deutliche Worte gegen die dominierende Schlankheitsorientierung.

Bruchs Diagnostik von Essstörungen (Überernährung wie Unterernährung gleichermaßen) durchlief verschiedene Phasen und orientierte sich eng am jeweiligen Zeitgeist (Saukko 1999). Anfang der 1970er Jahren nahm Bruch einen überraschend kritischen Standpunkt gegenüber der konventionellen gesellschaftlichen Behandlung von Dickleibigkeit ein. Sie erklärte nicht nur, dass Diäten meist scheitern, sondern auch dass die Folgen von Diäten für die psychische Gesundheit verheerend sein können. Außerdem wies sie einen automatischen Zusammenhang von Dickleibigkeit und psychischen Störungen zurück. Bruch unterscheidet sich mit dieser Positionierung deutlich von anderen prominenten Vertreterinnen und Vertretern der Psychoanalyse wie etwa Susie Orbach, die ebenfalls in den 1970er Jahren in ihrem Bestseller „Fat is a Feminist Issue" Kritik am gesellschaftlichen Schlankheitsideal formuliert hatte, dabei aber, anders als Bruch, Dickleibigkeit als Folge psychischer Störungen gedeutet hatte (Orbach 1978).

Nicht nur unter Psychologinnen und Psychologen mehrten sich in der zweiten Hälfte des 20. Jahrhunderts die Zweifel an der Sinnhaftigkeit von Diäten. Auch in der Medizin wurde vermehrt nach Erklärungen für das häufige Scheitern von Diäten gesucht. Schon Ende der 1950er Jahre hatten Stunkard und McLaren-Hume in einem Review über den Erfolg von klinischen Abnehmprogrammen festgestellt, dass nur vier Prozent der Patienten und Patientinnen in der Lage seien, einen Gewichtsverlust von 40 amerikanischen Pfund (ca. 18 Kilo) für mehr als zwei Jahre beizubehalten (Stunkard und McLaren-Hume 1959). Seit dem gilt die Aussage, dass mindestens 95 Prozent aller Diäten langfristig scheitern als geflügeltes Wort. Verschiedene Forschungsergebnisse aus der Humanmedizin aber auch aus der experimentellen Psychologie lieferten seither weitere Erklärungen dafür, warum es den meisten Menschen so schwer fällt, dauerhaft abzunehmen (vgl. Kapitel 2.3.2).

Auch die für den Anti-Diät Ansatz prägende Sichtweise, dass zumindest die moderate Dickleibigkeit kein unabhängiges Gesundheitsrisiko darstellt, geht auf Untersuchungen aus den 1960er und 1970er Jahren zurück, die schon damals einen kausalen Zusammenhang zwischen den bekannten Gesundheitsrisiken und einem moderat erhöhten Körpergewicht in Frage stellten (Wooley und Wooley 1979, S. 74). In den 1980er Jahren wurden vermehrt Studien veröffentlicht, die die Ansicht verneinten, schon ein geringfügiges Überschreiten der Gewichtsnormen führe zu gesundheitlichen Beeinträchtigungen (Cogan 1999). Der anhaltende Misserfolg bei der Behandlung von Dickleibigkeit und die wachsenden Zweifel an der Schädlichkeit einer moderaten Dickleibigkeit sowie die zunehmende Veröffentlichung von Forschungsergebnissen, die diesen Misserfolg erklären halfen, trugen alle dazu bei, dass Körperfett und körperliche Fitness nicht länger zwangsläufig als Gegensätze gedacht wurden. Diejenigen aber, die schon frühzeitig auf das regelmäßige Scheitern von Diäten hingewiesen hatten und mit Hilfe neuerer Forschungsergebnisse wie der Set-Point-Theorie Erklärungen entwickelt hatten, die nicht Disziplinlosigkeit und individuelles Versagen, sondern eine körperliche Abwehrreaktion auf die selbstzugeführte Hungersnot zum maßgeblichen Grund für das Scheitern von Diäten werden ließen, gingen noch einen Schritt weiter. Sie erklärten den massenhaften und wiederholten Versuch abzunehmen selbst zum Auslöser einer ganzen Reihe von Gesundheitsstörungen.

Die augenscheinlichste und auffälligste dieser Gesundheitsstörungen ist der Jo-Jo-Effekt. Wie nicht nur Hilde Bruch bereits Anfang der 1970er Jahre beobachtet hatte, führen wiederholte Diäten in der Regel nicht nur nicht zu einem Gewichtsverlust, sondern häufig sogar zu einer Gewichtszunahme. Aus medizinischer Sicht kommt noch eine andere schwerwiegende Problematik hinzu: Der Jo-Jo-Effekt gilt selbst als unabhängiger Risikofaktor für Herzkreislauferkrankungen (vgl. u. a. Campos 2005; Gaesser 1996; Hebebrand und Simon 2008; Pollmer 2006).

Neben den negativen psychischen und physischen Folgen des Jo-Jo-Effekts werden von der Anti-Diät-Bewegung vor allem Essstörungen wie Magersucht und Bulimie problematisiert. Eines der wichtigsten Argumente des Anti-Diät Ansatzes ist, dass die allgegenwärtige Schlankheitsorientierung Essstörungen hervorbringt, die wesentlich problematischer sind als die gesundheitlichen Folgen eines erhöhten Körpergewichts. Daher stellte die Anti-Diät-Bewegung die negativen Folgen von Essstörungen in den Mittelpunkt ihrer Argumentation. Ihre Vertreterinnen und Vertreter argumentieren, dass es einen direkten Zusammenhang zwischen Weight-Loss-Praktiken und der Entstehung von Essstörungen gebe. Auf Unterstützung können sie dabei aus der Psychologie hoffen, die mit Hilfe ihrer Forschungsergebnisse auf den Zusammenhang zwischen einem gezügelten Essverhalten und der Entwicklung von Essstörungen wie Bulimie und Anorexie hingewiesen hat (vgl. Kapitel 2.3.3).

Die Akteure der Anti-Diät-Bewegung sind überwiegend Expertinnen und Experten, deren Positionen vom Mainstream der Adipositasforschung diametral abweichen. Viele von ihnen sind praktizierende Psychologinnen oder Psychologen, die wie Hilde Bruch intensiv und über einen langen Zeitraum mit Betroffenen zusammengearbeitet haben und die selbst miterlebt haben, wie ihre Patientinnen (seltener auch Patienten) an den bekannten Therapien wiederholt gescheitert sind. Die Motivation für ihr Engagement resultiert einerseits aus der Erfahrung ihrer Patientinnen andererseits aber auch aus der Erfahrung von nahestehenden Angehörigen, häufig auch den eigenen Partnerinnen und Partnern. Insbesondere Mediziner, die in ihrer Forschung zu den Ursachen und Folgen von Dickleibigkeit zu vom Mainstream abweichenden Ergebnissen kommen, wurden häufig durch die Leidenserfahrungen ihrer dicken Ehefrauen in ihren Forschungsfragen und -ansätzen geprägt (Saguy 2013, S. 37ff.).

Für die Expertinnen und Experten der Anti-Diät-Bewegung selbst ist es dagegen – unabhängig von ihrem Geschlecht – in der öffentlichen Wahrnehmung von großem strategischem Vorteil selbst nicht dick zu sein. Denn ihre Glaubwürdigkeit hängt ganz maßgeblich davon ab, ob die Öffentlichkeit davon überzeugt werden kann, dass ihr Engagement für eine gewichtsneutrale Gesundheitsförderung keine „Ausrede" für ihre eigenen „Gewichtsprobleme" ist.

Häufig haben Vertreterinnen des Anti-Diät-Ansatzes selbst unter Essstörungen gelitten (vgl. Saguy 2013, S. 38f.). Insofern ist es wenig überraschend, dass viele von ihnen Essstörungen als das eigentliche ernährungsbezogene Problem ansehen. Selbst bei sehr dicken Menschen, bei denen das Körpergewicht tatsächlich einen individuellen Risikofaktor darstellen kann, hätten Abnehmversuche daher insgesamt gesundheitlich negative Folgen, argumentieren sie.[71]

71 Auch der Australier Dale Atrens zeigt sich in einem weiteren frühen Anti-Diät Buch mit dem sprechenden Titel „Don't Diet" überzeugt, dass für die „richtig Dicken" ein Gewichtsverlust positive gesundheitliche Effekte hätte. Er sieht aber ebenfalls das Problem, dass dieses hehre Anliegen in der Realität ohnehin nicht funktioniert und der Versuch am Ende mehr gesundheitlichen Schaden als Nutzen mit sich bringt. Für besonders problematisch hält Atrens es daher, wenn der Versuch Gewicht zu verlieren durch Wettbewerbssituationen zusätzlich angeheizt wird. Atrens denkt dabei an

Einige Vertreterinnen und Vertreter der Anti-Diät Bewegung halten die seit den 1980er Jahren noch einmal rapide angestiegene Zahl von Diätversuchen sogar für eine mögliche Ursache für das steigende Durchschnittsgewicht der Bevölkerung. Auch dieser Gedanke wurde bereits Ende der 1970er Jahre geäußert (Wooley und Wooley 1979, S. 73). Glenn Gaesser, Professor für Physical Exercise an der Arizona State University, griff die Idee, die wachsende Zahl an Diätversuchen seit 1980 könnte mit den steigenden Adipositas-Raten zusammenhängen in seinem Buch „Big Fat Lies" 1996 wieder auf. Gaesser nennt insgesamt drei Gründe für die kollektive Gewichtszunahme seit 1980:

> "One, the average American is less physically active than at any other time in our history, and despite the passionate desire to lose weight, there is no evidence that we are about to reverse the trend. We have mistakenly opted to fight the battle of the bulge by reducing our caloric intake instead of increasing our caloric expenditure – via exercise. Two, Americans now consume about fifteen to twenty pounds more fat each year than our ancestors did at the turn of the century. Eating fat tends to make you fat. So, too, does dieting, which, ironically, is third on the lists of reasons for Americans' expanding waistlines. Dieting, especially in a culture with a couch-potato lifestyle and plenty of high-fat fast foods instantly available to soothe the dieter's hunger gravings, promotes the very thing caloric restrictions has been touted to cure: obesity." (Gaesser 1996, S. 23)

Nachdem weder Diäten noch Therapien durchschlagene Erfolge erzielen konnten, schien die Schlussfolgerung, dass die meisten Behandlungsversuche von Dicken kontraproduktiv seien und mit ihnen mehr Schaden als Nutzen angerichtet würde, logisch und nachvollziehbar. Warum dies von so vielen Menschen anders gesehen wird, lässt sich allerdings nicht allein durch die Versprechen der Weight-Loss-Industrie erklären. Nicht nur Psychologinnen und Psychologen, Ärztinnen und Ärzte, sondern auch die Mehrzahl ihrer Patientinnen und Patienten haben kulturell bedingte Vorbehalte gegenüber Dickleibigkeit. Und so war und ist es bis heute auch weniger die Aussicht auf reale Heilungschancen, als die Angst vor den Folgen eines der wirkmächtigsten gesellschaftlichen Stigmata, das die Patienten und Patientinnen weiterhin in die Praxen treibt.

Welche Schlüsse ziehen die Autoren von Anti-Diät-Büchern und ihre Anhänger vor diesem Hintergrund aus dem Leidensdruck und dem „Heilungswunsch" dicker Menschen? So ganz von der Idee, dass sich am Ende doch Ge-

---

Gruppenabnehmprogramme wie Weight Watchers (Atrens 1988, S. 200). In Zeiten von Reality Shows wie „The Biggest Loser" erscheint seine Warnung heute so aktuell wie nie.

wicht verlieren ließe, wenn nur endlich die richtige Strategie angewendet würde, konnten sich auch viele Autorinnen und Autoren von Anti-Diät Büchern nicht trennen.

Bennett und Gurin etwa argumentieren schon 1982 in „The Dieter‘s Dilemma“, dass Sport helfen könne abzunehmen und den Set-Point zu senken und somit eine echte Alternative zu Reduktionsdiäten darstelle. Zwar räumen Bennett und Gurin ein, dass körperliche Betätigung nur vergleichsweise wenig Kalorien verbrenne, sodass sich mit zusätzlicher körperlicher Bewegung nach dem Energiebilanztheorem kaum nennenswert abnehmen ließe, allerdings sei der individuelle Set-Point durch körperliche Bewegung so beeinflussbar, dass am Ende auch im Grundumsatz mehr Kalorien verbrannt würden (Bennett und Gurin 1982).

Glenn Gaesser empfiehlt in seinem 1996 erschienen Buch „Big Fat Lies. The Truth about your weight and your health“ ebenfalls dringend mehr Bewegung. Er begründet dies aber, anders als beispielsweise Bennett und Gurin, nicht damit, dass dadurch der Set-Point manipuliert werden könne, sondern mit der Optimierung von Risikofaktoren für Typ II Diabetes und Herzkreislauferkrankungen. Gaesser Fitnessempfehlungen sind überaus moderat: ein bisschen Bewegung – 30 Minuten an mindesten vier Tagen in der Woche – genügen seiner Ansicht nach, um den individuellen Gesundheitszustand deutlich zu verbessern. Statt rigoroser körperlicher Verausgabung reiche dafür irgendeine Form der Bewegung. Statt regelmäßig zu joggen genüge es beispielsweise mit den eigenen Kindern zu spielen, sich im Haushalt körperlich zu verausgaben oder spazieren zu gehen (Gaesser 1996, S. 206f.).

Wesentlich rigoroser als die Empfehlungen zur Optimierung der körperlichen Fitness sind Gaessers Vorstellungen allerdings bei der Frage, wie eine gesundheitlich optimale Ernährungsweise aussehen könnte. Zwar spricht sich Gaesser nicht für eine allgemeine Kalorienreduktion aus, wohl aber dafür den Fettanteil an der Ernährung auf maximal 20 Prozent der Gesamtkalorienaufnahme zu reduzieren (Gaesser 1996, S. 248ff.). Gaesser argumentiert im Einklang mit dem Mainstream der Ernährungswissenschaften, dass Kalorien, die aus komplexen Kohlehydraten gewonnen werden, nicht in gleichem Maße zu Körperfett umgewandelt würden wie Kalorien, die aus Fett gewonnen werden. Dabei bezieht er sich auf die unstrittige Tatsache, dass Fett eine höhere Energiedichte als Proteine und Kohlehydrate hat und daher eine fettreduzierte Ernährung automatisch dazu führt, dass mehr Masse aufgenommen werden muss, um dieselbe Kalorienzahl zu erreichen. Doch Gaesser geht in seinem Buch „Big Fat Lies“ noch weiter. Er behauptet, dass es möglich ist, insgesamt mehr Kalorien zu sich nehmen als vor der Ernährungsumstellung und dennoch an Gewicht zu verlieren, wenn nur das

Gros der aufgenommenen Kalorien nicht aus Fett, sondern aus komplexen Kohlehydraten stammt (Gaesser 1996, S. 231ff.).

Diese Argumentation ähnelt wiederum dem altbewährten Prinzip zahlloser Diäten, dass da heißt: iss so viel wie du willst, nur nicht zu viel von diesem (Fett) oder jenem (Kohlehydrate). Eine starke Reduktion einer dieser elementaren Nahrungsbestandteile führt fast immer zu einem temporären Gewichtsverlust. Schon allein deshalb, weil der Appetit insgesamt unter der als wenig attraktiv empfundenen Ernährungsweise leidet. Allerdings lässt sich eine solche Ernährungsweise selten lange aufrechterhalten.

So (Körper-)fettpositiv die Rhetorik von Gaesser in „Big Fat Lies" auch sein mag, so entschlossen seine Abrechnung mit den Versprechen der Weight-Loss-Industrie gerät, so wenig unterscheiden sich letztlich seine konkreten Verhaltensvorschläge von denen, die die Anhängerinnen und Anhänger des „Adipositas-Epidemie"-Narrativs propagieren. Denn dass Radikal- und Formuladiäten keine wirkliche Alternative sind, das haben selbst die überzeugtesten Vertreterinnen und Vertreter des „Adipositas-Epidemie"-Narrativs längst erkannt. Statt Diäten fordern sie daher heute eine kalorienreduzierte Mischkost. Gassers Vorstellungen einer gesundheitlich optimalen Ernährung unterscheiden sich hiervon nur dadurch, dass er nicht von Kalorienreduktion spricht, sondern lediglich die Zusammensetzung der Nahrung verändert sehen will.

3.3.4 Fat Acceptance

„Das Recht dick zu sein

1. Dicke Männer und Frauen! Nennt Euch ruhig und mit Stolz ‚dick'. Versteckt Euch nicht hinter unwürdigen, verstohlenen Bezeichnungen wie ‚vollschlank' oder ‚korpulent'! Ihr habt keinen Grund, Euch Eurer Körperfülle zu schämen. Ihr seid wohlbeleibt – das Wort sagt alles.
2. Laßt Euch nicht durch menschenunwürdige Abmagerungsprozeduren, durch Hungerfolter und Körperschinden malträtieren. Nur wer krank ist, muß eventuell abnehmen – solider Körperumfang allein ist keine Krankheit.
3. Laßt Euch nicht einreden, daß Ihr unschön seid! Tragt ohne Scham Eure großen Bäuche und Eure großen Brüste zur Schau. Schönheit unterliegt nicht der Mode – Mode ist vorübergehend, Schönheit ist ewig.
4. Laßt Euch nicht diskriminieren – nicht in der Gesellschaft, nicht am Arbeitsplatz, nicht bei der Versicherung! Ihr habt das Recht dick zu sein, wie andere das Recht haben, dünn zu sein, wie jeder das Recht hat, groß oder klein, schwarz oder gelb oder weiß zu sein!

> *5. Wehrt Euch gegen jede Diskriminierung! Euer Gewicht in der Gesellschaft ist groß. In jedem zivilisierten Gemeinwesen, in dem ein gewisser Wohlstand herrscht, bildet Ihr die zahlenstärkste Bevölkerungsgruppe. Warum erlaubt Ihr, daß man Euch verfolgt.*
> *DICKE ALLER GEWICHTE! VEREINIGT EUCH ZUR VERTEIDIGUNG EURER RECHTE!" (Laub 1985, S. 30)*

Der Schriftsteller Gabriel Laub, der sich in vielen Texten – nicht zuletzt auch aus eigener Betroffenheit – mit dem Thema Diskriminierung dicker Menschen auseinandergesetzt hat, hat „Das Recht dick zu sein" im Kontext seines satirischen Romans „Der Aufstand der Dicken" verfasst. Die Revolution der Dicken dient ihm darin als Parabel auf politischen Opportunismus.

Vielleicht hat Laub sich auch einfach nur nicht getraut, diese durchaus ernstgemeinten Forderungen außerhalb eines satirischen Kontextes zu formulieren. Allerdings hat Laub für die Wochenzeitung DIE ZEIT auch nichtironische Artikel über die Diskriminierung dicker Menschen geschrieben und er hat von der US-Amerikanischen Dickenbewegung gewusst (Laub 1974). Dennoch ist „Das Recht dick zu sein" bis heute im deutschsprachigen Raum ein einmaliges Dokument. Eine Soziale Bewegung dicker Menschen nämlich gibt es hierzulande, etwa mit der Gesellschaft gegen Gewichtsdiskriminierung[72], bislang erst in Ansätzen (vgl. von Liebenstein 2012).

Anders ist die Situation in den USA, wo sich seit Ende der 1960er Jahre neben der Anti-Diät-Bewegung auch die Fat-Acceptance-Bewegung etabliert hat. Der US-Amerikanische Soziologe Jeffrey Sobal betont in einem Aufsatz aus dem Jahr 1999 die engen Verbindungen zwischen der Anti-Diät-Bewegung und der Fat-Acceptance-Bewegung, die sich sowohl inhaltlich als auch personell überschneiden (Sobal 1999).[73] Allerdings geht der Ansatz von Fat Acceptance über den der Anti-Diät-Bewegung weit hinaus. Hier geht es nicht mehr allein um eine gesundheitswissenschaftliche Auseinandersetzung über die Frage, ob dick wirklich gleich krank ist bzw. ob die Strategien zur Bekämpfung von Dickleibig-

72 http://www.gewichtsdiskriminierung.de/ – Letzter Zugriff 18.07.2014

73 "The recent alliances between the size acceptance movement and the nondieting movement take advantage of commonalities between the two, advancing both in a joint quest linking rejection of sizism and avoidance of body discontent to gain broad public recognition of the body as a social problem locus. The size acceptance movement has benefited greatly by drawing upon professionals from the nondieting movement as experts and crusaders. It is possible that these interests of the two movements may diverge in the future as conditions change, but currently the interaction of the two movements, primarily at the leadership level, has produced a synergy that has advanced alternative weight paradigms in many arenas." (Sobal 1999, S. 243f.)

keit der Gesundheit mehr Schaden als Nutzen zufügen. Fat Acceptance geht es vor allem um die Würde der dicken Person und ihren Anspruch auf Schutz vor Diskriminierung: unabhängig von der Frage nach möglichen Ursachen für und Folgen von einem erhöhten Körpergewicht.

Die Protagonistinnen und Protagonisten von Fat Acceptance treten in diesem Zusammenhang auch für eine neue gesellschaftliche Bewertung des negativ konnotierten Begriffs „fat" ein. Sie argumentieren, „fat" sei an sich nichts Negatives. Daher sei die Verwendung von „fat" ehrlicher und angemessener als die medizinischen Fachausdrücke Übergewicht und Adipositas, die als pathologisierend und stigmatisierend empfunden werden. Aber auch Wörter wie stark, füllig, vollschlank usw., die versuchen, schamhaft dicke Körper zu umschreiben, werden abgelehnt (Rothblum und Solovay 2009b; Wann 1998).[74] Mit dieser Vorgehensweise folgt die Bewegung dem Vorbild von Homosexuellen und anderen marginalisierten Gruppen, die eine ursprünglich negativ besetzte Bezeichnung durch eine selbstbewusste Übernahme für sich als positiv definiert haben.[75]

Bei allen Erfolgen, die die Anti-Diät-Bewegung für den gesellschaftlichen Diskurs um Dickleibigkeit hatte, der Ansatz bleibt beschränkt. Wer argumentiert, Dickleibigkeit und körperliche Fitness seien keine Gegensätze, Diäten seien fast immer zum Scheitern verurteilt und Dicke lebten nicht zwangsläufig ungesünder als Dünne, der knüpft an den dominierenden Gesundheitsdiskurs an und sorgt so für eine erhöhte Aufmerksamkeit für die eigene Position. Dieses Anknüpfen an den extrem wirkmächtigen Gesundheitsdiskurs ist die unverzichtbare Voraussetzung um den eigenen Argumenten Geltung verschaffen zu können. Die Strategie birgt aber auch große Probleme, denn sie hält die Betroffenen in einer defensiven Position: Sie können ihren Anspruch auf Schutz vor Diskriminierung und Anerkennung als Teil der gesellschaftlichen Vielfalt nur einfordern, wenn sie

74 Im Unterschied zu den USA ist das Adjektiv „fett" für die Beschreibung dicker Menschen in Deutschland nicht etabliert und wird daher als diskriminierend empfunden. Deshalb benutze ich den Begriff nicht und spreche in der vorliegenden Arbeit zwar gelegentlich von Körperfett, verwende ansonsten aber die Begriffe schwer, dick, Dicke und Dickleibigkeit. Daneben habe ich im Kontext der Darstellung des medizinischen Diskurses um ein erhöhtes Körpergewicht auch den offiziellen Fachbegriff Adipositas verwendet. Des Weiteren habe ich die Begriffe Übergewicht und Adipositas dort benutzt, wo ich mich auf statistische Angaben im Sinne der WHO-Definition bezogen habe.

75 Beispiele sind die Selbstbezeichnung Homosexueller als Schwule, die zeitweise Selbstbezeichnung der Behindertenbewegung als Krüppelbewegung und die sogenannten „SlutWalks", mit den Frauen seit einigen Jahren gegen sexuelle Übergriffe protestieren.

im Vorfeld den Beweis dafür liefern, dass sie dem Gesundheitssystem nicht zur Last fallen werden.

Die Gruppe sehr schwerer Menschen bleibt zudem von der Argumentation der Anti-Diät- Bewegung tendenziell ausgeschlossen. Denn wenn mit Hilfe epidemiologischer Studien belegt werden soll, dass die gesundheitlichen Risiken für dicke Menschen bis zu einem gewissen BMI nicht signifikant erhöht sind, dann werden häufig ein BMI von 30, gelegentlich ein BMI von 35 und manchmal auch noch ein BMI von 40 als Schwellenwert genannt. Damit ist das Gros derjenigen, die in den Statistiken als übergewichtig bzw. adipös geführt werden bereits außen vor und darf sich von dem pauschalen Vorwurf ungesund zu leben ausgenommen fühlen.

Würden die gegenwärtigen Grenzwerte entsprechend um 5, 10 oder 15 BMI-Punkte angehoben, dann müsste die „Adipositas-Epidemie" für beendet erklärt werden. Die Pharmaindustrie hätte dann keine Möglichkeit mehr, Abnehmpräparate, die nur zu einem kosmetischen Gewichtsverlust führen, dafür aber teils gravierende Nebenwirkungen haben, zu vermarkten. Weight Watchers und andere Weight-Loss-Unternehmen könnten nicht länger für sich in Anspruch nehmen, die Gesundheit ihrer Kundinnen und Kunden optimieren zu wollen, wenn sie Menschen mit moderatem Embonpoint eine geringfügige Gewichtsabnahme in Aussicht stellen. Auch der Kundenkreis der bariatrischen Chirurgie würde sich durch eine Verschiebung der Grenzwerte deutlich verkleinern.

Wer aber bei dieser hypothetischen Anhebung der Grenzwerte gänzlich unbeteiligt bliebe, sind genau diejenigen, die am stärksten unter Diskriminierung leiden: die Gruppe sehr dicker Menschen. Ihnen ist durch eine wohlmeinende Deutung der gesundheitlichen Risiken von Dickleibigkeit wenig geholfen. Das gilt selbst für den Ansatz „Fit und Fett". Denn wer so schwer ist, dass er sich nur noch mit Hilfe eines Elektroscooters fortbewegen kann, ist nur sehr eingeschränkt für Fitnessprogramme und körperliche Bewegung zu gewinnen.

Die Gruppe sehr dicker Menschen hat in vielen Bereichen Bedürfnisse, die denen körperbehinderter Menschen gleichen. Um am öffentlichen Leben und am Arbeitsleben teilnehmen zu können, sind sie auf eine Infrastruktur angewiesen, wie sie auch für Menschen mit Rollstuhl notwendig ist. Ihre Anliegen sind daher denen körperbehinderter Menschen sehr ähnlich. Dennoch ist die Frage, ob sich sehr schwere Menschen als „disabled" klassifizieren und Teil der Behindertencommunity werden sollten, umstritten (Cooper 1997).

Ebenfalls durch den Anti-Diät-Ansatz ausgeschlossen werden diejenigen unter den Dicken, die sich nicht so verhalten, wie es aus Public Health Sicht für ihre Gesundheit förderlich wäre. Da nützt auch der Hinweis vieler Autorinnen und Autoren der Anti-Diät-Bewegung wenig, dass auch schlanke Couchpotatoes und

Fastfoodfans ungesund leben und häufiger an Zivilisationskrankheiten leiden als fitte Dicke. Denn Dicke stehen anders als Dünne unter strenger gesellschaftlicher Beobachtung. Ihr Verhalten wird entsprechend stärker sanktioniert. Dicke Menschen zahlen einen ungleich höheren Preis dafür, wenn sie sich in der Öffentlichkeit nicht gemäß den Vorstellungen der Gesundheitsgesellschaft verhalten als dies dünne Menschen tun. Und an dieser Tatsache vermag auch der Ansatz der Anti-Diät-Bewegung wenig zu ändern.[76] Sehr viel geradliniger erscheint daher der Ansatz, die gesellschaftliche Akzeptanz schwerer Menschen unabhängig von der Frage einzufordern, inwieweit ihre Körperfülle der Gesundheit zuträglich ist.

Wie viele andere Soziale Bewegungen hat auch die Fat-Acceptance-Bewegung einen Gründungsmythos, der in unterschiedlichen Publikationen immer wieder auftaucht. 1967 gab es im New Yorker Central Park ein sogenanntes „Fat In". Etwa 500 Menschen veranstalteten ein gemeinsames Picknick, sie hielten Schilder hoch, auf denen „Fat Power" und „Buddha Was Fat" oder „Take a Fat Girl to Dinner" zu lesen stand und verbrannten Diätbücher und Bilder des extrem schlanken Fotomodells Twiggy (Cooper 2011, S. 168). Dieses „Fat In" war ein isoliertes und spontanes Ereignis, wie sich der Gründer der ersten und bis heute bestehenden Fat-Acceptance-Gruppe NAAFA, William Fabrey, rund 40 Jahre später im Interview erinnert (Cooper 2011, S. 169). Dennoch scheint es einen Nerv getroffen zu haben, denn nur wenige Jahre später begann sich in den USA eine Bewegung für die gesellschaftliche Akzeptanz und die Rechte dicker Menschen zu etablieren.

Ein Meilenstein für diese neue Bewegung war die Gründung von NAAFA im Jahre 1969. NAAFA stand damals für National Association to Aid Fat Americans, mittlerweile steht die Abkürzung für National Association for the Advancement of Fat Acceptance. Der neue Name ist Ausdruck des veränderten Selbstverständnisses der Organisation, die für sich in Anspruch nimmt, nicht mehr vorrangig die Plattform für ein Zusammentreffen dicker Menschen zur Verfügung zu stellen, sondern als ernstzunehmender Lobbyist für Dickenrechte auf der politischen Bühne aufzutreten (Schorb 2010).

Unmittelbar nach ihrer Gründung hatte NAAFA vor allem die Aufgabe übernommen, ein Ort zu sein, an dem sich dicke Menschen und ihre Liebhaber wohl und aufgehoben fühlten, feiern, wechselseitig an ihren Alltagsproblemen teilhaben, sich gegenseitig den Alltag erleichtern und sich mit Informationen über

76 Umgekehrt könnte die weitere Verbreitung des „Health at Every Size-Ansatzes" (vgl. u.a. Bacon 2008) aber etwas daran ändern, dass dicke Menschen selbst dann verspottet werden, wenn sie sich entgegen den über sie verbreiteten Klischees verhalten und beispielsweise in der Öffentlichkeit Sport treiben.

dickenfreundliche Mediziner oder Orte, an denen Übergroßen-Mode erhältlich ist, versorgen konnten. Heute ist diese soziale Funktion von NAAFA nicht mehr so wichtig, weil sich die Infrastruktur für Dicke in den USA und auch in vielen anderen westlichen Ländern seither nachhaltig verbessert hat. Es gab in den USA früher als anderswo eine Infrastruktur für dicke Menschen bis hin zu eigenen Modeketten. Auch das Internet bietet dicken Menschen zahlreiche Möglichkeiten. Genau diese Verbesserungen im Alltag dicker Menschen sieht William Fabrey retrospektiv als den maßgeblichen Erfolg seiner Arbeit bei NAAFA:

> "What I actually helped to achieve was a more responsive fashion industry, and a subculture of people who accept themselves, and those who admire them. Me being an 'FA' [Fat Admirer A.d.V.] (a term I helped coin) feels a little more mainstream, sort of, than it ever was, but there are still hateful people who will still put me down because of it, and lots of fatphobia out there, as always. But now there is a whole movement to deal with it. I helped to give it a kick-start, although it took about 30 years longer than expected." (Fabrey zit. nach Cooper 2011, S. 172)

Kritik an NAAFA hingegen äußerte sich schon sehr frühzeitig an der Ausrichtung der Organisation als einem sozialen Ort mit vergleichsweise bescheidenen politischen Zielsetzungen (Cooper 2011, S. 171). Hinzu kam eine feministische Kritik an der Dominanz der männlichen Fat Admirer[77] in der Organisation aber auch am Verhalten der NAAFA-Frauen. Ihnen wurde vorgeworfen, durch Misswahlen und die bis heute auf NAAFA Veranstaltungen üblichen Modeschauen heteronormative Frauenbilder zu bestätigen, anstatt sie herauszufordern.

Auch die Ethnologin Marcia Milman teilte knapp ein Jahrzehnt nach der Gründung von NAAFA die Einschätzung, dass die Frauen bei NAAFA von feministischen Ideen und Debatten kaum beeinflusst waren.

> "By and large the women who belong to NAAFA are neither radicals nor feminists. Most have traditional values and ideas concerning love and marriage. They don't want to change sex roles or the structure of relationships between American men and women. They merely want to participate." (Millman 1980, S. 22)

Bereits Anfang der 1970er Jahre nahm der Protest auch innerhalb von NAAFA gegen die als defensiv und unpolitisch empfundene Ausrichtung der Organisation zu. Die feministische Kritik an Praktiken und Positionen von NAAFA konzentrierte sich örtlich in der NAAFA Ortsgruppe Los Angeles. Nach dem die NAAFA-

77 Als Fat Admirer (FA) werden (meist schlanke) Männer bezeichnet, die sich von dicken Frauen sexuell angezogen fühlen.

Führungsebene wiederholt ihre Unzufriedenheit mit dem radikalfeministischen LA-Chapter geäußert hatte, spaltete sich die Gruppe ab und gründete den Fat Underground. Der Fat Underground legte von Anfang an Wert darauf, eine Aktionsgruppe zu sein, die explizit politisch agiert und den Konflikt mit der Öffentlichkeit nicht scheut. Ihre Mitglieder versuchten sowohl durch direkte Aktionen wie Tortenattacken auf Repräsentantinnen und Repräsentanten von Medizin und Weight-Loss-Industrie und durch die Sprengung von Weight Watchers Gruppensitzungen, aber auch durch das Verfassen von Aufklärungsschriften, den dickenfeindlichen Diskurs auf unterschiedlichen Ebenen in ihrem Sinne zu beeinflussen.

Der Fat Underground erstellte auch erstmalig wissenschaftlich fundierte Gegeninformation. Über eine Kooperation mit der University of California UCLA gelang es der Gruppe Einfluss auf die wissenschaftliche Diskussion um Gesundheitsschäden in Folge von Diäten sowie pharmazeutischen und chirurgischen Abnehmmethoden zu nehmen. Lynn McAfee, eine ehemalige Fat Underground-Aktivistin, tritt bis heute als Expertin bei Anhörungen der staatlichen Gesundheitsinstitute auf. Etwa wenn über die Zulassung neuer Medikamente beraten wird. Dauerhafte Bekanntheit erlangte die Gruppe zudem durch das von zweien seiner Mitglieder 1973 verfasste und bis heute viel zitierte Fat Liberation Manifesto. Der Fat Undergrund analysierte Gewichtsdiskriminierung darin als mystifizierte Unterdrückung:

> "What they meant by this was that a clever oppressor does not say, 'We will torture you until you submit to our will.' Instead, the oppressor says to the victim, 'This treatment may seem painful or unfair, but it is for your own good.'" (Farrell 2011, S. 42)

Das Konzept der mystifizierten Unterdrückung, das darauf beruht, die Patientin durch mehr oder minder sanften Druck zur Einsicht zu bringen, dass die Gewichtsabnahme im eigenen Interesse liegt, weist strukturelle Parallelen mit der Foucaultschen Begrifflichkeit der Pastoralmacht auf. Die Idee der Pastoralmacht basiert auf der christlich-abendländischen Vorstellung einer guten, selbstlosen Führung durch den Hirten, der bereit ist, sich für die Herde aufzuopfern. Diese Führung beruht nicht auf Zwang, sondern auf Einsicht. Die Zuführenden werden angewiesen, ihr Innerstes preiszugeben, um durch Selbsterkenntnis den richtigen Pfad zu finden. Die Art und Weise, wie Menschen sich selbst erkennen, wird durch den Hirten (Pastor) der Seelen mit Hilfe von Erkenntnistechnologien wie der Beichte und später der Psychoanalyse angeleitet (Foucault 1983; Lemke 1997). Im Fall der mystifizierten Unterdrückung der Dicken übernimmt die Rolle des Hirten das medizinische und psychologische Fachpersonal.

Ein zentrales Anliegen der Dickenbewegung, gleich ob es sich um die gemäßigte NAAFA oder den radikalen Fat Underground handelte, war von Anfang an, ein dickes Selbstbewusstsein zu entwickeln. Dicksein, das gesellschaftlich für Kranksein, vor allem aber für Unattraktivität, Unglück, Unbefriedigtsein und Marginalisierung stand und steht, sollte endlich positiv besetzt werden. Dick und schön, dick und sexy sollten ebenso selbstverständlich zusammengedacht werden wie dick und gesund, dick und glücklich oder dick und selbstbewusst. Für diese Modell standen die sozialen Bewegungen der 1960er Jahre Pate, insbesondere die Schwarzenbewegung, die unter dem Slogan „Black is Beautiful" schwarzes Selbstbewusstsein propagierte. Ende der 1970er Jahre räsonierten die Psychologen Susan und Orland Wooley über die Erfolgsaussichten dieses Ansatzes:

> "What can be done? What good is the right to be fat if it is merely the right to be a social outcast? Perhaps we are too pessimistic about the potential for change considering the impact of other recent social movements even on aesthetics. (Blacks no longer straighten their hair; whites get permanents so they can have 'Afros'.)" (Wooley und Wooley 1979, S. 76)

Zwar hat sich die popkulturelle Aufwertung einer afroamerikanischen Ästhetik als nachhaltiger Trend behaupten können, zu einer ebenso nachhaltigen Beseitigung von strukturellen Ungleichheiten zwischen der afroamerikanischen Bevölkerung und den anderen ethnischen Gruppen in den USA hat sie hingegen nicht beigetragen. Tatsächlich haben die strukturellen Ungleichheiten zwischen Schwarzen und Weißen in den USA seit den 1970er Jahren eher zu- als abgenommen. Das zeigen Indikatoren wie die Verteilung von Einkommen und Vermögen, die Betroffenheit von Armut und Arbeitslosigkeit sowie die Inhaftierungsraten (Proctor 2012; Wacquant 2000).

Im Fall der Dickenbewegung gelang bisher weder das eine noch das andere. Weder konnte die Ungleichbehandlung dicker Menschen im Gesundheitswesen, bei der Einkommensverteilung, der Arbeitsplatz- und Studienplatzvergabe oder der Wohnraumsuche zum Positiven verändert werden, noch das hegemoniale Schönheitsideal und damit die Akzeptanz in der Öffentlichkeit und den Familien verbessert werden (Brownell 2005). Dicke Körper sind aus der öffentlichen Wahrnehmung nach wie vor weitgehend ausgeschlossen. Die Darstellung dicker Menschen in den Medien ist oft dehumanisierend. Dicke Körper werden in der medialen Berichterstattung häufig ohne Gesicht oder, ähnlich wie Schwerverbrecher, mit schwarzem Balken über dem Gesicht abgebildet.[78]

78 Für diese in den Medien immer noch typische Darstellungsweise hat sich der Begriff „headless fattie" eingebürgert.

Zugleich haben sich in einer zunehmend individualisierten und fraktionierten Gesellschaft Nischen entwickelt, in denen das hegemoniale Schönheitsideal, wenn auch zeitlich und örtlich begrenzt, erfolgreich in Frage gestellt wird. Und vereinzelt schaffen es dicke Stilikonen wie etwa die Sängerin Beth Ditto sogar auf die Titelseiten von Illustrierten und Lifestylemagazinen.

3.3.5 Fett als Identität

> *"You see fat as suicide. I see weight loss as murder – genocide to be precise – the systematic murder of a biological minority by organized medicine, acting on behalf of the law – and custom-makers of this society." (Aldebaran zit. nach Wooley et al. 1979, S. 89)*

Der Fat Underground unterschied sich nicht nur in seiner Analyse und seinen Aktionsformen von anderen Fat-Acceptance-Gruppen wie der NAAFA, auch die Rhetorik war wesentlich radikaler. Statt sich auf die Forderung nach mehr Akzeptanz zu beschränken, wurde der Weight-Loss-Industrie nicht weniger als ein Völkermord an dicken Menschen vorgeworfen.

Was immer man von der Bezeichnung des medizinischen Einsatzes gegen Adipositas als Genozid gegen die Dicken halten mag: fest steht, das Ziel wurde nicht erreicht. Seit Aldebarans Statement hat sich der prozentuale Anteil der Menschen mit einem BMI größer 30 in den USA mehr als verdoppelt. Warum der Kampf gegen die Dicken von vorneherein zum Scheitern verurteilt sei, und eine Gewichtsabnahme selbst dann, wenn sie gelingen sollte, keinen gesundheitlichen Vorteil mit sich bringen könne, auch dafür hatte Aldebaran bereits Ende der 1970er Jahre eine Erklärung:

> "The assumption that making fat people lose weight will make fat people's mortality rate the same as slim people's is absurd. To assume so is to ignore enormous amounts of evidence that fat people differ genetically, and metabolically from slim people. A fat person who loses weight is no more a real slim person than a white person who gets a suntan is a real black person. By relying on weight loss as a cure for serious disease, the medical profession plays statistical roulette with fat people's lives." (Aldebaran zit. nach Wooley et al. 1979, S. 89)

Ob aber eine Naturalisierung von abweichenden Körperformen mit Hilfe von Begrifflichkeiten, die der Genetik entlehnt sind, eine sinnvolle Argumentationsstrategie gegen naturwissenschaftlich-medizinische Denkmodelle sein kann, die dick mit krank und unnatürlich gleichsetzen, ist zumindest fraglich. Die scheinbare Schützenhilfe der Humangenetik für das Argument, dass Dicksein keine Folge von selbstgewählten Entscheidungen, sondern von genetischen Dispositionen ist, kann zum Bumerang werden. Das zeigen die Epigenetik und die Evolutionsmedizin, die mustergültig genetischen Determinismus und individuelle Eigenverantwortung miteinander zu versöhnen wissen. Außerdem könnte – ähnlich wie es heute schon bei Schwangerschaften mit erhöhtem Trisomie 21 Risiko der Fall ist – die Lokalisierung einer genetischen Prädisposition für Adipositas und die Entwicklung entsprechender Screenigverfahren zu einer vermehrten Abtreibung potentiell dicker Nachkommen führen.

Weitere Gründe dafür, warum die Strategie, die Humangenetik für Argumente der Fat Acceptance oder der Homosexuellen-Bewegung ins Feld zu führen, für die Ziele dieser Bewegungen zur Gefahr werden könnten, führt die US-Amerikanische Sozialwissenschaftlerin Kathlen LeBesco an:

> "This form of narration is particularly dangerous, however, in that the uses of biological research can cut both ways: science might be used as the basis for legal protection and moral respectability just as easily as it might be used as the proof of pathology and the justification for eradication. Visions of a pluralistic society accepting of corporeal diversity might become quickly clouded by a return to the sharp realities of castration, lobotomies, psychotherapy, shock treatments, gastric bypass, jaw wiring, and stomach stapling, or more frightening still, a future where fat or queer people do not even get the chance to exist at all. (...). It would serve us all well to remember that pleas for justice predicated on biology are unnecessary and wrongheaded (although appealing in the short term). The civil rights movement of the 1960s recognized biological essentialism as a tool of oppression and steadfastly refused to engage with that discourse, in favor of a mission rooted in visibility and demands for social and political change. It is, to parse Gar Allen, 'in the streets, not the laboratory, that the struggle for social justice is ultimately waged'." (LeBesco 2009, S. 70)

Der Kampf gegen Gewichtsdiskriminierung lässt sich nicht durch den Bezug auf genetische Erkenntnisse gewinnen, sondern nur durch eine politische Praxis, die die Gleichberechtigung dicker Menschen unabhängig von der Frage nach den Ursachen für ihren Körperumfang einfordert, argumentiert LeBeso. Umso wichtiger scheint es für die politische Auseinandersetzung, eine fettpositive Identität zu entwickeln, um sich nicht länger mit biomedizinischen Ätiologiemodellen für den eigenen Körper rechtfertigen zu müssen. Doch auch das ist nicht ganz so einfach, wie es auf den ersten Blick aussieht.

> "One problem with the 'right' to be fat is that it requires fat people to 'choose' to remain fat in order to justify no longer dieting. Because of our conditioning we have to develop a way to move from self-hatred to self-love. Part of the process, could be, 'I want to be slim, and I recognize that my want is because of all persecution I get for my weight.' Nevertheless, I know that dieting oppresses fat people, and I'm not going to collude any more with my own oppression." (Aldebaran zit. nach Wooley et al. 1979, S. 90)

Aldebarans Empfehlungen für eine fettpositive Identität reflektieren die Schwierigkeiten, denen dicke Menschen ausgesetzt sind, wenn sie versuchen, sich entgegen der hegemonialen gesellschaftlichen Deutungsweise als dick und schön zu positionieren. Sich selbst als attraktiv wahrzunehmen, ohne dabei auf die Anerkennung von außen zählen zu können, ist eine hohe Anforderung und für viele womöglich auch eine Überforderung. Aldebarans Ansatz, von sich selbst nicht mehr zu verlangen, als die Einsicht, dass der Wunsch Gewicht zu verlieren ein oktroyierter Wunsch ist, scheint da eine realistischere Option.

Ende der 1990er Jahre formulierte die bekannte US-Amerikanische Dickenaktivistin Marilyn Wann einen sehr viel offensiveren Ansatz für dicke Selbstakzeptanz. In ihrem Buch „Fat! So? Because you don't have to apologize for your size!" plädiert sie dafür, sich selbst so zu lieben, wie man ist. Ihr Buch beginnt sie mit ihrem persönlichen Erweckungserlebnis, das sie davon überzeugt hat, dass es an der Zeit sei, nicht länger andere darüber bestimmen zu lassen, wie sie auszusehen und zu leben habe:

> "On October 26, 1993, I had a really bad day. First the guy I was dating said he was embarrassed to introduce me to his friends because I was fat (ouch!). Then, Blue Cross of California decided not to give me health insurance because of my weight (double ouch!). I was stunned, hurt, outraged." (Wann 1998, S. 9)

Die Schlussfolgerung, die Wann aus diesen Erfahrungen zieht, ist das offensive Eingeständnis dick zu sein, und das auch gut zu finden: den Körper nicht länger zu verstecken und sich nicht länger dafür zu rechtfertigen. Dieses offensive Nachaußentragen des dicken Körpers wurde in Anlehnung an die Erfahrungen von Homosexuellen als „Coming Out as Fat" beschrieben (Saguy und Ward 2011). Anders aber als Homosexualität ist Dicksein immer offensichtlich. Während sich Homosexualität in der Öffentlichkeit und bis zu einem gewissen Grad selbst vor Freunden und der eigenen Familie verstecken lässt, gilt das fürs Dicksein nicht.

Wie aber kann etwas Offensichtliches geoutet werden? Gemeint ist mit „Coming Out as Fat", dass der Körper nicht länger unter möglichst unscheinbarer und unauffälliger Kleidung schamhaft versteckt wird bzw. durch Diäten,

Medikamente oder chirurgische Maßnahmen bekämpft wird, sondern dass im privaten Bereich wie in der Öffentlichkeit offensiv zum eigenen Körper gestanden wird, ganz nach dem von Wann so anschaulich auf den Punkt gebrachten Motto: „Fat! So?"

Doch der offensive Ansatz von Wann stößt auch innerhalb der Fat-Acceptance-Bewegung auf Kritik. Die australische Kulturwissenschaftlerin Samantha Murray interpretiert Wanns Ansatz in ihrer Dissertation „The 'Fat' Female Body" als Überforderung an das Selbst:

> "In short, Wann wants us to 'see differently' to 'see' outside of the structural dichotomies she mentions. However what Wann fails to realise is that 'seeing' differently can never simply be a case of *changing one's mind*, since perception is never simply a cognitive function that we as individuals have rational control over." (Murray 2008, S. 87)

Die von Wann angemahnte Form der Selbsterkenntnis, kritisiert Murray, sei für die meisten Dicken schlicht unmöglich, denn in der Realität seien Identitäten ambivalent. Der Wunsch, sich selbst zu akzeptieren, könne in einer Gesellschaft, die einem permanent das Gegenteil vermittle, nicht einfach durch Willenskraft umgesetzt werden. Zwischen der rationalen Feststellung, es wäre besser für mich, mich so zu akzeptieren wie ich bin, und dem emotionalen Gefühl so wie die anderen sein und dazugehören zu wollen, ist durch einen reinen Willensentschluss keine Lösung herbeizuführen. Diese Diskrepanz zwischen rationalem Entschluss und emotionalem Empfinden stellt den Absolutheitsanspruch, mit dem Wann und andere für ein Coming Out as Fat werben, ihrer Ansicht nach in Frage:

> "In declaring oneself to be 'fat', to 'out' oneself as a 'fat' girl, one assumes (...) an *unambiguous identity*. What emerges here tacitly is the complete *impossibility* of an unambiguous identity. This in turn calls into question the process of 'coming out', via its insistence on a *core self* that is the sum of the individual, no questions, no ambivalence." (Murray 2008, S. 99)

Die Appellation an ein „core self" kritisiert Murray mit Bezug auf die Gouvernementalitätstheorie von Michel Foucault. Murray glaubt nicht an die Existenz eines „wahren Selbst", dass nur noch von den diskursiven Schichten des dickenfeindlichen Diskurses befreit werden muss. Das Instrument der angeleiteten Selbsterkenntnis, das der Fat Underground als mystifizierte Unterdrückung kritisiert hatte, weil die Entscheidung zur Gewichtsreduktion nicht auf unmittelbarem

Zwang beruht, sondern sich durch die von Expertinnen und Experten vermittelte „Einsicht" aus „eigenem" Interesse in die Maßnahme einzuwilligen auszeichnet, werde von Wann für die umgekehrte Zielsetzung instrumentalisiert, so Murray. Auch Wann nutze diese gouvernementale Herrschaftstechnik, wenn auch zu gegenteiligen Zwecken. Das Problem aber liege bereits in der Methode, in der über die Anleitung zur richtigen Selbsterkenntnis Macht (in diesem Fall Gegenmacht gegenüber dem herrschenden Schlankheitsdispositiv) ausgeübt werden solle.

> "...it (...) seems to me that Wann's politics, like that of the majority of fat activists falls back on liberal humanist logic: mobilising uncritical 'feel-good' discourses in their various interventions into social and political constructions of the 'fat' female body. (...) in mobilizing these particular discourses, much fat activism reaffirms – albeit inadvertently – the very systems of power/knowledge it sets out to challenge." (Murray 2008, S. 87f.)

Murrays Kritik an Teilen der Fat-Acceptance-Bewegung beruht auf ihrer fundamentalen Kritik Menschen zur Selbsterkenntnis anrufen[79] zu wollen und damit selbst wieder Macht auszuüben, auch wenn Murray die Ziele dieser Strategie, nämlich die gesellschaftliche Entstigmatisierung dicker Körper, unbedingt teilt. Murray befürchtet jedoch, eine solche Strategie könne auf eine Individualisierung der eigentlich ja gesellschaftlichen Verantwortung für die Zurückweisung von Gewichtsdiskriminierung hinauslaufen. Letztlich werde die Aufgabe sich gegen Stigmatisierung zu stellen den Individuen überlassen, denen es ja freistünde, sich selbst als dick und schön zu „erkennen".

Die Frage, wie dicke Menschen mit Stigmatisierung umgehen, ist auch empirisch untersucht worden (vgl. u.a. Cordell und Ronai 1999; Degher und Hughes 1999; Haun 2012; Joanisse und Synnott 1999). Dabei zeigten sich sehr unterschiedliche Bewältigungsmuster. Joanisse und Synnott haben für ihre Untersuchung Aktivistinnen und Aktivisten der kanadischen Dickenbewegung danach befragt, wie sie mit der gesellschaftlichen Stigmatisierung umgehen. Dabei wurde deutlich, dass ein aktives Eintreten für die eigenen Interessen nicht allen Beteiligten gelingt. Die erlebten Aggressionen werden deshalb nicht selten gegen die eigene Person gerichtet.

79 Der Begriff der Anrufung geht auf die Arbeiten von Louis Althusser (1977) zurück. Anrufung meint, dass Herrschaft in modernen Gesellschaften darauf basiert, Menschen zu adressieren, sich selbst auf eine vorbestimmte Weise wahrzunehmen, eine vorbestimmte Form der Subjektivität anzunehmen bzw. zu entwickeln. Die Vorstellung, dass moderne Herrschaft weniger auf unmittelbaren Zwang, denn auf (ideologischer) Überzeugung beruht, prägte auch maßgeblich das Denken von Michel Foucault.

> "Not everyone can resist, however. It takes time and skill to learn the effective coping mechanisms developed by active and reflective resisters. Some are totally devastated, especially in their youth. The internalizers may internalize the norms of the dominant sizist and fat-phobic society and learn to hate themselves, and then hide from others, failing to learn the usual social skills, unable to relate to others or to develop intimate relations with others." (Joanisse und Synnott 1999, S. 67)

Die von Joanisse und Synnott gefundenen Abwehrstrategien haben sie aufgeteilt in Internalisierung (internalization), Wut (anger), verbale Behauptung (verbal assertion), physische Aggression (physical aggression), Extravaganz (flamboyance), Aktivismus (activism), Selbstakzeptanz (self-acceptance), Aufklärung (enlightenment) und dicke Gegenmacht (fat power).

Die Aufzählung lässt sich als aufsteigende Stufen eines sich entwickelnden dicken Bewusstseins deuten. Zunächst richtet sich die erlebte Aggression gegen sich selbst, anschließend richtet sie sich gegen die unmittelbaren Aggressoren. Schließlich entsteht eine offensive Selbsthaltung. Der stigmatisierte Körper wird nicht länger versteckt, sondern durch extravagantes Auftreten zum Teil der Selbstperformance. Eine Strategie, die bereits ein gehöriges Maß an Selbstbewusstsein voraussetzt, aber dennoch auf der individuellen Ebene verhaftet bleibt. Es folgen kollektive Gegenstrategien gegen die Stigmatisierung, die dann zu einer stabileren Form der Selbstakzeptanz führen können als dies durch extravagantes Auftreten allein möglich wäre.

Dieser stabilen und dauerhaften Form der Selbstakzeptanz geht häufig ein Aha-Erlebnis voraus. Im Fall einer der Frauen, die die Soziologin Maria Haun für ihre Untersuchung der Selbstwahrnehmung dicker Frauen interviewt hat, ist es der Eintritt in eine Gruppe, die dicke Selbstakzeptanz propagiert (Haun 2012). Auch in den von Joanisse und Synnott geführten Interviews spielt die Anti-Diät-Bewegung und die Fat-Acceptance-Bewegung eine maßgebliche Rolle für die Erkenntnis, den eigenen Körper nicht per Nahrungsverzicht nach Belieben formen zu können. Eine Einsicht, die vor dem Hintergrund es Jahre oder gar jahrzehntelang erfolglos versucht zu haben zunächst enttäuschend klingt, aber zugleich die durchaus als attraktiv empfundene Möglichkeit bereit hält, die gewonnene Zeit und Energie jetzt endlich sinnvoll(er) zu nutzen. Unter „Fat Power" schließlich verstehen Joanisse und Synnott die Möglichkeit, dass aus der eigenen Situation und Erfahrung der Unterdrückung und Stigmatisierung eine erhöhte Sensibilität für andere marginalisierte Gruppen gewonnen werden kann (Joanisse und Synnott 1999, S. 66).

Die Interpretation der von Joanisse und Synnott herausgearbeiteten Strategien als aufsteigende Stufen eines dicken Bewusstseins liegt zwar nahe, wie Joanisse und Synnott selbst einräumen. Gleichwohl wollen sie diese explizit nicht auf diese Weise interpretiert wissen.

> "We should emphasize that these eight styles do not necessarily evolve in any 'progressive' sequence. While it is tempting to look for an evolution of tactics, from Internalization to Anger, to Verbal Resistance, to Physical Resistance, to Self-Acceptance, the psychic reality is more complex. First, the modes of active and passive resistance are not necessarily mutually exclusive. Second, people tend to specialize. Third, the self-acceptors, for instance, seem to start that way and stay that way. The enlightened, however, do go through certain stages. Most important, however, one cannot validate any one method as 'superior' to another. No doubt some are more effective coping strategies than others; but far be it for outsiders to judge insiders." (Joanisse und Synnott 1999, S. 67)

Auch wenn die beschriebenen Kompensationsstrategien keine hierarchisch aufeinander aufbauenden Bewusstseinstufen darstellen sollen, drängt sich die Analogie zum marxistischen Klassenbegriff im Sinne der Marxschen Konzeption von einer Klasse an sich, die durch ihre faktische gesellschaftliche Stellung definiert wird, und einer Klasse für sich, die sich dieser Lage bewusst wird und dagegen opponiert, geradezu auf. Stigmatisiert und unterdrückt sind die Dicken faktisch, gleich ob sie sich dessen bewusst werden oder nicht. Dort aber, wo sie sich dessen bewusst werden, können sie zum aktiven Akteur werden, der diese Ungerechtigkeit beseitigt, um eine Gesellschaft zu schaffen, die nicht länger nach dem Körpergewicht differenziert.

Genau mit dieser Analogie zum Marxschen Klassenbegriff spielt auch das Fat Manifesto des Fat Underground von 1973. Nicht nur der Name „Fat Liberation Manifesto", sondern auch die abschließende Forderung „Fat People of the World, Unite! You have nothing to lose" (Rothblum und Solovay 2009b, S. 341-342; vgl. Schoenfielder und Wieser 1983, S. 52-53) spielen auf das Kommunistische Manifest von Karl Marx und Friedrich Engels an.

Abgesehen davon, dass diese Anspielungen auf den Zeitgeist der frühen 1970er Jahre zurückzuführen sind, enthalten sie aber auch einen analytischen Kern. Sie insistieren darauf, dass Gewichtsdiskriminierung nicht durch individuelle Bewusstwerdung überwunden werden kann, sondern nur über den kollektiven Einsatz für gesamtgesellschaftliche Veränderung. Der individuellen Bewusstwerdung nach dem Motto „Fat is Beautiful" muss der Kampf für die Überwindung der fettfeindlichen Gesellschaft folgen. Diese Überlegungen haben auch bei der Kritik von Samantha Murray an dem individualistischen „Feel-Good" Ansatz, der aus Marilyn Wanns „Fat! So?" herausgelesen werden kann, eine Rolle gespielt.

3.3.6 Akteure und Allianzen von Fat Acceptance

Anders als die Akteure der Anti-Diät-Bewegung gehören die Akteure der Fat-Acceptance-Bewegung nicht zur Gruppe der Experten. Die Fat-Acceptance-Bewegung ist eine Soziale Bewegung, deren Aktive überwiegend Laien sind. Mit Erfolg und Ausdehnung der Bewegung erhält sie allerdings verstärkt Unterstützung von Expertinnen und Experten, die sich zunächst vor allem aus der Psychologie und der Medizin rekrutieren. Die mit Abstand engste Zusammenarbeit findet dabei mit der Anti-Diät-Bewegung statt, hier gibt es häufig auch personelle Überschneidungen.

Als Soziale Bewegung bedient sich die Fat-Acceptance-Bewegung teilweise extremer Diskursstrategien wie etwa im Beispiel des Fat Undergrounds, der medizinische Maßnahmen zur Gewichtsreduktion als Genozid an dicken Menschen bezeichnet hat. Problematisiert wird in der Darstellung von Fat Acceptance vor allem die Weight-Loss-Industrie und die medizinische Profession, die in ihrer überwiegenden Mehrheit am Dogma, dass dick immer gleich krank ist, festhält, und dicke Menschen daher häufig nicht angemessen untersucht, behandelt und berät. Ebenfalls im Fokus der Kritik steht Public Health, und zwar sowohl in seiner wissenschaftlichen Ausrichtung in Lehre und Forschung als auch in seiner politischen Ausprägung in Form gesundheitspolitischer Maßnahmen und Programme zur Bekämpfung von Dickleibigkeit, die als stigmatisierend empfunden werden.

Die Fat-Acceptance-Bewegung und ihre Organisationen verfügen nicht nur über geringe Mitgliederzahlen und über ein äußerst geringes ökonomisches Kapital, sondern auch über ein geringes Sozialprestige. Die Vertreterinnen und Vertreter dieser Bewegung gelten in der Regel als wenig glaubwürdig. Häufig wird ihnen unterstellt, sie wollten sich nur für ihr eigenes Gewicht rechtfertigen und lögen sich in die eigene Tasche, denn eigentlich wollten sie ja selbst lieber schlank sein. Tatsächlich dürfte die Ablehnung des eigenen Körpers ein wesentlicher Grund dafür sein, dass sich so wenig dicke Menschen offensiv gegen ihre Diskriminierung wehren.

Aufgewertet wird die Fat-Acceptance-Bewegung durch die Unterstützung von Expertinnen und Experten, vor allem aus der Anti-Diät-Bewegung, aber zunehmend auch aus den Sozialwissenschaften. Diese Expertinnen und Experten genießen vor allem dann, wenn sie selbst nicht dick sind, im öffentlichen Ansehen eine relativ hohe Glaubwürdigkeit. Allerdings wird gerade Expertinnen und Experten ohne medizinische Ausbildung in der öffentlichen Darstellung eher wenig Glaubwürdigkeit zugestanden. Da eine öffentliche Debatte über Gewichtsdiskriminierung ohne Rekurs auf den Gesundheitsdiskurs bis heute undenkbar ist, ist ein gleichberechtigter Zugang zum Diskurs für Vertreterinnen und Vertreter von Fat-Acceptance-Positionen, die über keinen medizinischen Expertenstatus verfügen, nach wie vor stark eingeschränkt.

Trotz ihrer finanz- und mitgliederschwachen Organisationen und ihrer in jeder Hinsicht unterlegenen Positionierung in der Konkurrenz um gesellschaftliche Aufmerksamkeit sind Fat-Acceptance-Positionen in den Medien vergleichsweise gut vertreten. Gerade in Talkshows sind Sprecherinnen und Sprecher von Fat-Acceptance-Organisationen oder mit der Bewegung sympathisierende Expertinnen und Experten häufig vertreten, und auch in anderen Medienformaten kommen Fat-Acceptance-Positionen häufiger vor als das geringe ökonomische und kulturelle Kapital der Bewegung dies vermuten ließe. Dieser Umstand hänge vor allem mit der in westlichen Gesellschaften ausgeprägten „argument culture" zusammen, vermutet Sobal (1999, S. 241f.). Eine Talkshow-Dramaturgie etwa kommt schwerlich ohne Gäste mit unterschiedlichen Ansichten aus. Da dem Thema Körpergewicht in den Medien viel Aufmerksamkeit eingeräumt wird, weil es im Leben praktisch aller Menschen eine Rolle spielt, haben die Medien auch ein hohes Interesse zu dieser Thematik zu berichten und diskutieren zu lassen. Dafür wiederum sind sie auf konträre Meinungen angewiesen, auch wenn diese im Diskurs nur eine marginale Rolle spielen und die Positionen von den Produzentinnen und Produzenten der Programme nicht geteilt werden.

Im krassen Gegensatz zur relativ großen Präsenz von körperfettfreundlichen Positionen in den Medien steht die fast vollständige Abwesenheit solcher Positionen in den Gremien und Foren, in denen über die Ausrichtung der zukünftigen Gesundheitspolitik entschieden wird. Hier spielen Argumente der Fat-Acceptance-Bewegung bislang fast überhaupt keine Rolle. Allerdings kann die relativ große Medienpräsenz von Fat-Acceptance-Positionen langfristig dabei helfen, dass auch in politischen Gremien diese Positionen nicht mehr vollständig ignoriert werden können. Um dies zu gewährleisten, muss Fat Acceptance sich mit etablierten Akteuren anderer Sozialer Bewegungen verbünden, denen es gelungen ist, in ihrem Sinne Einfluss auf die politische Entscheidungsfindung zu gewinnen. Versuche, solche Allianzen zu etablieren, hat es seit Bestehen der Fat-Acceptance-Bewegung wiederholt gegeben.

Ein naheliegender Verbündeter der Dickenbewegung ist die Frauenbewegung – schließlich leiden Frauen am meisten unter der gesellschaftlichen Geringschätzung dicker Körper. Doch obwohl die Dickenbewegung bis heute ganz überwiegend weiblich geprägt ist, waren und sind die Verbindungen zur Frauenbewegung in der Realität eher schwach.

Schon die erste Frauenbewegung hatte klare Vorstellungen davon, wie die emanzipierte Frau auszusehen hat. Und dicke Frauen passten nicht in dieses

Bild. Amy Farrell beschreibt in ihrem Buch „Fat Shame", wie die Suffragisten[80] der ersten Frauenbewegung das Klischee vom dicken Bauerntrampel bemühten, um Frauen, die sich gegen ihr Wahlrecht aussprachen, zu diskreditieren. Dicksein, schreibt Farell, stand in der ersten Frauenbewegung stellvertretend für primitiv, rückwärtsgewandt, provinziell und dumm. Schlank hingegen für aufgeklärt, emanzipiert und intelligent. Farell belegt ihre Deutung mit einer Vielzahl von Karikaturen, die die Auseinandersetzung um das Frauenwahlrecht Anfang des 20. Jahrhunderts in den USA illustrierten. Doch nicht nur die Suffragisten, sondern auch ihre Gegnerinnen und Gegner stellten sich mit ganz ähnlichen Klischees gegen das Frauenwahlrecht (Farrell 2011).[81]

Auch die zweite Frauenbewegung in den 1960er Jahren zeigte sich insgesamt wenig dickenfreundlich. Das Idealbild der emanzipierten Frau war auch weiterhin das der schlanken Frau. Dickleibigkeit galt als Zeichen eines rückwärtsgewandten Mutterideals und wurde als eine unterbewusste, im Kern aber pathologische und daher zu überwindende Abwehrhaltung gegenüber den patriarchalen Anforderungen an die weibliche Sexualität gedeutet (Orbach 1978). Die US-Amerikanische Psychologin Esther Rothblum hat die zurückhaltende Positionierung der Frauenbewegung gegenüber dem Thema Fett-Akzeptanz auf die griffige Formel „I'll die for the revolution, but don't ask me not to diet" gebracht (Rothblum 1994). Diese Zurückweisung änderte sich erst mit dem Aufkommen der dritten Frauenbewegung und vor allem der Queerbewegung in den 1990er Jahre.

Ein Ort, wo Queer und die Fat-Acceptance zusammentreffen, ist die NOLOSE Konferenz. NOLOSE ist eine jährlich stattfindende mehrtägige Zusammenkunft, auf der neben theoretischen Vorträgen auch viele praktische Workshops stattfinden. Das Akronym NOLOSE steht für "National Organization for Lesbians of SizE", denn die Organisation sah sich in ihren Anfängen als Treffpunkt für dicke Lesben und bisexuelle Frauen. Mittlerweile jedoch hat sie sich einem breiteren Publikum geöffnet. Zukünftig möchte sich NOLOSE deshalb nicht länger an der Identität als vielmehr an der Intention der Teilnehmenden orientieren. Begründet wird dieser Paradigmenwechsel damit, dass starre Identitäten immer auch die Frage, wer dazugehören darf, beinhalten und damit zwangsläufig Aus-

80 Eine politische Bewegung, die sich Ende des 19. und Anfang des 20. Jahrhunderts für das Frauenwahlrecht einsetzte. Die Suffragisten werden heute als die erste Frauenbewegung bezeichnet.

81 Dicke Körper sowie schwülstige, „negroide" Lippen und krauses Haar waren in Karikaturen von Frauenwahlrechtsgegnern Insignien für die unterstellte Primitivität und rohe Sexualität der Suffragisten.

schluss provozieren. In Zukunft sind damit all jene bei der jährlich stattfindenden NOLOSE-Konferenz willkommen, die dabei helfen wollen, einen „queer, fat positive, anti-racist, anti-ableist, anti-ageist, anti-classist, anti-colonialist, feminist" Ort zu ermöglichen.

> "In effect, this means that all people interested in building fat-positive, queer, anti-oppressive community, including cisgender men, will be welcome at NOLOSE. Nobody will be excluded on the basis of identity." (nolose 2011, o.S.)

Damit hat sich NOLOSE, die ursprünglich einmal allein die Interessen dicker Lesben vertreten wollte, allen geöffnet, die ihre politischen Intentionen teilen, unabhängig von ihrem selbstgewählten und/oder biologischen Geschlecht und ihrer sexuellen Orientierung. Diese konsequente Abkehr von einer starren Identitätspolitik stellt den Endpunkt eines ideologischen Paradigmenwechsels dar. Denn zunächst führte der Umstand, dass die sozialen Bewegungen der 1960er und 1970er Jahre in der westlichen Welt von einer damals in der Linken stark vertretenen häufig extrem simplifizierten (vulgär-) marxistischen Ideologie geprägt wurden, in der die übermäßige Beschäftigung mit den sogenannten Nebenwidersprüchen als kleinbürgerlich und konterrevolutionär verschrien war, zu einer Gegenreaktion in Form einer ausgeprägten Identitätspolitik.[82]

---

82 In den von einem dogmatischen Marxismus geprägten politischen Auseinandersetzungen der 1960er und 1970er Jahre, die auch die Geburtsstunde der Fat-Acceptance-Bewegung markierten, spielte die Frage des Haupt- und Nebenwiderspruches eine zentrale Rolle. Als Hauptwiderspruch galt der Klassenantagonismus, von dem sich dann sekundär sogenannte Nebenwidersprüche wie Sexismus und Rassismus ableiten ließen. An dieser Darstellung wurde insbesondere von Seiten der zweiten Frauenbewegung starke Kritik geübt. Ihre Mitglieder verwiesen darauf, dass das Patriarchat älter als der Kapitalismus ist und auch in den damals noch real existierenden sozialistischen Gesellschaften nicht aufgelöst wurde. In der Folge setzte sich in weiten Teilen der Neuen Linken, die sich vom orthodoxen Marxismus-Leninismus abwandten, die Idee einer „tripple oppression" durch, also die Vorstellung einer gleichwertigen Unterdrückung der Arbeiterklasse durch die Bourgeoisie, von Frauen durch Männer, sowie von Schwarzen durch Weiße. Seit Ende der 1980er Jahre wurde das Konzept der tripple oppression durch die Idee von verschiedenen gleichberechtigten Unterdrückungsformen weiter ausdifferenziert. Das dabei entstandene Konzept der Intersektionalität ermöglicht es, gleichwertige und häufig miteinander verwobene gesellschaftliche Unterdrückungs- und Diskriminierungsformen darzustellen. Mit seiner Hilfe lassen sich eine Vielzahl an Diskriminierungsformen gleichzeitig analysieren, aber auch die Möglichkeit in Betracht ziehen, dass ein und dieselbe Person auf unterschiedlichen gesellschaftlichen Feldern zur selben Zeit privilegiert und diskriminiert sein kann (Winkler/Degele 2009, S. 21ff.).

Politisch beinhaltete die Identitätspolitik nicht selten die Forderung nach einer positiven Diskriminierung, um die historische Erfahrung der Negativdiskriminierung auszugleichen. Diese Politik wurde in den USA im Kontext der Bemühungen zur Herstellung der Gleichberechtigung von Afroamerikanerinnen und Afroamerikanern unter dem Begriff „affirmativ action" im großen Stil umgesetzt. Maßnahmen der „affirmative action" beinhalteten die bevorzugte Einstellung von Nichtweißen in den Staatsdienst, die Förderung afroamerikanischer Studierender durch spezielle Stipendienprogramme sowie die busing genannte Praxis, afroamerikanische Schulkinder aus den Innenstädten in die wesentlich besser ausgestatteten Schulen in den Vororten mit überwiegend weißer Schülerschaft zu transportieren, um damit ihre Chancen auf dem Bildungsmarkt zu erhöhen. Eine ähnliche Idee steckt auch hinter der in vielen politischen Parteien praktizierten Quotenregelungen für Frauen, die in einigen Ländern mittlerweile auch auf die Vorstandsetagen großer Konzerne ausgedehnt wurde.

Nicht nur von konservativer Seite wurde Kritik an dieser Politik laut. Auch von progressiver Seite wurde die Befürchtung geäußert, dass die mit den Quotierungen zwangsläufig einhergehende Identitätspolitik die Angesprochenen dazu zwinge, sich zu einer Gruppe zu bekennen. Uneindeutige Identitäten würden so nicht länger berücksichtigt. Auch das Spielen mit und der Wechsel von Identitäten werde durch diese Politik erschwert. Die dritte Welle der Frauenbewegung hat schließlich die Kritik an der Identitätspolitik vom akademischen Elfenbeinturm in die Theorie und Praxis Sozialer Bewegungen getragen. Inspiriert von poststrukturalistischen Theorien wurde die Idee einer femininen im Unterschied zu einer maskulinen Identität in Frage gestellt. Stattdessen wurde versucht, die binären Kategorien Mann und Frau aufzulösen. Wo schon die Trennung zwischen den biologischen Geschlechtern weniger eindeutig sei, als dies die Biologie behaupte, und der Aufrechterhaltung der Vorstellung einer biologischen Zweigeschlechtlichkeit nicht selten durch ärztliche Eingriffe wie Operationen an primären Geschlechtsorganen und der Vergabe von Hormonen nachgeholfen werde, gelte dies im besonderen Maße für das soziale Geschlecht (Butler 1999; Villa 2011).

Die Idee, aus vermeintlichen biologischen Unterschieden ließen sich soziale Verhaltensweisen ableiten, wird dementsprechend zurückgewiesen. Soziale Geschlechterrollen sollen nicht neu interpretiert und bewertet, sondern dekonstruiert werden. Ein wichtiger Bestandteil dieser Dekonstruktion ist das Spiel mit ambivalenten Identitäten. Dieses Spiel mit der Uneindeutigkeit von Geschlechtern ist ein wesentliches Merkmal der Queer-Bewegung. Die Queer-Bewegung, die aus der Schwulen- und Lesbenbewegung hervorgegangen ist, beruft sich auf die Inkonsistenz von Geschlechteridentitäten (Hieber und Villa

2006). Nicht mehr allein Lesben und Schwule, sondern auch Transsexuelle und Bisexuelle sind darin eingeschlossen. Dass mittlerweile zunehmend auch heterosexuelle Frauen und Männer, die sich in einem heteronormativen Umfeld unwohl fühlen, in der Queerszene willkommen sind, beschreibt die konsequente Fortsetzung dieser Politik.

Der Ansatz der Dekonstruktion bringt für Soziale Bewegungen aber auch Nachteile. Es ist für eine Mobilisierung wesentlich schwerer, das Ziel zu formulieren, Identitäten auflösen zu wollen, als das Ziel zu formulieren, benachteiligten Gruppen zu ihrem Recht verhelfen zu wollen. Die Idee der Dekonstruktion lässt sich außerdem leicht als Ablehnung von legitimen Ansprüchen interpretieren. Wenn Kategorien wie Frau und Mann oder Schwarz und Weiß ohnehin nur Konstruktionen wären, dann würde eine Politik der Quotierung die Herausbildung von Identitäten nur verstärken und wäre somit kontraproduktiv. Da aber soziale Konstruktionen fraglos soziale Wirklichkeiten schaffen, kann eine emanzipatorische Politik der universalen Gleichberechtigung kurz- und mittelfristig nicht vollständig auf Identitätspolitik verzichten. Die Forderung nach Gleichberechtigung verschiedener gesellschaftlicher Gruppen und der Versuch, die gesellschaftlich konstruierten Unterschiede zwischen diesen Gruppen wieder zu dekonstruieren, müssen zeitgleich geschehen. Der Widerspruch, sich auf eine Gruppenidentität berufen zu müssen, die man eigentlich auflösen möchte, muss dabei ausgehalten werden.

Neben der Frauenbewegung ist die Behindertenbewegung ein naheliegender Verbündeter von Fat Acceptance. Die Nähe, die manche Dickenaktivisten zur Behindertenrechtsbewegung suchen und sehen, resultiert auch aus den schlechten Erfahrungen, die viele von ihnen mit der Frauenbewegung gemacht haben. Die britische Dickenaktivistin Charlotte Cooper untersuchte in einem wegweisenden Aufsatz schon in den 1990er Jahren Parallelen zwischen der Behinderten- und der Dickenbewegung, und stellte dabei fest, dass auch hier beide Seiten Vorbehalte gegeneinander hegen. So fühlen sich große Teile der Fat-Acceptance-Bewegung angegriffen, wenn sie als behindert bezeichnet werden. Umgekehrt lehnen es weite Teile der Behindertenbewegung ab, wenn dicke Menschen sich ihnen anschließen wollen, da sie Dicksein ähnlich wie der gesellschaftliche Mainstream für ein vermeidbares Schicksal halten und dementsprechend fürchten, bei einer Zusammenarbeit mit der Dickenbewegung ihren Status als unverschuldet in Not geratene und benachteiligte Gruppe aufs Spiel zu setzen (Cooper 1997). Allerdings sieht Cooper auch Parallelen zwischen der Lebenssituation von Dicken und Behinderten:

> "Like people with mobility impairments, many fat people are disabled by a lack of access in the physical environment, for example, clothes don't fit, seats are too small, turnstiles are impossible to navigate. Fat and disabled people encounter discrimination in all areas of our lives, from our families, from strangers on the streets, in the workplace and in society, where we are constantly reminded that there is something wrong with us." (Cooper 1997, S. 36)

Häufig wird auch die Homosexuellenbewegung als Vorbild für die Dickenbewegung genannt. Einige Parallelen sind tatsächlich offensichtlich. So wird Homosexualität bis heute in vielen Ländern nicht nur strafrechtlich verfolgt, sondern auch massiv pathologisiert. Auch in den USA galt Homosexualität noch bis in die 1970er Jahre als psychologische Störung. Die WHO hat Homosexualität sogar erst 1992 aus ihrer Liste klassifizierter Krankheiten und Störungen gestrichen. Homosexualität gilt vielen bis heute als unnatürlich, weil sich homosexuelle Paare nicht fortpflanzen können. Entsprechend wird Homosexualität, ganz ähnlich wie Dickleibigkeit, als biologisch dysfunktional und somit als krank betrachtet. Auch die Frage, inwieweit Homosexualität erblich sei, wurde und wird kontrovers diskutiert. Häufig waren es, etwa in Person des US-Amerikanischen Genetikers Davenport, dieselben Wissenschaftlerinnen und Wissenschaftler, die die Vererbbarkeit von Homosexualität und Dickleibigkeit gleichermaßen zu beweisen suchten (LeBesco 2009). Dass aus ihrer angeblichen Widernatürlichkeit ein moralisches Unwerturteil abgeleitet wird, auch dieses Schicksal teilen Dickleibigkeit und gleichgeschlechtliche Liebe. Und auch wenn Homosexualität heute in weiten Teilen der Welt offiziell nicht länger als Verbrechen oder psychische Störung gilt, so wird sie doch noch immer behandelt. In den USA und zunehmend auch in Deutschland bemühen sich meist (frei-)kirchlich organisierte „gay converter" Schwule und Lesben von ihrer „Obsession zu heilen".

Anders als die Behandlung von Dickleibigkeit aber wird die Behandlung von Homosexualität heute durch Fachorganisationen wie der American Psychological Association (APA), deren Mitglieder vor vierzig Jahren selbst noch Homosexuelle wegen ihrer angeblichen psychischen Störung behandelt haben, massiv kritisiert. So werden in einer Broschüre der Just Facts Coalition, die von APA ins Leben gerufen wurde, um der allgegenwärtigen Homophobie an Schulen sowie den in den USA immer noch weit verbreiteten Bestrebungen, Homosexualität zu „heilen", etwas entgegenzusetzen, folgende Argumente für die Akzeptanz von Homosexualität angeführt:

> "Like most heterosexual youths, most lesbian, gay, and bisexual youths are healthy individuals who have significant attachments to and make contributions to their families, peers, schools, and religious institutions. However, lesbian, gay, and bisexual youth must also cope with the prejudice, discrimination, and violence in society and, in some cases, in their own families, schools, and communities. Such marginalization negatively affects the health, mental health, and education of those lesbian, gay, and bisexual young people who experience it. For example, in one study, these students were more likely than heterosexual students to report missing school due to fear, being threatened by other students, and having their property damaged at school. The promotion in schools of efforts to change sexual orientation by therapy or through religious ministries seems likely to exacerbate the risk of harassment, harm, and fear for these youth." (Just the Facts Coalition 2008, S. 3)

Und so klingt dieser Text, wenn die Adjektive „heterosexual" durch „thin" und die Adjektive „lesbian", „gay", „homosexual" und „bisexual" durch „fat" ersetzt werden?

> "Like most ***thin*** youths, most ***fat*** youths are healthy individuals who have significant attachments to and make contributions to their families, peers, schools, and religious institutions. However, ***fat*** youth must also cope with the prejudice, discrimination, and violence in society and, in some cases, in their own families, schools, and communities. Such marginalization negatively affects the health, mental health, and education of those ***fat*** young people who experience it. For example, in one study, ***fat*** students were more likely than ***thin*** students to report missing school due to fear, being threatened by other students, and having their property damaged at school. The promotion in schools of efforts to change ***their bodies*** by therapy or through religious ministries seems likely to exacerbate the risk of harassment, harm, and fear for these youth."

3.3.7 Fat Rights

Ist es tatsächlich so ein unwahrscheinliches Szenario, dass medizinische und psychologische Fachgesellschaften in Zukunft dicke Kinder vor Diskriminierung in Schutz nehmen und vor bestenfalls nutzlosen, schlimmstenfalls schädlichen Therapien warnen werden?

Um sich gegen Gewichtsdiskriminierung, etwa in der Arbeitswelt, zur Wehr zu setzen, können die Betroffenen heute schon mit der „Logik des funktionalen Individualismus" (Kirkland) vor Gericht argumentieren. Mit der „Logik des funktionalen Individualismus" ist gemeint, dass eine Person nicht aufgrund ihrer Fähigkeiten abgelehnt wird, sondern aufgrund ästhetischer Präferenzen oder unterstellter Beeinträchtigungen. Entweder argumentieren die Kläger, sie seien nur deswegen abgelehnt oder entlassen worden, weil sie nicht den ästhetischen Empfindungen des Arbeitgebers entsprochen hätten, obwohl sie über die für diese Arbeit notwendigen Qualifikationen verfügen (Kirkland 2008, S. 7); oder die Betroffenen argumentieren, sie seien nur aufgrund einer unterstellten Beeinträchtigung abgelehnt worden, in Wahrheit aber seien sie in der Lage, den Job ebenso gut auszuführen wie eine schlanke Person (Kirkland 2008, S. 126).

Mit ganz ähnlichen Argumenten wird in Deutschland derzeit sehr erfolgreich vor Gericht gegen die Nichtverbeamtung dicker Amtsanwärter und Amtsanwärterinnen argumentiert. Bislang war es in vielen Bundesländern Praxis, Menschen mit einem BMI größer 30 nicht zu verbeamten – und das nicht nur in Berufen, die besondere Ansprüche an die körperliche Fitness stellen. Als Begründung galten die höhere Krankheitsanfälligkeit dicker Beamter und die damit einhergehenden Kosten für Arbeitsausfall und Frühinvalidität. Mit Hilfe eines Artikels in der Zeitschrift für Beamtenrecht, der mit Bezug auf epidemiologische Studien zeigen konnte, wie widersprüchlich die Datenlage bezüglich gesundheitlicher Risiken für Menschen mit einem BMI größer 30 tatsächlich ist, und wie gering dementsprechend ihr individuelles Risiko ausfällt, vor der Pensionierung berufsunfähig zu werden, konnten in Folge einer Reihe von erfolgreichen Gerichtsverfahren zahlreiche Amtsanwärterinnen und Amtsanwärter mit einem BMI größer 30 in Deutschland verbeamtet werden (Hillebrecht 2011; von Liebenstein 2012).

Die „Logik des funktionalen Individualismus" stößt allerdings dort an ihre Grenzen, wo tatsächlich reale Einschränkungen bestehen, die die Betroffenen daran hindern, einen Beruf auszuüben oder eine Dienstleitung wahrzunehmen. Die Sozialwissenschaftlerin Anna Kirkland nennt das Beispiel einer Busfahrerin, die aufgrund ihres Körperumfangs den Schulbus nicht steuern konnte und deshalb trotz bestehender Fahrerlaubnis abgelehnt wurde. Dieser Frau sei durch die „Logik des funktionalen Individualismus" vor Gericht nicht zu helfen, argumentiert Kirkland. Und tatsächlich haben insbesondere sehr dicke Menschen in vielen Bereichen Bedürfnisse, die denen körperlich behinderter Menschen ähneln. Sie können sich häufig nur eingeschränkt bewegen und sind auf fahrbare Untersätze angewiesen, bei sitzender Tätigkeit benötigen sie spezielles Mobiliar und auch die sanitären Einrichtungen müssen an ihre Bedürfnisse angepasst werden, andernfalls können sie eine Arbeitsstelle trotz vorhandener formaler Qualifikationen nicht annehmen. Die Argumentation des funktionalen Individualismus nützt diesen Menschen nichts.[83]

83 Im Juni 2014 wurde in der deutschen Öffentlichkeit ein besonders offensichtlicher Fall von Gewichtsdiskriminierung diskutiert. Eine Frau hatte sich um die Stelle der Ge-

In der Gesetzgebung und der akademischen Beschäftigung mit dem Thema Behinderung hat sich in den vergangenen Jahren ein soziales Modell von Behinderung durchgesetzt. Es beinhaltet die Abkehr von einem defizitären medizinisch-funktionalen Blick auf Behinderungen. Nicht länger die betroffene Person gilt als behindert: die gesellschaftliche Umwelt behindert sie. Die Bringschuld liegt damit bei der Gesellschaft, die aufgefordert ist, die Umwelt so zu gestalten, dass alle Menschen an ihr teilhaben können und niemand mehr behindert wird. Dieses, von Kirkland als „blame-shifting logic" bezeichnete Prinzip der Umkehrung der Bringschuld, soll die Teilhabe aller Menschen am gesellschaftlichen Leben trotz funktionaler Unterschiede garantieren.

> "Once we decide that people with disabilities deserve integration into the community as full citizens, then we must move from measuring functional individualism according to the norm for non-disabled functioning into accommodating people with disabilities. (…). It is not that persons with disabilities do not fit the workplace and must be either cured or made objects of social welfare; the workplace does not fit persons with disabilities, and therefore must be altered. This understanding of disability rights is what advocates and disability study scholars call the social model of disability, in which the built environment and social norms are the focus of the change, not the supposed diseased or dysfunctional body." (Kirkland 2008, S. 127)

Das Prinzip der „Umkehrung der Bringschuld" hat ebenfalls vielen dicken Menschen in den USA dabei geholfen, ihre Interessen vor Gericht durchzusetzen. Es hat allerdings einen entscheidenden Nachteil: Um mit Hilfe der „blame-shifting logic" vor Gericht Erfolg zu haben, muss eine medizinische Ursache für das Körpergewicht vorliegen. Das Körpergewicht muss also von medizinisch und/oder psychologisch geschulten Sachverständigen als unverschuldet und irrever-

---

schäftsführung des Borreliose und FSME Bund Deutschlands beworben und war trotz fachlicher Eignung aufgrund ihres Körpergewichts abgelehnt worden. Sie bekam die Begründung per mail mitgeteilt. Darin hieß es unter anderem, dass sie „im jetzigen Zustand so natürlich kein vorzeigbares Beispiel" sei. Die Frau klagte auf Basis des Allgemeinen Gleichstellungsgesetzes AGG auf Schadensersatz. Doch die Klage wurde mit der Begründung zurückgewiesen, dass das AGG lediglich Diskriminierung aufgrund des Geschlechts, der Religion bzw. der Weltanschauung, der ethnischen Herkunft bzw. der „Rassenzugehörigkeit", der sexuellen Identität, des Alters und der Behinderung umfasse. Da die Frau aber nicht so dick sei, dass sie als behindert gelten könne und deshalb auch letztlich nicht klar sei, ob sie nur wegen ihres Gewichts abgelehnt wurde, habe sie auch keinen Anspruch auf Schutz durch das AGG entschied das Arbeitsgericht Darmstadt. vgl. https://www.gewichtsdiskriminierung.de/2014-06-13/abgelehnt-wegen-kleidergroesse-42/ – Letzter Zugriff 18.07.2014 sibel klassifiziert werden, andernfalls bleibt der Anspruch auf gesellschaftliche Teilhabe uneingelöst.

Die Anti-Diskriminierungsbestimmungen in der Stadt San Francisco verbinden die Logik des funktionalen Individualismus mit dem Prinzip der „Umkehrung der Bringschuld". Dicke Menschen werden nicht nur davor geschützt, aufgrund von ästhetischen Präferenzen oder unterstellten Beeinträchtigungen bei der Vergabe von Arbeits- und Ausbildungsplätzen oder Wohnungen und Häusern benachteiligt zu werden, sondern es wird auch dafür Sorge getragen, dass unabhängig von der Frage warum jemand dick ist, die Infrastruktur an die Bedürfnisse dicker Menschen angepasst werden muss (Rothblum und Solovay 2009b, S. 343ff.).

3.3.8 Zusammenfassung der Gegendeutungen zur Problemwahrnehmung „Adipositas-Epidemie"

Die hier vorgestellten Gegendeutungen „Adipositas als individuelles Problem", „Anti-Diät-Bewegung" und „Fat Acceptance" teilen die Ablehnung der zentralen Behauptungen des „Adipositas-Epidemie"-Narrativs. Sie alle gehen davon aus, dass die Gefahren der „Adipositas-Epidemie" übertrieben sind, und dass die kollektive Gewichtszunahme nicht vorrangig durch falsches Essverhalten verursacht ist. Davon abgesehen unterscheiden sich die Gegendeutungen in ihrer Ursachenanalyse, in ihren Lösungsstrategien und in ihren dominierenden Akteurstypen aber erheblich.

Die Problemwahrnehmung „Adipositas als individuelles Problem" kümmert sich nicht um die Betroffenen und schützt vor allem die Lebensmittelindustrie, die in den unterschiedlichen Spielarten des Mainstreamdiskurses meist als hauptverantwortlich für die „Adipositas-Epidemie" gebrandmarkt wird. Ihre Akteure zählen zur Gruppe der Advokaten, denen es aus finanziellen oder ideologischen Gründen um die Verteidigung der Interessen des freien Unternehmertums zu tun ist. Zwar sind die Anhängerinnen und Anhänger der Problemwahrnehmung „Adipositas als individuelles Problem" der Ansicht, dass die Gefahren eines erhöhten Körpergewichts durch den Mainstream übertrieben werden, gleichzeitig legen sie aber sehr wohl Wert auf die Feststellung, dass aus extremer Dickleibigkeit tatsächlich gesundheitliche Gefahren resultieren können. Nur hätte dies eben nichts mit den Produkten der Lebensmittelindustrie zu tun, sondern allenfalls mit dem Verhalten der Betroffenen. Grundsätzlich halten die Akteure dieser Problemwahrnehmung an der Energiebilanzthese fest, auch wenn sie erst ab deutlich höheren BMI-Werten als der medizinische Mainstream zur Gewichtabnahme raten.

Die Anti-Diät-Bewegung lehnt hingegen die Energiebilanztheorie ab und vertritt alternative Ätiologiemodelle wie die Set-Point-Theorie und genetische Ursachen als Erklärung für ein überdurchschnittliches Körpergewicht. Vor allem zweifeln ihre Akteure die gängigen Therapien an. Sie sehen in Diäten, dem allgegenwärtigen Schlankheitswahn und daraus resultierenden Essstörungen das weitaus größere Gesundheitsproblem. Statt für Gewichtsabnahme plädieren sie für eine ausgewogene intuitive Ernährung und Spaß an körperlicher Bewegung.

Anders als die Anti-Diät-Bewegung knüpft Fat Acceptance an die Bürgerrechtsbewegung der späten 1960er Jahre an. Ihr Fokus liegt daher weniger auf einer fachlichen Auseinandersetzung mit den von der Psychologie und der Medizin bereitgestellten Ätiologiemodellen, als auf einer Kritik an der gesellschaftlichen Stigmatisierung dicker Menschen. Dort, wo sich Fat Acceptance aber zu sehr auf medizinische und psychologische Fachkonjunkturen verlässt, die häufig kurzlebig und zudem widersprüchlich interpretierbar sind, besteht die Gefahr, als bloßes Anhängsel der jeweiligen Fachrichtung wahrgenommen zu werden. Der Gesundheitsdiskurs kann zur Falle werden. Aus der gesundheitlichen Optimierungslogik gibt es dann womöglich kein Entrinnen mehr. Langfristig muss es der Fat-Acceptance-Bewegung daher gelingen, sich von der Engführung des Diskurses um das Körpergewicht auf Gesundheit zu emanzipieren. Denn die Frage, ob dicke Menschen vor Diskriminierung geschützt und von ungewollten Körpermodulationen bewahrt werden sollten, ist letztlich keine der besseren Zahlen, der besseren Statistik oder der neuesten Erkenntnisse aus der Genetik, sondern eine Frage des Zugangs zu Bürgerrechten und gesellschaftlicher Teilhabe.

Mit Fat Studies etabliert sich seit einigen Jahren in den USA und Großbritannien eine akademische Beschäftigung mit Fragen der Wahrnehmung und des Umgangs mit dicken Menschen – unabhängig von medizinischen und psychologischen Fragen nach Ursachen und Folgen eines erhöhten Körpergewichts (Rothblum und Solovay 2009b; Tomrley und Naylor 2009).[84] Fat Studies untersuchen die gesellschaftliche Wahrnehmung und Behandlung dicker Körper mit dem Ziel, die vorherrschenden Deutungsmuster und Behandlungsweisen von Dickleibigkeit in Frage zu stellen und die Gleichberechtigung dicker Körper als Teil der gesellschaftlichen Diversität zu erreichen. Fat Studies knüpfen an die Erfahrungen anderer gesellschaftlich marginalisierter Gruppen an, die sich gegen ihre Diskriminierung, Pathologisierung und Kriminalisierung zur Wehr gesetzt

84 Seit 2012 gibt es mit dem Fat Studies Journal eine wissenschaftliche Fachzeitschrift, die sich kritisch mit der gesellschaftlichen Wahrnehmung von Körperfett auseinandersetzt.

haben und die diese Auseinandersetzung erfolgreich auch auf dem Feld der Sozialwissenschaften geführt haben. Viele dieser Disziplinen, die ursprünglich einmal aus Sozialen Bewegungen hervorgegangen sind, sind heute fester Bestandteil des akademischen Fächerkanons. Vorbilder sind unter anderem die Disability, die Gender und die Queer Studies. Fat Studies verstehen sich als Teil dieser Tradition.

4 Staatliche Interventionen gegen die „Adipositas-Epidemie"

Die „Adipositas-Epidemie" ist innerhalb weniger Jahre von einem medizinischen Spezialdiskurs zu einem anerkannten sozialen Problem aufgestiegen. Die Erfolgsbedingungen der Problemkarriere der „Adipositas-Epidemie" basieren dabei zum einen auf der langen Tradition der gesellschaftlichen Problematisierung von Dickleibigkeit. Zum anderen beruhen sie auf einer finanziellen, berufsständischen und weltanschaulichen Interessenskoalition relevanter gesellschaftlicher Akteure.

Aus dem von Experten und Expertinnen formulierten Problemmuster ist auf diese Weise eine öffentlich bekannte Problemwahrnehmung geworden, die so erfolgreich war, dass sie durch staatliche Instanzen aufgegriffen und – jedenfalls in Ansätzen – institutionalisiert wurde. Maßgeblich für diese ersten Ansätze einer Institutionalisierung sind die Nationalen Aktionspläne, die gegen die „Adipositas-Epidemie" formuliert wurden. Diese Nationalen Aktionspläne sollen im Folgenden als „Programme des Regierens" gelesen werden, „die Probleme definieren", indem sie sie in „einer bestimmten Weise rahmen und Wege zu ihrer Lösung vorschlagen" (Bröckling/Krasmann/Lemke 2004, S. 12):

> „Programme formen die Realität, indem sie Diagnosen stellen und Therapien empfehlen. Sie prägen Wahrnehmungs-, Beurteilungs- und Handlungsweisen, indem sie Ziele anvisieren und Verfahren bereitstellen, um diese zu erreichen oder ihnen zumindest näher zu kommen. Sie rufen Menschen an, sich als Subjekte zu begreifen und sich in spezifischer Weise – kreativ und klug, unternehmerisch und vorausschauend, sich selbst optimierend und verwirklichend usw. – zu verhalten, und fördern so bestimmte Selbstbilder und Modi der ‚inneren Führung'." (Bröckling et al. 2004, S. 12)

Das folgende Kapitel beschäftigt sich mit der Frage, in welcher Weise die einmal erfolgreich etablierte Problemwahrnehmung „Adipositas-Epidemie" politisch bearbeitet wurde und wird. Dabei wird zunächst darauf eingegangen, was von der komplexen medizinisch-psychologischen Problemanalyse sowie von den Alternativdeutungen und den Gegendeutungen in den Nationalen Aktionsplänen noch zu finden ist. Im weiteren Verlauf der Untersuchung der politischen Bearbeitung der „Adipositas-Epidemie" soll nach Antworten auf die folgenden Fragen gesucht werden: Welche Rolle spielt der gesellschaftspolitische Resonanzboden, auf den das „Adipositas-Epidemie"-Narrativ fallen musste, damit das Problem in dieser spezifischen, noch vorzustellenden Art und Weise bearbeitet werden kann? Welche Rolle spielt hierfür der Bedeutungszuwachs, der Gesundheit als Wert in der Gesellschaft zugesprochen wird? Welche Rolle spielt dabei die Selbstwahrnehmung von Public Health und zwar sowohl in ihrer wissenschaftlichen als auch in ihrer politischen Dimension? Welche Rolle spielen politische Konjunkturen wie die Debatte um die Aufgaben des Sozialstaates im 21. Jahrhundert? Mit welchen Methoden versuchen die Regierungsprogramme das Verhalten der Bürgerinnen und Bürger auf einem Feld von Möglichkeiten dahingehend zu beeinflussen, dass sie die gesundheitspolitischen Imperative mit Bezug auf Essverhalten, Bewegungsverhalten und Körpergewicht erfüllen können und wollen? Und wie verhalten sich die Vorschläge in den Regierungsprogrammen zu den realpolitisch umgesetzten Interventionen?

4.1 Analyse der Nationalen Aktionspläne

Näher betrachtet wird im Folgenden die Entwicklung in Deutschland, den USA und Großbritannien sowie auf Ebene der Europäischen Union. Grundlage hierfür sind Regierungserklärungen, Parlamentsberichte und Nationale Aktionspläne.

Das erste dieser Regierungsdokumente war der im April 2004 veröffentlichte „Obesity Report" des britischen Unterhauses (House of Commons Health Committee 2004). Im Juni 2004 wurde dann auch in Deutschland die Regierungserklärung „Eine Ernährungsbewegung für Deutschland" der damaligen Verbraucherschutzministerin Renate Künast vor dem Bundestag präsentiert (Deutscher Bundestag 2004). Dies geschah zeitgleich mit der Veröffentlichung des Buchs „Die Dickmacher", mit dem Künast die Möglichkeit nutzte, ihre Positionen noch einmal ausführlich einer breiten Öffentlichkeit vorzustellen (Künast 2004).

2007, zwei Jahre nach dem Regierungswechsel in Deutschland von der rotgrünen zur schwarz-roten Koalition, veröffentlichte der damalige Verbraucherschutzminister Horst Seehofer das Eckpunktepapier „Gesunde Ernährung und

Bewegung – Schlüssel für mehr Lebensqualität"; auch um im Kontext der EU-Ratspräsidentschaft Deutschlands ein Zeichen der Handlungsbereitschaft zu setzen (Seehofer 2007). Ebenfalls im Jahr 2007 verfasste die Europäische Kommission das Weißbuch „Ernährung. Übergewicht und Adipositas", das Empfehlungen an die Mitgliedsstaaten und die europäische Exekutive zur Bekämpfung der „Adipositas-Epidemie" enthielt (Europäische Kommission 2007). Zurückzuführen ist diese Initiative zu großen Teilen auf den Einsatz des damaligen irischen EU-Verbraucherschutz- und Gesundheitskommissars David Byrne, der sich 2003 als erster hochrangiger Vertreter auf EU-Ebene explizit zu den Gefahren der „Adipositas-Epidemie" in Europa äußerte (Byrne 2003). Ein Jahr später folgte ein Entschließungsantrag des Europäischen Parlaments (Europäisches Parlament 2008), der die im EU-Weißbuch anvisierten Maßnahmen konkretisierte.

Nationale Aktionspläne zur Bekämpfung der „Adipositas-Epidemie" wurden in Großbritannien und Deutschland erst im Jahr 2008 formuliert. In Großbritannien wurde Anfang 2008 der Aktionsplan „Healthy Weight, Healthy Lives" veröffentlicht (Department of Health 2008). Ebenfalls 2008 wurde in Deutschland der Nationale Aktionsplan IN FORM der Öffentlichkeit vorgestellt (BMELV und BG 2008). Im Jahr 2011 präsentierte die zwei Jahre zuvor neu gewählte konservativ-liberaldemokratische britische Regierung den Nachfolgebericht von „Healthy Weight, Healthy Lives", mit dem Titel „Healthy Lives, Healthy People" (Department of Health 2011). Obwohl das Problemmuster der „Adipositas-Epidemie" in den USA seinen Anfang genommen hat, wurde dort erst 2010 mit dem „Report to the President" der „White House Task Force on Childhood Obesity" ein landesweiter Aktionsplan gegen die „Adipositas-Epidemie" präsentiert (White House Task Force on Childhood Obesity 2010).

4.1.1 Darstellung der Ursachen für die „Adipositas-Epidemie" in den Nationalen Aktionsplänen

In der Darstellung der Ursachen für die „Adipositas-Epidemie" dominiert auch in den Nationalen Aktionsplänen das Energiebilanzmodell mit einem Schwerpunkt auf dem Faktor Ernährung. So wird etwa im Ursachenkonzept des „Obesity Report" der britischen Unterhausabgeordneten von 2004, der als Vorlage für die folgenden Nationalen Aktionspläne in Großbritannien diente, ein Ungleichgewicht in der Energiebilanz für den allgemeinen Gewichtsanstieg verantwortlich gemacht. Dabei überrascht der Report zunächst mit der Feststellung, dass der Pro-Kopf-Kalorienverbrauch in Großbritannien seit den 1970er Jahren um 20 Prozent zurückgegangen sei (House of Commons Health Committee 2004, S. 24), (vgl. auch Kapitel 3.2.4). Insgesamt sei der Kalorienverbrauch eines erwachsenen Briten in den letzten Jahrzehnten pro Kopf und Tag durchschnittlich um nicht weniger als 750kcal gesunken (House of Commons Health Committee 2004, S. 24). Zur gleichen Zeit sei aber der Energieverbrauch durch körperliche Bewegung um 800kcal zurückgegangen. Allein dem kleinen Plus von 50kcal in der täglichen Energiebilanz sei der rapide Anstieg des Durchschnittsgewichts in Großbritannien zu verdanken (House of Commons Health Committee 2004, S. 24).

Doch so ganz scheint der Bericht der Parlamentsabgeordneten den im Auftrag der britischen Regierung erhobenen Daten zu den britischen Verzehrgewohnheiten nicht zu trauen. Die Parlamentsabgeordneten unterstellen dem Food Survey von 2003-2004 (Department for Environment Food and Rural Affairs 2005) eine Unterschätzung des Kalorienverbrauchs durch die Befragten – freilich ohne dafür konkrete Indizien nennen zu können. Unklar bleibt außerdem, woher die Parlamentsabgeordneten vom Rückgang der Bewegungsleistung in Höhe von 800kcal täglich erfahren haben.

Ebenfalls bemüht wird im Report die These, dass die „Adipositas-Epidemie" durch süchtigmachende Lebensmittelbestandteile verursacht wurde (House of Commons Health Committee 2004, S. 27). Verschärft wird das Problem dem Report zufolge dadurch, dass hochkalorische Nahrungsmittel deutlich günstiger sind als weniger kalorienhaltige, und dass Familien mit geringem Haushaltseinkommen häufig andere Prioritäten setzen als gesunde Ernährung. Erschwerend hinzu kämen mangelnde Kochkenntnisse sowie der problematische Einfluss der Lebensmittelwerbung.

Auch wenn die positive Energiebilanz als maßgeblicher Grund für die „Adipositas-Epidemie" betrachtet wird, so wird doch im „Obesity Report" des britischen Unterhauses deutlich gemacht, dass diese Faktoren in den größeren Kontext der adipogenen Umwelt eingeordnet werden müssen. Als maßgeblich verantwortlich für diese adipogene Umwelt gelten die Lebensmittelindustrie und mit deutlichem Abstand der Bewegungsmangel. Dem Einfluss von Lebensmitteln und der Lebensmittelindustrie auf die „Adipositas-Epidemie" widmet der Report in seiner Ursachenanalyse insgesamt 17 Seiten. Wesentlich kürzer wird hingegen der Bewegungsrückgang abgehandelt. Nur vier Seiten der Ursachenanalyse werden diesem Faktor gewidmet, obwohl der allgemeine Bewegungsrückgang dem Report zufolge doch einen deutlich größeren Anteil am Entstehen der „Adipositas-Epidemie" haben soll als die Ernährungsweise.

Diese Form der Darstellung wird auch im Britischen Aktionsplan „Healthy Weights, Healthy Lives" wiederholt, der vier Jahre später von der britischen Regierung erstellt wurde. Bereits in der Präambel heißt es dort:

> "At the core of the problem is an imbalance between 'energy in' – what is consumed through eating – and 'energy out' – what is used by the body, including energy used through physical activity." (Department of Health 2008, S. xi)

Auch in „Healthy Weights, Healthy Lives" wird der Energieverausgabung deutlich weniger Raum eingeräumt als der Energieaufnahme. Anders aber als im „Obesity Report" der Parlamentsabgeordneten von 2004 werden in „Healthy Lives, Healthy Weights" alternative Ursachen für die Gewichtszunahme zumindest erwähnt:

> "Genetic, psychological, cultural and behavioural factors all have an important role to play and these are difficult to influence." (Department of Health 2008, S. xi)

Auch der deutsche Aktionsplan IN FORM sieht ein Ungleichgewicht in der Energiebilanz als Hauptursache für die „Adipositas-Epidemie" an. Dabei werden allerdings weniger allgemein die Aufnahme zu vieler Kalorien als eine zu fettreiche und zu süße Ernährung als Gründe für den Gewichtsanstieg genannt. IN FORM hebt zudem die Rolle des Faktors Bewegungsmangel hervor. Hier werden auch zum ersten Mal konkrete Zahlen genannt. Der Aktionsplan gibt an, dass 37 Prozent der Männer und 38 Prozent der Frauen in Deutschland keinerlei Sport treiben (BMELV und BG 2008, S. 13).

BMI-Werte über 25 werden im deutschen Aktionsplan, anders als in seinen britischen und US-Amerikanischen Pendants, nicht pauschal als gesundheitsgefährdend definiert. Erst ab einem BMI von 30 spricht der Nationale Aktionsplan IN FORM von einer generellen gesundheitlichen Gefährdung. Alternativ wird auf den Bauchumfang als geeignetem Instrumentarium zur Diagnose eines krankhaften Übergewichts verwiesen. Allerdings werden zur Diagnose von Übergewicht und Adipositas mit Hilfe des Bauchumfangs die strengen Richtlinien der International Diabetes Federation IDF empfohlen. Nach dieser Maßgabe wäre aber wahrscheinlich ein ähnlich hoher Anteil der deutschen Bevölkerung per Definition zu dick wie bei Verwendung der gängigen BMI-Grenzwerte (BMELV und BG 2008, S. 12).

Ungewöhnlich mit Blick auf die anderen Aktionspläne ist der Verweis auf Essstörungen wie Magersucht und Bulimie, deren Prävalenzen ebenfalls deutlich zugenommen hätten. Allerdings wird kein Zusammenhang zwischen der wissenschaftlichen und politischen Bearbeitung der „Adipositas-Epidemie" und dem gehäuften Auftreten von Essstörungen vermutet. Vielmehr wird das Phänomen mit „Magermodells" in Werbung und Mode in Zusammenhang gebracht. Außerdem wird in IN FORM das Problem der Fehl- und Mangelernährung im Alter erwähnt (BMELV und BG 2008, S. 13). Sowohl die Zunahme von Essstörungen als auch von Fehl- und Mangelernährung im Alter wurden bereits von Renate Künast in ihrer Regierungserklärung inhaltlich eingeführt (Deutscher Bundestag 2004).

David Byrne, von 1999 bis 2004 EU-Kommissar für Gesundheit und Verbraucherschutz, widmete sich als erster explizit der Problematik der „Adipositas-Epidemie" auf der Ebene der Europäischen Union. Byrne teilt in einem Beitrag für die Fachzeitschrift eurohealth aus dem Jahr 2003 die konventionelle Ursachenanalyse, in der die kollektive Gewichtszunahme als Folge einer positiven Energiebilanz betrachtet wird. Neben dem Rückgang der Bewegungsleistung verweist Byrne allerdings weniger auf die Gesamtkalorienzufuhr als auf die Zusammensetzung der Nahrung als Hauptursache der „Adipositas-Epidemie":

> "Europeans are getting fatter, we are eating the wrong mix of foods and we are becoming less physically active." (Byrne 2003, S. 17)

Die Entwicklung in den USA dient Byrne in seinem Bericht nicht nur als Szenario dafür, was in Zukunft auf europäischer Ebene passieren könnte, wenn nicht jetzt entschieden gegengesteuert werde, sondern auch als ein positives Beispiel für entschlossenes Handeln im Kampf gegen die „Adipositas-Epidemie" (Byrne 2003, S. 18).

> "If the significance of obesity and being overweight has not dawned upon many European leaders, it has done so in the US. In June 2002, President Bush, announced the revival of the President's Council on Physical Fitness, and emphasized the importance of 30 minutes of daily physical activity for adults (60 minutes for children), and the value of 'five a day' consumption of fruit and vegetables. Certainly, evidence from the US provides a warning to Europe, not just because of the implication for health and financial costs, but also because of the clear identification of causes." (Byrne 2003, S. 18)

Auch bei den Folgen der „Adipositas-Epidemie" verweist Byrne auf die Situation in den USA. Der Zustand der Volksgesundheit sei in den USA mittlerweile als hochproblematisch zu bezeichnen, führt Byrne aus. Mehr als 60 Millionen US-Amerikaner litten bereits heute unter mindestens einem Risikofaktor für kardiovaskuläre Erkrankungen.

Die Gleichsetzung von „Risikofaktoren für kardiovaskuläre Erkrankungen" mit BMI-Werten größer 25 erfolgt durch den ehemaligen EU-Kommissar für Verbraucherschutz und Gesundheit genauso automatisch und unhinterfragt wie die generelle Gleichsetzung von Gesundheit und Schlankheit. Auch die Zahl der vermeintlichen Todesopfer in Folge der „Adipositas-Epidemie" darf in Byrnes Aufzählung nicht fehlen. Genannt wird die auf eine Studie aus den USA (Allison et al. 1999) zurückgehende Zahl von 300.000 jährlichen Todesfällen (Byrne 2003, S. 18), (vgl. auch Kapitel 3.1.7).

Was die Ermittlung der durch die „Adipositas-Epidemie" vermeintlich verursachten Kosten angeht, sei man, da es für Europa keine belastbaren Zahlen gäbe, auf Schätzungen angewiesen, bedauert Byrne. Geschätzt wird sodann, dass ein Viertel bis die Hälfte der Kosten, die jährlich in der Europäischen Union für die Behandlung von Herzkreislauferkrankungen ausgegeben werden, durch ein zu hohes Körpergewicht verursacht seien. So ermittelt David Byrne jährliche Kosten für die damals 15 Mitgliedsstaaten der Europäischen Union in Höhe von 70 bis 135 Milliarden Euro. Viel mehr als die Ausgaben der Union für Agrarsubventionen, die damals 40 Milliarden Euro betrugen (Byrne 2003, S. 19).

Auch Renate Künast bezieht sich in ihrer Regierungserklärung nicht zuletzt mangels eigener verlässlicher Daten vorrangig auf Zahlen aus den USA. So seien dort die Kosten der „Adipositas-Epidemie" pro Jahr bereits auf 117 Milliarden US-Dollar angestiegen (Deutscher Bundestag 2004, S. 10322). Indirekt rekurriert Künast noch auf eine weitere Studie aus den USA, wenn sie darauf verweist, dass das Übergewicht schon bald das Rauchen als Todesursache Nummer eins ablösen werde (Mokdad et al. 2004). Darüber hinaus stellt sie, ohne Quellenangabe zu nennen, die Behauptung auf, dass auch in Westeuropa die Zahl der übergewichtsbedingten Todesfälle bereits jetzt in einer Größenordnung von 200.000 Menschen pro Jahr liege (Deutscher Bundestag 2004, S. 10322).

Der Entschließungsantrag des Europäischen Parlaments, der als Reaktion auf das Weißbuch der EU-Kommission im Jahr 2008 verabschiedet wurde, setzt neben eher symbolischen Maßnahmen wie dem EU-Schulobstprogramm vor allem darauf, Multiplikatorinnen und Multiplikatoren im Gesundheitssystem für die mit Adipositas einhergehenden Gefahren zu sensibilisieren und dabei besonders Familien mit kleinen Kindern anzusprechen. Gefordert wird unter anderem, Schwangere stärker auf möglicherweise adipositasverursachende Verhaltensweisen hinzuweisen, um so Adipositas schon frühzeitig bei Kleinkindern vorzubeugen. Eine Stilldauer von mindestens sechs Monaten sowie „die Heranführung von Kindern an gesunde Ernährung und die Überwachung der Portionsgrößen" (Europäisches Parlament 2008 Absatz 20), könnten ebenfalls dazu beitragen, dass Kinder nicht dick werden. Gleichzeitig betont der Entschließungsantrag der EU Parlamentarier, dass Stillen nicht das einzige Mittel zur Bekämpfung von Adipositas bei Kindern sei, und dass es sich beim Stillen „um eine Privatangelegenheit der Mütter handelt, und der freie Wille und die freie Wahl der Mütter geachtet werden muss" (Europäisches Parlament 2008 Absatz 20).

Diese Passage fällt auf, weil sie so gar nicht zum üblichen Tenor der Aktionspläne und Entschließungsanträge im Kampf gegen die „Adipositas-Epidemie" passt. Hier sind der Anspruch der Wahlfreiheit und der Schutz der Privatsphäre unabhängig von gesundheitswissenschaftlichen Konjunkturen mehr als reine Lippenbekenntnisse. Offensichtlich sind viele Politikerinnen bei Fragen nach der Stilldauer nicht bereit, die Wahlfreiheit der Frauen auf dem Altar der Volksgesundheit zu opfern. Allerdings bedeutet dies nicht, dass das Körpergewicht und die Essgewohnheiten von denselben Parlamentarierinnen genauso als Teil der Privatsphäre respektiert werden.

In Europa wird die USA sowohl als Negativfolie dafür, was passieren könnte, wenn nicht endlich entschieden gehandelt werde, als auch dafür, wie ernsthafte Anstrengungen zur Bekämpfung des Problems aussehen könnten, als Paradebeispiel genannt. Umso mehr verwundert es aus europäischer Sicht, dass die USA ihren ersten Nationalen Aktionsplan gegen die „Adipositas-Epidemie" erst im Mai 2010 veröffentlicht haben.[85]

Auch der US-Amerikanische Aktionsplan identifiziert zunächst die bekannten populären Ursachen als Auslöser der „Adipositas-Epidemie". So beginnt der Report mit der Feststellung, dass sich das Essverhalten in den USA in den vergangenen dreißig Jahren (also seit Beginn der kollektiven Gewichtszunahme um 1980) nachhaltig verändert habe. Insbesondere der Konsum von Fastfood, Fertiggerichten und Softdrinks habe in diesem Zeitraum dramatisch zugenommen.

Das Ursachenkonzept des US-Amerikanischen Aktionsplans ist aber insgesamt sehr viel weiter gefasst als in den europäischen Aktionsplänen, was nicht zuletzt daran liegt, dass der US-Amerikanische Aktionsplan viel ausführlicher ist und sich stärker um eine wissenschaftlich ausgewogene Darstellung bemüht als seine europäischen Pendants. Außerdem ist der US-Amerikanische Aktionsplan, anders als seine europäischen Vorgänger, allein auf die Verhinderung einer Gewichtszunahme bei Kindern ausgelegt. Zunächst werden folgerichtig Risikofaktoren in der Schwangerschaft analysiert. An erster Stelle nennt der Report hier das Tabakrauchen der Mutter während und nach der Schwangerschaft als Risikofaktor für eine späteres Übergewicht der Kinder (White House Task Force on Childhood Obesity 2010, S. 6). Auch das Vorhandensein einer starken genetischen Komponente für die spätere Entwicklung des Körpergewichts des Kindes wird erwähnt, allerdings nicht ohne den Hinweis darauf zu geben, dass die Gene allenfalls Erklärungen für die individuelle Prädisposition für eine überdurchschnittliche Ge-

85 Zwar hat die Problemwahrnehmung der „Adipositas-Epidemie" in den USA ihren Anfang genommen. Allerdings dauerte es aufgrund der dezentralen politischen Struktur des Landes aber auch aufgrund der großen Widerstände in der von 2000 bis 2008 regierenden Republikanischen Partei, die die „Adipositas-Epidemie" vorrangig als individuelles Problem diskursiv rahmte, wesentlich länger als in Europa, bis sich die Zentralregierung in Washington der Thematik annahm.

wichtszunahme liefern könnten, keinesfalls aber eine Erklärung für den schnellen Anstieg des Durchschnittsgewichts in den vergangenen Jahrzehnten (White House Task Force on Childhood Obesity 2010, S. 7). Besondere Bedeutung für die Prävention einer überdurchschnittlichen Gewichtzunahme wird der Stilldauer beigemessen. Diese soll nach Möglichkeit neun Monate betragen, mindestens aber ein halbes Jahr (White House Task Force on Childhood Obesity 2010, S. 13ff.).

Neben der Prävention der kindlichen Adipositas in der Schwangerschafts- und Säuglingsphase wird im US-Amerikanischen Aktionsplan der Einfluss der adipogenen Umwelt auf das kindliche Gewicht analysiert. Besonders hervorgehoben werden der Konsum von Fastfood und Softdrinks sowie der Rückgang der Bewegungsleistung bei Kindern und Jugendlichen. Eine weitere Ursache, die der US-Amerikanische „Report to the President" anspricht, ist die Zeitspanne, die kleine Kinder vor dem Bildschirm (Fernsehen und Computerspiele) verbringen und die, neben mangelndem Schulsport, mangelnder Infrastruktur an sicheren Parks, Straßen und Spielplätzen, als Hauptgrund für den Rückgang der durchschnittlichen Bewegungsleistung von Kindern vermutet wird.

Insgesamt fallen die Ursachen, die im US-Amerikanischen Aktionsplan für eine Gewichtszunahme diskutiert werden, in drei Kategorien: Materielle Anreize wie etwa die Preisstruktur von Lebensmitteln, soziale Normen in der Familie und im Freundeskreis, die sich auf die Bereitschaft zur Verhaltensänderung auswirken sowie fehlende infrastrukturelle Voraussetzungen zur effektiven Bekämpfung der „Adipositas-Epidemie", wozu der Report die „food infrastructure" mit ihren „food deserts" ebenso zählt wie die „built environment" mit ihren „playground deserts", die es beide gleichermaßen zu beseitigen gelte (White House Task Force on Childhood Obesity 2010, S. 8).

Überraschenderweise zählt der Bericht zu den Ursachen der infantilen Adipositas aber auch die Belastung mit Chemikalien (White House Task Force on Childhood Obesity 2010, S. 17).[86] Bis hier Sicherheit über die tatsächlichen Ursache-Wirkungszusammenhänge hergestellt sei und daraus entsprechende Empfehlungen abgeleitet werden könnten, müsse aber zunächst einmal weiter geforscht werden (White House Task Force on Childhood Obesity 2010, S. 17).

86 "In addition to fetal 'over-nutrition', it is possible that developmental exposure to endocrine disrupting chemicals (EDCs) or other chemicals plays a role in the development of diabetes and childhood obesity. Some scientists have coined the term 'obesogens' for chemicals that they believe may promote weight gain and obesity. Such chemicals may promote obesity by increasing the number of fat cells, changing the amount of calories burned at rest, altering energy balance and altering the body's mechanism for appetite and satiety. Fetal und infant exposure to such chemicals may result in more weight gain per food consumed and also possibly less weight loss per amount of energy expended." (White House Task Force on Childhood Obesity 2010, S. 27)

Der US-Amerikanische Aktionsplan hebt sich von den europäischen Plänen vor allem durch sein vergleichsweise breit angelegtes Ätiologiekonzept ab. Zwar beruft sich der Aktionsplan bei seiner Ursachenanalyse im Kern ebenfalls auf die Energiebilanztheorie. Allerdings spricht er das Thema Kalorienreduktion kaum an. Der Schwerpunkt liegt viel mehr auf einer Veränderung der nährstofflichen Zusammensetzung der konsumierten Nahrung. Breiten Raum nehmen außerdem die Auswirkungen von Ernährungsarmut auf das Körpergewicht ein (White House Task Force on Childhood Obesity 2010, S. 61ff.).

> "In 2008, approximately 49 million people, including 17 million children, live in households struggling to put enough food on the table. In over 500,000 households, children skipped meals or ate less than needed because of lack of resources. Scholars are increasingly discussing the possible correlation between weight status and food insecurity. (...). This relationship may exist because the low cost of nutrient-poor, energy-dense foods, promotes over-consumption of calories, leading to weight gain. (...). Food insecurity may also lead to various psychological and behavioral changes, such as preoccupation with food, stress, depression, and physical limitations in adults – all of which can lead to an increased risk for obesity." (White House Task Force on Childhood Obesity 2010, S. 61)

In Europa wird der Zusammenhang zwischen sozialer Lage und der Wahrscheinlichkeit für ein erhöhtes Körpergewicht zwar ebenfalls thematisiert, allerdings wird dabei vor allem in Deutschland jeglicher Zusammenhang zwischen einer überdurchschnittlichen Gewichtszunahme und den Folgen von Ernährungsarmut negiert. Offensichtlich darf es so etwas wie Ernährungsarmut dem eigenen Anspruch nach gar nicht geben, selbst dann nicht, wenn Untersuchungen eine deutlich andere Sprache sprechen (vgl. Kersting und Claussen 2007). Ein typisches Beispiel für diese Haltung sind die Ausführungen von Renate Künast zur Frage, inwiefern ein Zusammenhang zwischen Einkommensarmut und BMI besteht. Statt von materiellen Ursachen spricht Künast vom „Zusammenhang von Armut, Herkunft und Bildung und Übergewicht" (Künast 2004, S. 213) und führt aus:

> „Obgleich Übergewicht kein ausschließliches Problem schwacher Schichten ist, haben diese besonders damit zu kämpfen. Denn vom Regelsatz der Sozialhilfe ist eine Ernährung nach den Richtlinien der Deutschen Gesellschaft für Ernährung zwar möglich, erfordert aber Wissen und Konzentration zum Beispiel auf saisonale Produkte, wie diverse Studien Mitte der neunziger Jahre ergaben. Wird ein Großteil des Haushaltsbudgets auch noch für teure Convenience- oder Fast Food Produkte verwendet, sinkt der für gesunde Lebensmittel – besonders für Obst und Gemüse – verfügbare Anteil noch weiter. Es sind hohe Haushaltskompetenzen notwendig, um mit wenig Geld nicht nur viel, sondern auch qualitativ hochwertig einzukaufen." (Künast 2004, S. 213f.)

Das Adjektiv schwach vor dem Nomen Schicht bezieht sich bei Künast eindeutig auf die Intelligenz und Disziplin und nicht auf die materiellen Möglichkeiten, wie sie später in ihrem Buch noch einmal unmissverständlich deutlich macht. Da scheint dann auf einmal selbst der Konsum von Bioprodukten nur mehr eine Frage der Einstellung und keine des Einkommens zu sein.

> „Es sei eine Legende, dass gutes Essen teurer sei, behauptet der Historiker Paul Nolte (…). Das Fertigprodukt für die Mikrowelle, möchte ich hinzufügen, ist ebenfalls nicht billiger als ein selbst gekochtes Essen, mal ganz abgesehen von Kalorien und Nährwert. Dazu passen auch die Erkenntnisse aus der kleinen Welt der Bioläden. Wer dort sein Geld ausgibt, gehört keinesfalls automatisch zu den Besserverdienenden." (Künast 2004, S. 217)

4.1.2 Diskursstrategien in den Nationalen Aktionsplänen

Am Beginn der politischen Auseinandersetzung mit der „Adipositas-Epidemie" in Großbritannien und Deutschland standen 2004 der Parlamentsreport des britischen Unterhauses und die Regierungserklärung „Eine neue Ernährungsbewegung für Deutschland" der damaligen Verbraucherschutzministerin Renate Künast. Die nur um wenige Wochen früher veröffentlichte britische Vorlage beeinflusste die deutsche Regierungserklärung dabei erheblich.

Der Report des britischen Unterhauses beginnt in seiner Einleitung mit einer Aufzählung von insgesamt zehn Absätzen, die Zahlen und Fallbeispiele enthalten, die speziell an die Presse gerichtet sind und zum Ziel haben, die Aufmerksamkeit der Medien auf den Bericht zu lenken. Die auf den ersten Blick recht wahllose Aneinanderreihung enthält viele der von Michael Schetsche identifizierten Diskursstrategien. Daher lohnt es sich, sie genauer zu analysieren.

Im ersten Absatz der Aufzählung fällt die Behauptung, Adipositas sei eine Epidemie, weil sich die Zahl der Betroffenen in den letzten 25 Jahren um fast 400 Prozent erhöht habe. Bald schon werde Adipositas den Tabakkonsum als Gesundheitsrisiko Nummer eins abgelöst haben. Der prognostizierte weitere Anstieg von Adipositas werde das britische Gesundheitssystem daher zukünftig finanziell überfordern (House of Commons Health Committee 2004, S. 7).

Der zweite Absatz beginnt mit einer Aussage von Dr. Sheila McKenzie, einer Beraterin des Royal London Hospitals, das über eine spezielle Abteilung zur Behandlung dickleibiger Kinder verfügt. McKenzie soll den Parlamentsabgeordneten zufolge berichtet haben, dass in ihrer Abteilung erst vor kurzem ein dreijähriges Mädchen aufgrund seines dramatisch erhöhten Körpergewichts verstorben sei. Sie wird mit der Aussage zitiert, die Kinder, die in ihrer Einrichtung behandelt werden, erstickten wortwörtlich an ihrem eigenen Körperfett (House of Commons Health Committee 2004, S. 7).

Der dritte Absatz der Aufzählung beschäftigt sich mit der Beschreibung der Folgen der adipogenen Umwelt. Es wird behauptet, dass die Menschen immer dicker werden und dass sich dieses Muster von Generation zu Generation weiter verstärke. Daran ändere auch die Tatsache wenig, dass Fitnessstudios und Lifestyle-Diäten so beliebt wie nie zuvor seien (House of Commons Health Committee 2004, S. 7).

Der vierte Absatz geht auf die Frage ein, warum bisher so wenig gegen die „Adipositas-Epidemie" unternommen worden sei. Verschiedene Expertinnen und Experten werden zitiert, die als Gründe dafür angeben, das Problem berühre sensible politische Bereiche, die Ursachen seien zu komplex, um einfache Lösungen präsentieren zu können, viele mit Adipositas assoziierte Gesundheitsgefährdungen seien zudem noch nicht bekannt genug: Vor allem aber sei die bis heute dominierende Ansicht, dass ein erhöhtes Körpergewicht vorrangig ein Problem der individuellen Disziplin sei, für die Vernachlässigung der Thematik durch die relevanten gesellschaftlichen Akteure verantwortlich (House of Commons Health Committee 2004, S. 7).

Im fünften Absatz wird behauptet, das Gesundheitssystem kollabiere heute bereits unter dem steigenden Durchschnittsgewicht der Bevölkerung (House of Commons Health Committee 2004, S. 8).

Im sechsten Absatz wird der Fall einer Frau geschildert, der 13.000 Pfund Schmerzensgeld zugesprochen wurden, weil sie während eines Langstreckenflug von einer dicken Mitpassagierin eingequetscht worden sei. Des Weiteren wird in dem Absatz erwähnt, dass Schulkinder einer Studie aus dem nordenglischen Leeds zufolge heute Hosen trügen, die im Durchschnitt zwei Nummern größer ausfielen als noch vor einigen Jahren. Rückversicherungen bestätigten zudem, dass dicke Menschen bald höhere Prämien für private Lebensversicherungen zahlen müssten. Und der US-Amerikanische Trend, Särge und Urnen in Übergröße bereitzuhalten, sei mittlerweile auch in britischen Bestattungsunternehmen weit verbreitet (House of Commons Health Committee 2004, S. 8).

Im siebten Absatz wird noch mal auf die Situation in den USA verwiesen, wo bald schon jedes dritte Kind im Erwachsenenalter Diabetes bekommen werde. Da Trends in den USA denen in Großbritannien erfahrungsgemäß einige Jahre vorangingen, sei eine solche Entwicklung auch im Vereinigten Königreich wahrscheinlich (House of Commons Health Committee 2004, S. 8).

Im achten Absatz nennt der damalige britische Chief Medical Officer Adipositas eine Gesundheitszeitbombe („health time bomb") und die WHO wird mit der Aussage zitiert, dass in Folge der „Adipositas-Epidemie" in den kommenden Jahrzehnten ein weltweiter Rückgang der „gesunden Lebensjahre“ um nicht weniger als ein Drittel zu erwarten sei (House of Commons Health Committee 2004, S. 8).

Der neunte Absatz zitiert wiederum die WHO. Diese spreche mittlerweile von einer globalen „Adipositas-Epidemie“ – kurz Globesity –, die schon bald dazu führen werde, dass Millionen Menschen weltweit unter schweren Gesundheitsstörungen leiden werden (House of Commons Health Committee 2004, S. 8).

Im zehnten Absatz prophezeit der Bericht, dass sich die Bevölkerung an den Anblick von Amputierten (als Folge eines fortgeschrittenen Typ II Diabetes) auf Großbritanniens Straßen gewöhnen müsse. Auch die Anzahl blinder Menschen werde sich aus demselben Grund dramatisch erhöhen. Die Public Health Erfolge im Kampf gegen den Tabak würden durch diese Entwicklung null und nichtig. Damit wachse eine Generation heran, die zum ersten Mal vor ihren Eltern sterben werde (House of Commons Health Committee 2004, S. 9) – gemeint ist damit, dass ihre Lebenserwartung niedriger liegen wird als die der Vorgängergeneration.

Die Einleitung enthält an erster Stelle eine dramatisierende Statistik – der starke Anstieg von Adipositas in der Vergangenheit. Anschließend folgt der Verweis auf die Situation in den USA, die als Blaupause für die zukünftige Entwicklung in Großbritannien gesehen wird. Der Hinweis auf die hohen Prävalenzen von Adipositas und/oder Typ II Diabetes in den USA ist ein Klassiker der europäischen Variante des „Adipositas-Epidemie“-Narrativs, so wie umgekehrt der Verweis auf die kleineren Portionen in Fastfood-Lokalen, Imbissbuden und Restaurants und die insgesamt schlankere Bevölkerung in Europa ein fester Bestandteil der US-Amerikanischen Variante des „Adipositas-Epidemie“-Narrativs ist.

Mit Rekurs auf die WHO wird schließlich im neunten Absatz die globale Gefährdung durch das steigende Durchschnittsgewicht unter dem Stichwort Globesity betont. Damit wird deutlich gemacht, dass es sich bei dem Phänomen um ein weltweites Problem handelt, das keinesfalls ignoriert werden dürfe.

Auf die dramatisierende Statistik folgt schon im zweiten Absatz der Einleitung das Fallbeispiel eines dreijährigen Mädchens, das an den Folgen seines erhöhten Körpergewichts gestorben sein soll: ein extremes Beispiel für die von Schetsche als Moralisieren bezeichnete Diskursstrategie. Hier wird die Idee der „Adipositas-Epidemie“ auch praktisch unterfüttert. Wenn an den unmittelbaren Folgen einer übermäßigen Ansammlung von Körperfett schon kleine Kinder sterben, dann scheint die Bezeichnung „Adipositas-Epidemie“ alles andere als übertrieben.

Nicht ganz so bedrohlich, dafür aber umso stigmatisierender, ist ein anderes Fallbeispiel, das die Einleitung zum Bericht der Parlamentsabgeordneten im sechsten Absatz aufführt. Eine Frau soll auf einem Langstreckenflug in Folge des hohen Körpergewichts ihrer Sitznachbarin schwere Verletzungen erlitten haben und dafür von der Fluggesellschaft finanziell entschädigt worden sein. Dieses

Beispiel zeigt die deviante Seite des „Adipositas-Epidemie"-Narrativs. Hier ist es nicht das unschuldige Kind, das an der mutmaßlichen Vernachlässigung durch die Eltern stirbt: hier wird die dicke Frau zur Täterin. In der Darstellung der Unterhausabgeordneten leidet sie nicht selbst unter den engen Flugsitzen, sondern fügt ihrer unschuldigen, weil schlanken Sitznachbarin schwere Verletzungen zu. Dafür wird diese nicht von der Verursacherin, sondern von der Fluggesellschaft entschädigt. Der Subtext ist deutlich: Die dicke Frau verletzt nicht nur rücksichtslos ihre Nachbarin, sie zwingt auch die unbeteiligte Fluggesellschaft dazu, die schlanke Frau zu entschädigen. Darüber, ob sie selbst verletzt wurde, erfahren wir nichts. Es spielt auch keine Rolle, da sie ja die Verursacherin ist, sich also schlimmstenfalls selbst geschädigt haben könnte. Die Kosten für die medizinische Versorgung der schlanken Frau tragen das Versichertenkollektiv bzw. die Steuerzahler. Die Kosten für ihre Entschädigung trägt die Fluggesellschaft und damit zukünftige Fluggäste. Die Möglichkeit, dass die Sitze im Flugzeug zu eng gewesen sein könnten, und dass daher die Fluggesellschaft in die Verantwortung genommen werden müsse, wird durch die Art und Weise der Fallschilderung ausgeschlossen.

Diese „Anekdote" lässt sich als Alltagsmythos bezeichnen. Fast jeder kennt enge Flugzeugsitze aus eigener Erfahrung und weiß, wie unbequem eine längere Reise im Flugzeug werden kann. In Kombination mit der Abscheu vor der Berührung mit dem Körper(fett) einer fremden Person ergibt sich hier eine äußerst wirksame Negativfolie.

Im Gegensatz dazu dürften die anderen selektiven Fallbeispiele und Alltagsmythen der Einleitung, wie etwa die größeren Hosen der Schulkinder in Leeds oder die höheren Prämien für die Lebensversicherungen für dicke Policeninhaber, durch die Leserinnen und Leser des Parlamentsreports als weniger problematisch aufgefasst werden, da die Dicken davon ja nur selbst betroffen sind. Sie können als Symbole eines kulturellen Verfalls angesehen werden, aber nicht unbedingt als eine Gefahr für die eigene Gesundheit bzw. den eigenen Geldbeutel.

Anders verhält es sich, wenn die Folgen der „Adipositas-Epidemie" für das Gesundheitssystem thematisiert werden. Der vierte, fünfte, achte und zehnte Absatz der Einleitung beinhalten einen Aufruf zum Handeln, um den Kollaps des Gesundheitswesens zu verhindern. Zunächst werden Expertinnen und Experten zitiert, die allesamt darauf hinweisen, dass nicht genug getan werde, um die „Adipositas-Epidemie" zu bekämpfen. Zum Ende wird ein fast schon apokalyptisches Zukunftsszenario gezeichnet, indem nicht nur – wie offensichtlich heute schon – Kleinkinder an den Folgen ihrer Dickleibigkeit sterben werden, sondern immer mehr (dicke) Menschen zu Invaliden werden. Jetzt scheint Nichtstun und das Ignorieren der Entwicklung moralisch noch fragwürdiger, denn wer will schon in einer Welt leben, in der die Straßen von Amputierten bevölkert werden und eine allgemeine Krankenversorgung unbezahlbar wird. Auch die Epidemiemetapher wird durch diese anschauliche Beschreibung weiter unterfüttert. Da der Anblick dicker Menschen allein scheinbar nicht mehr ausreicht, um Handlungsbereitschaft zu provozieren, schürt der Bericht die Ängste und Vorbehalte der Bevölkerung vor Behinderungen, um für die Unterstützung von möglicherweise kontroversen Maßnahmen im Kampf gegen die „Adipositas-Epidemie" zu werben.

In der britischen Tagespresse wurden die Nachrichtensplitter in der Einleitung des „Obesity Reports" dankbar aufgenommen. Besondere Beachtung fand der prominent an zweiter Stelle positionierte Absatz über das dicke Mädchen, das an den Folgen seines Körpergewichts verstorben sein soll. Auch das düstere Zukunftsszenario im letzten Absatz wurde aufgegriffen. Das Beispiel zeigt deutlich, dass es nicht zwangsläufig die Massenmedien bzw. die Boulevardpresse sind, die die ausgewogenen Botschaften von Politikerinnen und Experten verkürzt und sensationslüstern darstellen. Häufig verhält es sich nämlich genau umgekehrt. Die Gruppe der Experten, in diesem Fall die Politikerinnen und Politiker selbst, legen in vermeintlich seriösen Textarten wie Regierungsberichten oder Fachartikeln diskursive Köder aus, um mediale Aufmerksamkeit für ihre Themen zu erlangen. Allerdings scheinen die Parlamentsabgeordneten dabei so schlampig recherchiert zu haben, wie es gemeinhin nur Boulevardzeitungen vorgeworfen wird. Das dicke Mädchen nämlich, das angeblich an seinem eigenen Fett und somit an der mutmaßlichen Überfütterung durch die Eltern gestorben ist, litt in Wahrheit unter einem seltenen Gendefekt, wie die britische Tageszeitung The Guardian wenig später aufdeckte (Schorb 2009, S. 144ff.).

Im April 2004 wurde der „Obesity Report" des britischen Unterhauses der Öffentlichkeit vorgestellt. Im Juni 2004 stellte die damalige Verbraucherschutzministerin im rot-grünen Kabinett, Renate Künast, ihren Regierungsbericht „Eine neue Ernährungsbewegung für Deutschland" vor. Darin nahm sie mehrfach Bezug auf den britischen Parlamentsbericht. So heißt es in ihrer Regierungserklärung gleich zu Beginn:

> „Es gibt noch andere Fakten, die einen beeindrucken können. Eine britische Studie besagt zum Beispiel, dass die heutige junge Generation die erste Generation sein wird, die vor ihren Eltern stirbt. Ein dreijähriges Mädchen erlag einem Herzinfarkt infolge von Übergewicht. Mit ihren drei Jahren wog sie 38 Kilogramm." (Künast zit. nach Deutscher Bundestag 2004, S. 10322)

Auch die Übernahme des Falls in die deutsche Regierungserklärung blieb nicht unwidersprochen (Schorb 2009, S. 146). Die mediale Aufmerksamkeit für ihre Regierungserklärung freilich hatte Künast da schon längst erhalten.

4.1.3 Vergleich der Nationalen Aktionspläne

Den europäischen Aktionsplänen ist deutlich anzumerken, dass sie bei der quantitativen Einschätzung der Problemlage und auch bei der Deutung der Ursachen der Adipostias-Epidemie auf Zahlen und Untersuchungen aus den USA angewiesen sind. Dies macht sich sowohl bei den Zahlen der mutmaßlich durch Adipositas bedingten Todesfälle als auch bei den vermuteten Kosten für das Gesundheitssystem bemerkbar. Hier werden häufig US-Amerikanische Größenordnungen einfach auf andere Länder übertragen.

In allen Aktionsplänen hat das Energiebilanzmodell als Erklärung für die individuelle Gewichtszunahme ein klares Primat. Sowohl bei den Erklärungsansätzen als auch bei den Lösungsvorschlägen dominiert die Energieaufnahme durch Ernährung vor der Energieverausgabung durch Bewegung. Auffallend ist allerdings, dass, mit Ausnahme des durch die konservative Regierung unter David Cameron überarbeiteten britischen Aktionsplans „Healthy Lives, Healthy People" (Department of Health 2011), alle Pläne weniger auf eine Reduktion der Gesamtkalorienzufuhr insistieren, was faktisch einer kollektiven Diät gleichkäme, als vielmehr auf einer Veränderung der Zusammensetzung der Nahrung. Damit spiegeln die Aktionspläne den Paradigmenwechsel in der Medizin wider, die zur dauerhaften Gewichtsabnahme nicht länger Diäten empfiehlt und stattdessen auf eine energiereduzierte Mischkost setzt. Dem folgend wird in den Aktionsplänen neben dem Verweis auf die protektive Wirkung eines erhöhten Obst und Gemüsekonsums vor allem die Schädlichkeit von Fett und Zucker bzw. Softdrinks und Fastfood betont. Ins Visier genommen wird also eine relativ überschaubare Produktpalette von Tiefkühlgerichten, Fastfood-Produkten und gezuckerten Erfrischungsgetränken. In Kombination mit der vor allem in den britischen Aktionsplänen präsenten Suchthypothese ergeben sich hier Anknüpfungspunkte für konkrete Interventionen.

Die Energiebilanztheorie wird in den Aktionsplänen nicht isoliert betrachtet. Alle Nationalen Aktionspläne berufen sich auf die Deutung des kollektiven Gewichtsanstiegs als Folge sich verändernder Umweltbedingungen und stützen damit die Theorie von der adipogenen Umwelt als eigentlicher Ursache der „Adipositas-Epidemie". Darüber hinaus werden aber auch präventive Verhaltensweisen wie Gewichtskontrolle während und nach der Schwangerschaft sowie eine möglichst lange Stilldauer gesondert hervorgehoben.

Von den im dritten Kapitel dargestellten alternativen Problemdeutungen ist, vom gelegentlichen Rekurs auf den Suchtdiskurs einmal abgesehen, nur wenig übrig geblieben. Die Kohlehydratskeptiker, die die Umstellung der Ernährungsempfehlungen von Fett auf Kohlehydrate für die „Adipositas-Epidemie" (mit) verantwortlich machen, finden hingegen überhaupt keine Erwähnung in den Nationalen Aktionsplänen.

Der US-Amerikanische Nationale Aktionsplan stellt in gewisser Hinsicht eine Ausnahme dar, insofern er neben dem Verweis auf mögliche biochemische Ursachen der „Adipositas-Epidemie" dem Faktor Ernährungsarmut und damit sozioökonomischen Faktoren breiten Raum in seinem Ätiologiekonzept einräumt. Nichts zu bemerken ist hingegen in allen untersuchten Aktionsplänen von den Gegendeutungen. Weder die libertäre Betrachtung des Körpergewichts als einem rein individuellem Problem noch die gewichtsakzeptierenden Positionen der Anti-Diät- und der Fat-Acceptance-Bewegung haben in irgendeiner Form Eingang in die Nationalen Aktionspläne gefunden.

Bis hierhin stand die Darstellung der Ursachen und der Folgen der „Adipostias-Epidemie" in den Nationalen Aktionsplänen im Zentrum der Untersuchung. Im weiteren Verlauf der Untersuchung der staatlichen Interventionen gegen die „Adipositas-Epidemie" sollen nun die Lösungsvorschläge im Mittelpunkt stehen.

4.2 Public Health und Healthismus

> *„Der abendländische Mensch lernt allmählich, was es ist, eine lebende Spezies in einer lebenden Welt zu sein, einen Körper zu haben sowie Existenzbedingungen, Lebenserwartungen, eine individuelle und kollektive Gesundheit, die man modifizieren kann, und einen Raum, in dem man sie optimal verteilen kann." (Foucault 1983, S. 137f.)*

Die in den Nationalen Aktionsplänen vorgestellten Lösungsvorschläge lassen sich nicht linear aus den dort favorisierten Ursachenkonzepten ableiten. Schon die selektive Auswahl aus dem reichen wissenschaftlichen Repertoire an möglichen Ursachen der „Adipositas-Epidemie" durch die Autorinnen und Autoren der Nationalen Aktionspläne lässt Rückschlüsse auf deren politische Ideen und Konzepte zu: Werden eher individuell beeinflussbare Ursachen in den Mittelpunkt der Problemanalyse gestellt, die nach einer Politik der Mobilisierung von Eigenverantwortung verlangen, oder liegt der Fokus stärker auf strukturellen Ursachen, die auf Investitionen in die soziale Infrastruktur ausgerichtet sind?

Vielmehr noch als für die Auswahl der Ursachen spielen hegemoniale politisch-ökonomische Konzepte und Rahmenbedingungen für die Analyse der vorgesehenen staatlichen Interventionen im Kampf gegen die „Adipositas-Epidemie“ eine zentrale Rolle. Staatliche Interventionen im Gesundheitsbereich bzw. in gesundheitsrelevante Verhaltensweisen folgen nicht allein medizinischen Wissensbeständen, sie beziehen auch politische und ökonomische Prämissen mit ein. Für die Beantwortung der Frage, mit welchen Methoden die Gesundheit der Bevölkerung bzw. im konkreten Fall das relative Körpergewicht der Bevölkerung beeinflusst werden soll, müssen diese Diskurse daher unbedingt mitberücksichtigt werden.

Public Health in seiner doppelten Bedeutung als anwendungsbezogene Wissenschaftsdisziplin einerseits und gesundheitspolitische Praxis andererseits operiert an der Schnittstelle zwischen medizinischem, ökonomischem und politischem Wissen. Public Health war seit seiner Etablierung Mitte des 19. Jahrhunderts in Großbritannien daran interessiert, die Gesundheit und damit die Produktivität der Bevölkerung zu verbessern. Nicht mehr der individualistische Blick der Medizin, sondern das Wohl der Bevölkerung eines gegebenen Nationalstaats stand von nun im Mittelpunkt des Interesses. Es dominierte die Frage, wie bei möglichst geringem Einsatz ökonomischer Mittel und möglichst geringem Verlust an politischen Freiheitsrechten, die größtmögliche Verbesserung der Bevölkerungsgesundheit und damit auch ihrer Produktivität erreicht werden kann.

Diese neue Perspektive auf die „Herstellung“ einer optimalen Bevölkerungsgesundheit als staatliche Aufgabe, versehen mit der Einschränkung, dass diese Herstellung liberalen, später auch sozialdemokratischen Ansprüchen genügen muss, durchläuft verschiedene Phasen, die schließlich in der gegenwärtigen Theorie und Praxis von Public Health kumulieren.

4.2.1 „New Public Health"

Spätestens seit der zweiten Hälfte des 20. Jahrhunderts haben sich die Herausforderungen der Gesundheitspolitik in der westlichen Welt radikal verändert. Nicht länger Infektionskrankheiten, sondern chronische Zivilisationskrankheiten dominieren seither die Auseinandersetzungen um die Gefährdung der öffentlichen Gesundheit. Chronische Krankheiten werden aber nur in Ausnahmefällen durch Bakterien oder Viren verursacht. Derzeit gelten eine Kombination aus genetischen Faktoren und Umwelteinflüssen als Ursachen für Zivilisationskrankheiten wie Krebs, Herzkreislauferkrankungen oder Diabetes. Doch welche Gene und welche Umweltfaktoren zu welchen Anteilen verantwortlich für die Entstehung dieser Krankheiten sein sollen, bleibt häufig unklar. Während die systematische Erforschung der genetischen und epigenetischen Einflussfaktoren auf Krankheiten erst am Anfang steht, werden die Umweltfaktoren, die insbesondere Herzkreislauferkrankungen mitverursachen, schon sehr viel länger erforscht.

Maßgeblich verantwortlich für die Darstellung der Ursachen dieser Krankheiten waren die Ergebnisse der Framingham-Studie. In der Kleinstadt Framingham im US-Bundesstaat Massachusetts begann Ende der 1940er Jahre die bislang umfangreichste epidemiologische Studie zur Erforschung von Risikofaktoren für Herzkreislauferkrankungen. Im Visier der Epidemiologinnen und Epidemiologen standen dabei zunehmend verhaltensbedingte Risikofaktoren: ab den 1960er Jahren wurden im Rahmen der Framingham-Untersuchung zunächst Tabakkonsum, kurz darauf eine fetthaltige Ernährung, Dickleibigkeit sowie Bewegungsmangel als mögliche Risikofaktoren für Herzkreislauferkrankungen analysiert.

Die Interpretation dieser verhaltensbezogenen Risikofaktoren in den Gesundheitswissenschaften wandelte sich von ihrer Deutung als Folge belastender Lebensumstände und Arbeitsverhältnisse zu einer unmittelbaren Beschäftigung mit diesen als problematisch angesehenen Verhaltensweisen selbst. Bewegungsmangel, Fehlernährung und Tabakkonsum wurden nun weniger als abhängige Variablen, also als Symptome tiefer zugrundeliegender gesellschaftlicher Problemlagen, denn als eigenständige Gesundheitsprobleme und somit als unabhängige Variablen wahrgenommen und bearbeitet. Im Fokus von Sozialpsychologie und Public Health standen damit nicht länger belastende Arbeits- und Lebensverhältnisse, sondern falsche Bewältigungsstrategien. Da die Lebensumstände in der Regel als gegeben und nicht veränderbar vorausgesetzt wurden, beschränkte sich die Intervention von nun an auf das angeleitete Erlernen adäquater, sprich nicht gesundheitsschädlicher Copingstrategien (Kühn 1993; Kühn und Rosenbrock 1994).

Public Health beraubte sich damit selbst weitgehend seines gesellschaftskritischen Potentials: Denn ursprünglich hatte die Gesundheitsbewegung der 1960er und 1970er Jahre noch ganz andere Ziele anvisiert. Von Bedeutung für die neuentstandene Bewegung waren damals vorrangig die negativen Folgen des technischen Fortschritts, wozu u. a. gesundheitliche Auswirkungen des Einsatzes von Pestiziden in der Landwirtschaft, die Folgen der Automobilisierung, Kraftwerksemissionen, Umweltverschmutzungen der chemischen Industrie und der Kernenergie zählten. Sie alle erregten Aufmerksamkeit und provozierten Kritik von Seiten der entstehenden Gesundheitsbewegung. Die Ziele und Vorstellungen dieser Bewegung waren maßgeblich durch den antikapitalistischen Zeitgeist und das ‚Zurück-zur-Natur' der Hippie- und Esoterikbewegung beeinflusst. Auch die zweite Welle der Frauenbewegung erhob Anspruch auf eine selbstbestimmte

Deutung von Kategorien wie Gesundheit und Krankheit. Ihre Anhängerinnen wehrten sich dabei vor allem gegen die Medikalisierung des weiblichen Körpers mit Blick auf Schwangerschaft, Geburt und Menopause (Crawford 2006).

New Public Health wollte der Medikalisierung und der Kolonialisierung der Körper durch den „medizinisch-industriellen Komplex" eine ganzheitliche, solidarische, emanzipative und gleichberechtigte Sichtweise auf Gesundheit entgegensetzen. Zugleich gehörte zur Konzeption von New Public Health eine arbeitnehmerfreundliche Politik der betrieblichen Gesundheitsförderung, die die Interessen der Belegschaft über Profitinteressen stellte und die sich noch nicht dem selbst auferlegten Zwang unterwarf, in Maßnahmen der betrieblichen Gesundheitsförderung nur Win-win Situationen und gemeinsame Interessenlagen von Kapital und Arbeit sehen zu müssen. Parallel zum Protest gegen die autoritären Strukturen an den Universitäten entstand zudem der Wunsch, die Selbstherrlichkeit der „Halbgötter in Weiß" zu erden (Crawford 2006).

Ab den 1980er Jahren orientiert sich die Gesundheitsbewegung dann verstärkt an den Auswirkungen des individuellen Lebensstils, auch wenn Gesundheitsgefährdungen durch Umweltgifte oder Umweltzerstörung nie ganz aus der Debatte verschwanden. Die Angst vor Umweltzerstörungen und die Angst vor lebensstilbezogenen Gesundheitsgefahren ergänzten sich vielmehr wechselseitig, wie der US-Amerikanische Soziologe und Wortschöpfer des Begriffs Healthismus Robert Crawford im Jahr 2006 rückschauend analysierte.

> "The politics of air pollution contributed to the growing anti-smoking sentiment. Medical attention to the prevention of heart disease slowly began to affect diet and exercise, but so did the emerging political controversies over additives and pesticides." (Crawford 2006, S. 408)

Die Forderung der 68er-Bewegung, das vermeintlich private als politisch zu betrachten, wirkte sich auch auf die gesellschaftliche Deutung gesundheitlicher Risiken aus. Die Ablehnung der Medikalisierung führte zu einer verstärkten individuellen Beschäftigung mit der eigenen Gesundheit. Die Frage hieß bald nicht länger: Was können wir gegen die Regierung, die Industrie und den medizinisch-industriellen Komplex unternehmen, um die Gesundheit aller zu verbessern, sondern: was kann ich, was können wir als Gemeinschaft unternehmen, um unsere Gesundheit selbst zu optimieren?

Aus dieser Motivation heraus entstand unter anderem die Bioladenbewegung, die sich bei der Versorgung mit gesunden naturbelassenen Lebensmitteln nicht länger auf die großen Lebensmittelkonzerne verlassen wollte. Hatte die Bioladenbewegung dabei noch einen kollektiven Charakter, wenn in ihr auch überwiegend

Menschen mit ähnlichem soziokulturellen Hintergrund aktiv waren, so blieben die Jogging- und Fitnessbewegung endgültig der individuellen Vorbeugung und Bearbeitung von Gesundheitsrisiken verhaftet.

4.2.2 Gesundheitsförderung und Prävention

New Public Health war angetreten, die Förderung der Gesundheit als emanzipatives Projekt „von unten" zu etablieren. Und in diesem Zusammenhang ist auch der viel zitierte Paradigmenwechsel von der Prävention zur Gesundheitsförderung zu verstehen. Prävention orientierte sich am individualmedizinischen Modell und ist an der vorbeugenden Bekämpfung von Risikofaktoren ausgerichtet. Gesundheitsförderung bezeichnet dagegen ein ressourcenorientiertes Modell, das über die Verhinderung von Krankheiten hinausgeht und eine ganzheitliche Perspektive auf Gesundheit und Krankheit einnimmt. Das mit Abstand wichtigste und meistzitierte Dokument der Gesundheitsförderung ist die Charta der ersten Internationalen Konferenz zur Gesundheitsförderung der WHO von 1986, kurz Ottawa-Charta. Darin ist Gesundheitsförderung wie folgt definiert:

> „Gesundheitsförderung zielt auf einen Prozeß, allen Menschen ein höheres Maß an Selbstbestimmung über ihre Gesundheit zu ermöglichen und sie damit zur Stärkung ihrer Gesundheit zu befähigen. Um ein umfassendes körperliches, seelisches und soziales Wohlbefinden zu erlangen, ist es notwendig, daß sowohl einzelne als auch Gruppen ihre Bedürfnisse befriedigen, ihre Wünsche und Hoffnungen wahrnehmen und verwirklichen sowie ihre Umwelt meistern bzw. sie verändern können. In diesem Sinne ist die Gesundheit als ein wesentlicher Bestandteil des alltäglichen Lebens zu verstehen und nicht als vorrangiges Lebensziel. Gesundheit steht für ein positives Konzept, das in gleicher Weise die Bedeutung sozialer und individueller Ressourcen für die Gesundheit ebenso betont wie die körperlichen Fähigkeiten. Die Verantwortung für Gesundheitsförderung liegt deshalb nicht nur bei dem Gesundheitssektor, sondern bei allen Politikbereichen und zielt über die Entwicklung gesünderer Lebenswelten hinaus auf die Förderung von umfassendem Wohlbefinden." (WHO 1986, S. 96)

Weiter heißt es in der Ottawa-Charta, dass „Frieden, angemessene Wohnbedingungen, Bildung, Ernährung, ein stabiles Öko-System, eine sorgfältige Verwendung vorhandener Naturressourcen, soziale Gerechtigkeit und Chancengleichheit" (WHO 1986, S. 96f.) grundlegende Bedingungen für umfassendes Wohlbefinden seien. Jede Verbesserung des Gesundheitszustandes sei somit zwangsläufig fest an diese Grundvoraussetzungen gebunden.

Trotz des hohen Anspruchs, den die WHO hier formuliert, setzen sich in der Praxis gegenwärtiger Gesundheitsförderung biomedizinische und behavioristische Problemlösungsstrategien durch. Weder die Feststellung, dass Gesundheit

„Frieden, angemessene Wohnbedingungen, Bildung, Ernährung, ein stabiles Öko-System, eine sorgfältige Verwendung vorhandener Naturressourcen, soziale Gerechtigkeit und Chancengleichheit" (WHO 1986, S. 96f.) zur Voraussetzung hat, noch die in der Definition von Gesundheitsförderung durch die WHO angemahnte Selbstbestimmung über Gesundheit wird in der Praxis der Gesundheitsförderung ausreichend berücksichtigt. Strukturelle Einflussfaktoren auf Gesundheit, die den Geist der Ottawa-Charta etwa mit Bezug auf Wohnbedingungen, Bildung, Ernährung und soziale Gerechtigkeit im Wege stehen, werden in der gegenwärtigen Praxis der Gesundheitsförderung meist als gegebene und damit als nicht veränderbare Größen vorausgesetzt. Lösungsstrategien orientieren sich vor allem in der Praxis der Gesundheitspsychologie ganz überwiegend am Erlernen von individuellen Bewältigungsstrategien zum Umgang mit diesen Belastungen (Renneberg und Hammelstein 2006; Zimbardo und Gerrig 2004).

Gesundheit wird außerdem immer noch vorrangig über biomedizinische Parameter definiert, deren vermeintliche Aussagekraft häufig nicht ausreichend evidenzbasiert ist, und die zudem normierend wirken. Wenn Menschen aufgrund dieser Parameter pauschal als krank oder als gesundheitlich gefährdet konstruiert und damit zu potentiellen Kostentreibern im Gesundheitswesen und Minderleistern auf dem Arbeitsmarkt erklärt werden, dann kann von Selbstbestimmung über Gesundheit keine Rede mehr sein. Und auch nicht davon, dass Gesundheit nicht als vorrangiges Lebensziel, sondern als ein wesentlicher Bestandteil des alltäglichen Lebens zu verstehen sei. Entsprechend lassen nicht nur die WHO-Berichte zur „Adipositas-Epidemie" die eigenen Ansprüche an eine partizipative Gesundheitsförderung unberücksichtigt.

Die konkreten Modelle der Gesundheitsförderung sind in ihrer Mehrzahl Produkte der Verhaltenspsychologie. Die meisten dieser Modelle stellen Versuche dar, die Einflussfaktoren auf gesundheitsförderndes Verhalten in mathematische Formeln zu transformieren und so eine den Naturwissenschaften entlehnte Berechenbarkeit zu imitieren (vgl. Lippke und Renneberg 2006b). Alle Modelle sind darauf ausgerichtet, das Verhalten der Individuen in einer vorab festgelegten Weise zu verändern. Das bedeutet: Die Inhalte der zu erzielenden Verhaltensänderung – wie etwa Gewichtsreduktion oder Nikotinentwöhnung – werden mit den Adressantinnen und Adressaten der Maßnahmen nicht verhandelt (Lupton 1995, S. 54ff.).

Zum Einsatz kommen die genannten Modelle nicht nur im engeren Kontext der Gesundheitsförderung, sondern zum Beispiel auch in der Suchttherapie, wo Verhaltensänderung bis heute fast immer Abstinenz bedeutet – insbesondere dann, wenn es sich um illegalisierte Drogen oder Tabak handelt. So heißt es etwa in einem aktuellen deutschsprachigen Sammelband zur Gesundheitspsychologie:

> „Hinsichtlich des Konsums von Tabak und illegalen Drogen wird vollständige Abstinenz als primärpräventive Zielstellung definiert. Bezüglich illegaler Drogen lässt sich diese Zielsetzung mit dem Verweis auf das Betäubungsmittelgesetz begründen. Die in der Suchtprävention gelegentlich alternativ thematisierte Zielsetzung der Risikokompetenz, die von der Tatsache der gelegentlichen Nutzung illegaler Drogen bei den meisten Jugendlichen ausgehend, Kompetenzen im Umgang vermitteln will, wird hingegen abgelehnt. Die Aufgabe einer wissenschaftlichen Anwendungsdisziplin in einer rechtstaatlichen Gesellschaft kann niemals darin bestehen, Kompetenzen in der Realisierung von Verstößen gegen staatliche Verordnungen zu vermitteln" (Roth und Petermann 2006, S. 164f.).

Während also die geforderten Verhaltensänderungen nicht durch die Betroffenen, sondern durch Expertinnen und Experten bzw. im Fall illegalisierter Drogen den Gesetzgeber festgelegt werden, wird bei der Umsetzung der Verhaltensänderung das Umfeld der Individuen miteinbezogen. Von entscheidender Bedeutung für die Erfolgsbedingungen von Modellen der Verhaltensänderungen gelten interne und externe Ressourcen. Interne Ressourcen sind die Ressourcen, die die Person selbst mobilisieren kann. Externe Ressourcen hingegen sind gesellschaftliche Rahmenbedingungen und Einflussfaktoren, die durch die betroffenen Personen gar nicht oder nur eingeschränkt beeinflusst werden können.

Die externen Ressourcen werden in der Regel als unabhängige Variablen und damit als nicht beeinflussbare Größen wahrgenommen. Auch wenn vereinzelt, wie etwa am Beispiel des Rauchens, der positive Einfluss gesellschaftlicher Reglementierungen für die Wahrscheinlichkeit einer erfolgreich umgesetzten Verhaltensänderung betont wird.

> „Neben der Betrachtung des Individuums werden auch die situativen Barrieren und Ressourcen sowie die Umwelt des Individuums mit berücksichtigt. So ist die Einstellung zu einem bestimmten Risikoverhalten wie Nikotinkonsum nicht allein von individuellen Maßstäben abhängig, sondern in hohem Maße durch gesellschaftliche Leitbilder, Normen und Gesetze beeinflusst. Das heißt, es geht nicht nur darum, beim Einzelnen eine Entscheidung zum Nichtrauchen zu unterstützen, sondern auch die Umwelt so zu gestalten, dass es einfacher wird, nicht zu rauchen (z.B. durch Rauchverbote, Preiserhöhungen). Beide Bereiche können stark zusammenwirken. Beispielsweise wird bei einem Rauchverbot in öffentlichen Einrichtungen Person A, die sowieso schon vor hatte, nicht mehr zu rauchen eher zum Ex-Raucher werden als Person B, die noch nicht beabsichtigte mit dem Rauchen aufzuhören." (Lippke und Renneberg 2006a, S. 4f.)

Die internen Ressourcen, die es im Sinne der angestrebten Verhaltensänderung zu mobilisieren gilt, setzen sich zusammen aus dem Wissen um die Gefahren, die bei einer Beibehaltung des gesundheitsschädlichen Verhaltens drohen sowie der Selbstwirksamkeitserwartung. Unter Selbstwirksamkeitserwartung wird die eigene Erwartung verstanden, die angestrebte Verhaltensänderung dauerhaft beibehalten und die versprochenen positiven Folgen der Verhaltensänderung realisieren zu können.

Das Wissen, das Gesundheitspsychologie und Gesundheitsförderung für die gewünschten Verhaltensänderungen mobilisieren, ist aber nicht das Erfahrungswissen der Betroffenen, sondern Expertenwissen. Dieses wissenschaftlich generierte Wissen, im konkreten Fall medizinisch-epidemiologisches Wissen, gilt es in den Konzepten der Gesundheitsförderung nun nur noch in allgemeinverständlicher Weise zu präsentieren. Die Adressantinnen und Adressaten dieses Wissens würden in den Modellen der Gesundheitsförderung wie leere Gefäße behandelt, die nur noch mit den richtigen Überzeugungen und Fähigkeiten gefüllt werden müssten, um ihr Leben endlich richtig leben zu können, kritisiert daher Deborah Lupton in ihrem Buch „The Imperative of Health" (1995, S. 58). Dabei werde prinzipiell davon ausgegangen, dass mehr Wissen für eine erfolgreiche Politik der Gesundheitsförderung von Vorteil ist, obwohl, wie Lupton zurecht betont, ein Mehr an Wissen über komplexe Probleme in der Realität häufig nicht zu mehr Sicherheit, sondern zu mehr Zweifeln führt (Lupton 1995, S. 57).

Wer sich ungesund verhält, weil sie zum Beispiel raucht, sich zu fett und zu süß ernährt, zu viel Alkohol trinkt und zu wenig Sport treibt, der fehlt es den verhaltenspsychologischen Modellen zufolge an Wissen und Selbstwirksamkeitserwartung. Dass in den Ernährungswissenschaften alles andere als Einigkeit darüber besteht, was eine gesunde Ernährung ausmacht und ob beispielsweise eine Reduktion des Fettkonsums für eine Gewichtsabnahme zielführender ist als eine Reduktion des Kohlehydratkonsums, wird in diesem positivistischen Bild von wissenschaftlich generiertem Wissen nicht weiter reflektiert.

Dieser positivistische Wissensbegriff zieht sich auch durch die untersuchten Regierungserklärungen und Nationalen Aktionspläne. Die zur erfolgreichen Verhaltensänderung notwendige Schlüsselqualifikation in den Nationalen Aktionsplänen ist stets mehr Information, Bildung und Wissen. So auch in der Regierungserklärung „Eine neue Ernährungsbewegung für Deutschland" von Renate Künast aus dem Jahr 2004. Dort heißt es exemplarisch:

> „Wir wissen: Fundiertes Wissen über Nahrung, Gesundheit und Ernährung muss zukünftig zum bildungspolitischen Standard gehören. Dieses Wissen muss gesellschaftliche Kernkompetenz sein, die entwickelt und gepflegt werden muss. Die Kinder sollen nicht nur Rechnen, Schreiben und Lesen lernen, sondern auch wissen, wie sie ihr eigenes Wohlbefinden organisieren." (Künast zit. nach Deutscher Bundestag 2004, S. 10324)

4.2.3 Von „New Public Health" zu „Healthism"

"Health can be used to police body conformity und can be code for weight-related judgments that are socially, not scientifically driven. ‚Health' can also cover a whole range of beliefs and behaviours (eating disorders, moralizing about food or fitness, alienation from one's own body) that reinforce social control around weight and can be very damaging to well-being. Like the F-Word[87], health is a term that calls for a conscious project of reclamation." (Wann 2009, S. xiii)

Deborah Lupton weist in ihrem Buch „The Imperative of Health" darauf hin, dass der Begriff der Gesundheitsförderung (Health Promotion) deutlich älter ist als die Ottawa-Charter der WHO. Erstmals Erwähnung fand „Health Promotion" ihrer Darstellung zufolge im Report des damaligen kanadischen Gesundheitsministers Marc Lalonde im Jahr 1974 (Lupton 1995, S. 50). Behandlungskosten, hieß es darin, sollten durch die stärke Berücksichtigung und Bekämpfung von Umweltschäden ebenso wie durch die Konzentration der Präventionsanstrengungen auf gesundheitsschädliche Lebensstile vermieden werden. Auf den kanadischen Regierungsbericht von 1974 folgten 1976 und 1979 mit „Prevention and Health: Everybody's Business" und „Healthy People" ähnliche Berichte aus Großbritannien und den USA, die beide, stärker als das kanadische Vorbild, die Eigenverantwortung für Gesundheit in den Mittelpunkt ihrer Argumentation stellten (Lupton 1995, S. 50f.).

Die Etablierung von Theorie und Praxis der Gesundheitsförderung in Kanada, den USA und Großbritannien fiel in das Ende einer lang anhaltenden ökonomischen Wachstumsphase, die auch als „goldenes Zeitalter" bezeichnet wird. Vom Endes des Zweiten Weltkrieges bis Mitte der 1970er Jahre erlebten die westlichen Wohlfahrtsstaaten ein anhaltendes Wirtschaftswachstum, das nicht nur mit einer Angleichung des Lohnniveaus und einem Rückgang der absoluten und relativen Armut, sondern auch mit einem massiven Ausbau des Sozialstaates einschließlich des Gesundheitswesens einherging.

Auch im Kontext der Gesundheitspolitik standen daher nicht länger (allein) materielle Fragen, wie die nach einer ausreichenden Versorgung oder einer Kostenübernahme im Krankheitsfall im Vordergrund, sondern eine postmaterielle Kritik an der Machthierarchie zwischen dem medizinischen Fachpersonal und dem medizinisch-industriellen Komplex auf der einen und dem Recht auf Selbstbestimmung der Patientinnen und Patienten sowie der Berücksichtigung alternativer, nicht auf Schulmedizin basierender Heilungsverfahren

87 Gemeint ist das Wort „fat".

auf der anderen Seite. New Public Health plädierte in dieser Auseinandersetzung für einen gemeinschaftlichen Ansatz gegen den individualistischen Blick der kurativen Medizin und versuchte damit an die kollektivistischen und verhältnispräventiven Ansätze von Old Public Health anzuknüpfen. Tatsächlich aber haben sich auch bei der Bekämpfung von chronischen Krankheiten vor allem biomedizinische und behavioristische Modelle von Prävention und Gesundheitsförderung durchgesetzt.

Die deutschen Gesundheitswissenschaftler Hagen Kühn und Rolf Rosenbrock haben in diesem Zusammenhang das „Darwinsche Gesetz der Präventionspolitik" formuliert (Kühn und Rosenbrock 1994, 2009). Die größten Chancen zu überleben, sprich finanziell gefördert und politisch umgesetzt zu werden, hätten demnach Konzepte, die medizinische Ursachen (beispielsweise genetische oder virale Ätiologiemodelle) präsentierten und daran angelehnt eine medizinische Lösung anbieten könnten – oder zumindest die Aussicht auf eine solche Lösung. Ebenfalls noch verhältnismäßig gute Chancen auch tatsächlich verwirklicht zu werden, hätten Präventionskonzepte, die auf verhaltensinduzierte Risiken abzielten und daraus verhaltenspräventive Lösungsvorschläge ableiteten. An dritter Stelle ihrer Hierarchie stehen chemische und physikalische Risikofaktoren und erst an vierter Stelle krankmachende Arbeits- und Lebensverhältnisse.

> „Die ‚Zuchtwahl' der Präventionskonzepte erfolgt nicht nur durch Selektion (d.h. Faktoren der oberen Stufe überleben nicht), sondern auch durch Mutation, d.h. Faktoren der oberen Ebene verändern sich und werden zu solchen der unteren Ebenen. Beispiel einer Mutation bietet der Bedeutungswandel des Begriffs ‚Stress' von einer arbeitsstrukturellen Ursache zur mangelhaften Fähigkeit des Arbeitnehmers, sich entspannt zu verhalten. Auch die Medizin holt sich das ihre, das sie an die Verhaltensbeeinflussung verloren hat, durch Mutation zurück. Sobald ein Verhaltensproblem wie z.B. die Ernährungsweise, auf physiologische Werte (z.B. den Cholesterinspiegel) reduziert und damit wieder der ersten Stufe zugewiesen werden kann, ist es erneut mit den Mitteln der technisch-pharmakologischen Medizin behandelbar." (Kühn und Rosenbrock 2009, S. 59)

Die US-Amerikanische Sozialwissenschaftlerin Natalie Boero veranschaulicht diesen Prozess an den in zehnjährlichen Abständen veröffentlichten „Healthy People" Berichten der US-Regierung. Armut, als eine durch gesellschaftliche Verhältnisse bedingte Gesundheitsgefährdung hat in diesen Berichten zugunsten von (scheinbar) verhaltensbedingten Risikofaktoren wie Übergewicht, Fehlernährung, Bewegungsmangel, Tabakrauchen etc. im Laufe der Jahrzehnte an Bedeutung verloren. Die Verantwortung für die Herstellung gesunder Lebenswelten wurde zunehmend an Individuen und Gemeinden delegiert. Vorschläge zur

Gesundheitsförderung werden in der Gesundheitsberichterstattung vorrangig auf der Ebene individueller Verhaltensänderungen oder ebenso individuell ausgerichteter medizinischer Lösungsansätze diskutiert (Boero 2012, S. 17ff.).

Auch das von Kühn und Rosenbrock beschriebene Phänomen, das als verhaltensbezogen gerahmte Probleme zu medizinischen Problemen umdefiniert werden, um auf diese Weise einer technologisch-pharmakologischen Lösungsstrategie zugeführt werden zu können, ist von Boero am Beispiel der „Healthy People" Berichte beschrieben worden. So hätten es die beiden größten pharmafinanzierten Adipositasfachgesellschaften in den USA, die American Obesity Association (AOA) und die North American Association for the Study of Obesity (NAASO)[88], nur dank massiver Lobbyarbeit geschafft, dass im jüngsten „Healthy People" Bericht von 2010 nicht nur Fehlernährung und Bewegungsmangel als maßgebliche Gesundheitsrisiken aufgeführt wurden, sondern auch Adipositas selbst.

Dem Argument, Dickleibigkeit sei doch lediglich eine Folge der genannten Risikofaktoren entgegneten die Lobbyistinnen und Lobbyisten von AOA und NAASO mit dem Hinweis, die Ätiologie der Adipositas sei komplexer und ließe eine Reduktion auf diese beiden isolierten Faktoren nicht zu: Zudem sei eine Gleichsetzung von Dickleibigkeit mit den Folgen von Bewegungsmangel und Fehlernährung geeignet, das Stigma, dem dicke Menschen heute schon ausgesetzt seien, weiter zu verschärfen. Diese, auf den ersten Blick empathische Argumentation von NAASO und AOA läuft allerdings nicht auf die Forderung nach mehr Akzeptanz für dicke Menschen sowie einer Politik der Gesundheitsförderung, die sich nicht länger an der Reduktion des Körpergewichts orientiert hinaus, sondern auf die Forderung nach der Bereitstellung finanzieller Mittel zur weiteren Erforschung der Ursachen von Adipositas und vor allem zu ihrer medizinischen Behandlung – sei es durch noch zu entwickelnde Pharmazeutika oder durch den Einsatz chirurgischer Behandlungsmethoden (Boero 2012, S. 26ff.).

Nicht nur die hehren Ansprüche von New Public Health an eine alternative Deutung und einen alternativen Umgang mit gesundheitlichen Risiken wurden enttäuscht. Die Individualisierung der öffentlichen Gesundheit ging mit ihrer Überhöhung zu einer Art gesellschaftlichen Überwert einher. Gesundheit werde nicht länger als Mittel zum Zweck, sondern als Wert an sich wahrgenommen, kritisierte etwa der Soziologe Robert Crawford, der den Begriff Healthismus um 1980 als erster geprägt hatte (vgl. Crawford 1980). Im Zuge der ökonomischen Krise ab Mitte der 1970er Jahre, in der Gewerkschaften und linke Parteien an

88 die heute in der Organisation „The Obesity Society" vereinigt sind.

Einfluss verloren und die politische Rechte an Einfluss gewonnen habe, hätte die Betonung der individuellen Verantwortung für Gesundheit eine tragende Rolle in der ideologischen Neuausrichtung der westlichen Wohlfahrtsstaaten im Allgemeinen und der USA im Besonderen gespielt, betont Crawford. Crawford zieht auch eine Parallele zwischen der Rhetorik der Eigenverantwortung für den Körper und der politischen Rhetorik, mit der der Staatskörper durch eine Politik des Sozialabbaus schlanker, fitter und leistungsfähiger gestaltet werden soll.[89] Und tatsächlich spielte die Diskussion um Eigenverantwortung für Gesundheit in den USA erstmalig in den späten 1970er und frühen 1980er Jahren eine zentrale Rolle als Argument gegen Bestrebungen, eine universale Krankenversicherung einzuführen.

Der deutsche Gesundheitswissenschaftler Hagen Kühn beschäftigte sich in seiner Anfang der 1990er Jahre unter dem Titel „Healthismus“ erschienen Auseinandersetzung mit der US-Amerikanischen Gesundheitspolitik mit der Frage, warum ausgerechnet unter der Ägide des republikanischen Präsidenten Ronald Reagan der Kampf gegen den Tabak intensiviert wurde. Seine Antwort: Zwar habe die Gängelung der Tabakindustrie den marktliberalen Grundsätzen der regierenden Republikaner prinzipiell widersprochen – und wird aus diesem Grund bis heute von der libertären Bewegung in den USA abgelehnt –, gleichzeitig aber sei das Thema Gesundheit von der politischen Agenda nicht mehr wegzudenken gewesen. Die Fokussierung der Gesundheitspolitik auf die Gefahren des Tabakkonsums habe die Möglichkeit eröffnet, Gesundheit als Folge individueller Konsumentscheidungen zu rahmen und damit Bestrebungen für eine universale Krankenversicherung, für einen Ausbau des Arbeitsschutzes oder für eine Verschärfung von Umweltschutzrichtlinien im produzierenden Gewerbe erfolgreich zu verhindern (Kühn 1993).

In Europa, wo eine basale Gesundheitsversorgung für alle Staatsbürger in den meisten Staaten seit Ende des Zweiten Weltkrieges zur Regel geworden ist, wird

89 "Health talk became responsibility talk. The body's truth became an axiom of the body politic. The body in question, of course, belonged to mostly white, middle-class Americans, privileged in being able to adopt healthy lifestyles, vindicated in their privilege because they had done so and confirmed in their privilege with a body that outlived the less responsible. By the same logic, the social body was equally in need of reformation: 'indulgent' social programs of the Great Society needed to give way to new economic realities and a society of individuals who through their own efforts would determine their different destinies. The retrenchment from an ethic of mutual obligation to care for the sick, along with the ascendancy of the notion that individuals must take responsibility for their own financial future, now enshrined in the current administration's health savings accounts', could not have found a more fitting rationale." (Crawford 2006, S. 410)

die individuelle Verantwortung für Gesundheit zwar nicht als Argument für die Abschaffung der universalen Krankenversorgung, wohl aber als Argument für deren Teilprivatisierung sowie für immer weitergehende Einschränkungen des Leistungskataloges genutzt.

Auch die Debatte um die „Kostenexplosion" im deutschen Gesundheitswesen wurde in weiten Teilen auf die Unvernunft der Versicherten geschoben. So wurden etwa in den 1990er Jahren in der Bundesrepublik vermehrt sogenannte Risikosportarten als angebliche Kostentreiber im Gesundheitswesen problematisiert. Dazu wurden nicht nur ausgefallene Freizeitbeschäftigungen wie Paragliding oder Freeclimbing, sondern etwa auch der Breitensport Alpinski gezählt. Daneben gerieten regelmäßig auch Tabakkonsum, Alkoholkonsum, Fehlernährung und Bewegungsmangel sowie ein erhöhtes Körpergewicht ins Visier der Gesundheitspolitik (Schorb 2009, S. 203 ff.).

Auch in Großbritannien hat die Diskussion um ungesunde Verhaltensweisen, die angeblich die Kosten für das Gesundheitswesen in die Höhe treiben, reale Folgen. In einigen Regionen werden mittlerweile Zuzahlungen bei Operationen verlangt, wenn die behandelnden Medizinerinnen und Mediziner davon ausgehen, dass das Verhalten mitverantwortlich für das Entstehen und für die Heilungschancen ist. Betroffen sind von dieser Regelung zum Beispiel Menschen mit starken Übergewicht, die wegen Gelenkschäden behandelt werden (Schorb 2009, S. 203 ff.).

Der Gesundheitswissenschaftler Hagen Kühn hat Healthismus in seiner Untersuchung als Hartherzigkeit der „besseren Menschen" bezeichnet. Healthismus kann aber auch die Form eines wohlmeinenden Paternalismus von Links annehmen, wie Deborah Lupton feststellt:

> "Radical activists have rarely gone so far as to challenge the orthodoxies of health promotion, for example, that high blood pressure, obesity or the propensity towards eating junk foods are 'health problems'. Although much progressive health promotion is directed at the 'community', notions of 'empowerment' and collective action, there is often still an emphasis on encouraging individuals to behave in certain ways deemed appropriate by public health professionals." (Lupton 1995, S. 59)

Die Lebensstildiskriminierung und die Diffamierung von ethnischen Minderheiten und Menschen mit niedrigem sozioökonomischem Status durch Healthismus ist aber nur die eine, repressive Seite des Phänomens. Ein Aufruf zu Askese und Zurückhaltung wäre schließlich ökonomischer Selbstmord in einer Konsumgesellschaft. Konsumzurückhaltung und Bedürfnisaufschub sind deshalb Strategien, die für Menschen aus der „Unterschicht" reserviert bleiben. Sie werden aufgefordert, sich ihre knappen Ressourcen zum Wohl der eigenen und der Volksgesundheit besser einzuteilen. Die Mittel- und Oberschicht hingegen inszeniert Healthismus weniger als Teil einer rigiden Verzichtsmoral, denn als Konsumerlebnis. Anders als in früheren moralisch aufgeladenen Gesundheitsdiskursen: wie etwa dem Diskurs um sexuelle Enthaltsamkeit im viktorianischen Zeitalter oder der Debatte um Alkoholabstinenz im späten 19. und frühen 20. Jahrhundert in den USA, ist die moderne spätkapitalistische Konsumgesellschaft – mit der Ausnahme illegalisierter Drogen und zunehmend auch Tabak – flexibler als die puritanische Public Health Bewegung des 19. Jahrhunderts. Hedonismus und Gesundheit werden in der gegenwärtigen Gesundheitsgesellschaft miteinander versöhnt. Gesundheit wird nicht länger als Verzicht ausbuchstabiert, sondern als potentiell durchaus lustvolle Investition in die eigene Leistungsfähigkeit (Greco 2004).

Bezeichnend ist in diesem Zusammenhang der Wandel im gesellschaftlichen Umgang mit der menschlichen Sexualität: Neben Warnungen vor sexuell übertragbaren Krankheiten, auf die allerdings nicht mit Enthaltsamkeit, sondern mit Vorbeugung reagiert werden soll, wird häufiger und intensiver Sex in TV-Formaten, Magazinen und Büchern fast schon als Allheilmittel gegen psychische und physische Krankheiten beschrieben. Und anders als früher sind es heute nicht diejenigen mit einem ausschweifenden Sexualleben, die Argwohn erregen und als psychisch krank gelten, sondern vielmehr diejenigen, die freiwillig enthaltsam leben (Kim 2010).

Die religiöse Vorstellung von Sünde als einer Überhöhung potentiell lustvoller Alltäglichkeiten wie Nahrungsaufnahme, Geschlechtsverkehr oder auch dem Konsum legaler Drogen, wird in der modernen Konsumgesellschaft nicht länger geteilt. Im Gegenteil: das Zubereiten und Verzehren edler Speisen, der moderate Konsum hochwertiger alkoholischer Getränke, stillvoll gelebte Sexualität, ja selbst Promiskuität, sind in der gegenwärtigen Konsumgesellschaft nicht etwa verpönt, sondern begehrt – allerdings immer unter der Voraussetzung, dass die eigene Gesundheit darunter nicht leidet. Ausweis einer vermeintlich ungesunden Lebensweise sind dabei längst nicht mehr nur diagnostizierbare Krankheiten, sondern ein Sammelsurium an Risikofaktoren mit fließendem Übergang zu rein ästhetischen Merkmalen – angefangen von mangelnder Muskelmasse über Fettansammlungen an den falschen Körperteilen, über zuviel oder zuwenig Körperbräunung bis hin zu Alterserscheinungen wie Falten, Haarausfall oder Graufärbung der Haare. Äußerlichkeiten entscheiden letztlich darüber, ob eine Person als gesund, leistungsfähig und attraktiv angesehen wird, wobei sich Gesundheit und Leistungsfähigkeit von Attraktivität im Alltags-Diskurs häufig kaum noch unterscheiden lässt. Nur diejenigen aber, die diesen symbolischen Gesundheitstest bestehen, dürfen dem hedonistischen Konsum frönen, ohne gesellschaftliche Sanktionen befürchten zu müssen (Schorb 2013, S. 7f.).

Der gegenwärtige Wellness-Trend bringt die ideale Symbiose aus Gesundheit und Vergnügung – zwei Orientierungen, die in der Vergangenheit nur selten in eins gefallen sind – auf den Punkt. Und Wellness ist zugleich die perfekte Antwort auf die gesundheitlichen Herausforderungen des 21. Jahrhunderts, denn Wellness symbolisiert eine Form der Entspannung und des Genusses, die im selben Moment auch eine Investition in die eigene Arbeitskraft darstellt, wie die Sozialwissenschaftlerin Monica Greco beispielhaft ausführt:

> „Die Wohlstandkultur gefährdet – indem sie ausschweifenden Konsum ebenso wie eine zusehends sitzende Lebensweise fördert, was beides zu chronischen Krankheiten führt – nicht nur die Produktivität der Arbeitskräfte, sondern auch den ökonomischen Nutzen derselben Individuen als Konsumenten. Wellness-Konsumenten hingegen maximieren ihr eigenes Humankapital – sie sind keine passiven Nutzer von Wohlstandsgütern, sondern sorgfältige Manager jener Risiken, welche die Wohlstandskultur produziert. (…). So betrachtet stimmt das Ideal der Wellness mit dem der kohärenten Persönlichkeit überein, die keine inneren Widersprüche kennt. Und es überrascht auch nicht. dass dieses Ideal einer ökonomischen Realität korrespondiert, welche die Instandhaltung des Produzenten- und Konsumenten-Ichs als Vergnügen verkauft." (Greco 2004, S. 298)

4.2.4 Eigenverantwortung und Medikalisierung in den Nationalen Aktionsplänen

Das von Rolf Rosenbrock und Hagen Kühn formulierte „Gesetz der Präventionspolitik" lässt sich auch in den Regierungserklärungen und Nationalen Aktionsplänen zur Bekämpfung der „Adipositas-Epidemie" wiederfinden. Bei den Anstrengungen zur Bekämpfung der „Adipositas-Epidemie" wird, aller Rhetorik von den adipogenen Umweltfaktoren zum Trotz, die Eigenverantwortung für Ernährung und Bewegung und das daraus vermeintlich resultierende Körpergewicht an erster Stelle betont. So heißt es etwa im Weißbuch Ernährung, Übergewicht und Adipositas der Europäischen Kommission von 2007:

> „Alle staatlichen Maßnahmen auf diesem Gebiet, auch die möglicherweise auf Gemeinschaftsebene getroffenen, sollten drei Faktoren berücksichtigen. Erstens ist jeder Einzelne letztendlich für seine Lebensführung und die seiner Kinder verantwortlich, wobei Bedeutung und Einfluss der Umwelt auf das Verhalten durchaus eine Rolle spielen. Zweitens kann nur ein gut informierter Verbraucher rationale Entscheidungen treffen. Schließlich wird in diesem Bereich eine optimale Reaktion erreicht, wenn sowohl die Komplementarität und Verzahnung der verschiedenen einschlägigen Politikfelder (horizontal) als auch die verschiedenen Aktionsebenen (vertikal) gefördert werden." (Europäische Kommission 2007, S. 3)

Auch der ehemalige Verbraucherschutzminister Horst Seehofer setzte in seiner Regierungserklärung von 2007 auf Eigenverantwortung durch Wissenserwerb. Er forderte die Einführung eines Ernährungsführerscheins sowie mehr Ernährungsunterricht an Schulen. Seehofer sprach sich, ähnlich wie konservative Politikerinnen und Politiker in anderen Ländern, gegen die Einführung einer Lebensmittelampel sowie ganz grundsätzlich gegen eine „Olympiade der Verbote" aus (Seehofer 2007). Stattdessen betonte Seehofer in seiner Regierungserklärung mit dem sprechenden Titel „Beratung statt Bevormundung" wie wichtig Genuss für Verhaltensänderungen im Bereich Ernährung sei (Seehofer 2007). Damit setzte er sich rhetorisch von seiner Vorgängerin Renate Künast ab, die die Lebensmittelampel mittlerweile für ein geeignetes und notwendiges Instrument zur Bekämpfung der „Adipositas-Epidemie" hält.[90]

Dieser Bruch in der Rhetorik zwischen der grünen Künast und dem christsozialen Seehofer lässt sich auch zwischen den Regierungserklärungen der Labourregierung unter Gordon Brown und der konservativen Regierung unter David Cameron beobachten. Zwar hat die von 1997 bis 2010 regierende Labour Party in ihren Regierungsprogrammen ebenfalls vorrangig die individuelle Verantwortung für das eigene Körpergewicht betont, und die Rolle der Regierung weniger darin gesehen, zu reglementieren und zu intervenieren, denn Initiativen zur kollektiven Gewichtsreduktion anzustoßen und zu initiieren; dennoch stieß diese Politik bei der konservativen Opposition nicht auf ungeteilte Zustimmung.

Dem Kurswechsel hin zu noch mehr Eigenverantwortung vorangegangen waren Äußerungen des Spitzenkandidaten der Konservativen Partei, David Cameron, aus seiner wegweisenden ersten Wahlkampfrede im verarmten Wahlkreis Glasgow East im Sommer 2008. Darin betonte er, dass aus seiner Sicht Menschen, die arm, dick, drogensüchtig oder alkoholabhängig seien, dafür niemand anders als sich selbst verantwortlich machen könnten.

> "We talk about people being 'at risk of obesity' instead of talking about people who eat too much and take too little exercise. We talk about people being at risk of poverty, or social exclusion: it's as if these things – obesity, alcohol abuse, drug addiction – are purely external events like a plague or bad weather." (Cameron zit. nach Porter 2008)

90 Dies freilich erst, seitdem sie selbst keine Regierungsverantwortung mehr trägt und die Auseinandersetzung mit der Lebensmittelindustrie aus der Opposition führen kann.

Anderthalb Jahre nach dieser Rede konnten die konservativen Tories die britischen Unterhauswahlen für sich entscheiden. Der Regierungswechsel hatte auch Auswirkungen auf die Programmatik des Nationalen Aktionsplans zur Bekämpfung der „Adipositas-Epidemie". 2011 änderte die konservativ-liberaldemokratische britische Regierung den Titel ihres Aktionsplans von „Healthy Weight, Healthy Lives" zu „Healthy Lives, Healthy People". Und mit dem Titel änderte sich auch der Tonfall.

Der Umstand, dass das Wort Gewicht aus dem Titel des Aktionsplans verschwand, änderte allerdings nichts daran, dass der Plan mehr denn je zum Ziel hatte, das Durchschnittsgewicht der Bevölkerung zu senken. Die Gleichsetzung von Gesundheit mit einem niedrigeren Körpergewicht war da längst zum gesellschaftlich fraglos anerkannten Sachverhalt geworden. Und so wird in der Einleitung zum neuen Aktionsplan der konservativen Regierung die Eigenverantwortung für das Körpergewicht noch einmal sehr viel deutlicher betont, als dies schon im Vorgängerplan der Labourregierung der Fall war. Außerdem setzt die neue Regierung voll auf Kalorienreduktion, die Zusammensetzung der Nahrung spielt hingegen eine geringere Rolle als im vorangegangenen Aktionsplan. Und auch die Lebensmittelindustrie steht weniger als bislang im Zentrum der Kritik. Selbst der Einfluss von Bewegung auf das Körpergewicht wird wieder geringer eingeschätzt. Alle Zeichen im neuen britischen Aktionsplan stehen auf Eigenverantwortung und individueller Diät (Department of Health 2011).

> "Overweight and obesity are a direct consequence of eating and drinking more calories and using up too few. We need to be honest with ourselves and recognise that we need to make some changes to control our weight. Increasing physical activity is important but, for most of us who are overweight and obese, eating and drinking less is key to weight loss." (Department of Health 2011, S. 3)

Auch wenn der US-Amerikanische Aktionsplan soziale Ursachen wie Ernährungsarmut aber auch sozialen Stress und biochemische Auslöser als mitverantwortlich für die „Adipositas-Epidemie" diskutiert, so dass ihm seine „Demokratische" Urheberschaft zweifelsfrei angemerkt werden kann und er rhetorisch durchaus bereit ist, verhältnispräventive Maßnahmen umzusetzen: Die Hauptlast für die Bekämpfung der „Adipositas-Epidemie" wird auch hier der Bevölkerung aufgelastet – allen voran den (werdenden) Müttern. Dies wird sowohl durch Hinweise aufs Nichtrauchen während der Schwangerschaft und Stillen nach der Geburt als auch durch Empfehlungen, um wie viel das Gewicht während und nach der Schwangerschaft maximal ansteigen darf, zum Ausdruck gebracht (White House Task Force on Childhood Obesity 2010, S. 11ff.). Darüber hinaus sollen die Eltern durch Maßnahmen wie etwa größere und besser lesbare Hinweise auf den Kaloriengehalt und die nährstoffliche Zusammensetzung der Nahrung auf den Lebensmittelverpackungen ebenso wie durch Hinweise auf den Menus von Restaurantketten und auf den Displays von Automaten, angeregt werden, ihr Konsumverhalten zu überdenken und weniger kalorienhaltige Produkte zu bevorzugen (White House Task Force on Childhood Obesity 2010, S. 23ff.). Anders als der britische Aktionsplan erkennt der US-Amerikanische Aktionsplan immerhin an, dass der Konsum frischer und weniger kalorienhaltiger Produkte finanzielle Mittel und vor allem lokale Einkaufsmöglichkeiten voraussetzt. Insgesamt 400 Millionen US-Dollar sollen deshalb in den kommenden Jahren in eine kleinteilige Versorgung mit gesunden Lebensmitteln investiert werden (White House Task Force on Childhood Obesity 2010, S. 53). Auf diese Weise sollen innerhalb von sieben Jahren Lebensmittelwüsten in den USA zum Verschwinden gebracht werden (White House Task Force on Childhood Obesity 2010, S. 55), (vgl. Kapitel 2.4.2).

Neben der Betonung der Eigenverantwortung für das Ernährungs- und Bewegungsverhalten sowie für das Körpergewicht, zeichnen sich insbesondere der britische und der US-Amerikanische Aktionsplan durch ein klares Primat der Medizin aus. Auch wenn die Passagen, die sich mit der Rolle der Medizin bei der Bekämpfung der „Adipositas-Epidemie" befassen, relativ kurz gehalten sind, lassen sie es doch an Eindeutigkeit und Entschiedenheit an nichts fehlen. Deutlich wird dies bereits im „Obesity Report" des britischen Unterhauses von 2004. Dort wird unter anderem gefordert, dass im staatlichen Gesundheitssystem NHS zukünftig mehr Spezialkliniken für die Behandlung von Adipositas gegründet werden sollen. Außerdem sollen kommerzielle Weight-Loss-Organisationen wie Weight Wachters und Jenny Craig dem staatlichen Gesundheitssystem NHS ihre Expertise zur Verfügung stellen. Darüber hinaus sollen mehr Mittel für die psychologische, pharmazeutische und chirurgische Behandlung von Adipositas bereitgestellt werden. An die Verantwortlichen im National Health Service wird der Appell gerichtet, die „Adipositas-Epidemie" endlich ernst zu nehmen und konkrete Vorgaben zur Reduktion des prozentualen Anteils der Bevölkerung mit einem BMI größer 30 zu formulieren (House of Commons Health Committee 2004, S. 89ff.).

Auch der US-Amerikanische Aktionsplan setzt stark auf Medikalisierung. In ihm werden etwa Ärztinnen und Ärzte angehalten, bis 2012 den BMI von allen minderjährigen Patienten routinemäßig zu messen (White House Task Force on Childhood Obesity 2010, S. 36). Auch wenn im US-Amerikanischen Aktionsplan relativ viel Geld für die Verbesserung der Nahversorgung mit frischen Lebensmitteln bei der Bekämpfung von Food Desserts und für die Verbesserung der

Schulverpflegung ausgegeben werden soll: den Bärenanteil der öffentlichen Gelder, die die Maßnahmen des Nationalen Aktionsplans versprechen, wird sich wohl die Weight-Loss-Industrie einverleiben. Sie wird zukünftig massiv zusätzliches Geld verdienen, wenn, wie geplant, private und staatliche Krankenversicherungen im Zuge der Reform der Krankenversicherung durch den Affordable Care Act (besser bekannt als Obamacare) dazu gezwungen werden sollen, Maßnahmen zur Prävention und Behandlung von Adipositas prinzipiell zu übernehmen (Bacon 2012).

4.3 Gesundheitspolitik im Aktivierenden Sozialstaat

> *"Whose job is it to ensure that we lead a healthy life? Who should help us not to eat or drink too much, to take exercise, and to protect our children and ourselves against disease?" (Nuffield Council on Bioethics 2007, S. v)*

Bislang ist es den maßgeblichen Akteuren gelungen, den zunehmenden Zweifeln an diesen Behauptungen aus Teilen der Wissenschaft zum Trotz, die hegemoniale Wahrnehmung von der „Adipositas-Epidemie“ als einer verheerenden Gesundheitsstörung mit stetig steigenden Prävalenzen zu verteidigen: Die Problemwahrnehmung „Adipositas-Epidemie“ hat sich in dieser Hinsicht bislang als unangreifbar erwiesen.

Aber aus dieser Wahrnehmung resultieren noch keine Blaupausen für konkrete Interventionen. Zum einen beantwortet die Problemwahrnehmung der „Adipositas-Epidemie“ nicht, wo die Verantwortung für die gegenwärtige Situation zu suchen ist: bei denjenigen, die die als schädlich angesehenen Produkte konsumieren, oder bei denjenigen, die sie herstellen; zum anderen bedarf eine weitgehende Intervention in einer liberalen Demokratie mehr als nur einer diskursiven Schuldzuweisung.

Nur weil ein Verhalten bzw. ein Produkt als schädlich gilt, kann es nicht automatisch verboten werden. Insbesondere dann nicht, wenn sich, anders als etwa bei illegalisierten Drogen und Tabak, kein monokausaler Ursache-Wirkungszusammenhang konstruieren lässt. Daher ist es für die Analyse der staatlichen Intervention im Kampf gegen die „Adipositas-Epidemie“ besonders wichtig, sich, neben der Diskussionen innerhalb von Public Health, die Debatten um Aufgaben und Rolle des (Sozial-)staatswesen anzusehen, in denen diese Maßnahmen diskutiert und gegebenenfalls dann auch umgesetzt wurden.

4.3.1 Das "Harm-Principle" von John Stuart Mill

Genau diesem Ansatz folgt der britische Think Tank Nuffield Council on Bioethics mit seiner im Auftrag der britischen Regierung angefertigten Expertise „Public Health Ethics". Darin wird analysiert, unter welchen Bedingungen staatliche Eingriffe in die Privatautonomie zur Verbesserung der Bevölkerungsgesundheit in liberalen Gesellschaften als gerechtfertigt gelten können.

Der Bericht beginnt zunächst mit der Feststellung, dass sich die Bevölkerungsgesundheit in den vergangenen 150 Jahren auf spektakuläre Weise verbessert hat, was sodann als Beleg für die Legitimität staatlicher Eingriffe im Gesundheitsbereich angeführt wird. Diese Argumentation erinnert an die viel zitierte Aussage, dass die Effektivität staatlicher Eingriffe nicht immer erst erwiesen sein muss, bevor gehandelt werden sollte (vgl. u. a. Crawford und Jeffery 2005; Müller et al. 2006; White House Task Force on Childhood Obesity 2010). Üblicherweise wird als Argument für diese These die Kampagne gegen den Tabakkonsum in den vergangenen Jahrzehnten angeführt. Der Nuffield Council on Bioethics geht in seiner Argumentation dagegen historisch wesentlich weiter zurück und rekurriert auf die Erfolge der ersten Public Health Bewegung des 19. Jahrhunderts, um die Notwendigkeit staatlicher Eingriffe für den Erhalt der öffentlichen Gesundheit zu begründen.

> "People are much healthier today than they were 150 years ago. Since the turn of the 20th Century, life expectancy has increased by nearly 70% equivalent to 16 hours per day. Much of this change is a result of what might be seen as quite interventionist public health policies such as provision of clean water, sanitation and mandatory vaccination, as well as protection of workers and children through specific legislation. In all of this the state has played a central role in improving people's health." (Nuffield Council on Bioethics 2007, S. v)

Weil Eingriffe in die Privatautonomie den Grundsätzen wirtschaftsliberaler Gesellschaften widersprechen, bedürfen die vorgeschlagenen verhaltenspräventiven Maßnahmen einer besonderen Rechtfertigung. Dies gelte vor allem für die libertären Vorstellungen eines rein an der Verteidigung des Privateigentums orientierten Nachtwächterstaates.

> "Apart from the ability to defend itself from external aggression, the state's legitimate activities comprise only: political institutions which provide authoritative statements of individual rights; juridical institutions which provide authoritative statements of individual rights; judicial institutions which determine when these rights have been violated; and penal institutions to punish those who are found to have committed such violations. Beyond these institutions the libertarian state does not see the promotion of the welfare of its population as its proper role; so it provides little support for the establishment of public health programmes, except for those that are essential in a practical way to the enjoyment of the rights it recognises." (Nuffield Council on Bioethics 2007, S. 13f.)

Anders sei dies dagegen im liberalen Wohlfahrtsstaat moderner Prägung, in dem Eingriffe in die Privatautonomie unter bestimmten Umständen sehr wohl zulässig seien – allerdings nur dann, wenn sie sich auch plausibel begründen ließen.

> "Most modern Western states are liberal (...), and the question is how far it is proper for the state to introduce programmes that interfere to different degrees in the lives of its population, in order to reduce risks to the health of all or some of them. This illustrates the tension inherent in the liberal state, as a political community that seeks both to protect personal autonomy and promote the welfare of all people." (Nuffield Council on Bioethics 2007, S. 15)

Einen Vorschlag zur Auflösung des Widerspruchs zwischen dem Anspruch, ein höchstmögliches Maß an individueller Freiheit für alle garantieren zu wollen und gleichzeitig das Allgemeinwohl nicht aus dem Blick zu verlieren, findet der Nuffield Council on Bioethics im „Harm Principle" des Ökonomen und Philosophen John Stuart Mill. Mill – ein liberaler Vordenker des 19. Jahrhunderts – hat unter dem Begriff „Harm Principle" festgelegt, dass staatliche Eingriffe in die Privatautonomie in liberalen Gesellschaften nur dann als gerechtfertigt angesehen werden dürfen, wenn unbeteiligte Dritte gefährdet werden.[91]

Der Rekurs auf das „Harm Principle" von John Stuart Mill dient dem Nuffield Council on Bioethics als Orientierung, um Interventionen, die aus gesundheitswissenschaftlicher Sicht viel versprechend sein könnten, daran zu messen, ob sie die Freiheit der Individuen mehr als unbedingt notwendig einschränken. Doch was bedeutet unbedingt notwendig in diesem Zusammenhang?

Das „Harm Principle" von John Stuart Mill berechtigt den Staat dazu, besonders vulnerable Gruppen zu schützen. Doch wer legitimer Weise darüber bestimmen darf, wann die elterliche Erziehung so nachhaltig versagt hat, dass der Staat zum Eingreifen gezwungen ist und welche Gruppen außer Kindern noch besonders schutzbedürftig sind, bleibt in den Ausführungen des Nuffield Council on Bioethics unbeantwortet.

Mit dem Modell, das der Nuffield Council on Bioethics mit Bezug auf Mills „Harm Principle" hier zur Bewertung der Legitimität staatlicher Eingriffe vorschlägt, lässt sich im Grunde genommen jede Intervention rechtfertigen. Denn

91 "That the only purpose for which power can be rightfully exercised over any member of a civilized community, against his will, is to prevent harm to others. His own good, either physical or moral is not a sufficient warrant. (…). The only part of the conduct of any one, for which he is amenable to society, is that which concerns others. Over himself, over his own body and mind, the individual is sovereign." (Mill zit. nach Nuffield Council on Bioethics 2007, S. 26)

„Dritte“ sind in einer hochgradig arbeitsteiligen und über zahlreiche Absicherungsmechanismen miteinander verbundenen Gesellschaft immer betroffen. Ob die Sozialversicherung, Betriebsversicherungen, der gemeinsame Steuertopf, die Verteidigungsfähigkeit der Nation oder die Konkurrenzfähigkeit der einheimischen Arbeitskräfte in der Standortauseinandersetzung: letztlich ist eine Betroffenheit Dritter mit Hilfe des „Harm Principle“ immer ableitbar, jedenfalls solange sie politisch erwünscht ist. Das „Harm Principle“, das John Stuart Mill in seiner Schrift „On Liberty“ Mitte des 19. Jahrhunderts entworfen hat, taugt dann auch nur bedingt zur Analyse von Theorie und Praxis zeitgenössischer Gesundheitspolitik im Wohlfahrtsstaat des 21. Jahrhunderts. Darum soll im Folgenden der Widerspruch zwischen dem liberalem Ideal und den realen gesellschaftlichen Verhältnissen der Gegenwart genauer unter die Lupe genommen werden.

4.3.2 Zur Rolle der Sicherheitsdispositive im liberalen Staat

Der Mensch, worunter im 18. und 19. Jahrhundert und bis hinein ins 20. Jahrhundert meist ausschließlich weiße Männer verstanden wurden, ist der liberalen Theorie nach im doppelten Sinne frei. Frei von persönlichen Abhängigkeitsverhältnissen und frei Verträge zu schließen. Auf dieser Basis hat jeder Mensch freie und gleiche Chancen sein Glück zu machen. Entsprechend garantiert ihm etwa die US-Amerikanische Verfassung „the pursuit of happiness“, also das individuelle Streben nach Glück. Diese Freiheit, nach Glück streben zu dürfen, gilt im Liberalismus als naturgegebenes Recht. Die freie Konkurrenz gleicher und freier Menschen respektive weißer Männer ergibt in dieser Theorie allein durch die Vermittlung der „unsichtbaren Hand“ (Adam Smith) ohne äußeres Zutun einen Vorteil für alle. Staat und Regierung sind deshalb angehalten, so wenig wie möglich in das freie Spiel der Kräfte von Angebot und Nachfrage zu intervenieren. In diesem liberalen Idealmodell sind Regierung und Ökonomie zwei voneinander getrennte Sphären und die Regierung stellt in ihr eine potentielle Gefährdung für ein freies Zusammenleben dar. Dementsprechend soll die Regierung das Handeln der Menschen so wenig wie möglich beeinflussen – daher der Ausdruck Laisser-faire. Das Laisser-faire Prinzip steht bis heute für eine wirtschaftsliberale Politik der staatlichen Nichteinmischung. Der Nachtwächter- bzw. Minimalstaat soll sich darauf beschränken, das Recht auf körperliche Unversehrtheit sowie die Garantie des Privateigentums zu gewährleisten und nur dann eingreifen, wenn es gilt, den „Naturzustand“ der freien und gleichen Konkurrenz wiederherzustellen.

Soweit die liberale Theorie: In der Praxis stellt sich jedoch schnell heraus, dass der „Naturzustand“ der freien und gleichen Konkurrenz freier und gleicher Bürgerinnen und Bürger ein äußerst fragiles Konstrukt ist, das zu seiner Aufrechterhaltung intensiver Überwachung und Regulierung bedarf. Mit dem bloßen Schutz des Eigentums und der körperlichen Unversehrtheit ist es dabei längst nicht getan. Denn der liberale „Nachtwächterstaat" garantiert die Freiheit immer nur in den engen Grenzen des Nationalstaats. Daher müssen einheimische Produzenten vor ausländischer Konkurrenz geschützt und umgekehrt der Zugang zu Rohstoffen und Absatzmärkten im Ausland gesichert werden. Eine Aufgabe, die sich schlecht mit der passiven Ausrichtung des Nachtwächterstaates vereinbaren lässt (Kurz 1999, S. 262ff.).

Ein weiteres Problem des liberalen Staates liegt darin, dass in diesem vermeintlich freien und gleichen Naturzustand, in dem Jede und Jeder mit den gleichen Startchancen zum Wohle aller nach ihrem individuellen Glück streben sollen, alles andere als Gleichheit, verstanden als Chancengleichheit, das eigene Glück zu finden, vorhanden ist. Zwar werden in der bürgerlichen Gesellschaft keine rechtlichen Privilegien mehr vererbt, sehr wohl aber materielle Reichtümer. Dies alles erhöht die Gefahr von Monopol- und Oligopolbildung sowie von politischer Korruption und Einflussnahme, die das freie Spiel von Angebot und Nachfrage nachhaltig gefährden und gegen die sich das Gesamtsystem schützen muss. Zudem produzierte der Übergang vom Feudalismus zur bürgerlichen Gesellschaft ein Heer an unversorgten Paupern, die außer ihrer Arbeitskraft keinen Besitz ihr eigen nennen konnten. Diese Armutsbevölkerung gefährdete – wenn auch in sehr viel bescheidenerem Umfang als Monopole, Oligopole und Korruption – das schützenswerte Eigentum, vor allem aber gefährdeten sie als potentielle Träger von revolutionären politischen Ideen sowie als Träger von Infektionskrankheiten die politische und ökonomische Stabilität der jungen liberalen Staaten. Die Aufgaben des liberalen Staates wuchsen demnach parallel zur Entwicklung des Kapitalismus und sie schlossen schon frühzeitig Aufgaben des Sozialstaates mit ein. Das Ideal des Nachtwächterstaates aufrechtzuerhalten wurde mit der fortschreitenden Entwicklung des Kapitalismus dementsprechend immer schwieriger (Kurz 1999, S. 262ff.).

Foucault weist in seinen Arbeiten zur Disziplinarmacht darauf hin, dass im Liberalismus die Freiheit permanent gefährdet ist und aus diesem Grund durch Sicherheitsdispositive geschützt werden muss. Darüber hinaus hat Foucault noch auf einen weiteren Aspekt verwiesen, der den Schutz der Freiheit im Liberalismus besonders aufwändig werden lässt. Denn anders als in feudalen Gesellschaften, in denen Macht hauptsächlich auf dem Prinzip der Abschreckung basierte, setzt sich die liberale Staatsmacht eine absolute Gleichheit vor dem Gesetz zum Maßstab des eigenen Handelns. Das führt dann scheinbar paradoxerweise dazu, dass ausgerechnet in der bürgerlichen Gesellschaft, in der formal alle die gleichen Rechte besitzen, mehr Menschen in Gefängnissen und anderen geschlossenen

Einrichtungen interniert werden als in früheren Gesellschaftsformationen.[92] War in der vorbürgerlichen Gesellschaft der Zweck von (Gefängnis-) Strafen vor allem Abschreckung und Rache, so ist in der bürgerlichen Gesellschaft der Schutz vor und die Reintegration von Straftätern in die Gesellschaft von entscheidender Bedeutung. Gerade aber weil Strafen im liberalen Staat nicht mehr den Charakter einer öffentlich inszenierten exemplarischen Abschreckung haben, müssen sie umfassend und im Idealfall auch ausnahmslos vollzogen werden. Dazu wiederum bedarf es eines aufwändigen Überwachungs- und Sicherheitsapparates (Foucault 1975).

Die liberalen Sicherheitsdispositive beschränkten sich im 19. Jahrhundert jedoch nicht mehr allein auf die Einrichtung des Gefängnisses zur Verwahrung Krimineller: Hinzu kam das Armenhaus zur Verwahrung der Unproduktiven, der Bettler, der Prostituierten, der Vagabunden, der von ihrem Land vertriebenen Kleinbäuerinnen und Pächter, für die sich auf dem Arbeitsmarkt keine produktive Verwendung fand; hinzukam das Irrenhaus zur Verwahrung all jener, deren Verhalten nicht der bürgerlichen Moral entsprach und deren Freiheit ihnen daher im Namen der Sicherheit der „Normalen" bzw. der Funktionsfähigkeit der Gesamtgesellschaft entzogen werden musste; hinzu kamen aber auch erste Ansätze einer institutionalisierten staatlichen Wohlfahrt, um die Gefahren, die aus dem massenhaften Scheitern der Glücksuchenden für die Stabilität der Gesamtgesellschaft, den sozialen Frieden und die soziale Hygiene resultierten, kontrollieren zu können. Die immer zahlreicheren liberalen Sicherheitsdispositive, die die Bedingungen der Freiheit erst ermöglichen sollen, untergraben diese also ironischerweise im Moment ihrer Expansion selbst wieder.

> „Um das freie Spiel der natürlichen Marktmechanismen zu gewährleisten, müssen die Freiheitsräume durch geeignete Instrumente – vom Bürgerlichen Gesetzbuch bis zur Sozialversicherung, von Schutzzöllen bis zum Kartellrecht, von der allgemeinen Schul- und Wehrpflicht bis zur Internierung der „Irren" und „Kriminellen" – geschützt werden. Diese Sicherheitsdispositive laufen wiederum stets Gefahr, das auszuhöhlen, was sie garantieren sollen." (Bröckling 2010, S. 424)

So führt der konsequent zu Ende gedachte Versuch, das durch die liberale Ideologie als Naturzustand apostrophierte Idealbild von Gesellschaft zu erhalten, dazu, dass die Regierung die Herstellung eben jenes Ideals durch ihr eigenes Zutun faktisch verunmöglicht. Entsprechend muss die liberale Regierung nach Wegen

92 Und das gilt insbesondere mit Blick auf die USA bis heute: kein anderes Land der Welt sperrt mehr Menschen in Gefängnisse als die Vereinigten Staaten von Amerika.

suchen, die es ihr erlaubt, die Bedingungen der freien und gleichen Konkurrenz zu gewährleisten, ohne diese Bedingungen durch die ausufernde Regierungstätigkeit selbst wieder in Frage zu stellen. Ein Kompromiss zwischen diesen beiden konfligierenden Logiken stellt die in den folgenden Kapiteln skizzierte politische Ökonomie des Wohlfahrtstaates dar.

4.3.3 Zur politischen Ökonomie des Sozialstaates

In der klassisch-liberalen Theorie sind Staat und Ökonomie zwei voneinander getrennte Sphären. Daraus resultiere eine Fehleinschätzung der Rolle des Staates, argumentiert Foucault in seinen Ende der 1970er Jahre gehaltenen Vorlesungen zur Geschichte der Gouvernementalität (Foucault 2006b). Absolut überbewertet wird die Rolle des Staates in der libertären Staatskritik, in der der Staat als allmächtiges Monster erscheint, das man am besten durch eine Politik der Steuersenkung, Privatisierung und Ausgabenreduktion verhungern lassen sollte. Überbewertet und zugleich unterbewertet wird die Rolle des Staates Foucault zufolge aber auch in der marxistischen Staatskritik, die den Staat einerseits auf seine Rolle als ideellen Gesamtkapitalisten reduziert und ihn somit auf seine ökonomischen Lenkungsfunktionen beschränkt, ihm in diesem Bereich andererseits aber eine scheinbar unbegrenzte Machtfülle zubilligt (Foucault 2006b, S. 112ff.).

Während in der libertären als auch in der marxistischen Staatskritik Staat und Ökonomie als zwei voneinander getrennte Entitäten betrachtet werden, wenn auch mit unterschiedlichen Rollenverteilungen (im ersten Fall Grenze oder sogar Feind der ökonomischen Freiheit, im zweiten Fall deren willfähriger Vollstrecker), zeigt Foucault in seinen Vorlesungen zur Gouvernementalität, wie ökonomische Denkweisen im modernen Wohlfahrtsstaat zum Organisationsprinzip staatlichen, zivilgesellschaftlichen und individuellen Handelns werden (Bröckling 2010, S. 423ff.). Foucault bezieht sich bei seinen Ausführungen auf den Ordoliberalismus der jungen Bundesrepublik. In ihm wären Staat und Ökonomie erstmals nicht länger als zwei voneinander getrennte Sphären betrachtet worden, argumentiert Foucault. Stattdessen sei die Ökonomie zum leitenden Prinzip für das Handeln von Individuen sowie von staatlichen, privatwirtschaftlichen und zivilgesellschaftlichen Organisationen gleichermaßen geworden (Foucault 2006b, S. 112ff.).

Wenn die gedachte Dichotomie zwischen Staat und Regierung auf der einen Seite und der freien Ökonomie auf der anderen Seite erst einmal aufgehoben ist, wird deutlich, dass die Staatsquote, die Höhe der Steuern und der Umfang der Sozialausgaben nicht die entscheidenden Kenndaten sind, an denen sich die Ökonomisierung des Sozialen messen lassen kann. Zwar müssen Steuersätze in einer Wettbewerbsgesellschaft immer so konstruiert sein, dass das Streben nach Glück respektive Reichtum unterstützt wird und auch das Vorhandensein von sozialer Ungleichheit und materieller Ungleichverteilung bleiben für eine kapitalistische Wachstumsdynamik unabdingbare Grundvoraussetzungen: allerdings sind aus dieser Perspektive betrachtet Steuersätze und Staatsquote auch kein Fetisch, anhand derer sich die Freiheitsgrade eines Gemeinwesens einem Fieberthermoether gleich messen lassen, so wie es die libertäre Staatskritik behauptet (Rand 2005).

Dafür ist der Erhalt der Arbeitskraft durch eine basale Krankenversorgung für eine entwickelte Ökonomie ebenso unverzichtbar, wie es ein Mindestmaß an Absicherung von Lebensrisiken wie Alter, Berufsunfähigkeit und konjunkturbedingter Arbeitslosigkeit für den sozialen Frieden und damit für das langfristige Wachstum dieser Gesellschaften ist. Auch hierbei handelt es sich allerdings weniger um soziale Wohltaten, die aus altruistischen Gründen gewährt werden, als vielmehr um wohlkalkulierte Sicherheitsdispositive, die die Voraussetzung für die Fortentwicklung einer hochproduktiven Ökonomie bilden (Ewald 1993).

Die Frage lautet daher nicht, ob der liberale Wohlfahrtsstaat des 21. Jahrhunderts eine soziale Grundversorgung gewährleisten muss, sondern wie diese zu organisieren ist. Anders als im britischen Nachkriegsmodell, das von einem Sozialen Recht (Thomas Marshall) auf Krankenversorgung und Altersversorgung ausging und das heute als überholt gilt (obgleich das staatliche Gesundheitssystem Großbritanniens den Abbau des Sozialstaates unter Thatcher überlebt hat), ist das der Ökonomie entlehnte Modell der Sozialversicherung auf den ersten Blick erfolgreicher darin gewesen, Absicherungen für die wichtigsten Lebensrisiken zu garantieren, ohne die ökonomischen Grundprinzipien der Gesellschaft zu untergraben. Das unter anderem in der Bundesrepublik Deutschland angewandte Modell der Sozialversicherung basiert, anders als die Vorstellung eines Sozialen Rechts, auf der Idee des Statuserhalts. Die Leistungen der Sozialversicherung orientieren sich daran, wie viel die Leistungsempfängerinnen und -empfänger vorab einbezahlt haben. Umverteilung findet zwar statt, aber weniger von reich zu arm, als von jung zu alt bzw. von gesund zu krank. Damit ist die soziale Absicherung in der Konzeption der „Sozialen Marktwirtschaft" stärker an das gesellschaftliche Idealbild des Äquivalententauschs angelehnt, auch wenn die Sozialversicherungen selbst nicht privatwirtschaftlich organisiert sind (Esping-Andersen 1990).

Der entscheidende Unterschied zwischen dem Sozialen Recht im britischen Sozialstaatsentwurf der Nachkriegszeit und der Sozialversicherung in der Sozialen Marktwirtschaft bundesrepublikanischer Prägung ist die Ausrichtung der Sozialversicherung an einem ökonomischen Modell der Schadensregulierung. Pate für die Sozialversicherung stand das in der freien Ökonomie etablierte Modell der

Versicherung – eines Vertrags von gleichen und freien Partnern zur Risikoabsicherung (Ewald 1993; Schmidt-Semisch 2000, 2004).

Dagegen formuliert das Soziale Recht einen Anspruch auf materielle Teilhabe, der keine monetäre Vorleistung verlangt. Das Soziale Recht gewährt den Anspruch auf eine Grundabsicherung von Lebensrisiken, weil davon ausgegangen wird, dass nur so eine Teilhabe an der Gesellschaft möglich ist, und dass faktisch alle anderen Freiheitsrechte nur dann auch tatsächlich ausgeübt werden können, wenn sie durch ein Soziales Recht ergänzt werden. Dementsprechend wird hier die Absicherung der Bürgerinnen und Bürger aus Steuergeldern finanziert und die Bezugsberechtigung für Sozialleistungen ergibt sich nicht aus der Teilhabe am Erwerbsleben vermittels Zwangsabgaben vom Arbeitslohn, sondern aus dem Besitz der Staatsbürgerschaft bzw. einer Aufenthaltserlaubnis.

4.3.4 Zum Verhältnis von Privatisierung und Ökonomisierung im Aktivierenden Sozialstaat

„Bei der Fettleibigkeit ist es eher wie mit der demographischen Entwicklung. Bei diesem Thema haben wir auch die schmerzhafte Erfahrung gemacht, dass es nichts nützt, ein Phänomen einfach übersehen zu wollen. Seit über zwanzig Jahren kennen wir präzise Prognosen. Die Botschaft ist seit den siebziger Jahren klar: Immer weniger Junge können unmöglich das heutige Rentenniveau für immer mehr Alte erwirtschaften, deren Lebenserwartung zügig steigt." (Künast 2004, S. 17)

Allerdings ist auch ein an ökonomischen Prinzipien orientiertes Modell wie die Soziale Marktwirtschaft vor Krisen nicht gefeit. Wenn eine Krise des Sozialsystems eintritt, so wird diese diskursiv entweder auf den „Missbrauch" von Leistungen oder auf ein „natürliches" Problem zurückgeführt. Dieses Phänomen ist auch in der Demographiedebatte zu beobachten. Die Tatsache, dass sich das Verhältnis von Rentnerinnen und Rentnern zu aktiv Beschäftigten zugunsten erster verschiebt, wird in der öffentlichen Diskussion als Grund für Leistungskürzungen und Privatisierungen der Altersvorsorge angeführt. Dabei wird unterschlagen, dass sich die Produktivität der aktiven Bevölkerung im gleichen Zeitraum weitaus schneller erhöht hat, als ihr Anteil an der Gesamtbevölkerung gesunken ist.

Wie das Beispiel des Gesundheitswesens zeigt, spielt es auch keine Rolle, ob es sich, wie in Großbritannien, um ein steuerfinanziertes System oder, wie in Deutschland, um ein über Sozialversicherungen finanziertes System oder, wie in den USA, um ein überwiegend privatwirtschaftlich organisiertes System handelt. Die Diskussionen verlaufen immer gleich. Auch für die Finanzierungsprobleme des Gesundheitswesens wird das gestiegene Durchschnittsalter der Bevölkerung verantwortlich gemacht. Daneben gelten vor allem die unverantwortlichen Verhaltensweisen der Versicherten als Grund für Ausgabensteigerungen im Gesundheitswesen.

Abgesehen davon, dass in dieser Rechnung eine Reihe von anderen Kostentreibern, wie die Überversorgung mit Gerätemedizin, Scheininnovationen der Pharmaindustrie sowie der Rückgang der Reallöhne und des Anteils der Arbeitskräfte, der überhaupt noch sozialversicherungspflichtig beschäftigt ist und damit in die Sozialversicherung bzw. in den Steuertopf einzahlen kann, unberücksichtigt bleiben (vgl. Braun et al. 1998), wird außerdem unterschlagen, dass es in einer auf Wachstum als Selbstzweck angelegten Ökonomie nie darum gehen kann, dass Ausgaben in irgendeinem Bereich volkswirtschaftlicher Wertschöpfung tatsächlich gesenkt werden (Schmidt 2008, S. 78). Vielmehr geht es bei den Reformen stets darum, den Anteil der Ausgaben, der über Steuern oder Sozialversicherungen finanziert wird, zugunsten des Anteils der individuell bezahlt wird, zurückzufahren. Es geht also nie um eine Senkung der Ausgaben, sondern immer nur um eine Reduktion des Anteils, den Steuermittel und/oder Sozialversicherungsbeiträge an diesen Ausgaben tragen.[93] Und so sind die exorbitanten Kosten des US-Amerikanischen Gesundheitssystems, die mit fast 20 Prozent des Bruttosozialprodukts deutlich höher liegen als in irgendeinem anderen Land der Erde, ein viel geringeres Problem für die US-Amerikanische Ökonomie als die ebenfalls rapide steigenden Ausgaben für die staatliche Krankenversicherung für Senioren (Himmelstein und Woolhandler 2012).

Allerdings kann sich auch eine Deregulierung, die zu sehr auf Marktprinzipien setzt, auf lange Sicht als unökonomisch erweisen. Die Umstellung auf eine staatlich subventionierte kapitalgedeckte Altersrente etwa erweist sich spätestens angesichts der Finanzkrise als nicht wachstumsförderlich und damit als unökonomisch. Privatisierungsmaßnahmen, die einzig die Ungleichverteilung des Volkseinkommens verstärken und dabei gleichzeitig die Qualität von Dienstleistungen und Infrastruktur, die die Basis volkswirtschaftlichen Erfolgs bilden, beeinträchtigen, erweisen sich langfristig ebenfalls als unökonomisch. Steuersenkungen, die den Anreiz für unternehmerische Tätigkeit erhöhen sollen, aber in der Konsequenz dazu führen, dass die exorbitanten Gewinne dieser

93 Besonders deutlich wird dies am Beispiel der Individuellen Gesundheitsleistungen (IGeL), die Mitgliedern der Gesetzlichen Krankenversicherungen gegen Barzahlung angeboten werden. IGeL befinden sich in der Grauzone zwischen medizinisch notwendiger aber angeblich nicht mehr finanzierbarer Grundversorgung, nichtevidenzbasierten Behandlungsmethoden, überflüssigen bis schädlichen Untersuchungen auf vermeintliche Risikofaktoren und dem ausufernden Wellnesssektor (vgl. www.igel-monitor.de – Letzter Zugriff 18.07.2014).

Unternehmungen nicht länger in der Produktion, sondern in hochspekulativen Finanzprodukten angelegt werden, erweisen sich sogar schon sehr kurzfristig als extrem wachstumsfeindlich und damit als besonders unökonomisch, wie die gegenwärtige Finanzkrise anschaulich vor Augen führt.

Und so ist es wohl kein Zufall, dass einerseits das Davos Economic Forum, jahrelang als Trutzburg des organisierten Neoliberalismus verschrien, mittlerweile in der wachsenden Einkommensungleichheit die größte Gefahr für die Weltwirtschaft sieht (World Economic Forum 2013), während auf der anderen Seite die frühere Walter Ulbricht-Anhängerin Sarah Wagenknecht eine Rückbesinnung der Politik auf die ordoliberalen Grundprinzipien der frühen Bundesrepublik unter Ludwig Ehrhardt fordert (Wagenknecht 2012).

Diese Beispiele zeigen einmal mehr, dass der liberale Wohlfahrtstaat sich in einer permanenten Pendelbewegung zwischen mehr Markt und mehr staatlicher Intervention befindet, die jedoch immer dasselbe Ziel hat: die Bedingungen, unter denen Marktwirtschaft überhaupt noch funktionieren kann, zu erhalten. Ziel dabei ist nie „Wohlstand für alle" (Ludwig Erhardt), nicht im nationalen und erst recht nicht im globalen Maßstab – selbst die Gewerkschaften verweisen bei ihren Forderungen nach Lohnerhöhungen grundsätzlich auf die positiven Auswirkungen steigender Löhne auf den Binnenmarkt und die Gesamtkonjunktur. Ziel der Maßnahmen ist die unablässige Steigerung der Produktivität und des wirtschaftlichen Gesamtwachstums, die als Grundvoraussetzung für das Fortbestehen dieser „natürlichen" Gesellschaftsordnung unter immer größeren Anstrengungen für Mensch und Natur organisiert werden müssen.

4.3.5 Zur politischen Theorie des Aktivierenden Sozialstaates

> *„Besonders hinter dem liberalen Postulat der Eigenverantwortlichkeit lauert ein bodenloser und aufreizender, gleichzeitig aber systemisch objektivierter Zynismus; denn die verlangte Selbsttätigkeit bezieht sich ja auf ein abstraktes Individuum, das von allen selbstbestimmten Mitteln der sozialen Kooperation und der Reproduktion seines eigenen Lebens entblößt ist. ‚Selbstverantwortung' bedeutet unter diesen Bedingungen nichts anderes, als sich dem ‚Diktat der Märkte' restlos auszuliefern (...) und aus der permanenten Zumutung ‚das Beste zu machen', ohne das absurde Gesellschaftskonstrukt jemals auch nur im Traum in Frage zu stellen." (Kurz 1999, S. 87)*

Michel Foucault hat seine Vorlesungen zur Gouvernementalität, in denen er die zentrale These von der Auflösung der Dichotomie von Staat und Ökonomie zugunsten einer Ökonomisierung der Gesellschaft formuliert hat, Ende der 1970er Jahre gehalten (Foucault 2006a, 2006b). Zu dieser Zeit war die gesellschaftspolitische Entwicklung, die heute meist unter dem Begriff Neoliberalismus beschrieben wird und die im Folgenden genauer analysiert werden soll, erst in Ansätzen erkennbar. Auf die als neoliberal bezeichnete Politik des Sozialabbaus, der Deregulierung des Finanzsektors, der systematischen Schwächung von Gewerkschaften und Arbeitnehmerrechten, der Steuersenkungen und der Privatisierung von Staatseigentum verbunden mit einem massiven Ausbau des Repressionsapparates, der zunächst unter der Regierung Thatcher in Großbritannien und der Regierung Reagan in den USA sowie in deutlich abgeschwächter Form unter der Regierung Kohl in Deutschland umgesetzt wurde, folgte ab der zweiten Hälfte der 1990er Jahre die sogenannte Politik des Dritten Weges. Diese Politik wurde mit Tony Blair in Großbritannien, Bill Clinton in den USA und Gerhard Schröder in Deutschland durch (sozial-)demokratische Regierungschefs angeführt (Lessenich 2008).

Diese Regierungen setzten zwar einerseits die Politik ihrer Vorgänger fort, andererseits prägten sie aber eine neue Rhetorik, die auf eine Aussöhnung von (Wohlfahrts-)Staat und Ökonomie hinauslief. Der Sozialstaat sollte dabei nicht einfach ab-, sondern vor allem umgebaut werden. Dies war und ist mehr als nur bloße Rhetorik, denn die Kürzung von Sozialleistungen wurde in allen Systemen tatsächlich durch aktivierende Maßnahmen flankiert. Dabei veränderte sich vor allem das Verhältnis von Hilfesuchenden und Sozialbürokratie. Sie treten sich nun dem ökonomischen Modell folgend als gleichberechtigte Partner gegenüber. Aus der Hilfsempfängerin wird eine Kundin, die mit ihrer Sachbearbeiterin eine Zielvereinbarung abschließt. Der Bezug von Geldern wird dabei an Auflagen geknüpft und eine Gegenleistung verlangt. Doch nicht nur die Kundinnen und Kunden dieser an marktwirtschaftlichen Modellen ausgerichteten Staatsbehörden, sondern auch ihre Mitarbeiterinnen und Mitarbeiter müssen sich jetzt daran messen lassen, wie erfolgreich ihre Arbeit ist (Bröckling 2007; Lessenich 2008).

Diese Aussöhnung von Markt und Staat wurde durch den britischen Philosophen Anthony Giddens, der die Regierung Blair intensiv beraten hat, als Politik des Dritten Weges bezeichnet. Der Dritte Weg versteht sich dem eigenen Anspruch nach als Alternative zu Sozialismus und Kapitalismus gleichermaßen, auch wenn er faktisch allein auf marktwirtschaftlichen Prämissen basiert. Die Philosophie des Dritte Weges jenseits von Kapitalismus und Sozialismus weist dann auch die Vorstellung eines Sozialen Rechts mit Verve zurück. Giddens hat dafür das Schlagwort „No rights without responsibilities“ geprägt und verkauft unter diesem Stichwort die faktische Entrechtung der Hilfsbedürftigen als Befreiung vom Joch einer überbordenden Sozialbürokratie.

> „Der alte Sozialstaat beruhte fast überall darauf, die Bürger als passive Untertanen zu behandeln. Kollektivismus war früher in einem anderen Maße akzeptabel, als dies heute der Fall ist – und sein sollte." (Giddens 2009, S. 24).

Giddens möchte den Rechtsanspruch auf staatliche Unterstützung in Notlagen in ein Aktivierungsinstrument umwandeln. Giddens formuliert seine Vorstellungen vom Umbau des Sozialstaates dabei als ein ausgewogenes Verhältnis von Rechten und Pflichten und – besonders wichtig – Sanktionsmöglichkeiten.

> „Der passive Bezug von Arbeitslosengeld wurde in der Vergangenheit nahezu ausschließlich als Recht definiert – und hat sich vor allem aus genau diesem Grund als dysfunktional erwiesen. Mit der Einführung aktiver Arbeitsmarktpolitiken wird deutlich gemacht, dass die erwerbsfähigen Arbeitslosen die Pflicht haben, nach Arbeit zu suchen, wenn sie staatliche Hilfe in Anspruch nehmen wollen – und mit Hilfe von Sanktionen wird durchgesetzt, dass sie dieser Pflicht auch wirklich nachkommen." (Giddens 2009, S. 23)

Die Pflicht, jede Arbeit unter der Androhung von existenzbedrohenden Sanktionen annehmen zu müssen, als Befreiung der „passiven Untertanen" von einer bevormundenden Bürokratie zu verkaufen, ist ein Paradebeispiel für den Orwellschen Neusprech, der viele Reformen des Aktivierenden Sozialstaats kennzeichnet. Dennoch greift eine Kritik, die den „Dritten Weg" der Regierungen Blair, Schröder, Clinton und anderer sozialdemokratischer Regierungschefs mit dem Etikett neoliberal behaftet, zu kurz. Denn tatsächlich sind in der Politik des Dritten Weges Privatisierungen sowie Steuer- und Ausgabensenkungen kein Selbstzweck. Entscheidender als „die Reichweite des Staates" ist für den Aktivierenden Sozialstaat „die Frage, wie effektiv die staatlichen Institutionen funktionieren und welche Art von Wirtschafts- und Sozialpolitik sie betreiben" (Giddens 2009, S. 18).

Der Soziale Investitionsstaat, wie Giddens den Aktivierenden Sozialstaat auch nennt, gewährt kein Recht, sondern leistet Hilfe zur Selbsthilfe. Er coacht, statt zu bevormunden. Er fordert und fördert, statt zu alimentieren. Und er agiert, ganz wie ein Unternehmen, nicht nach den sentimentalen Kriterien der Fürsorge, sondern nach den renditeorientierten Kriterien der Investition. Der Aktivierende Sozialstaat soll „positive" (investierende) statt „negative" (alimentierende) Sozialpolitik betreiben. Zu diesem Zweck soll er nicht nur weniger ausgeben als der traditionelle Sozialstaat, sondern vor allem dafür sorgen, dass seine Ausgaben ökonomisch messbare Erfolge zeitigen. „Stilllegeprämien" wie durch Steuermittel subventionierte Früh- oder Berufsunfähigkeitsrenten sind im Aktivierenden Sozialstaat nicht gerne gesehen. Hier hält man es lieber mit einer Ausdehnung der Lebensarbeitszeit, lebenslanges Lernen inklusive.

Ein weiteres Merkmal des Aktivierenden Sozialstaats im Unterschied zum traditionellen Sozialstaat besteht darin, dass er seine Leistungen über Gebühren finanzieren soll. Warum diese Gebührenfinanzierung für alle gerechter ist, begründet Giddens mit derselben Logik, mit der er schon den traditionellen Sozialstaat als Untertanenfabrik abgekanzelt hat. Kostenlose[94] Sozialleistungen seien sozial ungerecht, weil sie privaten Parallelsystemen den Weg ebneten. Die Gebührenfinanzierung staatlicher Leistungen wie Gesundheitsdienstleistungen oder eines Universitätsstudiums sei hingegen sozial gerecht, weil nur sie eine Überlastung und eine daraus automatisch folgende Beeinträchtigung der Qualität der angebotenen Leistungen und in dessen Folge ein Rückzug der Wohlhabenden in besser ausgestattete private Parallelsysteme verhindern könne.

Trotz dieser Bankrotterklärung des steuerfinanzierten Sozialstaates betont Giddens, dass die Steuern in seinem europäischen Sozialmodell progressiv und im Vergleich mit den USA oder osteuropäischen Reformländern mit ihren Flat-Tax-Systemen relativ hoch bleiben sollen. Schließlich seien nicht Niedrigsteuern sondern soziale Gleichheit „der rote Faden" anhand dessen sich die Erfolge des „Erneuerten Europäischen Sozialmodells" messen lassen müssten. Allerdings dürfe die relativ hohe Steuerlast im Aktivierenden Sozialstaat keinesfalls einseitig zu Lasten der reichen Leistungsträgerinnen und -träger gehen. Denn der „fundamentale Sinn des Erneuerten Europäischen Sozialmodells besteht gerade darin, wirtschaftliche Dynamik und soziale Gerechtigkeit miteinander zu verbinden." (Giddens 2009, S. 25) „Aufwärtsmobilität" sei dann auch „viel wichtiger, als ‚den Reichen' das Leben möglichst schwer zu machen, denn die ‚Reichen' sind eine winzige Gruppe, die ‚Armen' hingegen eine sehr große" (Giddens 2009, S. 25).

Tatsächlich ist der Aktivierende Sozialstaat alles andere als ein schlanker Staat. Die Sozialbürokratie, die benötigt wird, um die von oben verordnete Selbstmotivation zu organisieren, ist personalaufwändig und teuer. Und so sind die Staatsquote und der öffentliche Dienst unter New Labour auch nicht kleiner, sondern größer geworden. Freilich ohne dass die grundlegenden ökonomischen Probleme, wie die Abhängigkeit der britischen Ökonomie vom Finanzsektor,

94 Der Begriff Kostenlos im Zusammenhang mit Leistungen des Sozialstaats ist für sich genommen ein Musterbeispiel hochgradig ideologisierter Sprache. Kostenlos kann eine durch den Staat bereitgestellte Leistung nie sein, vielmehr ist sie steuerfinanziert. Werden für staatliche Leistungen Gebühren verlangt, so werden diese Gebühren immer zusätzlich zur Steuerlast erhoben und hebeln so die Idee aus, dass sozialstaatliche Leistungen gestaffelt nach den finanziellen Möglichkeiten der Staatsbürgerinnen und Staatsbürger gemeinschaftlich finanziert werden sollen. Die Verwendung des Begriffs Kostenlos soll suggerieren, dass die Nutzerinnen und Nutzer der Leistungen eigentlich keinen Anspruch auf sie haben.

das Fortbestehen einer konjunkturunabhängigen Sockelarbeitslosigkeit und die wachsende Ungleichheit der Einkommensverteilung, durch die Politik von New Labour gelöst worden wären. Was wiederum zeigt, dass selbst eine Regierung, die den Unterscheid zwischen Staat und Ökonomie zugunsten einer Ökonomisierung des Sozialen auflösen wollte, immer noch Gefahr laufen kann, zuviel zu regieren.

Diese Dialektik spiegelt sich auch in den Zielsetzungen der Nationalen Aktionspläne wider. Die Nationalen Aktionspläne betonen einerseits die Dringlichkeit des Problems und anderseits die Verantwortung jedes Einzelnen zu seiner Lösung selbst beizutragen. So sehr der Staat zum Handeln verpflichtet sei, so wenig dürfe er die Bürgerinnen und Bürger „zu ihrem Glück" zwingen. Vielmehr läge es in seiner Verantwortung, Rahmenbedingungen zu schaffen, unter denen sich die Bürgerinnen und Bürger aus eigenen Stücken für die richtige, sprich gesundheitsförderliche und schlankmachende Lebensführung entscheiden könnten.

4.3.6 Motivation und Zielsetzung der Nationalen Aktionspläne

> *„Deutschland hat die Chance, sich selbst als ein Standort zu positionieren, der eine neue Zivilisationskrankheit, welche die ganze Erde erfassen wird, am ehesten und effektivsten in den Griff bekommen hat. (...). Warum setzen wir uns nicht zum Ziel, jenes Land zu werden, das weltweit führend ist in Fragen der individuellen Gesundheit, das der Epidemie Adipositas ein neues ganzheitliches Konzept entgegensetzt? Wer, wenn nicht wir?" (Künast 2004, S. 31)*

Hauptmotivation der Nationalen Aktionspläne sind die befürchteten Kosten in Folge der „Adipositas-Epidemie" sowie deren Auswirkungen auf die Produktivität der Beschäftigten. Aus Sicht der ehemaligen Verbraucherschutzministerin Renate Künast ist die „Adipositas-Epidemie" für den Wirtschaftsstandort Deutschland sogar eine vergleichbar große Katastrophe wie die demographische Entwicklung oder das schlechte Abschneiden der deutschen Schülerinnen und Schüler bei internationalen Leistungstests.

> „Kein Gesundheitssystem der Welt kann bewältigen, was Übergewicht und Fettleibigkeit uns an immensen Kosten aufbürden, kein Sozialsystem aufbringen, was Millionen Arbeitsunfähiger benötigen, keine Gesellschaft kann ausgleichen, was das Dicksein an psychosozialen Folgeschäden verursacht. Und niemand kann heute einschätzen, wie eigentlich eine Gesellschaft innovativ sein kann, wenn ein immer größer werdender Teil der Kinder und Jugendlichen ihre Bildungspotenziale nicht mehr nutzen können. Wenn die Neuausrichtung der Schulen nach dem PISA-Desaster zwar passiert, aber die Kinder mit sich selbst und den anwachsenden chronischen Krankheiten beschäftigt sind." (Künast 2004, S. 14)

Ebenfalls um die Leistungsfähigkeit des Sozialstaates besorgt, zeigt man sich in der Präambel des Nationalen Aktionsplans IN FORM von 2008. Darin heißt es:

> „Für jede Bürgerin und jeden Bürger ist es in Deutschland grundsätzlich möglich, gesund zu leben, sich insbesondere eigenverantwortlich gesund zu ernähren und ausreichend zu bewegen. Dennoch nehmen in Deutschland und in den meisten Industrienationen Krankheiten zu, die durch eine unausgewogene Ernährung und zu wenig Bewegung begünstigt werden. Das bedeutet, dass nicht alle Menschen in der Lage oder willens sind, diese bestehenden Möglichkeiten zu nutzen. Daher ist es erforderlich, die Kenntnisse über die Zusammenhänge von ausgewogener Ernährung, ausreichender Bewegung und Gesundheit weiter zu verbessern, zu gesunder Lebensweise zu motivieren und Rahmenbedingungen zu schaffen, die die Wahrnehmung der Verantwortung jeder Einzelnen und jedes Einzelnen für die eigene Gesundheit und die der Familie fördern." (BMELV und BG 2008, S. 7)

Auch IN FORM verknüpft das Problemmuster der „Adipositas-Epidemie" mit den Finanzierungsproblemen des Sozialstaates und verspricht Abhilfe für individuelle Gewichtsprobleme ebenso wie für die wohlfahrtsstaatliche Schuldenproblematik durch die Bereitstellung von Informationen und – vor allem – durch Ansporn zur Verhaltensänderung. Dazu bedient sich IN FORM einer Mischung aus Motivation und unverhohlener Drohung.

> „Die Unterstützung von Verhaltensänderungen durch Information und Motivation sowie die Weiterentwicklung gesundheitsförderlicher Strukturen sind zentrale Aufgaben des Nationalen Aktionsplans. Denn Gesundheit ist nicht nur ein individueller Wert, sondern eine Voraussetzung für Wohlbefinden, Lebensqualität und Leistung, ein Wirtschafts- und Standortfaktor, die Voraussetzung für die Stabilität des Generationenvertrags und sie leistet einen Beitrag zur Teilhabe an der Gesellschaft und zur sozialen Gerechtigkeit." (BMELV und BG 2008, S. 7)

Auch der britische Aktionsplan „Healthy Weight, Health Lives" erklärt mit Verweis auf die Kosten der „Adipositas-Epidemie", warum diese Entwicklung nicht länger ignoriert werden dürfe. Die Schätzungen der Kosten basieren dabei ebenso wie die Schätzungen der Prävalenzen auf der statistisch fragwürdigen Fortschreibung kurzfristiger Trends in die Zukunft.

> "They matter because of the pressure such illnesses put on families, the NHS and society more broadly, with overall costs to society forecast to reach £ 50 billion per year by 2050 on current trends." (Department of Health 2008, S. xi)

Im von der konservativen Regierung überarbeiteten britischen Aktionsplan „Healthy Lives, Healthy People" wird zudem deutlich gemacht, dass aus Sicht der Regierung die Dicken durch ihr Verhalten für die hohen Ausgaben des National Health Service mitverantwortlich sind, und dass dieses Geld deshalb am Ende besonders denjenigen fehlen wird, die unverschuldet krank geworden sind.

> "Indeed, most people in England today are overweight or obese. Excess weight is a leading cause of type 2 diabetes, heart disease and cancer, adding costs to the NHS – money that could be spent on other priorities." (Department of Health 2011, S. 3)

So betrachtet handelt es sich bei der Investition in die Gesunderhaltung dicker Patientinnen und Patienten aus ökonomischer Sicht um eine Fehlinvestition. Allerdings nicht, weil durch die Behandlung dicker Menschen so hohe Kosten entstünden, sondern weil diese Kosten kollektiv getragen werden müssen. Auf diese vermeintlich vermeidbaren Ausgaben wird dann auch entsprechend mit ökonomischen Sanktionen reagiert, die dafür sorgen sollen, dass zumindest ein Teil der Kosten doch wieder individuell getragen wird: etwa wenn Menschen mit hohem Körpergewicht im staatlichen Gesundheitssystem in Großbritannien für bestimmte Operationen Eigenbeteiligungen abverlangt werden. Ein solches Vorgehen wird im Britischen Aktionsplan der konservativen Regierung Cameron zwar nicht explizit benannt, aber indirekt gerechtfertigt.

Dickleibigkeit führt den Nationalen Aktionsplänen zufolge auch zu einem Rückgang der Produktivität. Eine, so der Tenor des konservativen britischen Aktionsplans, gerade in Krisenzeiten hochproblematische Folge der „Adipositas-Epidemie".

> "Many lives are blighted each year each day by back pain, breathing problems or infertility caused by overweight and obesity, contributing to low self-esteem and reduced quality of life. At a time when our country needs to rebuild our economy, overweight and obesity impair the productivity of individuals and increase absenteeism." (Department of Health 2011, S. 3)

Die Aussage allerdings, dass der Rückgang der Produktivität aufgrund zunehmender Dickleibigkeit sich angesichts der Weltwirtschaftskrise besonders fatal auswirkt, ist problematisch: Handelt es sich doch bei der gegenwärtigen Wirtschaftskrise um eine Krise der Überproduktion, die Millionen arbeitsfähiger Menschen freisetzt, weil sich für sie auf dem Arbeitsmarkt keine Verwendung mehr finden lässt. Zudem ist die Behauptung, der kollektive Gewichtsanstieg gefährde die wirtschaftliche Erholung, gleich in zweifacher Hinsicht diffamierend:

Denn einmal unterstellt sie, dass dicke Arbeitskräfte weniger leistungsfähig seien, zum anderen impliziert sie, dass die gegenwärtige Wirtschaftskrise durch die mangelnde Produktivität der Werktätigen (mit-)verursacht sei. Dabei wird das Bild einer durch Krieg oder Naturkatastrophen zerstörten Infrastruktur gezeichnet, die mit kräftiger Hände Arbeit wieder aufgebaut werden müsse. Einer Herausforderung, der die verweichlichte und verfettete Bevölkerung nicht gewachsen sei. Doch dieses Bild könnte angesichts der tatsächlichen Lage in den frühzeitig industrialisierten Ländern, die von bezugsfertigen, aber unverkäuflichen Immobilien, produktionsbereiten, aber unausgelasteten Fabriken, qualifizierten, aber beschäftigungslosen Menschen gekennzeichnet ist, nicht falscher sein. Was sie allerdings zu transportieren vermag, ist der Eindruck, die Krise sei Folge der mangelnden Produktivität und des übertriebenen Anspruchdenkens der abhängig Beschäftigten, das sich unter anderem in ihrer Körperfülle manifestiert.

Im US-Amerikanischen Aktionsplan von 2010 kommt noch ein anderer Aspekt dazu. Hier werden, neben den steigenden Kosten im Gesundheitswesen und der negativen Auswirkung von Dickleibigkeit auf die Produktivität, insbesondere der Mangel an geeigneten Rekrutinnen und Rekruten für das Militär als besonders problematische Folge der „Adipositas-Epidemie" angesehen (White House Task Force on Childhood Obesity 2010, S. 3).

Um die in den Aktionsplänen angesprochenen Szenarien: Kostenexplosion im Gesundheitswesen, unproduktive Bevölkerung, die im internationalen Konkurrenzkampf der Wirtschaftsstandorte oder gar in einem möglichen militärischen Auseinandersetzung zu unterliegen droht, zu verhindern, setzen die Pläne konkrete numerische Ziele. Das zentrale Ziel aller Nationalen Aktionsplänen ist dabei nahe liegender Weise die Reduktion des Anteils von Menschen mit einem erhöhten BMI.

Sowohl der „Obesity Report" des britischen Unterhauses von 2004 als auch die von der damaligen deutschen Verbrauchschutzministerin Renate Künast im selben Jahr ins Leben gerufene „Ernährungsbewegung für Deutschland" fordern eine Trendwende bis zum Jahr 2020. Im britischen Nationalen Aktionsplan „Healthy Weight, Healthy Lives" von 2008 wird dieser Forderung durch den damaligen amtierenden Premierminister Gordon Brown besondere Bedeutung zugewiesen.

> "Our ambition is that by 2020 we will not only have reversed the trend in rising obesity and overweight among children but also reduced it back to the 2000 levels. (...). This is an ambitious goal, but achievable if we recognise the desire of people to live healthy lives and respond to it with the opportunities and information people need and expect." (Brown 2008, S. iii)

Erreicht werden soll dieses Ziel durch Maßnahmen, die sich, der ökonomistischen Ausrichtung der Nationalen Aktionspläne folgend, an Benchmarks orientieren. Bis zu einem gegebenen Zeitpunkt sollen numerisch bestimmte Zwischenziele erreicht werden, die als geeignet gelten, die versprochene Trendwende auch wirklich einzuleiten. Eine solche Maßnahme im Britischen Aktionsplan ist es, dafür zu sorgen, dass jede bzw. zumindest jede dritte Britin und jeder dritte Brite zusätzlich 1000 Schritte täglich zurücklegen (Department of Health 2008, S. xiii, S. 20).

Im Nationalen Aktionsplan IN FORM hat man ähnliche Vorstellungen davon, wie eine Trendwende bis zum Jahr 2020 gelingen könne. Doch hierzulande gibt man sich mit 1.000 Schritten täglich nicht zufrieden. Geht es nach der Bundesregierung, müssen es schon 3.000 Extraschritte täglich sein, um als erstes Industrieland die „Adipositas-Epidemie" erfolgreich einzudämmen (BMELV und BG 2008, S. 3).

Der Nachfolgeplan der konservativen Regierung Cameron „Healthy Weight, Healthy People" hingegen setzt wieder verstärkt auf Kalorienreduktion, statt auf zusätzliche Schritte. Dabei steht weniger die Zusammensetzung der Nahrung im Mittelpunkt als eine Reduktion der Nahrungsaufnahme. Fünf Milliarden Kalorien weniger pro Tag soll die britische Bevölkerung in Zukunft zu sich nehmen, fordert der konservative britische Gesundheitsminister Andrew Lansley als zentrale Maßnahme zur Bekämpfung der „Adipositas-Epidemie" (Department of Health 2011, S. 4).

Besonders ambitioniert sind die Ziele des US-Amerikanischen Aktionsplans. Der Nationale Aktionsplan der „White House Task Force on Childhood Obesity" begnügt sich nicht mit einer einfachen Trendwende, vielleicht auch deshalb nicht, weil diese bis zu seiner Formulierung im Jahr 2010 längst eingetreten war (vgl. Kapitel 3.1.7). Stattdessen verspricht die „White House Task Force on Childhood Obesity" in ihrem „Report to the President" die Zahl der Kinder und Jugendlichen deren BMI über den derzeit gültigen Grenzwerten liegt, bis ins Jahr 2030 auf das Niveau vor Ausbruch der „Adipositas-Epidemie" Anfang der 1970er Jahre zu reduzieren. Statt fast 20 Prozent wie im Jahr 2010 sollen zwanzig Jahre später höchstens noch fünf Prozent der Kinder und Jugendlichen einen BMI im Adipositasbereich aufweisen (White House Task Force on Childhood Obesity 2010, S. 9).

Um dieses ambitionierte Ziel zu erreichen, werden für die unterschiedlichen Bereiche, in denen die Auseinandersetzung um den Erfolg der Maßnahmen geführt wird, Zwischenziele festgelegt. Die Zielsetzungen, die der „Report to the President" vorschlägt, beschränken sich nicht allein auf einen erhofften Rückgang der Adipositasprävalenzen, sondern beziehen sich auch auf alle möglichen Verhaltensweisen und infrastrukturellen Faktoren, die mit der Entwicklung der

„Adipositas-Epidemie" in Verbindung gebracht werden. Und damit kann ganz offensichtlich gar nicht früh genug begonnen werden. So soll etwa der Anteil der Frauen, die mit einem BMI im Normalgewichtsbereich entbinden, weiter steigen. Des Weiteren möchte man medizinisches Fachpersonal in Krankenhäusern und anderen Einrichtungen dazu animieren, Stillempfehlungen abzugeben. Der Anteil der Mütter, die ihr Kind mindestens neun Monate lang stillen, soll bis zum Jahr 2015 auf über 50 Prozent erhöht werden (White House Task Force on Childhood Obesity 2010, S. 17).

Konkrete Vorstellungen formuliert der Report der White House Task Force auch mit Blick auf die Zahl der Kinder, die sich zukünftig nach den offiziellen Richtlinien der US-Regierung (Dietary Guidelines for Americans) ernähren sollen. Als Parameter gilt, welchen Punktwert die Kinder durchschnittlich auf dem Healthy Eating Index (HEI) des US Department of Agriculture (USDA) erzielen. Derzeit erreichen US-Amerikanische Kinder auf diesem Index im Durchschnitt 55,9 von 100 möglichen Punkten. Im Jahr 2030 sollen es im Durchschnitt 80 Punkte sein, als Zwischenetappen werden für das Jahr 2015 65 Punkte und für das Jahr 2020 70 Punkte anvisiert (White House Task Force on Childhood Obesity 2010, S. 10). Bis ins Jahr 2020 soll dem Aktionsplan zufolge außerdem der Konsum von Obst und Gemüse um 70 Prozent bzw. 450 Amerikanische Pfund (rund 200 kg) pro Person und Jahr gesteigert werden (White House Task Force on Childhood Obesity 2010).

4.3.7 Methodik der Nationalen Aktionspläne

" (...) the Government has a significant role to play too: not in hectoring or lecturing but in expanding the opportunities people have to make the right choices for themselves and their families; in making sure that people have clear and effective information about food, exercise and their well-being; and in ensuring that its policies across the piece support people in their efforts to maintain a healthy weight." (Department of Health 2008, S. xi)

„Wenn man Machtausübung als eine Weise des Einwirkung auf die Handlungen anderer definiert, wenn man sie durch das ‚Regimen' – im weitesten Sinn dieses Wortes – der Menschen untereinander kennzeichnet, nimmt man ein wichtiges Element mit hinein: das der Freiheit. Macht wird nur auf ‚freie Subjekte' ausgeübt und nur sofern diese ‚frei' sind. Hierunter wollen wir individuelle oder kollektive Subjekte verstehen, vor denen ein Feld von Möglichkeiten liegt, in dem mehrere ‚Führungen', mehrere Reaktionen und verschiedene Verhaltensweisen statthaben könnten." (Foucault 1994, S. 255)

Die Nationalen Aktionspläne zur Bekämpfung der „Adipositas-Epidemie" erhoffen sich durch den Erfolg ihrer Maßnahmen nicht weniger als den Sozialstaat vor dem Finanzkollaps zu bewahren, die Bevölkerung für die Standortkonkurrenz fit zu halten und die Verteidigungsfähigkeit der jeweiligen Nation zu garantieren. Im Vergleich zu der Größe dieser Ziele fällt auf, wie gering die Mittel sind, die die Nationalen Aktionspläne zu ihrer Umsetzung bereitstellen. Dem Nationalen Aktionsplan IN FORM wurden durch die Haushalte 2008, 2009 und 2010 insgesamt gerade einmal 30 Millionen Euro zur Verfügung gestellt (BMELV und BG 2008, S. 47). Beim englischen Aktionsplan „Healthy Weight, Healthy Lives" waren es im gleichen Zeitraum mit 372 Millionen Pfund (Department of Health 2008, S. 28) zwar deutlich mehr, allerdings zeigt sich in der Neuformulierung des Nationalen Aktionsplans durch die konservative Regierung Cameron 2011, dass die behauptete Dringlichkeit des Problems aus Sicht der Regierenden keine drastischen und kostenintensiven Maßnahmen (mehr) rechtfertigt. Keinesfalls soll zu stark reguliert und interveniert werden, vielmehr sollen Zivilgesellschaft, Industrie und Wissenschaft an einen Tisch gebracht werden, um gemeinsam nach einvernehmlichen Lösungen zu suchen (Department of Health 2011).

Die Nationalen Aktionspläne sehen ihre Aufgabe vorrangig darin, es den Bürgerinnen und Bürgern zu erleichtern, die „richtige" Entscheidung zu treffen. Dazu wollen die Aktionspläne motivieren, anstiften und initiieren, wie schon an den Titeln wie „Eine neue Ernährungsbewegung für Deutschland" oder „IN FORM – Deutschlands Initiative für gesunde Ernährung und mehr Bewegung" zu bemerken ist. Die Aktionspläne sollen dementsprechend Vorbild sein, nicht vorschreiben, überzeugen, nicht zwingen, führen, nicht befehlen.

Zentrale Bedeutung für diese Form der Führung, wie sie in den Nationalen Aktionsplänen exemplarisch durchexerziert wird, hat die Vermittlung des richtigen Wissens. Der moderne Staat und seine Institutionen sammeln nicht nur Wissen über die Bevölkerung, sie stellen dieses Wissen der Bevölkerung auch zur Verfügung. Die Bevölkerung wird angeleitet, sich mit Hilfe dieses Wissens selbst zu führen. Das zur Verfügung gestellte Wissen soll es ihr ermöglichen, sich, etwa was ihr Körpergewicht und ihre Ernährungsgewohnheiten anbelangt, an der Norm auszurichten, um so die eigene Gesundheit zu erhalten und die Leistungsfähigkeit zu steigern.

Macht und Wissen bedingen sich in dieser Konzeption wechselseitig. Foucault folgend gibt es keine Machtbeziehung, „ohne daß sich ein entsprechendes Wissensfeld konstituiert, und kein Wissen, das nicht gleichzeitig Machtbeziehungen voraussetzt und konstituiert" (Foucault 1975, S. 39). Dieser auf Wissen basierende Machttypus, wie ihn Foucault hier skizziert, ist ein produktiver Machttypus. Er soll nicht einengen, hemmen und unterdrücken, sondern es den Subjekten ermöglichen, die eigenen Potentiale selbstbestimmt zu nutzen und zu entfalten.

Das Wissen, das die Basis für die selbstbestimmte Entfaltung der Subjekte liefern soll, ist allerdings diskursiv vorgegeben. Die Aufforderung dieses Wissen in die Tat umzusetzen, kann daher auch auf Ablehnung stoßen; insbesondere dann, wenn es in Konflikt mit dem eigenen Erfahrungswissen gerät. Das zeigt sich besonders deutlich am Beispiel der Ernährungswissenschaften.

Die Deutsche Gesellschaft für Ernährung etwa setzt bis heute auf eine vollkornbasierte Ernährung, die ihre Ursprünge im ideologisch motivierten Projekt der Lebensreformbewegung hat (vgl. Kapitel 3.2.1). Wenn heute Kinder mit Migrationshintergrund „Wissen" über gesunde Ernährung lernen, dann gehört dazu auch zu lernen, dass Brot aus Vollkornmehl gut für sie ist, während ihnen Fladenbrot oder Toastbrot aus Weißmehl schadet. Was hier als scheinbar neutrales Wissen verhandelt wird, ist tatsächlich Machtausübung mittels Herrschaftswissen. Das Erfahrungswissen, dass Weißbrot besser schmeckt und leichter verdaulich ist, oder dass in bestimmten Kulturkreisen der Verzehr von Weißmehl eine lange Tradition hat, Vollkornmehl hingegen unbekannt ist, zählt nichts, angesichts der wissenschaftlichen Erkenntnis, dass Vollkorn wichtige Ballaststoffe enthält, länger sättigt und den Körper vor Krebs schützt.

So umstritten dieses Wissen im Einzelfall sein mag, legitim dagegen argumentiert werden kann nur mit Rekurs auf den Gesundheitsdiskurs: also auf Basis von Studien, die die gesundheitliche Überlegenheit des Vollkornmehls in Frage stellen. Eine Argumentation auf der Basis von Erfahrung und Tradition, Genuss und Geschmack hat hingegen im Ernährungsdiskurs kaum eine Chance wahr- bzw. Ernst genommen zu werden. Folge ist eine Abwertung abweichender Vorstellungen davon, was ein gutes Essen und Leben ausmacht. Keinesfalls nämlich sei das, was die Ernährungswissenschaften vorschlagen neutrales Wissen, kritisiert auch Lotte Rose. Vielmehr verschleiere und ignoriere „die Ernährungsprävention die eingelagerte soziale Macht, die von ihr ausgeht." (Rose 2009, S. 291)

> „Während sie sich auf allgemeingültige, wissenschaftlich rationalisierte Leitlinien beruft, artikulieren sich doch in ihr spezifische soziale Fraktionen mit Bemächtigungsansprüchen: Es sind dies gebildete, gutsituierte, erwachsene, weibliche und deutsche. Dies erklärt, warum die bemächtigten Gruppen sich den Normalisierungsversuchen entziehen (müssen) und soziale Ungleichheiten letztlich reproduziert werden." (Rose 2009, S. 291)

Des Weiteren, so Rose, offenbare sich „die Ernährungsprävention entgegen ihren emanzipatorischen Ansprüchen als hierarchisch-autoritäre Praxis" (Rose 2009, S. 291).

> „Es gibt ErnährungsexpertInnen, die in Besitz des hegemonialen naturwissenschaftlich-medizinischen Ernährungswissens sind, das sie unwissenden und unfähigen Laien vermitteln. In dieser hierarchischen Differenz sind die Empfänger des Wissens passiv, entmündigt und diskriminiert." (Rose 2009, S. 291)

Während sich auf der einen Seite „in den Praxisfeldern der Erziehung und Bildung partizipativ-dialogische Grundsätze allmählich als Orientierungen einer zukunftsfähigen, demokratischen Sozialisierung" etablierten hätten, verfolge die ernährungsbezogene Gesundheitsförderung weiterhin „ein eher konservativ-paternalistisches Erziehungsmuster" (Rose 2009, S. 291).

> „Mehr noch: Immer dann, wenn Erziehung und Bildung sich zu Akteuren einer ernährungsbezogenen Gesundheitsförderung machen, werden sie oft genug bereitwillig zu unkritischen Vollstreckern ernährungsmedizinischer Normierungsprozeduren, bei denen die ansonsten hochgehaltenen partizipativen Maximen plötzlich verschwunden sind." (Rose 2009, S. 291)

Um dieses normative Ernährungs- und Körperwissen in den Köpfen der Adressatinnen und Adressaten der Nationalen Aktionspläne zu verankern, und sie, unabhängig von ihren externen Ressourcen, auf die sie ohnehin keinen Einfluss haben, dazu zu befähigen, ihre internen Ressourcen in Richtung der gewünschten Verhaltensänderung zu mobilisieren, genügt es nicht länger, ihr Wissen um die Gefahren ihres Verhaltens durch die Bereitstellung von immer mehr Informationen zu mehren. Es ist dann außerdem notwendig, den Glauben an die eigene Handlungsfähigkeit zu mobilisieren. Neben Wissen braucht es daher Eigenmacht, in den verhaltenspsychologischen Konzepten als Selbstwirksamkeitserwartung und Kontrollüberzeugung bezeichnet, um das von Dritten als „richtig" definierte aus eigener Überzeugung umzusetzen und darüber hinaus positive Ergebnisse der eigenen Verhaltensänderung zu erwarten. Eine Strategie, um in den Subjekten diese innere Macht zu wecken, ist das in den Gesundheitswissenschaften und der Sozialpolitik mittlerweile inflationär benutze Empowermentkonzept.

Die Idee von Empowerment hat seine Ursprünge in der Gemeindearbeit in den USA der 1960er und 1970er Jahre (Bröckling 2003, 2004). Empowerment meinte dabei die Selbstorganisation und die Selbstemanzipation gegenüber einem als übermächtig angesehen Gegner. Bedeutung erlangte das Empowermentkonzept zunächst in der Bürgerrechtsbewegung der 1960er Jahre (Bröckling 2003, S. 325; 2004, S. 56). Auf das Empowermentkonzept beriefen sich aber auch schon frühzeitig konservative Autorinnen und Autoren, die eine aus ihrer Sicht positive Betonung des Bürgersinnes mit einer passiven Anspruchshaltung gegenüber dem Sozialstaat kontrastieren wollten (Bröckling 2003, S. 325).

Die erste Form des Empowerments läuft auf einen Machtkonflikt hinaus. Die Macht, die sich die Marginalisierten nehmen, nehmen sie den Privilegierten weg. Die zweite, konservative bzw. neoliberale Lesart von Empowerment möchte von Verteilungskonflikten hingegen nichts mehr wissen. Sie sieht Empowerment vielmehr als klassische Win-win-Situation.

> „Weil Macht in der Empowermenttheorie weitgehend mit Selbstwirksamkeitserwartungen und Kontrollüberzeugungen gleichgesetzt oder als innere Kraft konzeptionalisiert wird, kann sie auch als expandierende Ressource verstanden werden. Was die einen an Macht gewinnen, muss anderen nicht abgehen." (Bröckling 2003, S. 329)

Diese neoliberale Konzeption von Empowerment harmoniert mit den Modellen der Gesundheitspsychologie. Mit ihnen gelingt es geradezu spielerisch, den Wunsch nach Selbstverwirklichung mit den Anforderungen der Konkurrenzgesellschaft zu versöhnen. Selbstwirksamkeitserwartung und Kontrollüberzeugung beziehen sich stets auf die Fähigkeit des Individuums mit äußeren Anforderungen, auf das es selbst kaum Einfluss hat, umzugehen. Dementsprechend dienen diese Konzepte in der Praxis vor allem dazu, das den politisch-ökonomischen Verhältnissen angemessene Verhalten durch die Subjekte selbstständig und vor allem freiwillig umzusetzen zu lassen.

Diese Herangehensweise entlastet die Regierung von der Verpflichtung, zu viel investieren und regulieren zu müssen und sie stößt auf weniger Widerstand als Direktiven von oben: vor allem aber entspricht sie dem Anspruch, den die liberale Regierung an sich selbst hat. Wie bereits ausgeführt, befindet sich die liberale Regierung eingeklemmt zwischen zwei konfligierenden Logiken. Auf der einen Seite muss der liberale Staat, um die Bedingungen für das individuelle Glücksstreben – also die gleiche und freie Entfaltung seiner Bürgerinnen und Bürger – zu gewährleisten, intervenieren und regulieren. Da eine zu starke Regulierung aber die Grundlagen des liberalen Ideals untergraben würde, versucht der liberale Wohlfahrtsstaat die Hindernisse auf dem Weg zur Chancengleichheit durch die von Chancenungleichheit Betroffenen mit Hilfe von Sozialtechnologien selbst ausgleichen zu lassen. Empowerment ist eine solche Sozialtechnologie.

In den Nationalen Aktionsplänen fällt das Stichwort Empowerment regelmäßig dann, wenn es darum geht, die für eine Gewichtsreduktion notwendigen Verhaltensweisen selbsttätig umzusetzen und in den Alltag zu integrieren. Auch hier ist es weniger die Lösung der Probleme Fehlernährung und Bewegungsmangel und in seiner Folge der „Adipositas-Epidemie" durch den Staat selbst, als vielmehr die Vermittlung von Fähigkeiten, die dabei helfen sollen, das Verhalten der Betroffenen auch unter adipogenen Umweltbedingungen so zu beeinflussen, dass die vorab durch die Aktionspläne als richtig definierte Entscheidung für die eigene Gesundheit und damit auch für die Volksgesundheit durch die Subjekte eigenständig getroffen werden kann.

Besonders häufig wird der Begriff „to empower" bzw. „Empowerment" im US-Amerikanischen Aktionsplan benutzt. Hier sollen vor allem Mütter „empowert" werden, während und nach der Schwangerschaft nicht zu viel Gewicht zuzulegen, nicht zu rauchen und ganz allgemein die richtigen Entscheidungen für sich und ihre Kinder zu treffen, sei es beim Lebensmitteleinkauf oder bei der Freizeitgestaltung (White House Task Force on Childhood Obesity 2010).

Auch die britische Regierung möchte ihren Bürgerinnen und Bürgern Selbstkontrolle und Eigenmacht zurückzugeben, damit sie die richtigen Entscheidungen für ihr Leben selbstbestimmt treffen können.

> "Tackling the obesogenic society (...) will require us to find ways to give real control and power back to individuals and families in making choices about their lives." (Department of Health 2008, S. xii)

Die Regierungen präsentieren sich in den Nationalen Aktionsplänen mit Vorliebe als Partner von Unternehmen, Zivilgesellschaft und Individuen. Die Menschen sollen unterstützt werden in ihrem „eigenen" Bedürfnis gesund zu bleiben – worunter völlig selbstverständlich ein schlanker Körper verstanden wird. Ganz im Sinne der Prämissen des Aktivierenden Sozialstaats steht nicht länger die finanzielle Kompensation und die Behandlung von Krankheiten, sondern Hilfe bei der Herstellung von „aktiver" Gesundheit im Mittelpunkt staatlichen Handelns. Die Rolle der Regierung ist dabei explizit nicht, den Bürgerinnen und Bürgern ihr Verhalten vorzuschreiben. Stattdessen sollen die Betroffenen durch die Maßnahmen in den Nationalen Aktionsplänen informiert und angeregt werden, um selbsttätig die „richtige" Wahl zu treffen. Voraussetzung dafür ist allerdings, dass alle an einem Strang ziehen.

> "As we know, tackling the rise in unhealthy weight is not something Government could or should do on its own. Everyone needs to play their part - individuals and families, teachers and schools, doctors, nurses and the wider health service, the food, leisure, advertising and broadcasting industries, and many more - all will need to play a role."(Department of Health 2008, S. 27)

Die Nationalen Aktionspläne legen Wert auf die Feststellung, dass es nicht Aufgabe der Regierung ist, den Menschen die Verantwortung für ihre Gesundheit abzunehmen. Vielmehr sehen sie die Aufgaben der Regierung darin, die Individuen dabei zu unterstützen, sich gesundheitsförderlich zu verhalten, sich im Informationswirrwarr zurecht zu finden und, falls die Gesundheitsgefährdung in Folge von Gewichtszunahme bereits besteht, ihnen den Zugang zu medizinischen Informationen und Hilfestellungen zum Erreichen eines „gesunden" Körpergewichts zu gewährleisten (Department of Health 2008, S. xiv).

Dass „unser" Ziel gesund zu bleiben bzw. zu werden, automatisch bedeutet dünn zu bleiben bzw. zu werden, wird in den Nationalen Aktionsplänen überhaupt nicht weiter thematisiert, geschweige denn hinterfragt. Die diskursive Dominanz der Problemwahrnehmung „Adipostias-Epidemie" macht es derzeit offenbar unmöglich, alternative Deutungsmuster von Dickleibigkeit und Gesundheit wahrzunehmen.

4.4 Realpolitische Interventionen

Trotz der weitreichenden Hoffnungen, die in den Nationalen Aktionsplänen mit einen Rückgang des Durchschnittsgewichts der Bevölkerung verbunden werden, fallen nicht nur die finanziellen Aufwendungen, sondern auch die vorgeschlagenen Maßnahmen eher zurückhaltend aus. Selbst wenn die Autorinnen und Autoren der Nationalen Aktionspläne von ihren Prämissen restlos überzeugt sein sollten, werden sie nicht alles umsetzen, was aus ihrer Sicht notwendig wäre, um die versprochenen Ziele auch tatsächlich zu erreichen. Schließlich müssen neben der Rücksichtnahme auf wirtschaftliche Partikularinteressen auch die selbstgesetzten Ansprüche des liberalen Staates eingelöst bleiben. Daher wird in den Nationalen Aktionsplänen der Versuch unternommen, die Lösung der skizzierten Probleme soweit wie möglich durch eine Anleitung zur Selbstführung mit Hilfe von Informationskampagnen sowie durch freiwillige Abkommen mit der Industrie unter Einbindung der Zivilgesellschaft zu erreichen.

Klar ist aber auch, dass, das Scheitern einer solchen Strategie vorausgesetzt, die Umsetzung von Maßnahmen, die gegen Partikularinteressen von Teilen der Industrie und/oder Freiheitsrechte der Bürgerinnen und Bürger verstoßen, wahrscheinlicher wird (Kersh und Morone 2008). Gerade die jüngere Vergangenheit kennt mit Public Health Kampagnen gegen Tabak und zunehmend auch Alkohol viele Beispiele für ein staatliches Vorgehen, das auf Freiwilligkeit und argumentative Überzeugung nur noch wenig Wert legt. Wohl nicht ganz zufällig werden eben diese Beispiele immer wieder als Vorbilder für mögliche zukünftige Maßnahmen im Kampf gegen die „Adipositas-Epidemie" genannt (Bell et al. 2011a; Bell et al. 2011b).

Der britische Public Health Think Tank Nuffield Council on Bioethics hat mit Bezug auf das „Harm Principle" von John Stuart Mill darauf hingewiesen, dass das Prinzip von Überzeugung und Freiwilligkeit dann aufgehoben werden sollte, wenn besonders vulnerable Gruppen wie Kinder oder Menschen, die nicht in der Lage sind, für sich selbst zu sorgen, davon betroffen sind. Darüber hinaus seien aber auch Einschnitte denkbar, wenn unbeteiligte Dritte durch das jeweilige Verhalten gefährdet würden.

Mit Hilfe der vom Nuffield Council on Bioethics entworfenen Interventionsleiter (Intervention Ladder) soll im Folgenden sowohl anhand der in den Aktionsplänen vorgeschlagenen Maßnahmen als auch anhand der realpolitisch umgesetzten Maßnahmen zur Bekämpfung der „Adipositas-Epidemie" verdeutlicht werden, welche Möglichkeiten für staatliche Interventionen bestehen. Im Anschluss daran wird die Frage diskutiert, inwieweit die anvisierten Maßnahmen punitiven Charakter haben.

4.4.1 Die Interventionsleiter

Der Nuffield Council on Bioethics hat mit der Interventionsleiter (Intervention Ladder) ein Modell vorgelegt, anhand dessen staatliche Eingriffe zur Verbesserung der Volksgesundheit klassifiziert werden können. Die Interventionsleiter besteht aus acht Stufen und reicht von „Do nothing or simply monitor the situation" bis zu „Eliminate choice" (Nuffield Council on Bioethics 2007, S. xix). Die Hierarchie der staatlichen Maßnahmen richtet sich danach, wie stark sie die Freiheit der Bevölkerung einschränken (Nuffield Council on Bioethics 2007, S. xviii).

Auf der ersten Stufe der Leiter beschränkt sich die Intervention auf die Beobachtung der Lage („simply monitor the situation"). Darunter wird vor allem die Bereitstellung verlässlichen Datenmaterials über Umfang, Verteilung und Entwicklung des Phänomens verstanden. Doch schon die Sammlung statistischer Daten ist nicht unumstritten. Vor allem dann nicht, wenn dafür obligatorische und verpflichtende Reihenmessungen und -wiegungen mit Schulkindern durchgeführt werden müssen (vgl. 3.1.5). Dennoch wird diese Praktik durch den Nuffield Council on Bioethics unter bestimmten Voraussetzungen befürwortet.

> "Data on the prevalence of obesity are a crucial part of understanding trends and the impact of interventions. Weighing and measuring young children is ethically justifiable, provided the data are anonymised and collected in a sensitive way." (Nuffield Council on Bioethics 2007, S. xxv)

Die zweite Stufe der Interventionsleiter umfasst Informationskampagnen („Provide information"). Informationen zur Vermeidung bzw. zur Behandlung einer überdurchschnittlichen Gewichtszunahme sollen der Bevölkerung bereitgestellt werden. Dabei soll vor allem auf die speziellen Bedürfnisse der Zielgruppen genauer eingegangen werden. Allerdings verstehen die Autorinnen und Autoren des Nuffield Councils unter dem Punkt Bereitstellung von Informationen mehr als nur eine allgemein zugängliche und verständlich formulierte Berichterstattung über wissenschaftliche Erkenntnisse bezüglich aktueller Public Health Probleme. Tatsächlich sind mit Bereitstellung von Informationen sehr konkrete Handlungsanweisungen gemeint, die im Regelfall durch Kampagnen transportiert werden, deren Sprache weniger mit dem allgemeinverständlichen Transfer wissenschaftlich generierten Wissens für eine größere Zielgruppe gemein hat, als mit den sprachlichen Gepflogenheiten von PR und Werbung.

Auf das Sammeln von Daten und die Informierung der Bevölkerung folgen im Schema des Nuffield Council die Stufen drei bis fünf.[95] Hier beginnen die Maßnahmen, die nicht länger nur eine Beobachtung der Situation bzw. eine Beeinflussung durch Kampagnen favorisieren, sondern ein mehr oder weniger direktes Eingreifen der Regierung in die Wahlfreiheit ihrer Bürgerinnen und Bürger fordern. Statt den Genuss von als gesundheitsschädlich betrachteten Verhaltensweisen bzw. Konsummustern zu verteuern, zu behindern oder gar zu verbieten, soll zunächst gesundheitsförderliches Ernährungs- und Bewegungsverhalten durch verschiedene ermöglichende Maßnahmen bis hin zur Gewährung von Subventionen gefördert werden. Beispiele für derartige Maßnahmen aus den Nationalen Aktionsplänen sind die Ankündigung des verstärkten Ausbaus von Rad- und Fußwegen, das Schulobstprogramm der Europäischen Union (Europäische Kommission 2007, S. 7) sowie die Forderung der Europäischen Union, den Mehrwertsteuersatz auf gesundheitsförderliche Lebensmittel auf maximal fünf Prozent abzusenken (Europäisches Parlament 2008 Absatz 28).

Eine Politik, die mit positiven Verstärkern arbeitet, mag populär sein: sie ist aber vor allem teuer. Und so verwundert es auch nicht, dass die Ausgestaltung dieser positiven Verstärker in den Nationalen Aktionsplänen meist unkonkret

95 „Enable choice, Guide choices through changing the default policy, Guide choices through incentives" (Nuffield Council on Bioethics 2007, S. xix)

und diffus gehalten wird. Die logische Fortsetzung der Interventionsleiter sind negative Verstärker und eine Einschränkung des Angebots. Diese reichen auf der Interventionsleiter von Stufe sechs bis acht. Negative Verstärker, die ein unerwünschtes Verhalten verhindern sollen, sind beispielsweise Steuern auf Produkte, deren Konsum verringert werden soll. Diese sogenannten Sündensteuern erschweren den Konsum von gesundheitsschädlichen Produkten, sie verhindern ihn aber nicht.

Die höchsten Stufen der Interventionsleiter beinhalten neben negativen Verstärkern („Guide choice through disincentives") auch die Einschränkung („restrict") bzw. die Abschaffung („eliminate") der Wahlfreiheit (Nuffield Council on Bioethics 2007, S. xix). Beispiele hierfür sind zeitlich und örtliche Verkaufs- und Verzehrsverbote für bestimmte Lebensmittel und gezuckerte Getränke in oder in der Nähe von Schulen, wie sie vor allem in Großbritannien und den USA umgesetzt werden.

Wie aus den Nationalen Aktionsplänen hervorgeht, sollen Verhaltensänderungen durch eine Politik der möglichst frühzeitigen Verbreitung von Wissen gewährleistet werden. Wo sich dies für eine Verhaltensänderung als nicht ausreichend erweist, soll auf einem Feld von Möglichkeiten die gesündere zur einfacheren Wahl werden, zunächst mit Hilfe von positiven Verstärkern. Dort, wo auch diese Strategien nicht zum gewünschten Ergebnis führen, sollen schrittweise Maßnahmen mit punitivem Charakter der gewünschten Verhaltensänderung auf die Sprünge helfen.

Die vom Nuffield Council on Bioethics vorgestellte Interventionsleiter ist eine linear aufsteigende Aneinanderreihung staatlicher Maßnahmen. Dabei scheint kein grundsätzlicher Konflikt zwischen ermöglichenden und repressiven Maßnahmen vorzuliegen, dienen doch alle vorgeschlagenen Maßnahmen dem eigenen Anspruch nach dem Zweck, die Bevölkerung gesünder und produktiver werden zu lassen. Dieses scheinbare Kontinuum von Maßnahmen verdeutlich die wirtschaftsliberale Sichtweise des Reports, indem die Abwesenheit staatlicher Maßnahmen als das eigentliche Ideal angesehen wird: der Staat soll so wenig wie möglich intervenieren, umgekehrt aber sollen Eingriffe, die der Produktivität der gesamten Gesellschaft dienen, auch auf staatliche Repression setzen dürfen. Aus einer Perspektive, die Freiheit und soziale Gleichheit als zusammengehörig denkt, ist hingegen ein klarer Bruch in der Interventionsleiter zu erkennen. Bis zur dritten Stufe „Enable choice" umfasst die Interventionsleiter Maßnahmen, die notwendig sind, damit aus freiheitlichem Autonomierespekt keine achtlose Vernachlässigung resultiert: Denn ohne die Möglichkeit aus einer breiten Produktpalette bezahlbarer und verfügbarer Lebensmittel und einer ebenso breiten Palette bezahlbarer und – zeitlich wie örtlich – verfügbarer Freizeitangebote wählen zu können, kann von Freiheit keine Rede sein. Wahlfreiheit wäre dann nur für diejenigen gewährleistet, die es sich leisten können (Schorb 2014a).

Im Kontext der Diskussion um die Ursachen der „Adipositas-Epidemie“ wird die Relevanz eines Sozialen Rechts besonders am Beispiel des Umgangs mit dem Risikofaktor Ernährungsarmut deutlich. Im US-Amerikanischen Aktionsplan wird der Umstand, dass der Zugang zu bezahlbarer und abwechslungsreicher Ernährung eine Grundvoraussetzung für eine Veränderung des Ernährungsverhaltens ist, zumindest im Kontext der Bekämpfung der „Adipositas-Epidemie“, durchaus als Problem anerkannt. Anders liegt der Fall in den deutschen und britischen Aktionsplänen, in denen das Thema Ernährungsarmut als Frage der richtigen Haushaltsführung abgehandelt wird. Dass alimentäre Teilhabe (Pfeiffer 2010) auch außerhalb dieses Kontextes eine Grundvoraussetzung für gesellschaftliche Teilhabe darstellen sollte, soweit geht der US-Amerikanische Aktionsplan dann allerdings nicht. Dass ein Recht auf alimentäre Teilhabe auch das Recht beinhaltet, die staatlichen Ernährungsempfehlungen nicht zu befolgen, scheint in der gegenwärtigen Debatte dagegen überhaupt nicht mehr präsent zu sein.

4.4.2 Beispiele für Interventionsstufen in den Nationalen Aktionsplänen

Der „Obesity Report“ des britischen Unterhauses von 2004, der sowohl die später folgenden britischen Aktionspläne als auch die deutsche Regierungserklärung von Renate Künast und den daraus resultierenden Nationalen Aktionsplan IN FORM inspiriert hat, enthält insgesamt 69 Handlungsempfehlungen (House of Commons Health Committee 2004, S. 114ff.). Gefordert wird darin unter anderem, eine Gesundheitserziehungskampagne – vergleichbar den erfolgreichen Anti-Tabakkampagnen – einzuführen und den Koch- und Ernährungsunterricht auszuweiten. Daneben wird für den freiwilligen Verzicht der Lebensmittelindustrie auf Werbung im Umfeld von Kindersendungen plädiert. Prominente (insbesondere Sportlerinnen und Sportler) sollen davon überzeugt werden, nicht länger Werbung für als problematisch eingestufte Lebensmittel zu machen. Als eine weitere Maßnahme wird die Ampelkennzeichnung von Lebensmitteln eingefordert. Zudem soll die Lebensmittelindustrie durch freiwillige Selbstverpflichtungen dazu angehalten werden, die Kaloriendichte pro Gramm für ihre Produkte zu senken und den Fett- sowie den Zuckergehalt ihrer Produkte zu reduzieren. Supermärkte werden aufgefordert, keine Sonderangebote mehr für unerwünschte Lebensmittel zu bewerben sowie keine Süßigkeiten mehr an den Kassen zu platzieren. Fastfood-Ketten sollen zukünftig mehr Salate und Obst anbieten und auf Super-Size-Angebote vollständig verzichten. Auf Strafzahlungen bei Nichtbefolgung dieser Regeln soll vorerst verzichtet werden.

Allerdings: „Those companies who do not comply with Government guidance on healthy pricing, including product placement and super-sizing, should be named and shamed“, drohen die Abgeordneten des Britischen Unterhauses (House of Commons Health Committee 2004, S. 114).

„Unlogische“ Ausnahme bei der Mehrwertsteuerbefreiung von weiterverarbeiteten kalorienreichen Produkten sollen nach dem Willen der Parlamentsabgeordneten vollständig beseitigt werden.[96] Gefordert wird außerdem, bei der Bewilligung von Agrarsubventionen zukünftig stärker als bislang Public Health Gesichtspunkte zu berücksichtigen (House of Commons Health Committee 2004, S. 113).

Zur Förderung des Faktors Bewegung schlägt der auf den „Obesity Report“ folgende staatliche britische Aktionsplan „Healthy Weight, Healthy Lives“ von 2008 vor, 30 Millionen Pfund in das Programm „Healthy Towns“ zu investieren. Mit Hilfe von „Healthy Towns“ sollen die britischen Innenstädte so umgestaltet werden, dass sich dort vermehrt zu Fuß oder per Fahrrad fortbewegt werden kann (Department of Health 2008, S. 22). Darüber hinaus kündigt der Bericht an, mit Vertretern der elektronischen Unterhaltungsindustrie Konzepte entwerfen zu wollen, die zum Ziel haben, die Zeitspanne, die Kinder vor dem Bildschirm verbringen, zu verringern (Department of Health 2008, S. 20).

Im Nationalen Aktionsplan „Healthy Lives, Healthy People“ der konservativen Regierung unter David Cameron von 2011, will die Politik weniger investieren und reglementieren und dafür mehr Informationen bereitstellen. Die Umsetzung der gewünschten Verhaltensänderungen bleibt letztlich den Bürgerinnen und Bürgern überlassen. Statt auf Konfrontation setzt der überarbeitete Aktionsplan auf eine freiwillige Zusammenarbeit zwischen Zivilgesellschaft, Industrie und Regierung.

> "In line with the Government's core values of freedom, fairness and responsibility, and the approach outlined in *Healthy Lives, Healthy People*, we will favour interventions that equip to make the best possible choices for themselves, rather than removing choice or compelling change. Our view that action towards the less intrusive end of the Nuffield Council on Bioethics intervention ladder is most appropriate in most cases will see a focus on voluntary agreements and supporting people in making healthier choices, rather than reducing choice." (Department of Health 2011, S. 24)

96 In Großbritannien sind Lebensmittel von der Mehrwertsteuer grundsätzlich befreit. Ausnahmen gibt es für einige weiterverarbeitete Produkte wie Eiscreme und Softdrinks. Der Report fordert zukünftig weiterverarbeitete Süßigkeiten wie Kekse und Biskuits ebenfalls von der Mehrwertsteuerbefreiung für Lebensmittel auszunehmen (House of Commons Health Committee 2004, S. 213).

Konkret setzt „Healthy Lives, Healthy People“ darauf, große Fastfood-Konzerne mit Hilfe freiwilliger Selbstverpflichtungen davon zu überzeugen, den Kaloriengehalt ihrer Produkte nach US-Amerikanischem Vorbild öffentlich auszuweisen: einige Fastfood-Ketten wurden für dieses Projekt bereits gewonnen (Department of Health 2011, S. 41). Außerdem sollen die Unternehmen der Lebensmittelindustrie daran arbeiten, den Kaloriengehalt ihrer Produkte zu senken, um das selbsternannte Ziel, die Zahl der täglich in Großbritannien konsumierten Kalorien um fünf Milliarden zu reduzieren, schnell umsetzen zu können (Department of Health 2011, S. 41)[97]. Daneben soll vor allem das „Change 4 Life“-Programm, das ebenfalls noch von der Vorgängerregierung gestartet wurde, ausgebaut werden. „Change 4 Life“ wurde mit Unterstützung großer Konzerne wie dem Einzelhändler Tesco und dem Lebensmittelhersteller Unilever aufgelegt, um für gesunde Ernährung und einen gesundheitsförderlichen Lebensstil zu werben. Konkret möchte die konservative britische Regierung „Change 4 Life“ mit zusätzlichen 14 Millionen Pfund unterstützen (Department of Health 2011, S. 47).

Die Entschließung des Europäischen Parlaments vom 25. September 2008 zu den Vorschlägen aus dem EU-Weißbuch „Ernährung, Übergewicht, Adipositas“ beinhaltet ebenfalls vorrangig die Forderung nach mehr Informationskampagnen und dem Einsatz von positiven Verstärkern. Die Entschließung des Parlaments empfiehlt den EU-Mitgliedsstaaten den Mehrwertsteuersatz für Obst und Gemüse auf unter fünf Prozent zu senken. Sie werden darüber hinaus aufgefordert, die Qualität der Schulverpflegung zu verbessern. Auch sollen sie den Verkauf von ungesunden Lebensmitteln an Schulen einschränken und nach Möglichkeit unterbinden. Die einzige konkrete Maßnahme aus der Entschließung des Europäischen Parlaments ist das Schulobstprogramm, bei dem die EU die kostenlose Verteilung von Obst an europäischen Schulen kofinanziert (Europäisches Parlament 2008 Absatz 28).

Die viel diskutierte Ampelkennzeichnung, die Lebensmittel in Abhängigkeit von ihrem Fett, Zucker- und Salzgehalt eine grüne, gelbe bzw. rote Farbgebung zugewiesen hätte, hat sich auf EU-Ebene hingegen nicht durchsetzen können. Der Vorschlag, die Ampelkennzeichnung verbindlich in Europa festzuschreiben, wurde vom EU-Parlament im Jahr 2011 mit großer Mehrheit abgelehnt. Für den Vorschlag hatten sich die Grünen Parteien sowie verschiedene linksorientierte

97 Einen besonderen Fokus richtet der britische Aktionsplan hierbei auf alkoholische Getränke, deren Alkohol- und Kaloriengehalt abgesenkt werden soll, damit sich das neue Ziel, die tägliche Kalorienaufnahme um fünf Milliarden Kalorie zu senken, leichter umsetzen lässt. Namentlich werden die Anstrengungen der Firma Heineken erwähnt, den Alkohol- und Kaloriengehalt ihrer Biere zu senken (Department of Health 2011, S. 42).

Parteien ausgesprochen. Neben den liberalen Parteien hatten sich auch die großen Volksparteien, gleich ob sozialistisch, sozialdemokratisch oder christdemokratisch, mehrheitlich gegen die Ampelkennzeichnung und stattdessen für die Übernahme der US-Amerikanischen Lebensmittelkennzeichnung GDA (Guided Daily Amounts) ausgesprochen, die zwar klare Angaben zur optimalen ernährungsphysiologischen Zusammensetzung der Lebensmittel macht, aber anders als die Lebensmittelampel, nicht durch eine spezifische Farbgebung einen Warncharakter vorgibt. Selbst in Großbritannien, wo die Ampelkennzeichnung zuerst entwickelt und im Modellversuch getestet wurde, wird das Modell nicht weiterverfolgt. Nach dem Beschluss des EU-Parlaments, der die verbindliche Einführung der Lebensmittelkennzeichnung nach US-Amerikanischen Vorbild vorsieht, ist die Einführung der Ampel in allen Mitgliedsstaaten nun auch auf freiwilliger Basis untersagt. Begründet wird dieses Vorgehen damit, dass nur so Wettbewerbsverzerrungen innerhalb der Union vermieden werden könnten (o.A. 2009).

Der US-Amerikanische Aktionsplan konzentriert sich vor allem auf den Einfluss der Lebensmittelwerbung. So sollen ungesunde Lebensmittel nicht mehr für Kinder beworben werden und stattdessen vermehrt Marketing für gesunde Produkte betrieben werden. Die Lebensmittelkennzeichnung soll verbessert werden, das einheitliche Nutrition Label, das in den USA schon seit 1990 besteht und jetzt auch in der EU eingeführt wird, soll ausgebaut werden, indem die Angaben größer als bislang und zudem immer auf der Vorderseite der Lebensmittelverpackung erscheinen müssen (White House Task Force on Childhood Obesity 2010, S. 27). Außerdem soll bei Werbung für Lebensmittel im Fernsehen oder Radio ein „on-air labeling system" eingeführt werden (White House Task Force on Childhood Obesity 2010, S. 32).

Aus dem Affordable Care Act (besser bekannt als Obamacare), der den hohen Anteil der nicht oder unzureichend krankenversicherten US-Amerikanerinnen und -Amerikaner absenken soll, resultieren auch Maßnahmen zur Bekämpfung von Dickleibigkeit. Betreiber von Restaurantketten mit insgesamt mehr als 20 Filialen und Firmen, die mindestens 20 Getränke- und/oder Snackautomaten betreiben, müssen demnach zukünftig den Kaloriengehalt aller Produkte auf der Speisekarte bzw. auf dem Display des Geräts aufführen (White House Task Force on Childhood Obesity 2010, S. 27)

Relativ wenig Erwähnung finden in den Nationalen Aktionsplänen restriktive Maßnahmen, die auf der Interventionsleiter die Stufen fünf bis acht umfassen. Am ehesten noch werden restriktive Maßnahmen für Kinder und Jugendliche gefordert. Dazu zählen Werbeverbote im Kinderfernsehen, wie sie in Großbritannien bereits im Jahr 2007 umgesetzt wurden sowie Maßnahmen an und um Schulen, die verhindern sollen, dass sich die Schülerinnen und Schüler in den Pausen mit unerwünschtem Essen und Trinken versorgen und damit die offizielle Schulverpflegung sabotieren (Schmidt-Semisch und Schorb 2008).

Restriktiver werden die Maßnahmen nicht nur gegenüber Kindern, sondern auch gegenüber Menschen mit einem niedrigen sozioökonomischen Status. Unter welchen Bedingungen soziale Ungleichheit gesellschaftlich akzeptabel ist, erklärt der Nuffield Council on Bioethics so:

> "Inequalities in wealth are acceptable within a liberal framework only in cases where higher financial rewards for the best off have the implication that their performance contributes to improving the situation of the worst off." (Nuffield Council on Bioethics 2007, S. 20)

Anders als vom Nuffield Council on Bioethics behauptet, sind Einkommensunterschiede jedoch nicht deshalb sozial erwünscht, weil die Ärmsten vom Reichtum der Reichsten profitieren: Die Trickle-down-Theorie[98] ist empirisch längst widerlegt worden. Materielle Ungleichheit ist viel mehr deswegen funktional in einer Konkurrenzgesellschaft, weil sie die notwendige Voraussetzung für das Streben nach individuellem Erfolg ist. Materielle Ungleichheit belohnt die Erfolgreichen und spornt die Erfolglosen an, es ihnen gleichzutun. Zwar erschwert Armut auch die Voraussetzung für gesellschaftlichen Erfolg, allerdings ist sie zugleich der unvermeidliche Preis für die Dynamik einer Konkurrenzgesellschaft.

Anders verhält es sich mit gesundheitlicher Ungleichheit. Diese ist immer dysfunktional, weil sie die Möglichkeiten zur Teilhabe am Marktgeschehen einschränkt. Zwar laufen selbst in einem System, in dem eine Basisversorgung mit gesundheitlichen Dienstleistungen keine Frage des Einkommens ist, gesundheitliche und soziale Ungleichheit ganz einfach deshalb parallel, weil die Arbeits- und Lebensbedingungen für Menschen mit geringem Einkommen sowohl in psychosomatischer als auch in physischer Sicht gesundheitsschädlicher sind als für Menschen mit höherem Einkommen, dennoch gilt diese Folge sozialer Ungleichheit gesellschaftlich als inakzeptabel.

Da die offensichtlichen Gründe für gesundheitliche Ungleichheit, namentlich die wachsende soziale Ungleichheit, aus systemischen Gründen nicht in Frage ge-

98 Die Trickle-down-Theorie beschreibt die Grundannahme neoliberaler Wirtschaftspolitik, dass Einkommenszuwächse der Reichsten zu mehr Beschäftigungs- und Verdienstmöglichkeiten für die ärmsten Bevölkerungsgruppen führen. Tatsächlich stiegen in allen westlichen Industriestaaten in den letzten Jahrzehnten Armuts- und Reichtumsquoten gleichzeitig an.

stellt werden, fokussiert die Präventionspolitik auf Maßnahmen der Gesundheitsförderung, die das weitere Auseinanderklaffen der Lebenserwartung zwischen den Schichten verhindern sollen. Weil aber die Reformen auf den unteren Stufen der Interventionsleiter, wie etwa die Bereitstellung von Informationen und Gesundheitskampagnen, vor allem die Mittelschichten ansprechen und so sogar noch dazu beitragen können, dass die sozialen Unterschiede im Gesundheitszustand größer statt kleiner werden, zielen die staatlichen Maßnahmen zur Bekämpfung der schichtspezifischen gesundheitlichen Ungleichheit vor allem auf die Einschränkung der Entscheidungsfreiheit und der Konsummöglichkeiten der unteren Sozialschichten (Kühn 1993).

Die Maßnahmen, die in diesem Zusammenhang ergriffen werden, sind vor allem darauf ausgelegt, sogenannten „at-risk families" gesundheitsförderliche und im konkreten Fall vor allem übergewichtsvorbeugende Verhaltensweisen „einzuimpfen". So sollen etwa Mütter aus den unteren sozialen Schichten im britischen Aktionsplan durch aufsuchende Familienhebammen und/oder Mitarbeiterinnen der Sozialbehörden dazu angehalten werden, ihre Kinder zu stillen. Kinder, die bereits im Schulalter sind, sollen durch Elternbriefe, in denen der BMI und die dazugehörige Klassifizierung sowie Tipps und Einrichtungen zur Gewichtabnahme vermerkt sind, informiert und zur Verhaltensänderung bewegt werden (Department of Health 2008, S. 14ff.).

In den USA soll in diesem Zusammenhang das Lebensmittelgutscheinprogramm „Supplemental Nutrition Assistance Program" (SNAP) stärker an den offiziellen Ernährungsempfehlungen (Dietary Guidelines) ausgerichtet werden. Als Vorbild für die Reform von SNAP gilt das „Special Supplemental Nutrition Program for Women, Infants and Children" (WIC). Bei WIC werden, anders als bei SNAP, nicht einfach Gutscheine für Lebensmittel (die heute meist auf einer elektronischen Karte gespeichert sind) verteilt, die dann für praktisch alle Lebensmittel und alkoholfreien Getränke in Supermärkten oder Convenience Stores ausgegeben werden können, sondern es werden Lebensmittelpakete zusammengestellt, die zusätzlich zu den normalen Lebensmittelmarken angeboten werden, um den speziellen Bedarf von schwangeren und stillenden Frauen sowie ihren Kleinkindern abzudecken. Allerdings lässt der Report offen, mit welchen Mitteln er die Annährung der Verteilung von Food Stamps an die offiziellen Ernährungsempfehlungen erreichen will. Bestrebungen, zur Bekämpfung der „Adipositas-Epidemie" bestimmte Waren nicht länger auf Food Stamps auszugeben, sollten 2011 erstmalig in New York getestet werden. Vorgesehen war, den Bezug von Softdrinks mit Lebensmittelmarken zu verunmöglichen. Das US-Landwirtschaftsministerium lehnte das Vorhaben jedoch ab (McGeehan 2011).

Unterschiede zwischen den unter (sozial-)demokratischer bzw. grüner Verantwortung entstandenen Aktionsplänen und jenen, die von konservativen Politikern und Politikerinnen formuliert und umgesetzt wurden, bestehen vor allem in der Rhetorik. Die unter konservativen Regierungen formulierten Aktionspläne, allen voran der jüngste britische Aktionsplan „Healthy People, Healthy Lives" von 2011, versuchen sich von einer zu eindeutigen Kritik an der Lebensmittelindustrie zu distanzieren, und stellen sich gegen eine zu strenge Regulierung. Faktisch jedoch wurden die in Großbritannien und Deutschland von den sozialdemokratisch geprägten Vorgängerregierungen eingeführten Regelungen durch ihre konservativen Nachfolger fortgesetzt. Umgekehrt hatte die grüne Verbraucherschutzministerin Renate Künast trotz alarmistischer Rhetorik keine für die Lebensmittelbranche unangenehmen Maßnahmen umgesetzt, sondern auf freiwillige Vereinbarungen im Rahmen der Plattform Ernährung und Bewegung (peb) gebaut (Duttweiler 2008).

4.4.3 Interventionen bei Kindern und Jugendlichen

Das Gros der Strategien im Kampf gegen die „Adipositas-Epidemie" richtet sich an Minderjährige. Zum einen, weil hier die Chancen für eine erfolgreich Intervention besonders hoch eingeschätzt werden. Zum anderen, weil sich Maßnahmen mit Bezugnahme auf den Schutz von Kindern und Jugendlichen leichter rechtfertigen lassen.

Die Schulverpflegung geriet im Zusammenhang mit der Diskussion der Folgen der „Adipositas-Epidemie" um die Jahrtausendwende sowohl in Großbritannien als auch den USA massiv in die Kritik. Grund für den schlechten Zustand der Schulverpflegung waren die Auswirkungen der neoliberalen Kürzungspolitik, in deren Folge seit den 1980er Jahren im gesamten Bildungsbereich massiv gespart wurde. Dies führte unter anderem dazu, dass sich vermehrt Cateringunternehmen der Bereitstellung der Schulverpflegung annahmen. Das entscheidende Kriterium für die Auftragsvergabe durch die Regierung bzw. die Kommunen war nun fast ausschließlich der Preis (Ottovay und Schorb 2009; Schorb 2008b).

Hinzu kam noch eine weitere Entwicklung, die ebenfalls mit Ausgabenkürzungen im öffentlichen Sektor zusammenhängt. Insbesondere in den USA hielten große Fastfood-Konzerne Einzug in die Schulmensen, mit dem offiziellen Auftrag, das Schulessen zu komplimentieren und den Schulen damit nebenbei zu neuen Einnahmen zu verhelfen (Critser 2004, S. 46). Die aufgrund zahlreicher Steuersenkungen und Ausgabenkürzungen prekäre Finanzlage von Schulen führte zudem zur weiten Verbreitung von Getränke- und Snackautomaten in Schulen, die ebenfalls ihren Teil dazu beitrugen, das Budget der Lehranstalten aufzubessern. Getränkekonzerne wie Coca-Cola oder Pepsi förderten aber nicht nur über Abgaben und Umsatzbeteiligungen, die sie für das Aufstellen von Automaten und die Belieferung von Schul-Cafeterien zu entrichten hatten, die chronisch unterfinanzierten Lehranstalten, sondern auch über die Ausgabe von Unterrichtsmaterialen sowie über die Unterstützung der Schulen bei diversen außercurricularen Tätigkeiten, die über das reguläre Schulbudget nicht länger finanzierbar gewesen wären (Critser 2004, S. 48).

Damit federte die privatwirtschaftliche Initiative großer Unternehmen die Folgen der Haushaltskürzungen ab – ganz im Sinne des neoliberalen Modells, demnach nicht der Staat, sondern die Zivilgesellschaft mit Hilfe von Unternehmen Aufgaben der öffentlichen Daseinsfürsorge übernehmen soll. Allerdings war die finanzielle Unterstützung der Bildungseinrichtungen durch Firmen wie Pizza Hut, McDonald's und Coca Cola an den Verkauf eben jener Produkte gekoppelt, die wenige Jahre später als maßgebliche Auslöser der „Adipositas-Epidemie" galten. Daher wurde im Rahmen der jüngsten Maßnahmen zur Bekämpfung der „Adipositas-Epidemie" in den USA erneut über landesweit verbindliche Vorschriften für Snack- und Getränkeautomaten an Schulen diskutiert.

Bereits 2006 vermittelte der ehemalige US-Präsident Bill Clinton eine, allerdings freiwillige, Übereinkunft zwischen der American Heart Association, seiner eigenen William J. Clinton Foundation und der American Beverage Association. In diesem Abkommen versprachen die großen Softdrinkunternehmen, an US-Amerikanischen Schulen keine zuckerhaltigen Getränke mehr anzubieten. Umgesetzt wurde dieses Versprechen aber nur zum Teil. Mittlerweile wird gefordert, dass die Aufsteller von Snack- und Getränkeautomaten ihr Angebot an den Standards, die zukünftig auch für die Schulverpflegung gelten sollen, ausrichten müssen. Wenn aber zukünftig wirklich nur noch gesundheitsförderliche Snacks und Getränke an Schulen verkauft werden sollen, dann dürfte nicht nur der Profit der Lebensmittelindustrie sinken – allein der Umsatz der an Schulen installierten Snack- und Getränkeautomaten in den USA wird auf 2,3 Milliarden US-Dollar pro Jahr taxiert –, sondern auch die Umsatzbeteiligung, die die Schulen dafür bislang erhielten. Faktisch dürfte das bedeuten, dass Schulen ihre außercurricularen Aktivitäten einschränken müssen (Nixon 2012). Denn es ist angesichts der Haushaltslage kaum zu erwarten, dass Bundesstaaten und Gemeinden diesen Verlust kompensieren werden. Daher sind nicht nur die Vertreterinnen und Vertreter der Lebensmittelindustrie, sondern auch viele Schulleitungen über solche Aussichten wenig begeistert.

In Großbritannien hatte die Debatte um die Qualität der Schulverpflegung früher Fahrt aufgenommen als in den USA. Auch hier hatte die wirtschaftsliberale Politik der Regierung Thatcher zunächst dafür gesorgt, dass die Qualität der Schulverpflegung kontinuierlich schlechter wurde. Statt das Essen weiterhin vor Ort an den Schulen zuzubereiten, wurden im Zuge der Einsparungen im Bildungs- und Sozialbereich Cateringfirmen mit der Belieferung der Schulen beauftragt. Die Standards für die Zusammenstellung der Schulverpflegung wurden dabei kontinuierlich herabgesetzt. Nach dem Wahlsieg Tony Blairs im Jahr 1997 wurden einige Vorschriften eingeführt, um ein Mindestmaß an Qualität und Abwechslung zu garantieren. Die Anzahl der Tage, an denen in Grundschulen Pommes Frites und Baked Beans serviert werden durften, wurde gesenkt. Mindestens zweimal in der Woche sollte es an Englands Grundschulen von nun an frisches Obst geben (Lyons 2011, S. 52).

Öffentlich geäußerte Kritik an der schlechten Qualität der britischen Schulverpflegung war keineswegs ein neues Phänomen. Größere Beachtung in der Öffentlichkeit fand sie allerdings erst durch die Initiative des britischen Starkochs Jamie Oliver. Oliver sammelte für seine Initiative für bessere Schulverpflegung mit dem Titel „Feed me better!" im Jahr 2004 rund 270.000 Unterschriften. Zur selben Zeit erstellte er in Zusammenarbeit mit dem privaten Fernsehsender Channel 4 eine Dokumentation. Darin begleiteten ihn die Zuschauer dabei, wie er in Eigeninitiative versuchte, frisch gekochtes Schulessen an britischen Schulen wieder populär zu machen. Zwar stellte die britische Regierung in Folge von Olivers Unterschriftenaktion Gelder zur Verfügung, um die Qualität des Schulessens zu verbessern. Diese Mittel waren aber bei weitem nicht ausreichend, um die Lücken zu füllen, die die Sparpolitik der vergangen zweieinhalb Jahrzehnte gerissen hatte. In der Folge stiegen die Preise für das Schulessen in den Gemeinden, die sich an der Reform beteiligten.

Die Skandalisierung der britischen Schulverpflegung hatte eine Reihe von unintendierten Nebenfolgen. Einerseits stiegen an vielen Schulen die Preise, was mit dazu beitrug, dass das neue Schulessen auch bei den Eltern wenig populär wurde. Andererseits führten die unzureichende Infrastruktur und der Personalmangel dazu, dass an jenen Schulen, an denen von nun an frisch gekocht wurde, nicht mehr alle Kinder in den knapp bemessenen Mittagspausen versorgt werden konnten (Ottovay 2010; Ottovay und Schorb 2009). Zusätzlich verschärft wurde die Situation dadurch, dass viele der Modellschulen, an denen die neue Schulverpflegung angeboten wurde, ihren Schülerinnen und Schülern zeitgleich mit der Einführung des neuen Schulessens das Verlassen des Schulgeländes in der Mittagspause untersagten. Die durch die öffentliche Debatte ausgelöste Verunsicherung über die Qualität der Schulverpflegung sowie die gestiegenen Kosten führten schließlich dazu, dass immer mehr Eltern ihre Kinder von der Schulverpflegung abmeldeten und ihnen stattdessen Lunchboxes mit selbst zusammengestelltem Pausenproviant mit auf den Weg gaben. Im ganzen Land sank in der Folge die Zahl der Kinder, die sich für die regelmäßige Schulverpflegung angemeldet hatten in der zweiten Hälfte der 2000er Jahre um 12,5 Prozent (Lyons 2011, S. 54).

Dieser Rückgang erhöhte den Kostendruck für die Schulen zusätzlich, die ihre Infrastruktur nun für eine geringere Schülerzahl aufrechterhalten mussten. Nun geriet verstärkt der Inhalt der Lunchboxes jener Kinder, die nicht länger das offizielle Schulmenu aßen, ins Visier der Gesundheitspolitikerinnen und -politiker. Zahlreiche Gemeinden beschränkten sich nicht länger darauf, den Eltern penible Vorschriften über die optimale Zusammensetzung der mitgebrachten Verpflegung zu geben. Sie gingen auch dazu über, alles was wie Kartoffelchips, Softdrinks und Süßigkeiten nach Ansicht der Behörde nicht in Lunchboxes gehört, durch die Schulleitung konfiszieren zu lassen. Statt also flächendeckend eine qualitativ hochwertige und frisch zubereitete Schulverpflegung einzuführen – die ursprüngliche Idee der von Jamie Oliver initiierten „Feed me better!"-Initiative – überzogen Schulen und Gemeinden, angestiftet von der britischen Regierung, Eltern und Schulkinder mit einer Vielzahl von Erlassen und Verboten (Schorb 2009, S. 159ff.).

In Deutschland verläuft die Diskussion über eine angemessene Schulverpflegung aufgrund unterschiedlicher struktureller Gegebenheiten grundlegend anders als in den USA und Großbritannien. Bis heute ist die Vormittagsschule in Deutschland die Regel, Ganztagsschulen dagegen die Ausnahme. An den Ganztagsschulen wurden Mindestansprüche an eine ausgewogene Ernährung aufgestellt (BMELV und DGE 2011). Allerdings scheitert deren Umsetzung häufig an den finanziellen Problemen der Kommunen (vgl. Arens-Azevêdo und Tecklenburg 2012). Auch in Deutschland gibt es an vielen Schulen ein Verkaufsverbot von Süßigkeiten und gezuckerten Getränken. Anders als in Großbritannien und den USA waren und sind Getränke- und Snackautomaten an deutschen Schulen aber eher wenig verbreitet. Meist organisiert der Hausmeister einen Pausenverkauf. Viele Bundesländer sind schon in den 1990er Jahren dazu übergegangen, diesen Pausenverkauf durch sogenannte Müslierlasse stärker zu regulieren (Seegers 2007). Dabei sollten insbesondere Süßigkeiten und Chips sowie Softdrinks nicht länger an den Schulkiosken verkauft werden und dafür verstärkt gesunde Produkte angeboten werden. Wo vorhanden, sollten auch Automaten nur noch gesundheitsförderliche Getränke und Snacks anbieten. Neben diesen Eingriffen auf Länderebene sorgen zahlreiche Initiativen von Elterngruppen, Lehrerverbänden, Schülerinitiativen sowie kleinerer Projekte, die von lokalen Akteuren getragen werden, dafür, dass den Themen gesunde Ernährung und Adipositasprävention in Kindergärten und Schulen ein zentraler Stellenwert eingeräumt wird. Häufig gehen diese Initiativen mit der Etablierung einer Verbotskultur einher. Ein gutes Beispiel dafür ist das seit einigen Jahren bestehende und äußerst erfolgreiche Präventionsprogramm TigerKids der AOK. Bei TigerKids werden die Kinder nicht nur spielerisch angeleitet, ihre Ernährung zu optimieren, sondern es wird zum Beispiel auch ihr mitgebrachtes Pausenbrot bewertet. Damit soll den Kindern vermittelt werden, welche Lebensmittel in Kindergärten nichts zu suchen haben (Schorb 2009, S. 163f.).

Doch nicht nur in Kindergärten, sondern auch in immer mehr Grund- und weiterführenden Schulen werden mittlerweile Süßigkeiten, Chips und Softdrinks rigoros verbannt. Die Eltern der Kinder, die die entsprechenden Lebensmittel mitbringen, werden immer häufiger zum Gespräch einbestellt. Ganz so wie es sich der ehemalige US-Surgeon General, David Kessler, in „The End of Overeating" (Kessler 2009) gewünscht hatte (vgl. Kapitel 3.2.2), entwickelt sich, zumindest in mittelständisch geprägten Milieus, in immer mehr westlichen Ländern eine Kultur, in der der Konsum von Süßigkeiten und Snacks in Kindergärten und Schulen faktisch verboten wird, ohne dass hierfür gesetzliche Regelungen notwendig wären.

4.4.4 Interventionen in die Preisstruktur von Lebensmitteln

Eine Maßnahme, die auf der Interventionsleiter sowohl als positiver Verstärker als auch als negativer Verstärker eingestuft werden kann, ist die Veränderung der Preisstruktur von Lebensmitteln. Wird nicht das Gewicht, sondern der Kaloriengehalt von Lebensmitteln als Maßstab genommen, dann wird deutlich, dass hochkalorische, häufig stark fett- und zuckerhaltige Lebensmittel fast immer deutlich günstiger sind als Produkte, die viel frisches Obst und Gemüse enthalten. Daher werden staatliche Eingriffe in die Preisstruktur als Maßnahme für eine gesündere Ernährungsweise der Bevölkerung schon seit Längerem gefordert. Lebensmittel, die als gesundheitsförderlich gelten, sollen preiswerter werden. Lebensmittel, die als gesundheitsschädlich gelten, sollen dagegen teurer werden.

Um diesem Ziel näher zu kommen, sind verschiedene Interventionen denkbar. Grundsätzlich gibt es heute schon zahlreiche staatliche Maßnahmen, die, wenn auch indirekt, dafür Sorge tragen, dass alle Produkte, die Mais enthalten (inklusive der maisbasierten Viehzucht) in den USA faktisch subventioniert werden (vgl. Kapitel 3.1.5). Ähnliches gilt für die Europäische Union, wo insbesondere Milchprodukte durch Agrarsubventionen preislich bevorzugt werden. Daher wäre die potentiell effektivste Maßnahme, um die Preisstruktur in der gewünschten Weise zu verändern, eine grundlegende Reform des gegenwärtigen Systems der Agrarsubventionen.

Das derzeit in Europa und Nordamerika praktizierte System der Agrarsubventionen wird massiv kritisiert. Die finanziellen Aufwendungen seien enorm, die Zahl der Profiteure gering. Die Zahl der Arbeitskräfte in der Landwirtschaft bewegt sich im unteren Prozent- bzw. im Promillebereich und sie wird durch die Subventionen eher noch kleiner. Denn von den Subventionen profitierten überdurchschnittlich Agrarfirmen, die großflächige Landwirtschaft mit wenigen Arbeitskräften betreiben (Schäfer-Elinder 2005), (vgl. auch Kapitel 3.1.4).

Darüber hinaus wird an der industriellen Landwirtschaft, so wie sie in Westeuropa und Nordamerika praktiziert wird, kritisiert, dass sie unökologisch und mit hohem Ressourcenverbrauch verbunden ist, und dass der Überschuss, den die hochtechnisierte und hochsubventionierte Landwirtschaft in Nordamerika und Westeuropa produziert, mit dazu beiträgt, Kleinbäuerinnen und -bauern in den Entwicklungsländern die Lebensgrundlage zu zerstören.

Neben diesen ökologischen und ökonomischen Überlegungen werden verstärkt auch gesundheitswissenschaftliche Argumente gegen die Subventionierung des agrarindustriellen Komplexes geäußert. Die Preise für frisches Obst und Gemüse sind in den letzten Jahrzehnten wesentlich schneller gestiegen als für Zucker, Fleisch und weiterverarbeitete Lebensmittel, deren relativer Preis in vielen Ländern sogar gesunken ist, monieren Kritikerinnen und Kritiker der Agrarindustrie. Um dem entgegen zu wirken, wären aus ihrer Sicht ein Abbau bzw. eine Umschichtung von Subventionen mit dem Ziel, neue Produktionsanreize und Preisstrukturen zu schaffen, ein extrem wirksames und dazu sogar kostenneutrales Mittel.

Warum in dieser Hinsicht bislang nichts geschieht, lässt sich mit dem enormen Volumen der Agrarsubventionen erklären. Gegenüber den Lobbyinteressen der Agrarindustrie nimmt sich das von Public Health Experten skizzierte Bedrohungsszenario der „Adipositas-Epidemie" eben geradezu niedlich aus. Da nutzt es auch nichts, dass der damalige EU Verbraucherschutzkommissar David Byrne schon 2003 durch gewagte Rechenbeispiele die Kosten der kollektiven Dickleibigkeit deutlich höher einschätzte als die gesamten EU-Agrarsubventionen (Byrne 2003, S. 19).

Wenn aber eine direkte Beeinflussung der Agrarpolitik politisch nicht erwünscht ist, dann bleibt immer noch die Möglichkeit, das Konsumverhalten über Steuern und Subventionen zu beeinflussen. Eine systematische Subventionierung von frischem Obst und Gemüse ist bislang allerdings nirgendwo umgesetzt worden. Anders sieht es dagegen mit Bestrebungen aus, als ungesund geltende Lebensmittel höher zu besteuern. Einer der ersten, der die Besteuerung von ungesunden Lebensmitteln gefordert hatte, war der US-Amerikanische Psychologe Kelly Brownell (1994). Der Vorstoß von Brownell wurde vor allem von der US-Amerikanischen Rechten als weiterer Eingriff in die Privatsphäre und den Geldbeutel der Bürgerinnen und Bürger zurückgewiesen. Zwar wurde der Vorschlag seit seiner öffentlichkeitswirksamen Verkündung in einem Gastbeitrag für die New York Times im Jahr 1994 wieder und wieder diskutiert und sowohl von Expertinnen und Experten als auch von Journalistinnen und Journalisten wiederholt gelobt, jedoch harrt er bis heute in den USA der landesweiten Umsetzung.

Die Besteuerung von Lebensmitteln wird international unterschiedlich gehandhabt. In vielen Staaten werden Lebensmittel mit einem verringerten Mehrwertsteuersatz besteuert. In manchen Staaten werden überhaupt keine Steuern auf Lebensmittel erhoben, so etwa in Großbritannien und Irland. Ausnahmen gibt es in beiden Ländern für bestimmte Produkte wie Eiscreme, kohlensäurehaltige Getränke und Konfekt. In Kanada wird eine Verkaufssteuer nur auf bestimmte Lebensmittel wie Softdrinks, Süßigkeiten und Snacks erhoben. Auch in vielen US-Amerikanischen Bundesstaaten wird eine Sales Tax auf Softdrinks und Snacks aufgeschlagen. Teilweise wird diese schon bei der Produktion fällig. Die Einführung dieser Steuern liegt meist soweit zurück, dass ein Zusammenhang zwischen ihrer Etablierung und der aktuellen Problematisierung der „Adipositas-Epidemie" ausgeschlossen werden kann. Außerdem liegen die Steuern auf Lebensmittel in den USA sämtlich im einstelligen Prozentbereich, zum Teil auch im Promillebereich, so dass eine verhaltenssteuernde Wirkung mehr als unwahrscheinlich ist (Nestle und Jacobson 2000).

Die Einführung deutlich höherer Steuern auf zuckerhaltige Lebensmittel und Softdrinks wird in mehreren Bundesstaaten und Gemeinden in den USA diskutiert. Zwei kalifornische Städte führten im November 2012 Bürgerentscheide darüber durch, ob in Zukunft in ihren Gemeinden eine Steuer von einem US-Cent pro fluid ounce (ca. 29 ml) auf gezuckerte Getränke eingeführt werden soll: Diese Abgabe hätte den Preis von Softdrinks merklich steigen lassen, eine 1,5 Literflasche wäre um mehr als 50 US-Cent teurer geworden. Beide Referenden scheiterten aber deutlich (Satran 2012).

Im Zuge der Diskussion um die Einführung neuer Steuern zur Bekämpfung der „Adipositas-Epidemie" wurde auch in Frankreich die Möglichkeit diskutiert, nicht länger für alle Lebensmittel den verringerten Mehrwertsteuersatz von 5,5 Prozent anzuwenden. Für Süßigkeiten, Schokolade und pflanzliches Fett sollte nach Vorstellungen der 2012 abgewählten konservativen Regierung unter Premierminister Sarkozy der volle Mehrwertsteuersatz verlangt werden. Doch diese Pläne wurden wegen der Weltwirtschaftskrise nicht umgesetzt.

Anfang 2012 wurde der verringerte Mehrwertsteuersatz in Frankreich dann zumindest für gezuckerte Getränke abgeschafft. Damit wurden künstlich gezuckerte Getränke um etwa elf Eurocent pro 1,5 Literflasche teurer. Die Maßnahme wurde als Cola-Steuer bezeichnet und sollte dem französischen Fiskus 280 Millionen Euro an Zusatzeinnahmen garantieren (o.A. 2011). Eine Änderung des Konsumverhaltens dürfte mit einer derart niedrigen Abgabe allerdings kaum erreicht werden. Hinzukommt, dass die Abgabe nicht zweckgebunden ist. Insofern handelt es sich bei der französischen Cola-Steuer um eine rein fiskalische Maßnahme, der allerdings durch den allgegenwärtigen Gesundheitsdiskurs zusätzliche Legitimität verschafft wird.

Auch in Deutschland wurde wiederholt die Forderung nach der Einführung des vollen Mehrwertsteuersatzes für unerwünschte Lebensmittel erhoben. Federführend war hier die damalige Verbraucherschutzministerin Renate Künast, die diese Forderung schon 2004 in der Presse lancierte. Eine Cola-Steuer nach dem Vorbild Frankreichs könnte in Deutschland allerdings gar nicht eingeführt werden, da Getränke, von wenigen Ausnahmen wie Milch und Tafelwasser abgesehen, heute schon mit dem vollen Mehrwertsteuersatz von 19 Prozent belastet werden.

Im Zuge der Eurokrise wurde in vielen europäischen Krisenländern die Mehrwertsteuer zum Teil massiv erhöht. Dabei wurden auch Ausnahmen für tiefgefrorene oder weiterverarbeitete bzw. stark fett- und zuckerhaltige Lebensmittel aufgehoben.

Anti-Fett bzw. Anti-Zucker-Steuern im engeren Sinne, die zusätzlich zur Mehrwertsteuer erhoben werden und so hoch ausfallen, dass sie tatsächlich verhaltenssteuernde Wirkung entfalten könnten, wurden bislang aber erst in wenigen Ländern eingeführt. Anfang 2010 hatte Rumänien erstmals eine Steuer auf Fastfood-Produkte angekündigt, die diese Produkte empfindlich verteuert hätte. Das Vorhaben wurde aber aufgrund stark gestiegener Lebensmittelpreise kurzfristig eingestellt. Ebenfalls im Jahr 2010 führte Finnland eine Süßigkeitensteuer zusätzlich zur Mehrwertsteuer ein. Im September 2011 führte Ungarn eine Steuer auf industriell weiterverarbeitete Lebensmittel ein. Für industriell hergestellte Kuchen müssen dort seit September 2011 zwischen 0,37 - 0,74 Euro Steuern pro Kilogramm Gebäck bezahlt werden. Auch Speiseeis wird zusätzlich besteuert, falls sein Zuckergehalt über fünf Prozent liegt. Der Aufschlag für Erfrischungsgetränke beträgt sogar bis zu 0,92 Euro pro Liter. Der Höchstsatz wird hier für Energydrinks fällig. Hamburger und andere Fastfood-Gerichte werden ebenfalls mit der Steuer belastet. Hier zog man den Salzgehalt als Grundlage heran. Bei der Definition von Fastfood gab sich der ungarische Gesetzgeber überaus kreativ, um die eigenen Wurstspezialitäten, die nicht eben für ihren geringen Salz- und Fettgehalt bekannt sind, schonen zu können (Bächle 2011).[99]

99 Im Fall Ungarns ist dem Design der neuen Steuer zudem unschwer der nationalistische Charakter anzumerken, der Fett und Zucker vor allem dann für schädlich befindet, wenn sie aus dem Ausland eingeführt werden. Insofern scheint es sinnvoller, die Maß-

Dänemark führte nach langer Debatte im Oktober 2011 eine Steuer auf gesättigte Fette ein. Besteuert wurden alle Produkte, die mehr als 2,3 Prozent gesättigte Fettsäuren enthielten. Allerdings gab es Abweichungen von der Regel, zum Beispiel für Vollmilch und Frischfleisch. Von diesen Ausnahmen abgesehen wurde zwischen Herbst 2011 und Januar 2013 pro Kilogramm gesättigte Fettsäuren eine Steuer in Höhe von 16 Dänischen Kronen (ca. 2,15 Euro) fällig. Der Preis einer 250 Gramm Packung Butter erhöhte sich somit um fast 30 Eurocent. Nur rund ein Jahr nach ihrer Einführung wurde die Steuer Anfang 2013 von der neu gewählten Mittelinks-Koalition wieder abgeschafft. Grund sei, dass von der Steuer vor allem Geringverdiener betroffen seien, außerdem sei der bürokratische Aufwand für die Hersteller zu hoch gewesen. Darüber hinaus sei es vor allem in den grenznahen Regionen zu Hamsterkäufen im Ausland gekommen, dies aber habe Arbeitsplätze in Dänemark gefährdet. Die eigentlich für 2013 geplante Einführung einer Zuckersteuer ist damit vorerst abgesagt. Eine schon länger bestehende Abgabe auf gezuckerte Getränke soll ebenfalls gestrichen werden (o.A. 2012a). 2013 hat Mexiko eine Steuer auf Lebensmittel mit hohem Kaloriengehalt eingeführt. Auf alle Produkte, die mehr als 275 Kilokalorien pro 100 Gramm/Milliter enthalten, wird seither eine Steuer in Höhe von acht Prozent erhoben (o.A. 2013d).

Fett- und Zuckersteuern erhöhen zwar merklich die Preise für bestimmte Lebensmittel: allerdings werden die Einnahmen bislang nicht zur Subventionierung der Preise von Lebensmitteln, die als gesundheitsförderlich gelten eingesetzt, sondern kommen allein dem allgemeinen Staatshaushalt zugute. Die von den Vereinten Nation 2012 formulierte Forderung, im Kampf gegen die „Adipositas-Epidemie" fett- und zuckerhaltige Nahrungsmittel systematisch zu besteuern, um mit den Einnahmen Produkte wie frisches Obst und Gemüse zu subventionieren (o.A. 2012b), erfüllen diese Steuern jedenfalls nicht Damit reihen sich die Fett-, Zucker- und Fastfood-Steuern in die Tradition anderer Sündensteuern, wie der stetig steigenden Tabaksteuer und der in vielen westlichen Ländern ebenfalls massiv steigenden Alkoholsteuer ein, deren Erhöhung ebenfalls gerne mit dem Wunsch nach einer Verhaltenssteuerung begründet wird, deren Einnahmen aber keineswegs an gesundheitspolitische Maßnahmen gebunden sind, so dass ihr vorgebliches Ziel, den Konsum der betreffenden Produkte deutlich abzusenken, zur potentiellen Gefahr für den Staatshaushalt wird.

---

nahme der Regierung Orban als Teil ihrer nationalistischen Agenda einzuordnen, denn als eine Maßnahme im globalen Kampf gegen die „Adipositas-Epidemie".

4.4.5 Punitivität der Maßnahmen gegen die „Adipositas-Epidemie"

Straf- oder Sündensteuern auf Lebensmittel sind – anders als Steuern auf Genussmittel wie Tabak und Alkohol, Kaffee und andere Luxusgüter - nicht etabliert. Ihre Einführung bedarf deshalb besonderer Legitimation. Der bloße Verweis darauf, dass zucker- und fetthaltige Produkte besonders ungesund sind, reicht als Begründung für spürbare Steuererhöhungen auf Lebensmittel in der öffentlichen Debatte nicht aus. Dementsprechend zaghaft und wankelmütig verliefen die bisherigen Versuche verschiedener Regierungen in verschiedenen Ländern solche Steuern zu etablieren. Dass Sündensteuern auf Lebensmittel so wenig populär sind, liegt auch daran, dass die von einer Fett- oder Zuckersteuer betroffenen Produkte von fast allen Verbraucherinnen und Verbrauchern konsumiert werden.

Zwar scheint es aus der Warte der Problemwahrnehmung „Adipositas-Epidemie" plausibel, Maßnahmen gegen die „Adipositas-Epidemie" zu beschließen, die alle betreffen, da eine Epidemie langfristig auch jeden treffen kann. Allerdings wird Dickleibigkeit bis heute von weiten Teilen der Öffentlichkeit weder als Krankheit noch als Epidemie anerkannt.

Der Pathologisierung von Dickleibigkeit durch die Medizin zum Trotz, wird ein erhöhter Körperumfang in der Öffentlichkeit nach wie vor weniger als medizinisches Problem, denn als charakterliche Verfehlung betrachtet, wie zahlreiche aktuelle Studien zeigen (Hilbert et al. 2008; Sikorski et al. 2011; Sikorski et al. 2012a; Sikorski et al. 2012b).

So gesehen stellt das sozial konstruierte Problem der Dickleibigkeit einen Grenzfall zwischen Pathologisierung und Kriminalisierung dar. Einerseits ist Adipositas ein Problemfeld, das vorrangig durch medizinische Expertinnen und Experten definiert und bearbeitet wird. Andererseits wird Dickleibigkeit in der populären Wahrnehmung als selbstverschuldet betrachtet und Völlerei gilt traditionell als Todsünde. Die Ansicht, dass Dickleibigkeit nicht pathologisiert und medikalisiert, sondern Dicke besser hart angefasst werden sollten, ist dementsprechend weit verbreitet. Insofern böte es sich an von einer komplementären Kriminalisierung von dicken Menschen zu sprechen: vergleichbar dem Umgang mit Menschen, die illegalisierte Substanzen konsumieren und die einerseits zwar zunehmend pathologisiert, andererseits aber nach wie vor auch kriminalisiert werden.

Allerdings finden sich Ansätze einer Kriminalisierung dicker Menschen nur in Ausnahmefällen. In den meisten Fällen scheint dagegen das Modell der Zugangsgesellschaft die treffendere Analogie zum gesellschaftspolitischen Umgang mit dicken Menschen zu liefern (Feeley und Simon 1992, S. 173).

> „Die Zugangsgesellschaft gewährt dem Individuum nur dann Zugang zu bestimmten Systemen, wenn es ein gewisses Risikopotential nicht überschreitet bzw. bestimmte Risikoverhaltenweisen gar nicht erst aufweist." (Schmidt-Semisch und Schorb 2011, S. 251f.)

Auch bei den staatlichen Maßnahmen im Kampf gegen die „Adipositas-Epidemie" spielt die Frage des Zugangs zu gesellschaftlichen Ressourcen wie Arbeitsplätzen oder Versicherungsschutz eine wichtige Rolle. Sieht man einmal von der informellen Sanktionierung dicker Menschen bei Einstellungsgesprächen, Beförderungen und der Aufnahme in (Elite-)Universitäten ab, haben auch verschiedene formale Hürden im Zusammenhang mit dem Körpergewicht finanziell sanktionierenden Charakter. Eine der auffälligsten dieser Hürden ist die immer noch häufige Praxis der Nichtverbeamtung von Menschen mit einem BMI über 30 in der Bundesrepublik Deutschland. Diese Praktik führt nicht nur dazu, dass dicke Menschen teilweise schlechter bezahlt werden und eine schlechtere soziale Absicherung nach der Verrentung erhalten als ihre dünnen Kollegen und Kolleginnen, sondern auch dazu dass dicke Menschen für viele Berufe wie Richterinnen, Staatsanwälte oder Angestellte der Bundesverwaltung gar nicht in Frage kommen, obgleich diese Tätigkeiten keine besonderen körperlichen Anforderungen stellen (Hillebrecht 2011), (vgl. Kapitel 3.3.7).

Die finanzielle Sanktionierung dicker Menschen über den Zugang zur Gesundheitsversorgung ist in allen westlichen Ländern Realität. In den USA werden dicke Menschen vor allem durch die private Krankenversicherung finanziell benachteiligt. In Deutschland ist dies bei Privatversicherten ebenfalls der Fall, spielt aber im Alltag keine so große Rolle, weil fast nur Besserverdienende eine Privatversicherung abschließen, während Normalverdienende in der Gesetzlichen Krankenversicherung pflichtversichert sind. Problematisch werden gewichtsbedingt erhöhte Krankenversicherungsbeiträge in Deutschland allerdings für Selbstständige, die häufig wenig verdienen und sich dennoch privat versichern müssen. Im Zuge der Debatte um ausufernde Sozialleistungen wurde seit den 1990er Jahren auch für die Mitglieder der Gesetzliche Krankenversicherung wiederholt die Forderung laut, Gruppen wie Raucherinnen, Dicke, Alkoholiker, aber auch Extremsportlerinnen an den Kosten der von ihnen vermeintlich selbstverschuldet eingegangenen Gesundheitsrisiken zu beteiligen (vgl. Kapitel 4.2.3).

In Großbritannien stellt das staatliche Gesundheitssystem zwar grundsätzlich alle Nutzerinnen und Nutzer gleich. Allerdings werden in Folge der Budgetkürzungen in einigen Regionen Großbritanniens Gelenkoperationen für dicke Menschen nur noch gegen Zuzahlung geleistet. Ähnlich ging man bei der Behandlung von Raucherinnen und Rauchern vor: auch ihnen werden nicht unmittelbar lebensrettende medizinische Leistungen wie Prothesen für Raucherbeine teilweise nur noch gegen Zuzahlungen gewährt (vgl. Kapitel 4.2.3). Darüber hinaus wird derzeit in einigen englischen Gemeinden die Auszahlung von Sozialleistungen an die Bereitschaft gekoppelt, einen gesundheitsförderlichen Lebensstil zu übernehmen (o.A. 2013c).

In den USA hat die Diskriminierung dicker Menschen durch private Krankenversicherungen gleich mehrfach Konsequenzen. Zum einen erhöht sie die Beiträge für diejenigen, die sich individuell versichern müssen. Zum anderen macht sie Betriebsversicherungen für dicke Angestellte für die Unternehmen teurer. Den Unternehmen entsteht damit ein finanzieller Nachteil, wenn sie dicke Menschen einstellen. Entweder müssen sie für diese Personengruppe höhere Prämien entrichten, oder sie können ihnen, anders als ihren schlanken Mitarbeiterinnen und Mitarbeitern, lediglich einen eingeschränkten Versicherungsschutz anbieten.

Die derzeit wohl radikalste punitive Maßnahme zur Bekämpfung der „Adipositas-Epidemie" bei Kindern ist die vor allem in den USA und Großbritannien weit verbreitete Praxis, den Eltern dicker Kinder das Sorgerecht zu entziehen. In Großbritannien soll dies nun auch juristisch erleichtert werden, indem tatsächliche oder vermeintliche Überernährung zukünftig wie Kindesmisshandlung behandelt werden soll. Auch der Nuffield Council on Bioethics fordert eine eindeutige rechtliche Regelung für den Umgang mit extrem adipösen Kindern und schreckt dabei auch vor der Praxis des Sorgerechtsentzugs nicht zurück.

> "The Secretary of State for Children, Schools and Families, with the advice of the Office of the Children's Commissioner, should develop criteria for deciding when interventions, such as removing a child from their home under the Government's Every Child Matters approach." (Nuffield Council on Bioethics 2007, S. xxv)

Ob Lebensversicherer, die sich als erste daran machten, ein lebensverlängerndes Idealgewicht zu bestimmen und ihre Tarife daran auszurichten; ob private Krankenversicherungen, die ihre Beiträge weltweit nach dem BMI ihrer Kunden staffeln; ob staatliche Arbeitgeber, die – wie in Deutschland – ihren Arbeitnehmern Verbeamtungen wegen eines zu hohen BMIs vorenthalten; ob Einreisebehörden, die – wie in Neuseeland – dicken Arbeitsemigranten trotz Arbeitserlaubnis die Einreise verweigern bzw. diese nach einer Gewichtszunahme wieder entziehen und die Betroffenen des Landes verweisen (o.A. 2013a); ob japanische Unternehmen, die ihre Angestellten zu firmeneigenen Abspeckkursen nötigen, weil sie für jeden dickleibigen Angestellten Strafgebühren zahlen müssen (Onishi 2008); ob kinderlosen Paaren, denen aufgrund eines erhöhten BMIs das Adoptionsrecht versagt wird; ob Eltern dicker Kinder, denen das Sorgerecht für ihre Schützlinge entzogen werden soll: Das Überschreiten eines bestimmten BMIs respektive Bauchumfangs führt zu sozialem, ökonomischen und juridischem Ausschluss (vgl. Schorb 2009, S. 9 ff.; Schorb 2014b, S. 105).

Fazit 5

Das Fazit greift die beiden zentralen Fragestellungen der Arbeit auf: a) die Frage nach den Erfolgsbedingungen der Problemkarriere der „Adipositas-Epidemie" sowie nach dem diskursiven Stand der Alternativdeutungen und der Gegendeutungen und b) die Frage, wie die diskursiv einmal etablierte Problemwahrnehmung staatlich bearbeitet wird.

a) Es hat sich gezeigt, dass von der Tatsache, dass die Bevölkerung in den Industrie- und Schwellenländern in den vergangenen Jahrzehnten durchschnittlich um einige Kilogramm schwerer geworden ist, nicht automatisch auf die Etablierung der in der öffentlichen Debatte gegenwärtig vorherrschenden Problemwahrnehmung der „Adipositas-Epidemie" geschlossen werden kann. Vielmehr ist diese Problemwahrnehmung dem Wirken von gesellschaftlichen Akteuren, vor allem aus der Medizin und mit dem zunehmenden Erfolg der Problemkarriere dann auch aus anderen wissenschaftlichen Disziplinen wie der Psychologie und den Sozialwissenschaften sowie von Akteuren aus Politik und Publizistik zu verdanken, die mit ihren jeweiligen Eigeninteressen an der Durchsetzung der etablierten Problemwahrnehmung beteiligt waren.

Mit Blick auf die Erfolgsbedingungen der Problemkarriere der „Adipositas-Epidemie" hat sich gezeigt, dass diese Problemwahrnehmung zwar auf den gesellschaftlichen Wissensbeständen um Adipositas aufbaut (Kapitel 2), zugleich aber weit über diese hinausgeht. So mag die Energiebilanztheorie zwar Modelle und Gleichungen entwickeln, die erklären können, warum Menschen dick werden; die Set-Point-Theorie mag Begründungen formulieren, warum Diäten fast immer scheitern; die Humangenetik mag Erklärungsansätze liefern, warum manche Menschen auch unter Überflussbedingungen dünn bleiben; die Evolutionsbiologie mag Hinweise darauf geben, warum unser Erbgut und unsere Lebensumstände fast schon zwangsläufig in Konflikt geraten müssen; die Psychologie mag Gründe finden, warum manche Menschen psychische Probleme mit „comfort food" bewältigen; die Neurobiologie mag zeigen können, dass Zucker und Fett dieselben Belohnungszentren im Gehirn aktivieren, die auch durch Heroin und Nikotin aktiviert werden; und die Endokrinologie mag Belege dafür nennen, warum durch Stress, Schlafmangel oder Angstzustände Hormone ausgeschüttet werden, die die Hunger-Sättigungs-Relation im Gehirn beeinflussen und auf diese Weise zu einer Gewichtszunahme führen können. Aber erst die Problemwahrnehmung der „Adipositas-Epidemie" ist in der Lage, alle diese Erklärungen in ein Problemmuster zu integrieren, weil für sie nicht die jeweiligen Ätiologiemodelle entscheidend sind, sondern die gesellschaftlichen Umweltfaktoren, die als die eigentliche Ursache für den Ausbruch der „Adipositas-Epidemie" wahrgenommen werden.

Die Problemwahrnehmung „Adipositas-Epidemie" (3.1) kombiniert die verschiedenen Ätiologiemodelle der Spezialdisziplinen mit einer jeweils unterschiedlich akzentuierten Gesellschaftskritik. Ökologische, ökonomische, politische und technologische Entwicklungen gelten in der Problemwahrnehmung „Adipositas-Epidemie" als die entscheidenden Auslöser für die Gewichtszunahme der Bevölkerung. Bekämpft werden kann die „Adipositas-Epidemie" diesem Paradigma folgend daher nur durch gesamtgesellschaftliche Reformen, die sowohl das Individuum als auch die Lebensmittelindustrie in die Verantwortung nehmen. Diese gemeinsame Basis ändert aber nichts daran, dass jede der vielen Erzählungen der „Adipositas-Epidemie" eine eigene Agenda hat, die sowohl materiell als auch ideologisch motiviert sein kann. Jedenfalls bietet das diskursive Feld der „Adipositas-Epidemie" ganz offensichtlich genug Raum für eine Vielzahl von Untererzählungen, die in der unerwarteten Gewichtszunahme der Weltbevölkerung nach 1980 die entscheidende Gemeinsamkeit aufweisen.

Zentral in der populären Ursachenforschung der Problemwahrnehmung „Adipositas-Epidemie" ist die Deutung der adipogenen Umweltfaktoren aus einer potentiell industriekritischen Stoßrichtung. Denn konkret für den Gewichtsanstieg verantwortlich gemacht werden meist eine relativ überschaubare Palette an Produkten der Lebensmittelindustrie: insbesondere fett- und/oder zuckerhaltige Produkte wie Süßigkeiten, Softdrinks, Fastfood und Fertiggerichte. Allerdings geraten bei dieser „industriekritischen" Sichtweise immer auch die Konsumentinnen und Konsumenten der problematisierten Produkte in den Fokus der Kritik. Ihre mangelnde Bildung, aber auch ihre Unmündigkeit und Ignoranz werden als Ursache für das falsche Konsumverhalten interpretiert, andere Beweggründe für das vorab als gesundheitsschädlich gerahmte Verhalten werden hingegen ausgeschlossen. Neben dieser vordergründig industriekritischen Darstellung steht die Deutung der „Adipositas-Epidemie" aus einer konservativ-kulturkritischen Stoßrichtung als Folge einer permissiven Alltagskultur, in der allgemeinverbindliche Werte und Normen nichts mehr gelten und der allgegenwärtige Kult der „Selbstakzeptanz und der Selbstviktimisierung" jegliche Eigeninitiative verhindert.

Alternativdeutungen teilen die Deutung des sozialen Sachverhalts als Problem, sehen aber andere Ursachen als entscheidend an (3.2). Zwei Alternativdeutungen sind im gegenwärtigen Diskurs um Ursachen und Folgen eines erhöhten Körpergewichts relevant: die Wahrnehmung der „Adipositas-Epidemie" als Folge falscher Ernährungsempfehlungen und die Wahrnehmung der „Adipositas-Epidemie" als Folge einer Suchterkrankung.

Die Akteursgruppe der „Kohlehydratskeptiker" sieht nicht den Fettkonsum, sondern den wachsenden Kohlehydratkonsum und damit letztlich falsche Ernährungsempfehlungen als maßgebliche Ursache für den kollektiven Gewichtsanstieg an. Die Akteure der Alternativdeutung von Adipositas als Folge einer Suchterkrankung formulieren mit Hilfe des Suchtdispositivs einen Mittelweg zwischen einer Kritik an der Lebensmittelindustrie, die suchterzeugende Produkte herstellt, und einer Verantwortungszuweisung an die Personen, die von diesen Produkten zwar schuldlos abhängig werden, aber gleichzeitig sehr wohl Verantwortung dafür tragen, selbst etwas gegen ihre Sucht zu unternehmen.

Gegendeutungen erkennen, anders als Alternativdeutungen, die Problemwahrnehmung der „Adipositas-Epidemie" nicht an: und zwar entweder deshalb nicht, weil sie die gesellschaftliche Verantwortung für die Gewichtszunahme ablehnen und sie allein als Folge individueller Fehlentscheidungen rahmen wollen, oder weil das Phänomen nicht länger als Problem, sondern als Teil der gesellschaftlichen Normalität wahrgenommen werden sollte (3.3). Insgesamt drei Gegendeutungen zum dominierenden „Adipositas-Epidemie"-Narrativ lassen sich im Diskurs ausfindig machen. Deren erste, die Wahrnehmung von Adipositas als einem individuellen Problem, ist nicht nur ein Freispruch für die Lebensmittelindustrie und ein leidenschaftliches Plädoyer für eine Marktwirtschaft ohne lästige Adjektive, sondern vor allem die denkbar radikalste Schuldzuweisung an dicke Menschen.

Das „Adipositas-Epidemie"-Narrativ, die Deutung von Adipositas als Folge einer Suchterkrankung und auch die Wahrnehmung von Adipositas als einem individuellem Problem beschäftigen sich relativ wenig mit dem aktuellen Stand der gesellschaftlichen Wissensbestände um Adipositas. Im Unterschied dazu sucht die zweite Gegendeutung der Anti-Diät-Bewegung durchaus eine tiefergehende Auseinandersetzung mit den gesellschaftlichen Wissensbeständen um Ursachen und Folgen eines erhöhten Körpergewichts. Das liegt nicht zuletzt daran, dass ihre Protagonisten selbst zu den primären Produzentinnen dieses Fachwissens gehören. Letztlich waren es Medizinerinnen und Mediziner sowie Psychologinnen und Psychologen, die sich als erste des systematischen Scheiterns von Diäten gewahr wurden und sich mit der misanthropen Erklärung, darin allein eine Frage der mangelnden Disziplin der Betroffenen zu sehen, nicht länger zufrieden geben wollten.

Die dritte Gegendeutung der Fat-Acceptance-Bewegung hat ebenfalls die Anerkennung dicker Körper als Teil der gesellschaftlichen Normalität zum Ziel. Die Fat-Acceptance-Bewegung dockt dabei diskursiv an die Argumente der Anti-Diät-Bewegung an. Aber auch wenn sich die Akteure aus strategischen Gründen häufig auf den Diskurs um die Ursachen und gesundheitlichen Folgen eines erhöhten Körpergewichts beziehen, geht ihr Anliegen doch weit über diese Frage hinaus. Denn Fat Acceptance ist es um die Anerkennung dicker Körper als Teil der gesellschaftlichen Diversität zu tun, unabhängig von der Frage nach medizinisch-psychologischen Ätiologiemodellen und epidemiologischen Risikofaktoren.

Doch warum hat sich die Problemwahrnehmung der „Adipositas-Epidemie" so nachhaltig durchsetzen können? Was waren ihre Erfolgsbedingungen? Die erfolgreiche Inszenierung der „Adipositas-Epidemie" durch medizinische Fachgesellschaften und Lobbyorganisationen der Pharmaindustrie basiert auf dem hohen ökonomischen und kulturellen Kapital dieser Organisationen. Zudem half die über ein Jahrhundert währende Problematisierung dicker Körper durch die Medizin dabei, die zentralen Behauptungen des „Adipositas-Epidemie"-Narrativs, allen Zuspitzungen und Übertreibungen zum Trotz, glaubhaft erscheinen zu lassen. Das hohe Sozialprestige des Medizinberufs trug ein Übriges zu dieser öffentlichen Glaubwürdigkeit bei. Die populäre Verbreitung und Etablierung des „Adipositas-Epidemie"-Diskurses ist aber nicht allein dem Wirken der medizinischen Fachgesellschaften und der Rezeption ihrer Deutungsmuster in internationalen Organisationen, Gesundheitsministerien und in den Massenmedien zu verdanken. Mit Hilfe des populären Diskurses der „Adipositas-Epidemie" konnten Problemnutzer aus unterschiedlichen gesellschaftlichen Lagern andere populäre Diskurse wie etwa eine Kritik an Praktiken der Agrarindustrie sowie dem Zerfall der Kleinfamilie, dem Wertepluralismus, dem zunehmenden Individualverkehr oder den Marketingstrategien großer Lebensmittelkonzerne, verbinden. Durch den Bezug auf die „Adipositas-Epidemie" sichern sich diese Akteure einerseits zusätzliche Aufmerksamkeit für ihre Anliegen und tragen andererseits zur weiteren Verbreitung des „Adipositas-Epidemie"-Narrativs bei.

Weder die Alternativdeutungen noch die Gegendeutungen können sich bislang gegen die ökonomische und kulturelle Strahlkraft des „Adipositas-Epidemie"-Narrativs behaupten. Zwar gibt es zumindest für die erste Gegendeutung von

Adipositas als einem individuellem Problem finanzielle Interessen der Lebensmittelindustrie, doch fehlt es ihren Akteuren und Lobbygruppen an eben jener Glaubwürdigkeit, die die medizinischen Fachgesellschaften für sich beanspruchen können. Den Gegendeutungen der Anti-Diät-Bewegung und von Fat-Acceptance fehlt es vor allem an ökonomischem Kapital, um ihre Sichtweise bekannt und populär werden zu lassen. Denn mit der Entproblematisierung des Körpergewichts lässt sich schlecht Geld verdienen. Als ein weiterer Hemmschuh für ihr Anliegen erweist sich die in westlichen Gesellschaften tief verwurzelte ästhetische Ablehnung dicker Körper. Den an diese emotionale Ablehnung anknüpfenden Assoziationsketten ist mit rationalen Argumenten nur bedingt beizukommen. Das wird besonders dann deutlich, wenn die Akteure dieser Bewegungen selbst dick sind. Ihre Argumente werden dann häufig pauschal als „Ausrede“ disqualifiziert, selbst wenn sie über eine ausgewiesene fachliche Qualifikation verfügen.

b) Das zweite Anliegen der Arbeit war es herauszufinden, mit welchen Mitteln die diskursiv etablierte „Adipositas-Epidemie“ politisch bearbeitet wird. Dabei bleibt zunächst einmal festzuhalten, dass die Nationalen Aktionspläne zur Bekämpfung der „Adipositas-Epidemie“ in Deutschland, Großbritannien, den USA und auf der Ebene der Europäischen Union dem Energiebilanzmodell folgen, während sie alternative Erklärungen für den kollektiven Anstieg des Körpergewichts allenfalls beiläufig erwähnen (4.1). Innerhalb des Energiebilanzmodells schätzen sie, häufig im Gegensatz zu den in den Aktionsplänen zitierten Daten, die Bedeutung des Faktors Ernährung wesentlich höher ein als die des Faktors Bewegung. Die individuelle Verantwortung für das Ungleichgewicht der Energiebilanz und den daraus resultierenden Anstieg des Körpergewichts betten die Nationalen Aktionspläne in das „Adipositas-Epidemie“-Narrativ ein, das adipogene Umweltbedingungen und damit gesellschaftliche Ursachen als mitverantwortlich für diese Entwicklung benennt.

Die staatliche Beschäftigung mit der „Adipositas-Epidemie“ ist nicht allein aus der inhaltlichen Ausrichtung des „Adipositas-Epidemie“-Narrativs als einem gesellschaftlichen Problem mit großem Handlungsdruck zu verstehen. Sie unterliegt einer Eigenlogik, die zum einen in der gegenwärtigen Ausrichtung von Public Health (4.2), zum anderen im Übergang vom fürsorgenden zum vorsorgenden Sozialstaat (4.3) zu finden ist.

New Public Health hat vor allem in den 1960er und 1970er Jahren einen holistischen, gesellschaftskritischen und partizipativen Ansatz vertreten. Besonders deutlich kam dieser Ansatz in der bis heute viel beachteten Ottawa-Charta der WHO zum Ausdruck (WHO 1986). Allerdings haben sich in der Praxis von Public Health überwiegend Modelle durchgesetzt, die nicht auf Partizipation und sozialen Ausgleich, sondern vielmehr auf einen individuellen

Ansatz zur Erfüllung biomedizinisch gesetzter Normen per Medikalisierung bzw. per Anleitung zur Eigenverantwortung basieren. In ihrem „Darwinschen Gesetz der Präventionspolitik“ haben die Gesundheitswissenschaftler Kühn und Rosenbrock die These aufgestellt, dass zur Behandlung gesundheitlicher Problemlagen vorrangig auf Medikalisierung und Eigenverantwortung und erst an dritter Stelle bzw. vierter Stelle auf die Beeinflussung chemischer und physikalischer Risikofaktoren und die Veränderung krankmachender Arbeits- und Lebensumstände gesetzt wird (Kühn und Rosenbrock 1994). Insofern erscheint die Omnipräsenz des Energiebilanzmodells in den Nationalen Aktionsplänen folgerichtig, verortet sie doch die Verantwortung für die Gewichtszunahme vor allem bei den Individuen und fügt sich somit in die politische Tendenz ein, soziale Problemlagen zu individualisieren.

Diese Herangehensweise korrespondiert mit der Etablierung des Aktivierenden Sozialstaates. Dieser sieht sich mit Verweis auf die internationale Wettbewerbsfähigkeit veranlasst, die Kosten für die kollektivierte Daseinsfürsorge zu senken und beruft sich bei der Umsetzung dieser Kostensenkungen auf das Versprechen nach Selbstständigkeit und Eigenverantwortung in rhetorischer Abgrenzung zu einem bevormundenden und dirigierenden Obrigkeitsstaat. Diese Strategie, die zum Ziel hat, die Risiken der Lebensführung von der Gemeinschaft auf die Individuen abzuwälzen, beinhaltet die Anleitung zu einer möglichst effektiven Selbstführung der Bürgerinnen und Bürger. So sollen gesundheitliche Risiken nicht nur vermieden werden, um die Kosten für den Sozialstaat niedrig zu halten, sondern auch um die eigenen Verwirklichungschancen zu steigern. Die Rolle des Aktivierenden Sozialstaats besteht daher nicht länger vorrangig darin, Lebensrisiken zu kollektivieren, sondern vermehrt darin, die Individuen für ein an marktwirtschaftlichen Modellen orientiertes individuelles Risikomanagement fit zu machen.

Dabei zeigt sich ein grundlegender Konflikt zwischen individuellen und bevölkerungsbezogenen Interessen. Für Menschen ohne besondere Beschwerden bedeutet eine Veränderung des Lebensstils im Sinne einer Generalprophylaxe, dass die Eintrittswahrscheinlichkeit von chronischen Krankheiten in einem statistisch verschwindend geringen Maß gesenkt wird, was für sie persönlich keinen greifbaren Vorteil bringt, häufig aber mit einem Verlust an Lebensqualität einhergeht. Umgekehrt hat die Reduktion eines auf der individuellen Basis statistisch marginalen Risikos auf der Bevölkerungsebene durchaus Konsequenzen für Mortalitäts- und Morbiditätsraten. Um die für eine kollektive Reduktion von Risikofaktoren notwendigen Verhaltensänderungen zu propagieren, greifen die Akteure aus Public Health und Politik daher gerne auf eine Argumentation zurück, die die Verantwortung für das Auftreten von Krankheiten in die Hände der Individuen legt, auch wenn die statistischen Daten diese Lesart gerade nicht stützen (vgl. Marantz 1990).

Die Nationalen Aktionspläne setzen diesem Paradigma folgend vorwiegend auf Appelle zur Eigenverantwortung bei der Bekämpfung der „Adipositas-Epidemie". Daneben bauen die Aktionspläne auf eine finanzielle Stärkung des medizinisch-industriellen Komplexes und leiten öffentliche Mittel zur Bekämpfung der „Adipositas-Epidemie" vorrangig in die medizinische Forschung und Behandlung von Dickleibigkeit. Maßnahmen hingegen, die den Zugang zu einer breiten Auswahl an Lebensmitteln oder zu Bewegungsmöglichkeiten im Alltag bereitstellen oder gar auf einer strukturellen Ebene gesundheitsschädliche Arbeits- und Lebensbedingungen verändern – im Sinne des vom Nuffield Council on Bioethics als „enabling choice" beschriebenen Ansatzes, zunächst einmal reale Wahlfreiheit herzustellen, bevor durch staatliche Maßnahmen ein mehr oder weniger unmittelbarer Zwang zur Verhaltensänderung eingeleitet wird –, sind in den Aktionsplänen kaum vorgesehen.[100] Stattdessen sollen die bereits von Dickleibigkeit Betroffenen bzw. die davon potentiell Gefährdeten durch eine Anleitung zur ökonomischen Eigenverantwortung und Selbstführung dazu gebracht werden, dem geforderten Schlankheitsideal zu entsprechen – und das möglichst ohne dafür zusätzliche staatliche Mittel aufwenden zu müssen.

Dem von Michel Foucault als produktiv und ermöglichend konzipierten gouvernementalen Machttypus folgend, werden die Subjekte dieses Machttypus unter Berücksichtigung humanwissenschaftlichen Wissens, worunter im konkreten Fall vor allem medizinisches und psychologisches Wissen zu verstehen ist, dazu angeleitet, sich in vorgegebener Weise selbst zu erkennen und zu führen. Mustergültig wird das am Beispiel des in den Nationalen Aktionsplänen zur Bekämpfung der „Adipositas-Epidemie" inflationär gebrauchten Empowermentkonzepts deutlich. Dabei geht es im Unterschied zur ursprünglichen Konzeption von Empowerment nicht darum, selbstbestimmt die Voraussetzungen für Gesundheit und Wohlbefinden zu definieren und einzufordern, sondern darum, die diskursiv vorgegebenen Vorstellungen von einem gesunden respektive schlanken Körper und den dazugehörigen gesundheitsförderlichen Verhaltensweisen eigenständig einzuüben.

Doch auch ein ermöglichender Machttypus wird dort repressiv, wo der Versuch, die gesellschaftlichen Imperative zu erfüllen, allen Hilfestellungen zum

100 Immerhin wird im US-Amerikanischen Aktionsplan im Unterschied zu den britischen und deutschen Aktionsplänen auch die schlechte Versorgung mit Lebensmitteln in strukturschwachen Stadtvierteln und ländlichen Regionen angesprochen und finanzielle Mittel zu ihrer Verbesserung versprochen.

Trotz nicht gelingen mag. Allerdings kommen repressive Maßnahmen bei den staatlichen Bemühungen den Gewichtsanstieg der Bevölkerung zu stoppen nur im Ausnahmefall zum Einsatz. Die gesellschaftliche Ächtung bestimmter Verhaltensweisen soll stattdessen den gewünschten Verhaltensänderungen auf die Sprünge helfen, noch bevor Zwangsmaßnahmen notwendig werden. Eine weitere Methode, um Verhaltensänderungen zu bestärken, ohne offen repressive Maßnahmen ergreifen zu müssen, besteht in der Einschränkung von Zugangs- und Teilhabemöglichkeiten.

Restriktive und gegebenenfalls auch punitive Maßnahmen kommen vor allem dort zum Einsatz, wo Minderjährige oder soziale Randgruppen betroffen sind, denen eine eigenverantwortliche Selbstführung in Hinblick auf die Erfüllung des staatlichen Schlankheitsideals nicht zugetraut wird.

Mit Blick auf die realpolitischen Maßnahmen zur Bekämpfung der „Adipositas-Epidemie" (4.4) bleibt festzuhalten, dass von den in den Nationalen Aktionsplänen vorgeschlagenen Maßnahmen weniger die ermöglichenden als die restriktiven umgesetzt wurden. So wurde vor allem in Schulen und in ihrer unmittelbaren Umgebung der Zugang zu unerwünschten Lebensmitteln eingeschränkt. In einigen Ländern werden unerwünschte Lebensmittel mittlerweile zusätzlich besteuert. Diese Fett-, Zucker-, Fastfood- und Kaloriensteuern reihen sich in die Tradition anderer „Sündensteuern" ein, deren Erhebung ebenfalls gerne mit dem Wunsch nach einer Verhaltenssteuerung begründet wird, deren Einnahmen aber keineswegs an gesundheitspolitische Maßnahmen gebunden sind, so dass ihr vorgebliches Ziel, den Konsum der betreffenden Produkte deutlich zu verringern, zur potentiellen Gefahr für den Staatshaushalt wird.

Ziel der Arbeit war es, ein besseres Verständnis für die Problemkarriere der „Adipositas-Epidemie" zu erreichen. Wie die Arbeit gezeigt hat, gibt es nicht die eine, sondern verschiedene Wahrheiten über Körperfett. Manche dieser Wahrheiten haben größere Deutungsmacht als andere, manche können sich kraft wissenschaftlicher Autorität zeitweise sogar als offizielle Wahrheit betiteln – etwa die global durchgesetzten Grenzwerte der WHO. Doch auch diese offiziellen Wahrheiten unterliegen einem stetigen Wandel und laufen permanent Gefahr, als überholt zu gelten. Dementsprechend war es für diese Arbeit nicht entscheidend, was richtig oder falsch an den diskursiv getroffenen Aussagen über Körperfett ist. Entscheidend war es, „das System der Veridiktion" (Foucault) der „Adipositas-Epidemie" zu bestimmen. Es ging darum, den Prozess der Herstellung und Durchsetzung einer zwar nur temporären aber dennoch wirkmächtigen Wahrheit über dicke Körper nachzuvollziehen und in ihren gesellschaftspolitischen Zusammenhang einzuordnen.

Public Health ist aktiv in die Diskurse um die Definition und Bedeutung von Gesundheit und gesundheitsförderlichem Verhalten eingebunden. In ihrer Funktion als Anwendungsdisziplin sieht sich Public Health als eine Profession, die gesellschaftliche Missstände beobachtet, definiert, erforscht und behandelt. Was Public Health dagegen häufig noch fehlt, ist ein Bewusstsein dafür, dass das eigene Handeln selbst mit dazu beitragen kann, soziale Probleme zu konstruieren und so Realitäten überhaupt erst zu schaffen. Erst durch die Beobachtung, Definition, Deutung und Behandlung durch Disziplinen wie Public Health werden Phänomene, aus deren bloßer Existenz noch nicht notwendigerweise soziale Konsequenzen folgen, zu sozialen Problemen, die als dringend behandlungs- und veränderungsbedürftig interpretiert werden. Dicke Körper beispielsweise, schreibt der Sportwissenschaftler Swen Körner, stehen ja nicht „einfach so herum und warten darauf, wissenschaftlich erkannt, statistisch abgebildet, moralisch oder gesundheitspolitisch bewertet und am Ende pädagogisch behandelt zu werden."

> „Dazu bedarf es schon eines Maßbandes, einer Blutprobe, einer mathematischen Berechnung, eines Kommentars, einer Portion guter Absichten oder eines Fitness-Tests. Oder etwas abstrakter und minimalistischer formuliert: eines Operators, der Unterscheidungen einführt, der sagt, dies und nicht das, dick und nicht dünn, defizitär und nicht normal, schlecht und nicht gut usf. Das wiederum lässt sich beobachten. Man beobachtet dann, *wie* ein Beobachter beobachtet, was er beobachtet – und kann sich fragen, warum der beobachtete Beobachter das so tut, wie er es tut." (Körner 2010, S. 83)

Für die theoretische Fundierung und Weiterentwicklung von Public Health ist eine Problematisierung gesundheitlicher Probleme im Sinne einer „Thematisierung der Thematisierung" (Körner 2008, S. 15) dringend notwendig. Diese müsste gleichermaßen das Beobachten, Definieren und Behandeln sozialer Sachverhalte durch Public Health Akteure auf der Mikroebene als auch das Selbstverständnis und die gesellschaftlichen Funktionsmechanismen der eigenen Profession auf der Makroebene beobachten und analysieren.

Bezogen auf den gesellschaftlichen Umgang mit Körperfett existiert eine solche Problematisierung der Problematisierung bereits in den sich gerade an US-amerikanischen Universitäten etablierenden Fat Studies (Rothblum und Solovay 2009b). Fat Studies führen eine interdisziplinäre Auseinandersetzung mit der gesellschaftlichen Behandlung und Wahrnehmung von Körperfett aus einer Perspektive, die die Medikalisierung dicker Körper in Frage stellt. Im Fokus von Fat Studies steht nicht länger die Frage, ob und gegebenenfalls wie ungesund

Körperfett ist: Fat Studies untersuchen Körperfett als ein soziales Phänomen.[101] Dabei beschäftigen sich Fat Studies insbesondere mit der Frage, welche politischen Veränderungen für eine Entpathologisierung und Entstigmatisierung dicker Menschen auf sozialer, kultureller und juridischer Ebene notwendig sind.

Meine Arbeit ist Teil von Fat Studies, weil sie dicke Körper nicht a priori problematisiert, sondern die Perspektive umdreht und fragt: Warum werden dicke Körper gesellschaftlich problematisiert? Sie soll als ein Instrument für zukünftige Interventionen in den Diskurs um die gesellschaftliche Wahrnehmung von Dickleibigkeit dienen. Die konstruktivistische Analyse verstehe ich nicht als geschlossenes Weltbild, sondern als ein Werkzeug, mit dessen Hilfe Auseinandersetzungen um soziale Probleme besser verstanden werden können, um so anderen als den hegemonialen Problemdeutungen im Diskurs Gehör zu verschaffen. Ein Werkzeug, das ganz konkret dazu beitragen soll, dicke Körper nicht länger als Belastung und Bedrohung, sondern als Teil der gesellschaftlichen Vielfalt wahrzunehmen.

101 Die Protagonistinnen und Protagonisten von Fat Studies sehen sich als Teil einer Tradition wissenschaftlicher Disziplinen, die die politische Auseinandersetzung Sozialer Bewegungen um gesellschaftliche Teilhabe auf eine akademische Basis gestellt haben. Viele dieser Disziplinen sind heute zum festen Bestandteil des universitären Fächerkanons geworden. Beispiele sind die Disability-, Gender- und Queer Studies, oder im US-Amerikanischen Kontext die African American-, Asian American-, Native American- oder Latino Studies. Wichtiger als die Etablierung einer eigenen Disziplin erscheint es mir derzeit aber Fat Studies in den für die gesellschaftliche Auseinandersetzung um Köperfett relevanten Fächern zu etablieren. Medizin, Public Health, Gesundheitspsychologie und auch die Sozialpädagogik wären dafür zentrale Orte, denn hier werden sowohl die zukünftigen Beobachterinnen und Beobachter dicker Kinder und Erwachsener als auch deren zukünftige Erzieherinnen und Erzieher im Beobachten und Erziehen ausgebildet.

Literaturverzeichnis[102]

Aeberli, I., Ammann, R. S., Knabenhans, M., Molinari, L., & Zimmermann, M. B. (2010). Decrease in the prevalence of paediatric adiposity in Switzerland from 2002 to 2007. *Public health nutrition, 13*(06), 806-811.

Alcabes, P. (2009). *Dread: how fear and fantasy have fueled epidemics from the Black Death to avian flu.* New York: PublicAffairs.

Allison, D. B., Fontaine, K. R., Manson, J. A. E., Stevens, J., & VanItallie, T. B. (1999). Annual deaths attributable to obesity in the United States. *JAMA: the journal of the American Medical Association, 282*(16), 1530-1538.

Althusser, L. (1977). *Ideologie und ideologische Staatsapparate.* Hamburg: VSA.

American Psychatric Association (2013). Feeding and Eating Disorders. http://www.dsm5.org/Documents/Eating%20Disorders%20Fact%20Sheet.pdf

Amler, R. W., & Eddins, D. L. (1987). Cross-sectional analysis: precursors of premature death in the United States. *American Journal of Preventive Medicine, 3*(Suppl 5), 181-187.

Arens-Azevêdo, U., & Tecklenburg, M. E. (2012). *Beurteilung der Kosten-und Preisstrukturen für das Bundesland Berlin unter Berücksichtigung des Qualitätsstandards in der Schulverpflegung.* Berlin.

Atkinson, R., Lee, I., Shi, H., & He, J. (2010). Human adenovirus 36 antibody status is associated with obesity in children. *International Journal of Pediatric Obesity, 5*(2), 157-160.

Atrens, D. M. (1988). *Don't diet.* New York: Morrow.

Bächle, C. (2011). Hamburger- und Chipssteuer – Auswege aus der Volkskrankheit Übergewicht? http://www.ernaehrung.de/blog/hamburger-und-chipssteuer-auswege-aus-der-volkskrankheit-uebergewicht/

Bacon, L. (2008). *Health at every size: the surprising truth about your weight.* Dallas, TX: BenBella Books.

102 Letzter Zugriff für alle im Literaturverzeichnis aufgeführten Internetquellen ist der 18.07.2014

Bacon, L. (2012). Obamacare's Misfire on Weight—New Workplace Provisions that Deserve a Pink Slip. http://healthateverysizeblog.org/2012/07/10/the-haes-files-obamacares-misfire-on-weight-new-workplace-provisions-that-deserve-a-pink-slip/

Ballwieser, D. (2005). Warten auf die Wunderpille. *SPIEGEL SPECIAL 5/2005*, 64-67.

Barlösius, E. (1997). *Naturgemässe Lebensführung: Zur Geschichte der Lebensreform um die Jahrhundertwende*. Frankfurt u. a.: Campus.

Barlösius, E. (1999). *Soziologie des Essens: eine sozial- und kulturwissenschaftliche Einführung in die Ernährungsforschung*. Weinheim [u. a.]: Juventa.

Basham, P., Gori, G. B., Luik, J. C., & Social Affairs Unit (2006). *Diet nation: exposing the obesity crusade*. London: Social Affairs Unit.

Bastiaans, J. (1963). Psychiatrische Bemerkungen zu Problemen der Fettsucht und Magersucht. *Psyche, 16*, 615-630.

Bell, K., McNaughton, D., & Salmon, A. (Hrsg.). (2011a). *Alcohol, Tobacco and Obesity: morality, mortality and the new public health*. London: Routledge.

Bell, K., Salmon, A., & McNaughton, D. (2011b). Alcohol, tobacco, obesity and the new public health. *Critical Public Health, 21*(1), 1-8.

Bender, R., Jöckel, K. H., Trautner, C., Spraul, M., & Berger, M. (1999). Effect of age on excess mortality in obesity. *JAMA: the journal of the American Medical Association, 281*(16), 1498-1504.

Bennett, W., & Gurin, J. (1982). *The dieter's dilemma: eating less and weighing more*. New York: Basic Books.

Blackburn, G. L., & Fulgoni, V. (2008). The good news and bad news of obesity statistics. *Obesity Management, 4*(4), 164-168.

BLL (2012). BLL: Marktcheck von Foodwatch zu sog. "Kinderlebensmitteln" ist unseriös. http://www.bll.de/presse/pressemitteilungen/pm-20120313-reaktion-auf-foodwatch-report/

Blüher, S., Till, H., & Kiess, W. (2011). Bariatrische Chirurgie bei extremer Adipositas im Kindes-und Jugendalter. *Bundesgesundheitsblatt-Gesundheitsforschung-Gesundheitsschutz, 54*(5), 577-583.

Blumer, H. (1971). Social problems as collective behavior. *Social problems 18*(3), 298-306.

BMELV & DGE (2011). *DGE Qualitätstandards für Schulverpflegung*. Berlin.

BMELV & BG (2008). *IN FORM–Deutschlands Initiative für gesunde Ernährung und mehr Bewegung*. Berlin

Boeing, H., Brönstrup, A., & Ellinger, S. (2006). *Evidenzbasierte Leitlinie: Fettkonsum und Prävention ausgewählter ernährungsbedingter Krankheiten*. Bonn.

Boero, N. (2007). All the news that's fat to print: the American "obesity epidemic" and the media. *Qualitative Sociology, 30*(1), 41-60.

Boero, N. (2012). *Killer fat: media, medicine, and morals in the American "obesity epidemic"*. New Brunswick, N.J.: Rutgers University Press.

Branca, F., Nikogosian, H., & Lobstein, T. (2007). *The challenge of obesity in the WHO European region and the strategies for response summary*. Kopenhagen: World Health Organization, Regional Office for Europe.

Braun, B., Kühn, H., & Reiners, H. (1998). *Das Märchen von der Kostenexplosion–Populäre Irrtümer zur Gesundheitspolitik*. Frankfurt: Fischer.

Bray, G. A. (2004). The epidemic of obesity and changes in food intake: the Fluoride Hypothesis. *Physiology & behavior, 82*(1), 115-121.

Bray, G. A. (2007). The missing link—lose weight, live longer. *New England Journal of Medicine, 357*(8), 818-820.

Breslow, L. (2006). Commentary: On 'public health aspects of weight control'. *International Journal of Epidemiology, 35*(1), 12-14.

Brewis, A. A. (2011). *Obesity: cultural and biocultural perspectives.* New Brunswick: Rutgers University Press.

Bröckling, U. (2003). You are not responsible for being down, but you are responsible for getting up. Über Empowerment. *Leviathan, 31*(3), 323-344.

Bröckling, U. (2004). Empowerment. In U. Bröckling, S. Krassmann & T. Lemke (Hrsg.), *Glossar der Gegenwart* (S. 55-62). Frankfurt a.M.: Suhrkamp.

Bröckling, U. (2007). *Das unternehmerische Selbst: Soziologie einer Subjektivierungsform.* Frankfurt a.M.: Suhrkamp.

Bröckling, U. (2010). Nachwort. In U. Bröckling (Hrsg.), *Kritik des Regierens* (S. 401-439). Frankfurt a.M.: Suhrkamp.

Bröckling, U., Krasmann, S., & Lemke, T. (2004). Einleitung. In U. Bröckling, S. Krasmann & T. Lemke (Hrsg.), *Glossar der Gegenwart* (S. 9-16). Frankfurt a.M.: Suhrkamp.

Brody, J. (2011, 12.09.2011). Attacking the Obesity Epidemic by First Figuring Out its Cause. *New York Times.* http://www.nytimes.com/2011/09/13/health/13brody.html?pagewanted=all&_r=0

Brown, G. (2008). Introduction. In Department of Health (Hrsg.), *Healhty Weight, Healthy Lives. A Cross Government Strategy for England* (S. iii-iv). London.

Brownell, K. (1994, 19.12.1994). Get Slim with Higher Taxes. *New York Times.* http://www.yaleruddcenter.org/resources/upload/docs/press/ruddnews/OpEdNYTimesTaxes1994.pdf

Brownell, K. D. (Hrsg.). (2005). *Weight bias: Nature, consequences, and remedies.* New York: The Guilford Press.

Brownell, K. D., & Horgen, K. B. (2004). *Food fight: the inside story of the food industry, America's obesity crisis, and what we can do about it.* New York u. a.: McGraw-Hill.

Bruch, H. (2001). *Essstörungen zur Psychologie und Therapie von Übergewicht und Magersucht.* Frankfurt am Main: Fischer.

Bruhns, A. (1997). Piggy statt Twiggy. *Spiegel Special 4/1997,* S. 100-102.

Buchwald, H., & Oien, D. M. (2013). Metabolic/bariatric surgery worldwide 2011. *Obesity surgery, 23*(4), 427-436.

Bundesforschungsanstalt für Ernährung und Lebensmittel (1987). *Nationale Verzehrsstudie.* Karlsruhe.

Butler, J. (1999). *Gender trouble.* London u. a.: Routledge.

Byrne, D. (2003). The EU and the obesity epidemic. *eurohealth, 9*(1), 16-20.

Campos, P. (2013). Viewpoint: Chris Christie's Weight Isn't a Big Issue. http://ideas.time.com/2013/02/08/chris-christies-weight-the-issue-that-isnt/#ixzz2Xu7NJScv

Campos, P. F. (2005). *The diet myth: why America's obsession with weight is hazardous to your health.* New York: Gotham Books.

Carels, R. A., Wott, C. B., Young, K. M., Gumble, A., Koball, A., & Oehlhof, M. W. (2010). Implicit, explicit, and internalized weight bias and psychosocial maladjustment among treatment-seeking adults. *Eat Behav, 11*(3), 180-185.

Carels, R. A., Young, K. M., Wott, C. B., Harper, J., Gumble, A., Oehlof, M. W., et al. (2009). Weight bias and weight loss treatment outcomes in treatment-seeking adults. *Ann Behav Med, 37*(3), 350-355.

Caterson, I., Coutinho, W., Finer, N., Van Gaal, L., Maggioni, A., Torp-Pedersen, C., et al. (2009). Early response to sibutramine in patients not meeting current label criteria: preliminary analysis of SCOUT lead-in period. *Obesity, 18*(5), 987-994.

Caterson, I. D., Finer, N., Coutinho, W., Van Gaal, L. F., Maggioni, A. P., Torp Pedersen, C., et al. (2011). Maintained intentional weight loss reduces cardiovascular outcomes: results from the Sibutramine Cardiovascular OUTcomes (SCOUT) trial. *Diabetes, Obesity and Metabolism, 14*(6), 523-530.

CDC (o.J.). Adult Obesity Facts. http://www.cdc.gov/obesity/data/adult.html

Center for Consumer Freedom (2005). *An epidemic of obesity myths.* Washington D.C.

Center for Consumer Freedom (2007). *Small Choices Big Bodies.* Washington D.C.

Christakis, N. A., & Fowler, J. H. (2007). The spread of obesity in a large social network over 32 years. *New England Journal of Medicine, 357*(4), 370-379.

Cogan, J. C. (1999). Re-evaluating the weight-centred approach toward health. In J. Sobal & D. Maurer (Hrsg.), *Interpreting weight. The social management of fatness and thinness.* (S. 229-253). Hawthrone N.Y.: Aldine de Gruyter.

Colditz, G. A. (1992). Economic costs of obesity. *The American journal of clinical nutrition, 55*(2), 503S-507S.

Colditz, G. A. (1999). Economic costs of obesity and inactivity. *Medicine & Science in Sports & Exercise, 31*(11), S663.

Cole, T. J., Bellizzi, M. C., Flegal, K. M., & Dietz, W. H. (2001). Establishing A Standard Definition For Child Overweight And Obesity Worldwide: International Survey. *BMJ: British Medical Journal, 320*(7244), 1240-1245.

Coleman-Jensen, A., Nord, M., Andrews, M., & Carlson, S. (2011). *Household food security in the United States in 2010.* Washington, DC: USDA Economic Research Service.

Cooper, C. (1997). Can a fat woman call herself disabled? *Disability & Society, 12*(1), 31-42.

Cooper, C. (2011). Fat Lib: How Fat Activism Expands the Obesity Debate. In E. Rich, L. Monaghan & L. Aphramor (Hrsg.), *Debating Obesity. Critical Perspectives* (S. 164-191). London: Palgrave.

Cordell, G., & Ronai, C. R. (1999). Identity management among overweight women: Narrative resistance to stigma. In J. Sobal & D. Maurer (Hrsg.), *Interpreting weight: The social management of fatness and thinness* (S. 29-47). Hawthorne, N.Y.: Aldine De Gruyter.

Coutinho, W., & James, W. P. T. (2011). Sibutramine: balanced judgment or prejudice? *Revista Brasileira de Psiquiatria, 33*(2), 115-116.

Crawford, D., & Jeffery, R. (Hrsg.). (2005). *Obesity prevention and public health.* Oxford: Oxford University Press.

Crawford, R. (1980). Healthism and the medicalization of everyday life. *International journal of health services, 10*(3), 365-388.

Crawford, R. (2006). Health as a meaningful social practice. *Health, 10*(4), 401-420.

Critser, G. (2004). *Fat land: how Americans became the fattest people in the world.* New York: First Mariner Books.

Czernichow, S., Vergnaud, A. C., Maillard-Teyssier, L., Péneau, S., Bertrais, S., Méjean, C., et al. (2009). Trends in the prevalence of obesity in employed adults in central-western France: a population-based study, 1995-2005. *Preventive medicine, 48*(3), 262-266.

Degher, D., & Hughes, G. (1999). The adoption and management of a 'fat'identity. In J. Sobal & D. Maurer (Hrsg.), *Interpreting weight: The social management of fatness and thinness* (S. 11-27). Hawthrone, N.Y.: Aldine De Gruyter.

Delpeuch, F., Maire, B., & Monnier, E. (2009). *Globesity: a planet out of control?* London u. a.: Earthscan/James & James.
Department for Environment Food and Rural Affairs (2005). *Family Food. A report on the 2003-4 Expenditure and Food Survey.* London.
Department for Environment Food and Rural Affairs. (2012). *Family Food 2011.* London.
Department of Health (2008). *Healthy Weight. Healthy Lives: a cross government strategy for England.* London.
Department of Health (2011). *Healthy Lives Healthy People: a call to action on obesity in england.* London.
Deutscher Bundestag (2004). Stenografischer Bericht 114. Sitzung, 17. Juni 2004. http://dip21.bundestag.de/dip21/btp/15/15114.pdf
DGE (1976). *Ernährungsbericht 1976.* Bonn.
DGE (1992). *Ernährungsbericht 1992.* Bonn.
DGE (2008). *Ernährungsbericht 2008.* Bonn.
DGE (2012). *Ernährungsbericht 2012.* Bonn.
Dobson, R. (2008). Obesity and climate change could be tackled together. *BMJ: British Medical Journal, 336*(7657), 1333.
Dopp, T., & Young, E. (2013). Christie Calls Doctor Who Raised Weight Concerns a 'Hack'. http://www.bloomberg.com/news/2013-02-06/christie-calls-doctor-who-raised-weight-concerns-a-hack-.html
Dorsey, E. R., de Roulet, J., Thompson, J. P., Reminick, J. I., Thai, A., White-Stellato, Z., et al. (2010). Funding of US biomedical research, 2003-2008. *JAMA: the journal of the American Medical Association, 303*(2), 137-143.
Duke Sandford School of Public Health (2014). *Kelly D. Brownell, PhD.* http://fds.duke.edu/db/Sanford/kelly.brownell.
Duttweiler, S. (2008). „Im Gleichgewicht für ein gesundes Leben "—Präventionsstrategien für eine riskante Zukunft. In H. Schmidt-Semisch & F. Schorb (Hrsg.), *Kreuzzug gegen Fette* (S. 125-142). Wiesbaden: VS Verlag.
Edwards, P., & Roberts, I. (2009). Population adiposity and climate change. *International Journal of Epidemiology, 38*(4), 1137-1140.
Egger, G., & Swinburn, B. (2010). *Planet obesity: how we're eating ourselves and the planet to death.* Crows Nest: Allen & Unwin.
Ernsberger, P. (2009). Does social class explain the connection between weight and health. In E. Rothblum & S. Solovay (Hrsg.), *The fat studies reader* (S. 25-36). New York: NYU Press.
Esping-Andersen, G. (1990). *The three worlds of welfare capitalism.* Cambridge: Polity press Cambridge.
Europäische Kommission. (2007). *Weissbuch „Ernährung, Übergewicht, Adipositas: Eine Strategie für Europa ".* Brüssel.
Europäisches Parlament. (2008). ENTWURF EINER ENTSCHLIESSUNG DES EUROPÄISCHEN PARLAMENTS zu dem Weißbuch zu Ernährung, Übergewicht, Adipositas: Eine Strategie für Europa. http://www.europarl.europa.eu/sides/getDoc.do?pubRef=-//EP//TEXT+REPORT+A6-2008-0256+0+DOC+XML+V0//DE#title1
Ewald, F. (1993). *Der Vorsorgestaat.* Frankfurt am Main: Suhrkamp.
Ezzati, M., Vander Hoorn, S., Lawes, C. M. M., Leach, R., James, W. P. T., Lopez, A. D., et al. (2005). Rethinking the "diseases of affluence" paradigm: global patterns of nutritional risks in relation to economic development. *PLoS Medicine, 2*(5), e133.

FAO (2012). *State of Food Insecurity in the World 2012*. Rom: FAO.

Farrell, A. E. (2011). *Fat shame: Stigma and the fat body in American culture*. New York: NYU Press.

Feeley, M. M., & Simon, J. (1992). The new penology: Notes on the emerging strategy of corrections and its implications. *Criminology, 30*(4), 449-474.

Ferstl, R., Jong-Meyer, R. d., & Brengelmann, J. C. (1978). *Verhaltenstherapie des Übergewichts: ein Modellversuch zur Selbstkontrolle des Eßverhaltens*. Stuttgart [u. a.] Kohlhammer.

Field, F. (1989). *Losing out: the emergence of Britain's underclass*. Oxford, UK; Cambridge, MA, USA: B. Blackwell.

Fikkan, J. L., & Rothblum, E. D. (2011). Is fat a feminist issue? Exploring the gendered nature of weight bias. *Sex Roles, 66*(9-10), 575-592.

Fisanick, C. (2009). Fatness (In) visible. In E. Rothblum & S. Solovay (Hrsg.), *The fat studies reader* (S. 106-109). New York u. a.: NYU Press.

Flegal, K. M. (2010). Persönliches Gespräch. Berkley, CA, USA 10.08.2010.

Flegal, K. M., Carroll, M. D., Kuczmarski, R. J., & Johnson, C. L. (1998). Overweight and obesity in the United States: prevalence and trends, 1960-1994. *International journal of obesity and related metabolic disorders, 22*(1), 39-47.

Flegal, K. M., Carroll, M. D., Ogden, C. L., & Curtin, L. R. (2010). Prevalence and trends in obesity among US adults, 1999-2008. *JAMA: the journal of the American Medical Association, 303*(3), 235-241.

Flegal, K. M., Graubard, B. I., & Williamson, D. F. (2004). Methods of Calculating Deaths Attributable to Obesity. *American Journal of Epidemiology, 160*(4), 331-338.

Flegal, K. M., Graubard, B. I., Williamson, D. F., & Gail, M. H. (2005). Excess Deaths Associated With Underweight, Overweight, and Obesity. *JAMA: journal of the American Medical Association, 293*(15), 1861-1867.

Flegal, K. M., Kit, B., Orpana, H., & Graubard, B. I. (2013). Association of All-Cause Mortality With Overweight and Obesity Using Standard Body Mass Index Categories. *JAMA: the journal of the American Medical Association, 309*(1), 71-82.

Flum, D. R., Salem, L., Elrod, J. A. B., Dellinger, E. P., Cheadle, A., & Chan, L. (2005). Early mortality among Medicare beneficiaries undergoing bariatric surgical procedures. *JAMA: the journal of the American Medical Association, 294*(15), 1903-1908.

Fonarow, G. C., Pan, W., Saver, J. L., Smith, E. E., Reeves, M. J., Broderick, J. P., et al. (2012). Comparison of 30-day mortality models for profiling hospital performance in acute ischemic stroke with vs without adjustment for stroke severity. *JAMA: the journal of the American Medical Association, 308*(3), 257-264.

Food and Drug Administration. (2011). FDA expands use of banding system for weight loss http://www.fda.gov/NewsEvents/Newsroom/PressAnnouncements/ucm245617.htm

Forhan, M., & Salas, X. R. (2013). Inequities in healthcare: a review of bias and discrimination in obesity treatment. *Can J Diabetes, 37*(3), 205-209.

Foucault, M. (1975). *Überwachen und Strafen: Die Geburt des Gefängnisses*. Frankfurt a.M.: Suhrkamp.

Foucault, M. (1983). *Sexualität und Wahrheit: Der Wille zum Wissen*. Frankfurt a.M.: Suhrkamp.

Foucault, M. (1994). Das Subjekt und die Macht. In H. Dreyfus & P. Rabinow (Hrsg.), *Michel Foucault. Jenseits von Strukturalismus und Hermeneutik* (S. 243-261). Weinheim: Beltz, Athenäum.

Foucault, M. (2006a). *Geschichte der Gouvernementalität I. Sicherheit, Territorium, Bevölkerung. Vorlesungen am Collège de France 1977/1978*. Frankfurt a.M.: Suhrkamp.

Foucault, M. (2006b). *Geschichte der Gouvernementalität II: Die Geburt der Biopolitik, Vorlesung am Collège de France 1978–1979*. Frankfurt a.M.: Suhrkamp.

Foucault, M. (2010). *Kritik des Regierens: Schriften zur Politik herausgegeben von U. Bröckling*. Berlin: Suhrkamp.

Freudenheim, M. (1999 06.09.1999). Employers focus on weight as workplace health issue. *New York Times*. http://www.nytimes.com/1999/09/06/business/employers-focus-on-weight-as-workplace-health-issue.html

Fröhlich, E., & Finsterer, S. (2007). *Generation Chips: Computer und Fastfood - was unsere Kinder in die Fettsucht treibt!* Wien: Krenn.

Fumento, M. (1995). The myth of heterosexual aids: how a tragedy has been distorted by the media and partisan politics. *JAIDS Journal of Acquired Immune Deficiency Syndromes, 8*(1), 104.

Fumento, M. (1998). *The fat of the land: the obesity epidemic and how overweight Americans can help themselves*. New York: Penguin Books.

Gaesser, G. A. (1996). *Big fat lies: the truth about your weight and your health*. New York: Fawcett Columbine.

Gagnon, M. A., & Lexchin, J. (2008). The cost of pushing pills: a new estimate of pharmaceutical promotion expenditures in the United States. *PLoS Medicine, 5*(1), e1

Gard, M. (2011). *The end of the obesity epidemic*. London: Routledge.

Gard, M., & Wright, J. (2005). *The obesity epidemic: Science, morality, and ideology*. London: Taylor & Francis.

Gartz, N. (2006). Die Bekämpfung der Adipositas in den USA. *Dissertation an der LMU München*. http://edoc.ub.uni-muenchen.de/5503/1/Gartz_Nina.pdf

Geiss, I. (1988). *Geschichte des Rassismus*. Frankfurt a. M.: Suhrkamp.

Gen-ethisches Netzwerk (2006). Arzneimittelforschung – im öffentlichen Interesse? http://www.gen-ethisches-netzwerk.de/gid/179/thema/wagner/arzneimittelforschung-oeffentlichen-interesse

Giddens, A. (2009). Die Zukunft des Europäischen Sozialmodells. *Sozialwissenschaftlicher Fachinformationsdienst soFid*(2), 9-34.

Giel, K. E., Zipfel, S., Alizadeh, M., Schäffeler, N., Zahn, C., Wessel, D., et al. (2012). Stigmatization of obese individuals by human resource professionals: an experimental study. *BMC public health, 12*(1), 525.

Gluckman, P. D., & Hanson, M. A. (2006). *Mismatch: why our world no longer fits our bodies*. Oxford und New York: Oxford University Press.

Gori, G. B., Luik, J. C., & Luik, J. (1999). *Passive smoke: the EPA's betrayal of science and policy*. Vancouver: Fraser Institute.

Greco, M. (2004). Wellness. In U. Bröckling, S. Krassmann & T. Lemke (Hrsg.), *Glossar der Gegenwart*. (S. 293-299). Frankfurt a.M.: Suhrkamp.

Gregg, E. W., Cheng, Y. J., Cadwell, B. L., Imperatore, G., Williams, D. E., Flegal, K. M., et al. (2005). Secular trends in cardiovascular disease risk factors according to body mass index in US adults. *JAMA: the journal of the American Medical Association, 293*(15), 1868-1874.

Groenemeyer, A. (2010). Doing social problems - Doing social control. In A. Groenemeyer (Hrsg.), *Doing Social Problems: Mikroanalyse der Konstruktion sozialer Probleme und sozialer Kontrolle in institutionellen Kontexten* (S. 13-56). Wiesbaden: VS Verlag

Grundy, S. M., Brewer Jr, H. B., Cleeman, J. I., Smith Jr, S. C., & Lenfant, C. (2004). Definition of metabolic syndrome report of the National Heart, Lung, and Blood Institute/American Heart Association Conference on scientific issues related to definition. *Circulation, 109*(3), 433-438.

Gudzune, K. A., Bennett, W. L., Cooper, L. A., & Bleich, S. N. (2014). Perceived judgment about weight can negatively influence weight loss: A cross-sectional study of overweight and obese patients. *Preventive medicine.* doi: 10.1016/j.ypmed.2014.02.001

Guthman, J. (2011). *Weighing in: obesity, food justice, and the limits of capitalism.* Berkeley: University of California Press.

Hammond, R. A., & Levine, R. (2010). The economic impact of obesity in the United States. *Diabetes, metabolic syndrome and obesity: targets and therapy 3*, 285.

Harcombe, Z. (2010). *The obesity epidemic: what caused it? how can we stop it?* Monmouthshire, UK: Columbus Publishing Ltd.

Harder, B. (2008). Ernährungsmedizin: "Die alten Zöpfe abschneiden". *ÄP Prävention*(4), 12-14.

Haun, M. (2012). Schwere Körper? In D. Filter & J. Reich (Hrsg.), *"Bei mir bist du schön...": Kritische Reflexionen über Konzepte von Schönheit und Körperlichkeit* (S. 259-283). Freiburg: Centaurus.

Hauner, H., Meier, M., Jöckel, K. H., Frey, U. H., & Siffert, W. (2003). Prediction of successful weight reduction under sibutramine therapy through genotyping of the G-protein [beta] 3 subunit gene (GNB3) C825T polymorphism. *Pharmacogenetics and Genomics, 13*(8), 453-459.

Hauner, H., Meier, M., Wendland, G., Kurscheid, T., & Lauterbach, K. (2004). Weight reduction by sibutramine in obese subjects in primary care medicine: the SAT Study. *Experimental and clinical endocrinology & diabetes: official journal, German Society of Endocrinology [and] German Diabetes Association, 112*(4), 201-207.

Health and Social Care Information Centre. (2012). *Health Survey for England 2011.* London.

Hebebrand, J., & Simon, C. P. (2008). *Irrtum Übergewicht: warum Diäten versagen und wir uns trotzdem leicht fühlen können.* München: Zabert Sandmann.

Hedley, A. A., Ogden, C. L., Johnson, C. L., Carroll, M. D., Curtin, L. R., & Flegal, K. M. (2004). Prevalence of overweight and obesity among US children, adolescents, and adults, 1999-2002. *JAMA: the journal of the American Medical Association, 291*(23), 2847-2850.

Helmert, U. (2008). Die "Adipositas-Epidemie" in Deutschland: Stellungnahme zur aktuellen Diskussion. In H. Schmidt-Semisch & F. Schorb (Hrsg.), *Kreuzzug gegen Fette.* (S. 79-88). Wiesbaden: VS-Verlag.

Helmert, U., & Schorb, F. (2007). Übergewicht und Adipositas: Fakten zur neuen deutschen Präventions-Debatte. *Gesundheitsmonitor Sonderausgabe*, 1-7.

Herrnstein, R. J., & Murray, C. A. (1994). *The bell curve: intelligence and class structure in American life.* New York: Free Press.

Hieber, L., & Villa, P.-I. (2006). *Images von Gewicht.* Bielefeld: Transcript.

Hilbert, A., & Ried, J. (2009). Obesity in print: an analysis of daily newspapers. *Obesity Facts, 2*(1), 46-51.

Hilbert, A., & Rief, W. (2006). *Adipositasprävention eine interdisziplinäre Perspektive.* Bern: Huber.

Hilbert, A., Rief, W., & Braehler, E. (2008). Stigmatizing attitudes toward obesity in a representative population-based sample. *Obesity, 16*(7), 1529-1534.

Hillebrecht, M. (2011). Die gesundheitliche Eignung für ein öffentliches Amt bei Übergewicht und Adipositas. *Zeitschrift für Beamtenrecht, 3*, 84-89.

Hillert, A., & Marwitz, M. (2006). *Die Burnout Epidemie oder brennt die Leistungsgesellschaft aus?* München: Beck.

Himmelstein, D. U., & Woolhandler, S. (2012). Cost control in a parallel universe: medicare spending in the United States and Canada. *Archives of Internal Medicine, 172*(22), 1764-1766.

Himpens, J., Cadiere, G.-B., Bazi, M., Vouche, M., Cadiere, B., & Dapri, G. (2011). Long-term outcomes of laparoscopic adjustable gastric banding. *Archives of Surgery*. doi:10.1001/archsurg.2011.45

Hocking, M. P., Duerson, M. C., O'Leary, J. P., & Woodward, E. R. (1983). Jejunoileal bypass for morbid obesity. Late follow-up in 100 cases. *The New England journal of medicine, 308*(17), 995-999.

House of Commons Health Committee. (2004). *Obesity: third report of session 2003-04*. London.

Hungerland, E., Galante-Gottschalk, A., Erb, J., & Maurer, S. (2011). Rückgang der Übergewichtsprävalenz bei Kindern zum Zeitpunkt der Einschulung. *Das Gesundheitswesen, 73*(03), N2.

Hunte, H. E. (2011). Association between perceived interpersonal everyday discrimination and waist circumference over a 9-year period in the Midlife Development in the United States cohort study. *Am J Epidemiol, 173*(11), 1232-1239.

IASO (2010). 11th International Congress on Obesity. http://www.worldobesity.org/site_media/uploads/Final_artwork_congress_guide_approved_21.06.10.pdf

IDF (2006). The IDF consensus worldwide definition of the metabolic syndrome http://www.idf.org/webdata/docs/MetS_def_update2006.pdf

IOTF (2006). Global strategies to prevent childhood obesity: Forging a societal plan that works. http://www.mcgill.ca/files/mwp/H_Chall06_glob_06_R.pdf

IOTF (o.J.). Obesity prevalence worldwide. http://www.iaso.org/iotf/obesity/

Jackson, B. (2009, 29.09.2009). Fatties cause global warming. *The Sun*. http://www.thesun.co.uk/sol/homepage/news/2387203/Fatties-cause-global-warming.html

James, W., & Finer, N. (2001). The role of sibutramine in weight management--towards a blueprint for a sibutramine weight management system. *International journal of obesity 25*, S34.

James, W. P. T. (2005). The SCOUT study: risk-benefit profile of sibutramine in overweight high-risk cardiovascular patients. *European heart journal supplements, 7*(suppl L), L44.

James, W. P. T., Astrup, A., Finer, N., Hilsted, J., Kopelman, P., Rössner, S., et al. (2000). Effect of sibutramine on weight maintenance after weight loss: a randomised trial. *The Lancet, 356*(9248), 2119-2125.

James, W. P. T., Caterson, I. D., Coutinho, W., Finer, N., Van Gaal, L. F., Maggioni, A. P., et al. (2010). Effect of sibutramine on cardiovascular outcomes in overweight and obese subjects. *New England Journal of Medicine, 363*(10), 905-917.

Joanisse, L., & Synnott, A. (1999). Fighting back: Reactions and resistance to the stigma of obesity. In J. Sobal & D. Maurer (Hrsg.), *Interpreting weight: The social management of fatness and thinness* (S. 49-70). Hawthrone, N.Y.: Aldine De Gruyter.

Jordan, H. A. (1984). Behavioral Approaches to Obesity Treatment. In J. Storlie & H. A. Jordan (Hrsg.), *Behavioral Management of Obesity* (S. 1-18). New York: Guilford Press.

Jordan, J. (2008). Medikamentöse Therapie der Adipositas. In S. Herpertz, M. Zwaan & S. Zipfel (Hrsg.), *Handbuch Essstörungen und Adipositas* (S. 341-347). Berlin u. a.: Springer.

Jordan, J., Scholze, J., Matiba, B., Wirth, A., Hauner, H., & Sharma, A. (2005). Influence of sibutramine on blood pressure: evidence from placebo-controlled trials. *International journal of obesity, 29*(5), 509-516.

Jorde, L. B., & Wooding, S. P. (2004). Genetic variation, classification and 'race'. *Nature Genetics, 36*(11s), S28-S33.

Just the Facts Coalition. (2008). *Just the facts about sexual orientation and youth: A primer for principals, educators, and school personnel.* Washington D.C.

Kelly, T., Yang, W., Chen, C., Reynolds, K., & He, J. (2008). Global burden of obesity in 2005 and projections to 2030. *International journal of obesity, 32*(9), 1431-1437.

Kersh, R., & Morone, J. (2008). Anti-Fett-Politik Übergewicht und staatliche Interventionspolitik in den USA. In H. Schmidt-Semisch & F. Schorb (Hrsg.), *Kreuzzug gegen Fette* (S. 89-106). Wiesbaden: Springer VS.

Kersting, M., & Claussen, K. (2007). Wie teuer ist eine gesunde Ernahrung fur Kinder und Jugendliche? Die Lebensmittelkosten der Optimierten Mischkost als Referenz fur sozialpolitische Regelleistungen. *Ernährungsumschau, 54*(9), 508-513.

Kessler, D. A. (2009). *The end of overeating: taking control of the insatiable American appetite.* New York: Rodale.

Keys, A., Aravanis, C., Blackburn, H., Van Buchem, F. S., Buzina, R., Djordjevic, B. S., et al. (1972). Coronary heart disease: overweight and obesity as risk factors. *Annals of Internal Medicine, 77*(1), 15-27.

Keys, A., Brožek, J., Henschel, A., Mickelsen, O., & Taylor, H. L. (1950). *The biology of human starvation* Minneapolis: Univ. of Minnesota Press.

Kim, E. (2010). How much sex is healthy? The pleasures of asexuality. In J. Metzl & A. Kirkland (Hrsg.), *Against health: How health became the new morality* (S. 157-169). New York: New York University Press.

Kinsley, M. (2011). Requiem for a Governor Before he's in the Ring. http://www.bloomberg.com/news/2011-09-30/requiem-for-a-governor-before-he-s-in-the-ring-michael-kinsley.html

Kirkland, A. (2008). *Fat rights: dilemmas of difference and personhood.* New York [u. a.]: New York University Press.

Kirkland, A. (2011). The environmental account of obesity: a case for feminist skepticism. *Signs, 36*(2), 463-485.

Kitsuse, J. I., & Spector, M. (1973). Toward a sociology of social problems: Social conditions, value-judgments, and social problems. *Social problems*, 407-419.

Klotter, C. (1990). *Adipositas als wissenschaftliches und politisches Problem: zur Geschichtlichkeit des Übergewichts.* Heidelberg: Asanger.

Kohlmeier, L., Kroke, A., & Pötzsch, J. (1993). *Ernährungsabhängige Krankheiten und ihre Kosten.* Baden-Baden: Nomos-Verl.-Ges.

Kolata, G. (2005, 03.06.2005). CDC team investigates an outbreak of obesity. *New York Times.* http://www.nytimes.com/2005/06/03/health/03obese.html?_r=0

Kolata, G. B. (2007). *Rethinking thin: the new science of weight loss--and the myths and realities of dieting.* New York: Farrar, Straus, and Giroux.

Körner, S. (2008). *Dicke Kinder, revisited: zur Kommunikation juveniler Körperkrisen.* Bielefeld: Transcript.

Körner, S. (2010). Die dicken Kinder der Gesellschaft–und die Rolle der Sportwissenschaft. In F. Bockrath (Hrsg.), *Kindheit und Jugend im Fokus der Sportwissenschaft* (S. 81-101). Darmstadt: Technische Universität Darmstadt.

Kotynek, M. (2007, 19.04.2007). Zank um deutsche Bäuche. *Süddeutsche Zeitung.* http://www.sueddeutsche.de/leben/datenerhebung-zum-uebergewicht-zank-um-deutsche-baeuche-1.920775

Kromeyer-Hauschild, K., Wabitsch, M., Kunze, D., Geller, F., Geiß, H., Hesse, V., et al. (2001). Perzentile für den Body-mass-Index für das Kindes-und Jugendalter unter Heranziehung verschiedener deutscher Stichproben. *Monatsschrift Kinderheilkunde, 149*(8), 807-818.

Kuczmarski, R. J., & Flegal, K. M. (2000). Criteria for definition of overweight in transition: background and recommendations for the United States. *The American journal of clinical nutrition, 72*(5), 1074-1081.

Kuczmarski, R. J., Flegal, K. M., Campbell, S. M., & Johnson, C. L. (1994). Increasing prevalence of overweight among US adults: the National Health and Nutrition Examination Surveys, 1960 to 1991. *JAMA: the journal of the American Medical Association, 272*(3), 205-211.

Kühn, H. (1993). *Healthismus: eine Analyse der Präventionspolitik und Gesundheitsförderung in den USA.* Berlin: Ed. Sigma.

Kühn, H., & Rosenbrock, R. (1994). Präventionspolitik und Gesundheitswissenschaften. Eine Problemskizze. In R. Rosenbrock, H. Kühn & B. M. Köhler (Hrsg.), *Präventionspolitik: Gesellschaftliche Strategien der Gesundheitssicherung* (S. 29-53). Berlin: Ed. Sigma.

Kühn, H., & Rosenbrock, R. (2009). Präventionspolitik und Gesundheitswissenschaften. Eine Problemskizze. In U. Bittlingmayer, D. Sahrai & P. Schnabel (Hrsg.), *Normativität und Public Health* (S. 47-71). Wiesbaden: Springer VS.

Künast, R. (2004). *Die Dickmacher.* München: Riemann.

Kurz, R. (1999). *Schwarzbuch Kapitalismus: Ein Abgesang auf die Marktwirtschaft.* Frankfurt am Main: Eichborn.

Kwan, S., & Graves, J. (2013). *Framing Fat: Competing Constructions in Contemporary Culture.* New Brunswick: Rutgers University Press.

Latner, J. D., Wilson, G. T., Jackson, M. L., & Stunkard, A. J. (2009). *Greater history of weight-related stigmatizing experience is associated with greater weight loss in obesity treatment.* J Health Psychol, 14(2), 190-199.

Latner, J. D., Ebneter, D. S., & O'Brien, K. S. (2012). *Residual obesity stigma: an experimental investigation of bias against obese and lean targets differing in weight-loss history.* Obesity, 20(10), 2035-2038.

Laub, G. (1974). Wahrscheinlich war schon Adam dick. *Die Zeit 42/1974.* http://www.zeit.de/1974/42/wahrscheinlich-war-adam-schon-dick

Laub, G. (1985). *Aufstand der Dicken. Satirischer Roman über eine gewichtige Revolution.* Bergisch-Gladbach: Gustav Lübbe Verlag.

LeBesco, K. (2004). *Revolting bodies?: the struggle to redefine fat identity.* Amherst, MA: University of Massachusetts Press.

LeBesco, K. (2009). Quest for a cause: the fat gene, the gay gene, and the new eugenics. In E. Rothblum & S. Solovay (Hrsg.), *The fat studies reader* (S. 65-74). New York: New York University Press,.

Lemke, T. (1997). *Eine Kritik der politischen Vernunft. Foucaults Analyse der modernen Gouvernementalitat.* Hamburg: Argument-Verlag.

Lemke, T. (2004). *Veranlagung und Verantwortung: genetische Diagnostik zwischen Selbstbestimmung und Schicksal.* Bielefeld: Transcript.

Lemke, T. (2006). *Die Polizei der Gene: Formen und Felder genetischer Diskriminierung.* Frankfurt/Main: Campus.

Lenz, M., Richter, T., & Mühlhauser, I. (2009). The Morbidity and Mortality Associated With Overweight and Obesity in Adulthood: A Systematic Review. *Deutsches Ärzteblatt, 40*(106), 641-648.

Lessenich, S. (2008). *Die Neuerfindung des Sozialen. Der Sozialstaat im flexiblen Kapitalismus.* Bielefeld: Transcript.

Levy, B. R., & Pilver, C. E. (2012). Residual stigma: psychological distress among the formerly overweight. *Soc Sci Med, 75*(2), 297-299.

Lippke, S., & Renneberg, B. (2006a). Inhalte der Gesundheitspsychologie, Definition und Abgrenzung von Nachbarfächern. In B. Renneberg & P. Hammelstein (Hrsg.), *Gesundheitspsychologie* (S. 3-5). Berlin u. a.: Springer.

Lippke, S., & Renneberg, B. (2006b). Theorien und Modelle des Gesundheitsverhaltens. In B. Renneberg & P. Hammelstein (Hrsg.), *Gesundheitspsychologie* (S. 35-60). Berlin u. a.: Springer.

Lobstein, T., Rigby, N., & Leach, R. (2005). EU platform on diet, physical activity and health. *International Obesity Task Force EU Platform Briefing Paper in collaboration with the European association for the study of obesity.* http:/ec.europa.eu/health/ph_determinants/life_style/nutrition/documents/iotf_en.pdf

Lorentzen, V., Dyeremose, V., & Larsen, B. H. (2012). Severely overweight children and dietary changes--a family perspective. *J Adv Nurs, 68*(4), 878-887.

Ludwig, D. S. (2007). Childhood obesity—the shape of things to come. *New England Journal of Medicine, 357*(23), 2325-2327.

Lundh, A., Barbateskovic, M., Hróbjartsson, A., & Gøtzsche, P. C. (2010). Conflicts of interest at medical journals: the influence of industry-supported randomised trials on journal impact factors and revenue–cohort study. *PLoS Medicine, 7*(10), e1000354.

Lupton, D. (1995). *The imperative of health: public health and the regulated body.* London; Thousand Oaks, Calif.: Sage Publications.

Lyons, P. (2009). Prescription for Harm. In E. Rothblum & S. Solovay (Hrsg.), *The fat studies reader* (S. 75-87). New York: New York University Press.

Lyons, R. (2011). *Panic on a Plate. How Society developed an eating disorder.* Exeter: Imprint Academic.

Marantz, P. R. (1990). Blaming the victim: the negative consequence of preventive medicine. *American Journal of Public Health, 80*(10), 1186-1187.

Marketdata Enterprises. (2011). U.S. Weight Loss Market Worth $60.9 Billion. http://www.prweb.com/releases/2011/5/prweb8393658.htm

Max Rubner Institut. (2008). *Nationale Verzehrsstudie II.* Karlsruhe.

McGeehan, P. (2011, 19.08.2011). US rejects mayor's plan to ban use of food stamps to buy soda. *New York Times.* http://www.nytimes.com/2011/08/20/nyregion/ban-on-using-food-stamps-to-buy-soda-rejected-by-usda.html

McGinnis, J. M., & Foege, W. H. (1993). Actual causes of death in the United States. *JAMA: the journal of the American Medical Association, 270*(18), 2207-2212.

McPherson, K., Marsh, T., & Brown, M. (2007). *Foresight: Tackling obesities: future choices: Modelling future trends in obesity and their impact on health.* London: Department of Innovation, Universities and Skills.

Meek, J. (2001, 15.01.2001). Pressure on NHS to offer pill for obesity. *The Guardian.* http://www.guardian.co.uk/science/2001/jan/15/uknews

Merta, S. (2003). *Wege und Irrwege zum modernen Schlankheitskult.* Stuttgart: Franz Steiner Verlag.

Merton, R. K. (1961). Social problems and sociological theory. In R. K. Merton & R. Nisbet (Hrsg.), *Contemporary Social Problems* (S. 697-737). New York.

Merton, R. K. (1975). Soziologische Diagnose sozialer Probleme. In K. O. Hondrich (Hrsg.), *Menschliche Bedürfnisse und soziale Steuerung,* (S. 113-129). Reinbek b. Hamburg: Rowohlt.

Mildenberger, F. (2002). "Zur Entmannung empfohlen"- Medizin und männliche Homosexualität. *Online-Zeitung Universität Wien.* http://www.dieuniversitaet-online.at/beitraege/news/zur-entmannung-empfohlen-medizin-und-mannliche-homosexualitat/543/neste/101.html

Millman, M. (1980). *Such a pretty face, being fat in America.* New York: Norton.

Mokdad, A. H., Marks, J. S., Stroup, D. F., & Gerberding, J. L. (2004). Actual causes of death in the United States, 2000. *JAMA: the journal of the American Medical Association, 291*(10), 1238-1245.

Moß, A., & Wabitsch, M. (2011). *Stagnation und rückläufige Prävalenzzahlen für Übergewicht und Adipositas.* http://www.dgkj.de/index.php?id=518.

Moynihan, R. (2006). Obesity task force linked to WHO takes "millions" from drug firms. *BMJ: British Medical Journal, 332*(7555), 1412.

Müller, M. J., Reinehr, T., & Hebebrand, J. (2006). Prävention und Therapie von Übergewicht im Kindes-und Jugendalter. *Deutsches Ärzteblatt, 103*(6), 277-282.

Murray, C. A. (1984). *Losing ground: American social policy, 1950-1980.* New York: Basic Books.

Murray, S. (2008). *The'fat'female body.* London: Palgrave

Neel, J. V. (1962). Diabetes mellitus: a "thrifty" genotype rendered detrimental by "progress"? *American journal of human genetics, 14*(4), 353-362.

Nestle, M. (2007). *Food politics: how the food industry influences nutrition and health.* Berkeley: University of California Press.

Nestle, M., & Jacobson, P. D. (2000). Halting the obesity epidemic: a public health policy approach. *Public Health Reports, 115,* 12-24.

Nieto, A., Mazon, A., Pamies, R., Linana, J. J., Lanuza, A., Jimenez, F. O., et al. (2007). Adverse effects of inhaled corticosteroids in funded and nonfunded studies. *Archives of Internal Medicine, 167*(19), 2047-2053.

Nixon, R. (2012, 20.02.2012). New Guidelines Planned on School Vending Machines. *New York Times* http://www.nytimes.com/2012/02/21/us/politics/new-rules-planned-on-school-vending-machines.html?_r=1&

nolose (2011). NOLOSE Policy Change: Inclusion and Moving from Identity to Intention. http://www.nolose.org/11/genderpolicy.php

Nolte, P. (2004). *Generation Reform: jenseits der blockierten Republik.* München: Beck.

Nuffield Council on Bioethics. (2007). *Public health: ethical issues.* London: Nuffield Council on Bioethics.

o.A. (2005, 15.04.2005). Mit neuem Prinzip gegen zu viele Pfunde. *Ärzte Zeitung.* http://www.aerztezeitung.de/medizin/krankheiten/adipositas/article/352400/neuem-prinzip-viele-pfunde.html

o.A. (2007, 05.01.2007). Britische Behörde empfiehlt Magenverkleinerung bei fettleibigen Kindern. *Die Welt.* http://www.welt.de/wissenschaft/article706666/Britische-Behoerde-empfiehlt-Magenverkleinerung-bei-fettleibigen-Kindern.html

o.A. (2009, 22.07.2009). EU will Nährwert-Ampel verbieten. *Frankfurter Rundschau* http://www.fr-online.de/verbraucher/foodwatch-eu-will-naehrwert-ampel-verbieten,1473052,2758146.html

o.A. (2011, 28.12.2011). Umstrittene Zuckerabgabe: Frankreich führt Cola-Steuer ein. *Spiegel Online.* http://www.spiegel.de/wirtschaft/soziales/umstrittene-zuckerabgabe-frankreich-fuehrt-cola-steuer-ein-a-806143.html

o.A. (2012a, 11.11.2012). Abgabe mit Erziehungsauftrag: Dänemark schafft Fettsteuer wieder ab. *Spiegel Online.* http://www.spiegel.de/wirtschaft/soziales/daenemark-schafft-fettsteuer-ab-a-866537.html

o.A. (2012b, 06.03.2012). Kampf gegen Übergewicht: Uno-Experte fordert Steuer auf Cola und Junk Food. *Spiegel Online.* http://www.spiegel.de/wirtschaft/soziales/kampf-gegen-uebergewicht-uno-experte-fordert-steuer-auf-cola-und-junk-food-a-819702.html

o.A. (2013a, 27.07.2013). 130-Kilo-Mann: Neuseeland weist übergewichtigen Einwanderer aus. *Spiegel Online.* http://www.spiegel.de/panorama/gesellschaft/neuseeland-weist-uebergewichtigen-einwanderer-aus-a-913458.html

o.A. (2013b). Shades of grey. It is risky to oversimplify science for the sake of a clear public-health message. *Nature.* doi:10.1038/497410a

o.A. (2013c, 04.01.2013). Strafen für dicke Sportmuffel? *Süddeutsche Zeitung* http://www.sueddeutsche.de/gesundheit/uebergewichtige-in-grossbritannien-strafen-fuer-dicke-sportmuffel-1.1564863

o.A. (2013d, 01.11.2013). Zu viele Übergewichtige: Mexiko erhebt Strafsteuer auf Fast Food. *Spiegel Online.* http://www.spiegel.de/wirtschaft/service/zu-viele-dicke-mexiko-fuehrt-straftsteuer-auf-fast-food-ein-a-931188.html

Ogden, C. L., Carroll, M. D., Curtin, L. R., McDowell, M. A., Tabak, C. J., & Flegal, K. M. (2006). Prevalence of overweight and obesity in the United States, 1999-2004. *JAMA: the journal of the American Medical Association, 295*(13), 1549-1555.

Olds, T. S., Tomkinson, G. R., Ferrar, K. E., & Maher, C. A. (2009). Trends in the prevalence of childhood overweight and obesity in Australia between 1985 and 2008. *International journal of obesity, 34*(1), 57-66.

Oliver, J. E. (2006). *Fat politics: the real story behind America's obesity epidemic.* Oxford u. a.: Oxford University Press.

Oliver, J. E., & Lee, T. (2005). Public opinion and the politics of obesity in America. *Journal of health politics, policy and law, 30*(5), 923-954.

Onishi, N. (2008, 13.06.2008). Japan, Seeking Trim Waists, Measures Millions. *New York Times.* http://www.nytimes.com/2008/06/13/world/asia/13fat.html?pagewanted=all&_r=0

Orbach, S. (1978). *Fat is a feminist issue : the anti-diet guide for women.* New York: Galahad Books.

Oreskes, N., & Conway, E. M. (2010). *Merchants of doubt: how a handful of scientists obscured the truth on issues from tobacco smoke to global warming.* New York: Bloomsbury Press.

Ottovay, K. (2010). I got a brain in there! *Jahrbuch für kritische Medizin und Gesundheitswissenschaften 46*, 69-95.

Ottovay, K., & Schorb, F. (2009). Von der Ernährungskrise zur Ernährungsrevolution– Wenn der Fernsehkoch Jamie Oliver Sozialpolitik macht. In L. Rose & B. Sturzenhecker (Hrsg.), *‚Erst kommt das Fressen…!'* (S. 249-266). Wiesbaden: VS Verlag.

Petermann, F., & Pudel, V. (2003). Ein Dialog zum Einstieg. In F. Petermann & V. Pudel (Hrsg.), *Übergewicht und Adipositas* (S. 17-26). Göttingen u. a.: Hogrefe.

Peters, A. (2012). Das egoistische Gehirn. Wie die menschliche Gewichtsvielfalt entsteht. *Ernährungs Umschau*(4), 210-218.

Peters, A. (2013). *Mythos Übergewicht: Warum dicke Menschen länger leben. Was das Gewicht mit Stress zu tun hat - überraschende Erkenntnisse der Hirnforschung.* Gütersloh: C. Bertelsmann Verlag.

Peters, A., & Junge, S. (2011). *Das egoistische Gehirn: Warum unser Kopf Diäten sabotiert und gegen den eigenen Körper kämpft.* Frankfurt am Main: Ullstein.

Peters, H. (2002). *Soziale Probleme und soziale Kontrolle.* Wiesbaden: Springer VS.

Pfeiffer, C., Mößle, T., Kleimann, M., & Rehbein, F. (2007). *Die PISA-Verlierer–Opfer ihres Medienkonsums.* Hannover: Kriminologisches Institut Niedersachsen e.V.

Pfeiffer, S. (2010). Hunger in der Überflussgesellschaft. In S. Selke (Hrsg.), *Kritik der Tafeln in Deutschland* (S. 91-107). Wiesbaden: VS Verlag.

Pi-Sunyer, F. X. (1994). The fattening of America. *JAMA: the journal of the American Medical Association, 272*(3), 238-239.

Pollack, A. (2010, 08.10.2010). Abbott Labs Withdraws Meridia From Market. *New York Times.* http://www.nytimes.com/2010/10/09/health/09drug.html

Pollack, A. (2013, 18.06.2013). A.M.A Recognizes Obesity as a Disease. *New York Times* http://www.nytimes.com/2013/06/19/business/ama-recognizes-obesity-as-a-disease.html?_r=0

Pollan, M. (2006). *The omnivore's dilemma: a natural history of four meals.* New York: Penguin Press.

Pollmer, U. (2006). *Eßt endlich normal! : Wie die Schlankheitsdiktatur die Dünnen dick und die Dicken krank macht.* München [u. a.]: Piper.

Pontzer, H., Raichlen, D. A., Wood, B. M., Mabulla, A. Z. P., Racette, S. B., & Marlowe, F. W. (2012). Hunter-Gatherer Energetics and Human Obesity. *PloS one, 7*(7), e40503.

Pool, R. (2001). *Fat: Fighting the obesity epidemic.* Oxford: Oxford University Press, USA.

Popkin, B. (2008). Die Verfettung der Welt. *Spektrum der Wissenschaft. Spezial, 1*(08), 56-63.

Popkin, B. M. (2009). *The world is fat: the fads, trends, policies, and products that are fattening the human race.* New York: Avery.

Popkin, B. M., & Gordon-Larsen, P. (2004). The nutrition transition: worldwide obesity dynamics and their determinants. *International journal of obesity, 28*, S2-S9.

Porter, A. (2008, 07.07.2008). David Cameron launches 'moral neutrality' attack on obese, idle and poor. *The Telegraph* http://www.telegraph.co.uk/news/politics/conservative/2263521/David-Cameron-launches-moral-neutrality-attack-on-obese-idle-and-poor.html

Proctor, B. D. (2012). *Income, Poverty, and Health Insurance Coverage in the United States: 2010.* Washington D.C.

Pudel, V. (1982). *Zur Psychogenese und Therapie der Adipositas: Untersuchungen zum menschlichen Appetitverhalten*. Berlin u. a.: Springer.

Pudel, V. (2003). Grundlagen des Essverhaltens In F. Petermann & V. Pudel (Hrsg.), *Übergewicht und Adipositas* (S. 69-86). Göttingen: Hogrefe.

Pudel, V., & Westenhöfer, J. (1991). *Ernährungspsychologie: eine Einführung*. Göttingen [u. a.] Hogrefe.

Quetelet, A. (1969). *A treatise on man and the development of his faculties. A facsim. reproduction of the English translation of 1842*. Gainesville, Fla.: Scholars' Facsimiles & Reprints.

Rand, A. (2005). *Atlas Shrugged (Centennial Edition)*. New York u. a.: Penguin.

Randerson, J. (2008). Did Downing Street ruin anti-GM scientist's career? *The Guardian*. http://www.guardian.co.uk/science/blog/2008/jan/18/didgovernmentinterveneinth?INTCMP=SRCH

Reich, R. (2001, 19.12.2001). How Did Spending Become Our Patriotic Duty? *The American Prospect*. http://prospect.org/article/how-did-spending-become-our-patriotic-duty

Reinarman, C. (1995). The twelve-step movement and advanced capitalist culture: the politics of self-control in postmodernity. In M. Darnovsky, B. Epstein & R. Flacks (Hrsg.), *Cultural politics and social movements* (S. 90-109). Philadelphia: Temple University Press.

Reinarman, C. (2010). Policing Pleasure–Drogenpolitik und die Politisierung der Nahrungsaufnahme. In B. Paul & H. Schmidt-Semisch (Hrsg.), *Risiko Gesundheit* (S. 123-141). Wiesbaden: VS Verlag.

Renneberg, B., & Hammelstein, P. (Hrsg.). (2006). *Gesundheitspsychologie*. Berlin u. a.: Springer.

Rigby, N. (2006). Commentary: Counterpoint to Campos et al. *International Journal of Epidemiology, 35*(1), 79-80.

Robert Koch Institut. (2002). *Was essen wir heute?* Berlin.

Robert Koch Institut. (2003). *Übergewicht und Adipositas*. Berlin.

Roberts, I., & Edwards, P. (2010). *The energy glut: climate change and the politics of fatness*. London; New York: Zed Books.

Robinson, E. (2011, 30.09.2011). Chris Christie's big problem. *Washington Post* http://www.washingtonpost.com/opinions/chris-christies-big-problem/2011/09/29/gIQAAL7J8K_story.html?hpid=z2

Rokholm, B., Baker, J., & Sørensen, T. (2010). The levelling off of the obesity epidemic since the year 1999–a review of evidence and perspectives. *obesity reviews, 11*(12), 835-846.

Rorabaugh, W. J. (1981). *The alcoholic republic: An American tradition*. Oxford: Oxford University Press.

Rose, L. (2009). Gesundes Essen. Anmerkungen zu den Schwierigkeiten, einen Trieb gesellschaftlich zu regulieren. In L. Rose & B. Sturzenhecker (Hrsg.), *'Erst kommt das Fressen…!'* (S. 281-293). Wiesbaden: Springer VS.

Roth, M., & Petermann, H. (2006). Tabak, Alkohol und illegale Drogen: Gebrauch und Prävention. In B. Renneberg & P. Hammelstein (Hrsg.), *Gesundheitspsychologie* (S. 157-172). Berlin u. a.: Springer.

Rothblum, E., & Solovay, S. (2009a). Introduction. In E. Rothblum & S. Solovay (Hrsg.), *The Fat Studies Reader* (S. 1-7). New York: New York University Press.

Rothblum, E. D. (1994). I'll die for the revolution but don't ask me not to diet": Feminism and the continuing stigmatization of obesity. In P. Fallon, M. Katzman & S. C. Wooley (Hrsg.), *Feminist perspectives on eating disorders* (S. 53-76). New York: Guilford Press, .

Rothblum, E. D., & Solovay, S. (Hrsg.). (2009b). *The fat studies reader*. New York: New York University Press.

Rothman, D. J., McDonald, W. J., Berkowitz, C. D., Chimonas, S. C., DeAngelis, C. D., Hale, R. W., et al. (2009). Professional medical associations and their relationships with industry. *JAMA: the journal of the American Medical Association, 301*(13), 1367-1372.

Rumpf, H. J., Meyer, C., Kreuzer, A., John, U., & Merkeerk, G. J. (2011). *Prävalenz der Internetabhängigkeit (PINTA)*. Greifswald und Lübeck.

Sack, F. (1981). Unbeabsichtigte Folgen gesellschaftlichen Handelns als Spätfolge der Prozesse der 'Konstitution sozialer Probleme 'und ihrer Selektionsleistungen. In J. Matthes (Hrsg.), *Lebenswelten und Soziale Probleme. Verhandlungen des 20. Deutschen Soziologentags zu Bremen 1980* (S. 219-233). Frankfurt am Main: Campus.

Saguy, A. (2013). *What's Wrong with Fat?: The War on Obesity and its Collateral Damage*. Oxford: Oxford University Press.

Saguy, A. C., & Almeling, R. (2008). Fat in the Fire? Science, the News Media, and the "Obesity Epidemic" *Sociological Forum, 23*(1), 53-83.

Saguy, A. C., & Riley, K. W. (2005). Weighing both sides: morality, mortality, and framing contests over obesity. *Journal of health politics, policy and law, 30*(5), 869-923.

Saguy, A. C., & Ward, A. (2011). Coming Out as Fat Rethinking Stigma. *Social Psychology Quarterly, 74*(1), 53-75.

Santry, H. P., Gillen, D. L., & Lauderdale, D. S. (2005). Trends in bariatric surgical procedures. *JAMA : the journal of the American Medical Association, 294*(15), 1909-1917.

Sarrazin, T. (2010). *Deutschland schafft sich ab: wie wir unser Land aufs Spiel setzen*. München DVA.

Satran, J. (2012). Soda Taxes Shot Down By Voters In Two California Towns http://www.huffingtonpost.com/2012/11/07/soda-taxes_n_2088170.html

Saukko, P. (1999). Fat Boys and Goody Girls. Hilde Bruch's work on eating disorders and the American anxiety about democracy, 1930–1960. In J. Sobal & D. Maurer (Hrsg.), *Weighty issues: fatness and thinness as social problems* (S. 31–49). Hawthorne, N.Y.: Aldine De Gruyter.

Saul, S. (2005, 03.04.2005). Drug Makers Race to Cash In on Nation's Fight Against Fat. *New York Times*. http://www.nytimes.com/2005/04/03/business/03fat.html?pagewanted=all

Schäfer-Elinder, L. (2005). Obesity, hunger, and agriculture: the damaging role of subsidies. *BMJ: British Medical Journal, 331*(7528), 1333-1336.

Schellhorn, F. (2013, 13.04.2013). Thank you very much, Mrs. Thatcher! *Die Presse* http://diepresse.com/home/wirtschaft/economist/supermarkt/1388621/Thank-you-very-much-Mrs-Thatcher

Schetsche, M. (1996). *Die Karriere sozialer Probleme*. München: Oldenbourg.

Schetsche, M. (2008). *Empirische Analyse sozialer Probleme: das wissenssoziologische Programm*. Wiesbaden: VS Verlag für Sozialwissenschaften.

Schmidt-Semisch, H. (2000). Selber schuld. Skizzen versicherungsmathematischer Gerechtigkeit. In U. Bröckling, S. Krassmann & T. Lemke (Hrsg.), *Gouvernementalität der Gegenwart. Studien zur Ökonomisierung des Sozialen,* (S. 168-193). Frankfurt a.M.: Suhrkamp.

Schmidt-Semisch, H. (2004). Risiko. In U. Bröckling, S. Krassmann & T. Lemke (Hrsg.), *Glossar der Gegenwart* (S. 222-227). Frankfurt a.M.: Suhrkamp.

Schmidt-Semisch, H. (2010). Doing Addiction. In B. Paul & H. Schmidt-Semisch (Hrsg.), *Risiko Gesundheit* (S. 143-162). Wiesbaden: Springer VS.

Schmidt-Semisch, H., & Schorb, F. (2008). Einleitung. In H. Schmidt-Semisch & F. Schorb (Hrsg.), *Kreuzzug gegen Fette. Sozialwissenschaftliche Aspekte des gesellschaftlichen Umgangs mit Übergewicht und Adipositas* (S. 7-20). Wiesbaden: VS Verlag.

Schmidt-Semisch, H., & Schorb, F. (2010). Die Zensur des Krümelmonsters oder: Neue Koalitionen im Kampf gegen das Drogenverbot. In H. S. Pollähne, H. (Hrsg.), *Komplemente in Sachen: Kriminologie, Drogenhilfe, Psychotherapie, Kriminalpolitik. Komplimente für Lorenz Böllinger* (S. 135-146). Münster: Lit. Verlag.

Schmidt-Semisch, H., & Schorb, F. (2011). „Live and Let Die": Umrisse einer Punitivität im Kontext von Gesundheit und Krankheit. In B. Dollinger & H. Schmidt-Semisch (Hrsg.), *Gerechte Ausgrenzung?* (S. 245-262). Wiesbaden: VS Verlag.

Schmidt, B. (2008). *Eigenverantwortung haben immer die Anderen: der Verantwortungsdiskurs im Gesundheitswesen.* Bern: Huber.

Schnabel, P.-E., Bittlingmayer, U. H., & Sahrai, D. (2009). Normativität und Public Health. Einleitende Bemerkungen in problempräzisierender und sensibilisierender Absicht. In U. H. Bittlingmayer, D. Sahrai & P.-E. Schnabel (Hrsg.), *Normativität und Public Health* (S. 11-43). Wiesbaden: Springer VS.

Schoenfielder, L., & Wieser, B. (1983). *Shadow on a tightrope: Writings by women on fat oppression.* San Francisco: Aunt Lute Books.

Schorb, F. (2008a). Adipositas in Form gebracht. Vier Problemwahrnehmungen. In H. Schmidt-Semisch & F. Schorb (Hrsg.), *Kreuzzug gegen Fette* (S. 57-77). Wiesbaden: Springer VS.

Schorb, F. (2008b). Keine „Happy Meals "für die Unterschicht! Zur symbolischen Bekämpfung der Armut. In H. Schmidt-Semisch & F. Schorb (Hrsg.), *Kreuzzug gegen Fette* (S. 107-124). Wiesbaden: Springer VS.

Schorb, F. (2009). *Dick, doof und arm?: die große Lüge vom Übergewicht und wer von ihr profitiert.* München: Droemer Knaur.

Schorb, F. (2010). Reclaiming the F-Word. *Jungle World 36/2010,* 11-12.

Schorb, F. (2013). Fat Politics in Europe: Theorizing on the Premises and Outcomes of European Anti-"Obesity-Epidemic" Policies. *Fat Studies, 2*(1), 3-16.

Schorb, F. (2014a). Rund ist gesund! In B. Schmidt (Hrsg.), *Akzeptierende Gesundheitsförderung* (S. 195-206). Weinheim und Basel: Beltz Juventa.

Schorb, F. (2014b): Die "Adipositas-Epidemie" bei Kindern als Rechtfertigung für Eingriffe in die Ernährung von Familien. In B. Bütow, M. Pomey, M. Rutschmann, C.Schär & T. Stutdter (Hrsg.), *Sozialpädagogik zwischen Staat und Familie* (S. 91-107). Wiesbaden: Springer VS.

Schorb, F., & Helmert, U. (2011). Kritische Betrachtung zur Verwendung des Body Mass Index und der Gewichtsklassifizierung bei Minderjährigen. In M. M. Zwick, J. Deuschle & O. Renn (Hrsg.), *Übergewicht und Adipositas bei Kindern und Jugendlichen* (S. 31-48). Wiesbaden: VS Verlag.

Schvey, N. A., Puhl, R. M., & Brownell, K. D. (2011). The impact of weight stigma on caloric consumption. *Obesity (Silver Spring), 19*(10), 1957-1962.

Schwantje, G. (2012, 21.03.2012). Kastration gegen Homosexualität. *taz* http://www.taz.de/!90079/

Schwartz, H. (1986). *Never satisfied : a cultural history of diets, fantasies, and fat.* New York u. a.: Collier Macmillan.

Seacat, J. D., & Mickelson, K. D. (2009). Stereotype threat and the exercise/dietary health intentions of overweight women. *J Health Psychol, 14*(4), 556-567.

Seegers, I. (2007). *Tafel-Freuden.* Berlin: Verbraucherzentrale Bundesverband.

Seehofer, H. (2007). Beratung statt Bevormundung. Regierungserklärung zu Ernährung und Bewegung. http://www.cducsu.de/Titel__rede_beratung_statt_bevormundung/TabID__1/SubTabID__2/InhaltTypID__2/InhaltID__7091/Inhalte.aspx

Seidell, J. C. (2005). The epidemiology of obesity: a global perspective. In D. Crawford (Hrsg.), *Obesity prevention and public health* (S. 3-20). Oxford: Oxford University Press.

Selke, S. (Hrsg.). (2010). *Kritik der Tafeln in Deutschland: Standortbestimmungen zu einem ambivalenten sozialen Phänomen.* Wiesbaden: VS Verlag.

Selke, S. (Hrsg.). (2011). *Tafeln in Deutschland: Aspekte einer sozialen Bewegung zwischen Nahrungsmittelumverteilung und Armutsintervention.* Wiesbaden: VS Verlag.

Shape Up America! (1994). Dr. C. Everett Koop Launches A New "Crusade" To Combat Obesity in America. http://www.shapeup.org/about/arch_pr/120694.php

Shell, E. R. (2003). *The hungry gene: the inside story of the obesity industry.* New York: Grove Press.

Sikorski, C., Luppa, M., Kaiser, M., Glaesmer, H., Schomerus, G., König, H.-H., et al. (2011). The stigma of obesity in the general public and its implications for public health-a systematic review. *BMC public health, 11*(1), 661.

Sikorski, C., Luppa, M., Schomerus, G., Werner, P., König, H.-H., & Riedel-Heller, S. G. (2012a). Public Attitudes towards Prevention of Obesity. *PloS one, 7*(6), e39325

Sikorski, C., Riedel, C., Luppa, M., Schulze, B., Werner, P., König, H.-H., et al. (2012b). Perception of overweight and obesity from different angles: A qualitative study. *Scandinavian journal of public health, 40*(3), 271-277.

Smith, D., & Cummins, S. (2011). Food Deserts. In J. Cawley (Hrsg.), *The Oxford Handbook of The Social Sciences of Obesity* (S. 452-461). Oxford: Oxford University Press.

Sobal, J. (1999). The size acceptance movement and the social construction of body weight. In J. Sobal & D. Maurer (Hrsg.), *Weighty issues: fatness and thinness as social problems.* (S. 231-249). Hawthorne, N.Y.: Aldine de Gruyter.

Solovay, S. (2000). *Tipping the scales of justice: fighting weight-based discrimination.* Amherst, N.Y: Prometheus Books.

Soodin, V. (2012, 18.06.2012). Armaglutton Fatties' big appetites 'could wipe out mankind' *The Sun.* http://www.thesun.co.uk/sol/homepage/news/article4378601.ece

Sørensen, T. I. A., Price, R. A., Stunkard, A. J., & Schulsinger, F. (1989). Genetics Of Obesity In Adult Adoptees And Their Biological Siblings. *BMJ: British Medical Journal, 298*, 87-90.

Spector, M., & Kitsuse, J. I. (1977). *Constructing Social Problems.* Menlo Park: Cummings.

Spector, M., & Kitsuse, J. I. (1987). *Constructing social problems.* Hawthorne, N.Y.: Aldine de Gruyter.

Spiekermann, U. (2008). Übergewicht und Körperdeutungen im 20. Jahrhundert. In H. Schmidt-Semisch & F. Schorb (Hrsg.), *Kreuzzug gegen Fette* (S. 35-56). Wiesbaden: VS Verlag.

Spork, P. (2009). *Der zweite Code : Epigenetik - oder wie wir unser Erbgut steuern können.* Reinbek bei Hamburg: Rowohlt.

Spurlock, M. (2005). *Don't eat this book: fast food and the supersizing of America*. New York: G. P. Putnam's Sons.

Stearns, P. N. (1997). *Fat history: Bodies and beauty in the modern West*. New York: NYU Press.

Stein, C. J., & Colditz, G. A. (2004). The epidemic of obesity. *Journal of Clinical Endocrinology & Metabolism, 89*(6), 2522-2525.

Stunkard, A., & McLaren-Hume, M. (1959). The results of treatment for obesity: a review of the literature and report of a series. *AMA archives of internal medicine, 103*(1), 79-85.

Stunkard, A. J., Grace, W., & Wolff, H. (2002). Night eating syndrome. In C. Fairburn & K. Brownell (Hrsg.), *Eating Disorders and Obesity. A Comprehensive Handbook* (S. 183-188). New York: Guilford Press.

Stunkard, A. J., Sørensen, T. I. A., Hanis, C., Teasdale, T. W., Chakraborty, R., Schull, W. J., et al. (1986). An adoption study of human obesity. *New England Journal of Medicine, 314*(4), 193-198.

Sutin, A. R., & Terracciano, A. (2013). Perceived weight discrimination and obesity. *PLoS One, 8*(7), e70048.

Taheri, S., Lin, L., Austin, D., Young, T., & Mignot, E. (2004). Short sleep duration is associated with reduced leptin, elevated ghrelin, and increased body mass index. *PLoS Medicine, 1*(3), e62

Thomas, P. R. (1995). *Weighing the options: criteria for evaluating weight-management programs*. Washington, D.C.: National Academy Press.

Tomrley, C., & Naylor, A. K. (2009). *Fat studies in the UK*. York: Raw Nerve Books.

Townsend, M. S., Peerson, J., Love, B., Achterberg, C., & Murphy, S. P. (2001). Food insecurity is positively related to overweight in women. *The Journal of nutrition, 131*(6), 1738-1745.

Turner, E. H., Matthews, A. M., Linardatos, E., Tell, R. A., & Rosenthal, R. (2008). Selective publication of antidepressant trials and its influence on apparent efficacy. *New England Journal of Medicine, 358*(3), 252-260.

Uhlmann, B. (2008, 14.09.2008). Innerer Zwang zur Völlerei. *Focus Online* http://www.focus.de/gesundheit/ratgeber/psychologie/krankheitenstoerungen/esssucht/esssucht_aid_24551.html

Vandewater, E., & Wartella, E. (2011). Food Marketing, Television, and Video Games. In J. Cawley (Hrsg.), *The Oxford Handbook of The Social Sciences of Obesity* (S. 350-366). Oxford: Oxford University Press.

Vartanian, L. R., & Shaprow, J. G. (2008). Effects of weight stigma on exercise motivation and behavior: a preliminary investigation among college-aged females. *J Health Psychol, 13*(1), 131-138.

Veitch, E. (2011). Ghostwriting Revisited: New Perspectives but Few Solutions in Sight. *PLoS Med, 8*(8), e1001084

Ver Ploeg, M. (2011). Food Assistance and Obesity. In J. Cawley (Hrsg.), *The Oxford Handbook of The Social Science of Obesity* (S. 415-432). Oxford: Oxford University Press.

Villa, P.-I. (2011). *Sexy Bodies: eine soziologische Reise durch den Geschlechtskörper* (Vol. 23). Wiesbaden: VS Verlag

von Liebenstein, S. (2012). Confronting weight discrimination in Germany—the foundation of a fat acceptance organization. *Fat Studies, 1*(2), 166-179.

Wacquant, L. (2000). The new 'peculiar institution': On the prison as surrogate ghetto. *Theoretical criminology, 4*(3), 377-389.

Wagenknecht, S. (2012). *Freiheit statt Kapitalismus: über vergessene Ideale, die Eurokrise und unsere Zukunft*: Campus Verlag.

Walker, R. E., & Kawachi, I. (2011). Race, ethnicity and obesity. In J. Cawley (Hrsg.), *The Oxford Handbook of the Social Science of Obesity* (S. 257-275). Oxford: Oxford University Press.

Walpole, S. C., Prieto-Merino, D., Edwards, P., Cleland, J., Stevens, G., & Roberts, I. (2012). The weight of nations: an estimation of adult human biomass. *BMC public health, 12*(1), 439-444.

Wang, G. J., Yang, J., Volkow, N. D., Telang, F., Ma, Y., Zhu, W., et al. (2006). Gastric stimulation in obese subjects activates the hippocampus and other regions involved in brain reward circuitry. *Proceedings of the National Academy of Sciences, 103*(42), 15641-15645.

Wang, Y., Beydoun, M. A., Liang, L., Caballero, B., & Kumanyika, S. K. (2008). Will all Americans become overweight or obese? Estimating the progression and cost of the US obesity epidemic. *Obesity, 16*(10), 2323-2330.

Wann, M. (1998). *FAT! SO?: Because you don't have to apologize for your size*. Berkley: Ten Speed Press.

Wann, M. (2009). Fat studies: An invitation to revolution. In E. Rothblum & S. Solovay (Hrsg.), *The fat studies reader* (S. xi-xxvi). New York: New York University Press:.

Wardle, J. (2006). Eating Behaviour in Obesity. In R. Shepher & M. Raats (Hrsg.), *The Psychology of Food Choice* (S. 375-388). Oxfordshire/Cambridge.

Weill, P. (2009). *Sind wir morgen alle dick?: 40 Jahre Ernährungslügen, 10 Kilo Übergewicht* Lünen: Systemed-Verl.

White House Task Force on Childhood Obesity. (2010). *Report to the President*. Washington.

WHO. (1986). Charta der 1. Internationalen Konferenz zur Gesundheitsförderung, Ottawa. In P. Franzkowiak & P. Sabo (Hrsg.), *Dokumente der Gesundheitsförderung* (S. 96-101). Mainz: Verlag Peter Sabo.

WHO (1990). *Diet, nutrition and the prevention of chronic diseases: report of a WHO Study Group*. Genf.

WHO (1995). *WHO Expert Committee on physical status: the use and interpretation of anthropometry: report of a WHO Expert Committee*. Genf.

WHO (2000). *Obesity: preventing and managing the global epidemic: report of a WHO consultation*. Genf.

WHO (2002). *The world health report 2002: reducing risks, promoting healthy life*. Genf.

WHO (2003). *Diet, nutrition, and the prevention of chronic diseases report of a joint WHO/FAO expert consultation*. Genf.

WHO (2004). Appropriate body-mass index for Asian populations and its implications for policy and intervention strategies. *Lancet, 363*(9403), 157-163.

WHO (2006). WHO Child Growth Standards based on length/height, weight and age. *Methods, 95*, 76-85.

WHO (2013). Obesity and overweight Fact sheet N°311. http://www.who.int/mediacentre/factsheets/fs311/en/

Wildman, R. P., Muntner, P., Reynolds, K., McGinn, A. P., Rajpathak, S., Wylie-Rosett, J., et al. (2008). The Obese Without Cardiometabolic Risk Factor Clustering and the Normal Weight With Cardiometabolic Risk Factor Clustering Prevalence and Correlates of 2 Phenotypes Among the US Population (NHANES 1999-2004). *Archives of Internal Medicine, 63*(12), 783-784.

Wilkinson, R. G., & Pickett, K. (2010). *The spirit level : why greater equality makes societies stronger.* New York: Bloomsbury Press.

Willems, W. (2006, 10.07.2006). Schlankmacher mit positiven Nebenwirkungen. *Stern,* http://www.stern.de/gesundheit/gesundheitsnews/diaetpille-rimonabant-schlankmacher-mit-positiven-nebenwirkungen-565311.html.

Willett, W. C., Hu, F. B., Colditz, G. A., & Manson, J. A. E. (2005). Underweight, overweight, obesity, and excess deaths. *JAMA: the journal of the American Medical Association, 294*(5), 551.

Wirth, A. (1997). *Adipositas: Epidemiologie, Ätiologie, Folgekrankheiten, Therapie; mit 46 Tabellen.* Berlin [u. a.]: Springer.

Wirth, A. (2000). *Adipositas: Epidemiologie, Ätiologie, Folgekrankheiten, Therapie ; mit 46 Tabellen* (2., überarb. und erw. Aufl). Berlin [u. a.]: Springer.

Wirth, A. (2005). Reduction of body weight and comorbidities by orlistat: The XXL–Primary Health Care Trial. *Diabetes, Obesity and Metabolism, 7*(1), 21-27.

Wirth, A. (2008). Ätiologie und Diagnostik der Adipositas. In S. Herpertz, M. Zwaan & S. Zipfel (Hrsg.), *Handbuch Essstörungen und Adipositas* (S. 246-254). Heidelberg, Berlin: Springer.

Wirth, A., Scholze, J., Sharma, A., Matiba, B., & Boenner, G. (2006). Reduced left ventricular mass after treatment of obese patients with sibutramine: An echocardiographic multicentre study. *Diabetes, Obesity and Metabolism, 8*(6), 674-681.

Wolf, N. (1992). *Der Mythos Schönheit.* Reinbek bei Hamburg: Rowohlt.

Wooley, O. W., Wooley, S. C., & Dyrenforth, S. R. (1979). Obesity and women—II. A neglected feminist topic. *Women's Studies International Quarterly, 2*(1), 81-92.

Wooley, S. C., & Wooley, O. W. (1979). Obesity and women--I. A closer look at the facts. *Women's Studies International Quarterly, 2*(1), 69-79.

Woolgar, S., & Pawluch, D. (1985). Ontological gerrymandering: The anatomy of social problems explanations. *Social problems,* 214-227.

World Economic Forum. (2013). *Global Risks 2013.* Genf.

Worm, N. (2004). *Syndrom X oder Ein Mammut auf dem Teller! Mit Steinzeitdiät aus der Wohlstandsfalle.* Lünen: Systemed Verl.

Wott, C. B., & Carels, R. A. (2010). Overt weight stigma, psychological distress and weight loss treatment outcomes. *J Health Psychol, 15*(4), 608-614.

Wüllenweber, W. (2004). Das wahre Elend. *Der Stern* 52/2004.

Wyden, P. (1965). *The overweight society.* New York: Pocket Books.

Yang, W., Kelly, T., & He, J. (2007). Genetic epidemiology of obesity. *Epidemiologic reviews, 29,* 49-61.

Zernike, K., & Santora, M. (2013, 07.05. 2013). Weight Led Governor to Surgery. *New York Times* http://www.nytimes.com/2013/05/08/nyregion/chris-christie-secretly-had-weight-loss-surgery.html

Zimbardo, P. G., & Gerrig, R. J. (2004). *Psychologie, 16., aktualisierte Auflage.* München u. a.: Addison-Wesley Verlag.

Zwick, M. M. (2011). Die Ursachen der Adipositas im Kindes- und Jugendalter in der modernen Gesellschaft. In M. M. Zwick, J. Deuschle & O. Renn (Hrsg.), *Übergewicht und Adipositas bei Kindern und Jugendlichen* (S. 71-90). Wiesbaden: Springer VS.

Zylka-Menhorn, V. (2008). Rimonabant vom Markt genommen. *Deutsches Ärzteblatt, 105*(44), 2300.